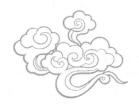

浙江近代中医名家
脾胃病临证经验

主 编 陈永灿

上海科学技术出版社

内 容 提 要

本书择录浙江近代中医名家 20 位,对其脾胃病诊治的临证经验进行发掘提炼和整理总结。每位名家单独成篇,每篇一般从名家简介、学术经验、医案选析、验方拾萃四个方面予以论述。病种涉及恶心、呕吐、呃逆、嗳气、吞酸、嘈杂、纳呆、噎膈、痞满、脘痛、胁痛、腹痛、黄疸、鼓胀、痢疾、泄泻、便秘等,类似西医学的食管、胃、肠、肝、胆等消化系统疾病。全书突出名家诊治脾胃病的学术观点、临床经验和医案处方,资料翔实,内容丰富,条理清晰,整理到位,评述恳切,写作流畅。各家学说亮点纷呈,辨证施治别具新意,名医治验有理有据,遣方用药可师可法。本书对于繁荣浙江中医文化、传承中医名家经验、活化中医临床思维、提高中医诊治水平、增强脾胃专科能力,具有重要意义,故而具有较高的理论学术价值和临床实用价值。

本书是广大中医、中西医结合临床工作者值得借鉴的重要读物,也是中医药科研人员、中医院校师生和自学中医者开卷有益的参考用书。

图书在版编目(CIP)数据

浙江近代中医名家脾胃病临证经验 / 陈永灿主编.
—上海:上海科学技术出版社,2018.12
ISBN 978 - 7 - 5478 - 4309 - 3

Ⅰ.①浙… Ⅱ.①陈… Ⅲ.①脾胃病-中医临床-经验-浙江-现代 Ⅳ.①R256.3

中国版本图书馆 CIP 数据核字(2018)第 301505 号

浙江近代中医名家脾胃病临证经验
主编 陈永灿

上海世纪出版(集团)有限公司
上海科学技术出版社 出版、发行
(上海钦州南路 71 号 邮政编码 200235 www.sstp.cn)
苏州望电印刷有限公司印刷
开本 787×1092 1/16 印张 24.75 插页 4
字数 380 千字
2018 年 12 月第 1 版 2018 年 12 月第 1 次印刷
ISBN 978 - 7 - 5478 - 4309 - 3/R · 1771
定价:98.00 元

编撰者名单

主　编

陈永灿

副主编

白　钰　马凤岐

编　撰

陈永灿　白　钰　马凤岐　王恒苍
杨益萍　许　琳　任　莉　张旻轶
郭　颖　张　瑜　吴娟娟　桑　杲

审　订

陈勇毅

前　言

　　时光转瞬，令已初秋。回想《浙江近代中医名家脾胃病临证经验》一书的编撰，历寒暑三载有余，阅著作沉潜往复，细审校几易其稿，合众力终得付梓。我省人杰地灵，历代名医辈出。本书选择浙江近代中医名家 20 位，广泛查阅其医论、医案、医话等相关文献资料，对其中关于脾胃病诊治的临证经验进行较为系统整理和提炼总结。从年代、地区和专长等维度制定中医名家的入选标准：出生于 1840 年以后，2000 年之前逝世者；籍贯为浙江，主要在浙江地区从事医事活动者；从事中医内科临床为主并擅长脾胃病诊疗者；有医学论著等相关文献资料留存者。关于中医脾胃病的范围界定，以呕吐、呃逆、噎膈、脘痛、纳呆、嗳气、痞满、嘈杂、吞酸、胁痛、黄疸、鼓胀、腹痛、痢疾、便秘、便血以及泄泻等病症为主，其中包括西医学的胃肠肝胆等消化系统疾病。书中名家以出生年份为序排列，每位名家单独成篇，每篇内容包括名家简介、学术经验、医案选析、验方拾萃（部分医家无验方则不列）四个板块，篇尾附主要参考文献。全书坚持传承与发扬并举，整理与提高结合，既保持总体连贯，又突出个性特色。

　　纵览本书所录名家，经典理论扎实，实践经验丰富，所诊治脾胃病，治法有理有据，处方有板有眼，各具特点，精彩纷呈。如何廉臣将寒温辨治两法融合运用，经验独到。诊治脘痞难证，谨察病机，适时调方，循序渐进，徐缓图之；辨别痢疾之色，细致入微，赤白黄黑，五色之痢，皆有论及。邵兰荪临证胃痛，喜予路路通一物通经活络；治疗呕吐，常施刺猬皮一药开胃降逆。陈良夫医治泄泻痢疾，多遵"薄味调养"，抚养胃阴为要。阮怀清治痞胀食减，以斡理中州为主，不忘化湿理气；疗脘腹胁痛，以温补通滞为法,兼顾平肝理血。范文虎擅用长沙之方,以栀子大黄汤峻下退黄治黄疸重症,以大半夏汤温中健胃治脾胃虚弱;又巧用药食两用类中药之单方治疗泄泻经年,如干荔枝治脾虚泄泻,海参治肾虚泄泻。张山雷治疗脾胃诸症,尤其重视柔肝之法,用药多以清润和调为主,慎用香燥之品。裘吉生对胃病之病因颇具见地,认为虽有气滞、郁火、虚寒、痰湿之别,但要首辨燥湿;诊治痢疾注重望舌,细察舌苔,分期施方。叶熙春治疗胃脘疼痛,不仅注重恢复胃腑本身的和降通达之性,而且还重视胃腑之外的脏腑与胃腑之间的关联和影响,同时对病之气分与血分的辨别亦强调有加。陈无咎诊病识证,衷中参西,立法新颖,自创效方,如通鬲汤治膈证,驱寇方疗胃痛,通胃汤愈反胃,还胆汤医胆枯。魏长春辨治胃肠病,主张从整体着手,审证求因,注意患者体质,开郁为先,辨证论治,并随病自订效方,预防倡导食疗。潘澄濂对肝病的诊治研究深入,经验丰富,将病毒性肝炎分为有黄疸型和无黄疸型进行辨治,把肝硬化分为积聚型和鼓胀型两类,并总结病毒性肝炎后肝硬化治疗八法。诸如此类,更多精彩论述,可于文内赏读。另外,由于时间、资料等方面的原因,尚有不少名家未能收录其中,容待以后补正。

本书的撰著,力求收集资料翔实,总结经验到位,评述医案恳切,密切联系当今临床实际,着力发挥名家临证精华。希望本书的出版,可以为中医药临床治疗脾胃病提供更多元化的辨治思路,有力推动名老中医宝贵临床经验的传承和发扬,相信对彰显我省近代中医名家风采,繁荣浙江地方特色的中医药文化具有积极的意义。

在本书即将出版之际,我们衷心感谢书中列注主要参考文献的相关作者,感谢浙江省立同德医院浙江省陈永灿名老中医专家传承工作室同仁的通力合作,感谢上海科学技术出版社的大力支持!

陈永灿

2018 年 8 月 19 日

目 录

何廉臣：
脘痞难证循序缓图，痢疾辨色细致入微

························ 【名家简介】 ························

　　何廉臣(1861—1929)，名炳元，自号印岩，浙江绍兴人。何氏是近代著名的中医学家，理论功底深厚，临床经验丰厚。曾任绍兴医学会会长、中国医学会副会长、神州医药总会外埠评议员等，著有《增订通俗伤寒论》《感症宝筏》《重订广温热论》《湿温时疫治疗法》《全国名医验案类编》等。

　　何廉臣出身于医学世家，祖父何秀山为绍派伤寒名家，但自幼遵从了父辈的意愿攻读古代诸子经典，早年考上诸生后，因两度参加乡试未中，最终弃儒学医。起初，何氏与同县医家研习医理，3年后，对于中医经典理论渐有所悟，于是跟随名医樊开周临证3年。在此期间，他悉心汲取老师丰富的临床经验，并在临证上收获颇丰，然而仍感自身学识不足，因此放弃诊务，离开绍兴到苏州、上海等地游学，走访名医，探求医理。此间，他与绍兴名医赵晴初结为忘年交，一起探讨浙东风土民情，提出："绍地滨海，地处江南，民喜酒茶，感症多以温湿居多。"20世纪初，何氏留居上海期间，积极参与创建我国中医学术团体等医界社会活动，1908年返绍筹办我国近代最早的中医药刊物《绍兴医药学报》，并担任副主编。在此后的20多年里，何氏十分关注中医教育，参与主持绍兴中医考试，倡议编写一套系统的中医教科书。此外，他还致力于中医文献整理，保存国粹，以传承发扬中华文化为己任。

　　何廉臣早年主张厚古而不薄今，中年致力于"衷中参西"，晚年潜心于继承发扬中医学术，将其一生奉献于中医学术的传承与发展。何氏以善治热病著称，对伤寒外感证治方面，既师古又不泥古，并时出创见。于温病学的研究方面，亦能从古今各家尤其是清代医家中汲取精髓。作为绍派伤寒的继承人,他在继承前人的基础上有所创新,推动了热病学术的发展。对于热病的辨证论治,能熔伤寒、温病于一炉,对于寒温辨治两法的融合运用有着独到经验。在伤寒辨证施治方面,根据"吾绍地居卑湿"之地理特点,病者多夹湿,且多热,往往湿热互结,故辨证重湿,施治主化;治疗以用药轻清、制方灵稳为主,可不必在意剂量的大小,只要用得灵动,轻药亦可治大病。在六经辨证方面,认为六经本身就包含了三焦,"张长沙治伤寒法,虽分六经,亦不外三焦""病在躯壳,当分六经行层;病入内脏,当辨三焦部分"。另外在疫证治疗上,指出三焦辨证对六经体系的补充作用,并总结认为:"定六经以治百病,乃古来历圣相传之定法;从三焦以治时证,为后贤别开生面之活法。"在温病辨治方面,认为伏气温病不能与新感温病同法,主张宜用六经之法辨证,而不宜用卫气营血之法辨证,卫气营血之法就温热病论,只对新感温病才具有一定指导意义。

【学术经验】

笔者通过细阅《增订通俗伤寒论》一书发现,何廉臣在脾胃病的临床诊治方面,有其独到经验。是书的第三编"证治各论"中,有"伤寒夹证"一章,记载了伤寒的兼夹之证近20种,其中涉及脾胃病的不在少数。何氏在校勘时,对其中兼夹的脾胃病证作了论述,略说因机,详论治法,选方恰当,用药精准,临床经验确实,堪为后学借鉴。下面分别从胃痛、脘痞、泄泻、痢疾、便血五个方面予以整理介绍。

一、胃痛证治经验

胃痛一病,以心窝以下、肚脐以上之胃脘部疼痛为主症。盖由外感寒邪、七情失和、饮食不节、久病体虚等影响胃气之和降,以致气机失畅,不通则痛。治疗总以调理疏通气机为要,而具体方法当应机而施。清代医家高世栻《医学真传》有云:"但通之法,各有不同。调气以和血,调血以和气,通也;下逆者使之上行,中结者使之旁达,亦通也;虚者助之使通,寒者温之使通,无非通之之法也。"何廉臣亦推崇治疗胃痛总以"通则不痛"为"治痛之理",并主张疏通气机须灵活变通,不可拘泥一法。何氏宗高氏之法,在其基础上有所发挥,列出数种通之之法,以应对临床之复杂变化,可为临证之范式。

1. 气血者，调和为要 胃者，水谷之海，同脾共为生化之源，故为多血多气之腑。气为血之帅，血为气之母，两者关系密切。气血调和，胃气畅达，则胃脘适意；气血失和，胃气不通，则疼痛由生。何氏指出，气血失和导致的胃痛，须看气血二者孰轻孰重，以气为因者，"调气以和血"；以血为因者，"调血以和气"。俟气调血和，胃气通畅，则疼痛可止。

选方用药，调气以和血者，何氏方选疏肝流气饮（制香附、紫苏叶、紫苏梗、郁金、蜜炙延胡索、枳壳、青皮、通草、当归、乌药、佛手片等）、六磨汤（沉香、乌药、枳实、广木香、尖槟榔、毛西参）、香砂达郁汤（广木香、春砂仁、制香附、焦栀子、广郁金、川芎、制苍术、六神曲）、绿萼梅花丸（绿萼梅、牡丹皮、党参、茯苓、益智仁、砂仁、四制香附、滑石、山药、黄芪等）、《局方》聚宝丹（没药、琥珀、木香、当归、辰砂、麝香、乳香）、仁香汤（白豆蔻、木香、藿香、香附、陈皮、砂仁、檀香、母丁香、生甘草、淡竹茹）、香砂二陈汤（白檀香、春砂仁、姜半夏、浙茯苓、炒广陈皮、清炙甘草）之类。

调血以和气者，何氏方选琥珀散（琥珀、三棱、莪术、赤芍、牡丹皮、当归、熟地、官桂、乌药、延胡索等）、四物绛覆汤（四物汤加新绛、旋覆花、橘络、青葱管）、四物加二香汤（四物汤加南木香、小茴香）、四物加桃红汤（四物汤加桃仁、藏红花）、济阴八物汤（四物汤加延胡索、川楝子、广木香、尖槟榔）、归芍调肝汤（当归、白芍、金银花、川续断、南木香、红花）、丹参饮（苏丹参、紫檀香、春砂仁、明乳香）之属。

2. 上下者，升降为机 脾胃位居中焦，为气机上下升降之枢纽。胃以降为顺，以通为用，通降正常，气机顺畅，则胃痛不生；苟通降失司，气机紊乱，或逆于上，或郁于下，或结于中，影响胃气之通达调顺，则致胃气不通，疼痛迭起。何氏针对此种情况，提出"上逆者使之下行""下郁者使之上行""中结者使之旁达"。俾逆者得降，郁者得通，结者得散，升降复常，则胃气顺达，疼痛自已。

选方用药，对逆于上者，何氏选用苏子降气汤（紫苏子、前胡、橘红、仙半夏、当归、川朴、炙甘草、沉香汁）、苏子降香汤（紫苏子、降香、冬桑叶、炒牡丹皮、川贝母、丹参、广郁金、枇杷叶、生藕汁）、沉香降气散（沉香、砂仁、制香附、蜜炙延胡索、川楝子、盐水炒甘草）、安东散（炒娑罗子、醋炙瓦楞子、陈香橼、陈木瓜、生蛤壳）、丹溪海蛤丸（海蛤粉、瓜蒌仁、陈皮、生姜、红枣）、沉香化滞丸（沉香、山楂肉、川大黄、川朴、枳实、槟榔、黄芩、陈皮、半夏曲、生晒术等）之类以使之下行。

对郁于下者，何氏选用逍遥散、柴胡调经汤（柴胡、羌活、独活、藁本、升麻、苍术、葛根、当归、炙甘草、红花）、和血逐邪汤（柴胡、枳壳、荆芥穗、紫苏梗、制香附、左秦艽、川芎、川朴、益母草、泽兰等）、逍遥加减汤（逍遥散去白术，加制香附、广郁金）、柴胡四物汤（川芎、熟地、当归、芍药、柴胡、人参、黄芩、甘草、半夏曲）、加减小柴胡汤（鳖血柴胡、光桃仁、当归尾、牡丹皮、酒炒黄芩、杜红花、生地、益元散）之属以使之上行。

对结于中者，何氏选用新绛旋覆花汤（新绛、旋覆花、青葱管）、三仁绛覆汤（瓜蒌仁、柏子仁、桃仁、新绛、旋覆花、当归须、葱须、泽兰、鲜白茅根、丝瓜络）、三合绛覆汤（新绛、旋覆花、青葱管、桃仁、白薇、当归须、广郁金、苏合丸）、四物绛覆汤（新绛、旋覆花、青葱管、生地、白芍、橘络、当归、川芎）、通窍活血汤（赤芍、川芎、桃仁、红花、麝香、老葱、鲜姜、红枣）、清肝活络汤（当归须、泽兰、新绛、赤芍、广郁金、紫苏旁枝、桃仁、三七、枳壳、青皮等）、舒筋通络汤（当归须、秦艽、川芎、桑叶、酒炒赤芍、广橘络、鸡血藤膏）、蒌薤绛覆汤（瓜蒌仁、干薤白、新绛、旋覆花、青葱管、仙半夏、赤茯苓、春砂壳、桂枝）、蠲痛丹（制川乌、地龙、全蝎、炒牵牛子、麝香）、蠲痛活络丹（蠲痛丹加制草乌、陈胆星、乳香、没药）之品以使之旁达。

3. 寒热者，温清为治　寒性凝滞，其主收引，客于胃腑，可致气机不畅，胃络拘急，气血不通，而现胃痛之症。如《素问·举痛论》言："寒邪客于肠胃之间，膜原之下，血不得散，小络引急，故痛。"何氏主张"寒者温之使通"，并选温中散寒止痛之剂以治之，方如乌附椒姜汤（制川乌、炮附子、炒川椒、黑炮姜）、桂苓二姜汤（川桂枝、浙茯苓、蜜炙生姜、高良姜、延胡索、姜半夏）、加味瓜蒌薤白汤（瓜蒌仁、干薤白、姜半夏、浙茯苓、川桂枝、生姜汁）、良附蠲痛汤（高良姜、制香附、光桃仁、姜半夏、云茯苓、酒炒延胡索、红豆蔻）、厚朴温中汤（川朴、广陈皮、赤茯苓、草豆蔻、广木香、干姜、炙甘草）、神香圣术煎（冬白术、紫瑶桂、公丁香、川姜、广陈皮、白豆蔻）、当归建中汤（小建中汤加当归）、当归四逆汤、尤氏灵香丸（白胡椒、炒枳实、白檀香、广木香、杜红花、五灵脂）、丁香烂饭丸（丁香、木香、香附、益智仁、青皮、三棱、莪术、甘草）、《金匮》九痛丸（淡附子、炙狼牙、淡吴茱萸、干姜、党参、巴豆霜）、胡芦巴丸（胡芦巴、川楝子、小茴香、吴茱萸、炒牵牛子、巴戟天）、良附丸等。

热邪为病，耗气伤津，若侵及胃腑，易致胃热壅盛，灼伤胃络，或阴液亏虚，胃失濡养，而发为胃痛；另有肝火偏亢，波及胃腑，而成肝胃郁热者，亦可导致胃痛。何氏指出"热者清之使通"，并取清热养阴止痛之剂以治之，方如枳连二陈汤（枳实、炒川连、竹沥半夏、广陈皮、赤茯苓、山楂、滑石、葛根、生甘草、炙甘草等）、统旨清中汤（川连、姜半夏、焦栀子、广陈皮、茯苓、草豆蔻、清炙甘草）、清中蠲痛汤（焦栀子、制香附、姜炒川连、焦六曲、川芎、苍术、橘红、炮姜）、梅连泄肝汤（乌梅肉、炒川连、生白芍、川楝子、左牡蛎、桂枝木)、连梅安胃汤(川连、乌梅肉、生白芍、川楝子、当归须、橘络、淡姜渣、炒川椒)、新加酒沥汤(陈绍酒、淡竹沥、细生地、当归身、广橘白、苏薄荷、生白芍、清炙甘草、川柴胡、玫瑰花)、清肝达郁汤(焦栀子、生白芍、当归须、川柴胡、牡丹皮、清炙甘草、广橘白、苏薄荷、滁菊花、鲜青橘叶)、龙胆泻肝汤(龙胆草、栀子、黄芩、木通、泽泻、车前子、柴胡、甘草、当归、生地)、连梅安蛔汤(川连、乌梅肉、炒川椒、白雷丸、生川柏、尖槟榔)、加味川楝子散(川楝子、蜜炙延胡索、赤芍、焦栀子、枳壳、青皮、橘红、通草、生甘草)、枳实消痞丸(枳实、川连、川朴、党参、白术、茯苓、仙半夏、炮姜、麦芽、生甘草)、左金丸等。

4. 虚实者,助攻为法 诊治疾病,证之虚实,尤当辨清。若虚实莫辨,则治疗易犯《内经》"虚虚实实"之戒。胃痛虚者,缘由禀赋不足,或劳倦过度,或病程日久,而致脾胃虚弱。虚寒者,胃失温养;阴虚者,胃失濡养,皆可引起胃痛隐隐。胃痛实者,则或由宿食积滞,或由肝气犯胃,或由痰瘀阻滞,以致胃气郁滞,失于和降,不通则痛。治疗时,何氏明辨虚实,分清补泻,认为虚者须"助之使通",实者当"攻之使通"。待虚者得助,实者得攻,胃气和顺,则脘痛亦愈。

选方用药,助虚者,何氏方用《外台》建中汤(炙黄芪、生白芍、姜半夏、桂心、炙甘草、生姜、红枣、饴糖)、景岳暖肝煎(枸杞子、当归、乌药、沉香、小茴香、赤茯苓、紫瑶桂、蜜炙生姜)、胶归四逆汤(当归四逆汤加陈阿胶)、延胡川楝汤(蜜炙延胡索、酒炒川楝子、炙甘草、熟地、淡附子、紫瑶桂)、地黄双桂汤(熟地、桂枝尖、紫瑶桂、酒炒白芍、当归、茯苓)、疏肝益肾汤(六味地黄汤加柴胡、酒炒白芍)、胶地寄生汤(陈阿胶、细生地、桑寄生、黄草川斛、枸杞子、浙茯苓、石决明)、制肝益胃汤(炒白芍、炒焦乌梅、蜜炙化橘红、真伽南香、吉林参、云茯苓)、魏氏一贯煎(细生地、北沙参、当归身、白芍、枸杞子、川楝子)、胶艾绛覆汤(阿胶、炒艾叶、海螵蛸、新绛、旋覆花、青葱管)、香砂六君丸、乌梅安胃丸(乌梅、干姜、川连、淡附子、党参、桂枝、细辛、川柏、当归、川椒)、乌龙丸(川杜仲、于术、九香虫、广陈皮、车前子、玫瑰膏)、小安胃丸(熟地、四制香附、炒川椒、小茴香、川楝子)等。

攻实者,何氏方用陷胸承气汤(瓜蒌仁、枳实、生大黄、仙半夏、小川连、风化硝)、枳实导滞汤(枳实、生大黄、净楂肉、尖槟榔、川朴、川连、六神曲、连翘、紫草、细木通等)、蠲饮万灵汤(芫花、煨甘遂、姜半夏、浙茯苓、大戟、大黑枣、炒广陈皮、鲜生姜)、六磨饮子(沉香、尖槟榔、小枳实、广木香、台乌药、生大黄)、厚朴七物汤(厚朴、甘草、大黄、大枣、枳实、桂枝、生姜)、厚朴三物汤(厚朴、大黄、枳实)、《千金》备急丸(生大黄、干姜、巴霜)、《局方》神保丸(全蝎、巴霜、广木香、白胡椒、辰砂)、小胃丹(白芥子、甘遂、大戟、川柏、生大黄、白术)、木香槟榔丸(广木香、槟榔、广陈皮、青皮、枳壳、三棱、莪术、牵牛子、川连、川柏等)、沉香化气丸(沉香、党参、于术、生大黄、黄芩、姜汁竹沥)、消痞阿魏丸(阿魏、川连、制南星、姜半夏、瓜蒌仁、白芥子、连翘、神曲、川贝母、麦芽等)、沉香化滞丸(沉香、山楂、生大黄、川朴、枳实、槟榔、黄芩、广陈皮、于术、广木香等)、枳实导滞丸(大黄、枳实、神曲、茯苓、黄芩、黄连、白术、泽泻)等。

5. 伏邪者,透发为先　由于何氏擅治热病,是故结合临床所见,他认为胃痛一症,温热病引起者亦较为多见。如其在《增订通俗伤寒论》中云:"盖湿温伏于膜原,温热伏于血络,蕴酿蒸变,必从火化。伏邪自里达表,而发其胃痛痼疾者,多属热痛。"治疗上,主张"但于治伏邪药中",加乳香、没药止痛;延胡索、桃仁活络,使伏邪透发,则胃痛可止,而"不必概以普通止痛之方混治也"。这体现了何氏在治疗时,不落俗套,善抓主因,不泥常法,自出机杼。

二、脘痞证治经验

脘痞是脾胃病中较为常见的一种病症,通常表现为胃脘部胀满痞闷不舒,触之无形,按之柔软,压之无痛。张仲景在《伤寒论》中称之为"心下痞",并明确指出"满而不痛者"为痞。而且还说:"若心下满而硬痛者,此为结胸也……但满而不痛者,此为痞。"将脘痞与结胸作了鉴别。何廉臣在校勘"夹痞伤寒"一节时,对痞证作了论述,兹整理如下。

1. 痞结有别,常相兼夹　何氏认为,痞和结有所不同,轻重有别。如其在书中云:"满而不痛者为痞,属无形之气;满而兼痛者为结,属有形之物。"这与张仲景的观点是一致的。他还指出,外感之证,"夹痞结者颇多,但痞轻而结重",主要看邪是否已结,"有邪未结而但满者,有邪已结而满痛者"。痞满用药以宽气为主,轻者予杏、蔻、橘、桔之类,重者施蒌、薤、朴、枳之属。

痞证若兼夹食积、痰饮、瘀血等,易演变为结证,现结痛拒按、闭塞不容喘息之状。此时当先解所夹之邪,再治已有之痞。何氏主张先予飞马金丹(巴豆霜、广木香、赖橘红、五灵脂、广郁金、上雄黄、制大黄、飞辰砂、明乳香、净没药等)一服,使其"随所结之上下,而施其吐下之功",待"正气自伸,邪气自现",再调治痞证,可达事半功倍之效。若痞因夹有宿饮气郁而成,甚则成窠囊者,何氏认为许氏神术丸每多乏效,故仿薛生白之法,予千金五香汤(千金霜、磨沉香、木香、檀香、降香、丁香),其效如神。若痞因夹有积水停饮而成,绵延日久,腹胀如鼓,按之呱呱有声者,何氏仿危亦林之法,初予加味控涎丹(煨甘遂、红牙大戟、白芥子、炒牵牛子、炒葶苈、芫花、上沉香、巴霜、生姜汁),继用六君子汤去甘草加香附,三

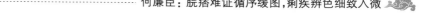

泻三补，以奏补而兼疏之功。

2. 因积成痞，审因施药 何廉臣认为，痞因积而成，"初为痞气，继为痞块"，脘痞亦不例外。治疗时，须先审何物成积，辨得分明，方能药到痞除。

笔者将何氏所列归类发现，有瘀血痰水之积，有饮食不节之积，有不洁虫生之积，此等因素皆有导致脘痞之可能。具体施药，瘀血痰水之积中，瘀积者，可选三棱、莪术、巴豆、大黄、鳖甲、䗪虫、虻虫、水蛭、夜明砂、地栗粉等；血积者，可选桃仁、红花、穿山甲、䗪虫、莪术、瓦楞子、干漆灰、醋炒生大黄等；痰积者，可选风化硝、海浮石、海蛤粉、半夏曲、杜胆南星、生枳实、礞石、白芥子、莱菔子、海粉、竹沥、荆沥、姜汁、石菖蒲汁等；水积者，可选大戟、甘遂、芫花、商陆、千金霜、牵牛子等。饮食不节之积中，酒积者，可选酒曲、葛花、槟榔、橄榄、枳椇子等；茶积者，可选姜黄、吴茱萸、川椒、生干姜等；肉积者，可选山楂、莱菔子、阿魏、朴硝、毛栗壳灰等。不洁虫生而为积者，可选雷丸、鹤虱、雄黄、锡灰、芜荑、巴霜、使君子、枣儿槟榔等。

对于治疗痞积，历代先贤都有所论述。《素问·六元正纪大论》云："大积大聚，其可犯也，衰其大半而止。"明代周慎斋言："凡痞积不可先用下药，徒损正气，病亦不去，当用消积药使之熔化，则除根矣，积去须大补。"何氏指出此皆"治由积成痞之格言也"。笔者认为，此对治疗因积而成的脘痞同样适用，有助于开阔诊治思路，提高临床疗效，值得吾辈借鉴。

3. 脘痞难证，循序图之 何氏在校勘时提到了两种脘痞的难治之证，皆为虚实夹杂之证，一是气虚痰结，一是气虚中满。此类病症并非一方所能奏效，亦非一时所能收功，必须谨察病机，适时调方，循序渐进，徐缓图之，才能使其有向愈之机。

气虚痰结者，"素有遗泄，气虚于下，痰结于上，饮食难化，而成郁结痞满之证，似隔非隔之候"。何氏认为此等最为难治，予滋补阴虚之药，则有碍于开膈进食；予调补兼施之香砂六君子汤，亦会导致痞满加重，食入不下。盖虚于下者，不宜骤升，否则易致浊气在上，而生膜胀；亦不适专用破气之品，否则愈破愈痞。何氏治此颇有见地，如云："总宜疏导郁滞，升降互用，合成疏通，使胸膈日宽一日，谷气日增一日，则津液从上输下，阴气不补而自补矣。"选方用药，先予升降疏郁汤（紫苏子、山楂、广橘红、半夏曲、茯苓、乌药、制香附、五谷虫、蜜炙升麻、柴胡等），次用和中畅卫汤（制香附、紫苏叶、紫苏梗、炒神曲、北沙参、杜苍术、川贝母、川芎、连翘、桔梗、广木香等），再施八物顺气汤（白芷、乌药、青皮、陈皮、茯苓、白术、米炒党参、清炙甘草）送服沉附都气丸（沉香、淡附片、熟地、山茱萸、山药、茯苓、泽泻、牡丹皮、北五味),临睡之时,还要口含陈氏噙化丸(米炒西洋参、醋制香附、广橘红、川贝母、桔梗、松萝茶、竹沥梨膏),"使睡中常有药气,徐徐沁入",以疏通胸膈中脘,如此旧结渐解,新结不生。之后,朝用滋阴潜阳、封固下焦之二加龙蛎汤(化龙骨、煅牡蛎、生白芍、东白薇、淡附片、清炙甘草、蜜煨生姜、大红枣)以收火,晚用益气化痰、疏补中上之运痰丸(半夏曲、姜汁竹沥、姜炒川连、广木香、沉香、清炙甘草、党参、于术、茯苓)以除根。以此治之,积以时日,疾病可愈。

气虚中满者,亦属难治。何氏仿陆肖愚之法,进退调补以治之。选方用药,以补气养荣汤(党参、白术、当归身、白芍、川芎、茯苓、木香、豆蔻,初用香、蔻七八分至一钱,参、术但用六七分)调服宽膨散(顶大蛤蟆一只,破开,用春砂仁、莱菔子填满,黄泥封固,炭上煅烧研,去渣)一钱。若中满有减,则参、术不减,香、蔻与宽膨散增至一钱半;饮食渐增,中满已宽大半,则参、术渐加至二三钱,减香、蔻与宽膨散至三分。如此消息进退,二三十剂,始可奏效。

从上可以看出,何氏治疗脘痞难证,识证准确,选方精当,层次分明,章法清晰,不急不躁,缓缓治之,终使虚者得补,痞者得通,疾病获愈。此等治病之程式,当为后学之师法也。

三、泄泻证治经验

泄泻是以排便次数增多,粪质稀溏或完谷不化,甚至泻出如水样为主症的病症。古代将大便溏薄而势缓者称为泄,大便质稀如水者称为泻。《增订通俗伤寒论》中,何廉臣之祖父何秀山对伤寒下利作了详细论述,何廉臣认为,除伤寒下利外,其他泄泻的类证亦颇多,且病因有别,所以他"举其重要者",再进行分类辨析。现整理如下。

1. 因机治法宗前贤 关于泄泻的病因病机,张景岳在《景岳全书·泄泻》中云:"泄泻之本,无不由于脾胃……若饮食失节,起居不时,以致脾胃受伤,则水反为湿,谷反为滞,精华之气不能输化,乃致合污下降,而泻痢作矣。"何氏宗此观点,亦认为泄泻之发,归于脾伤,并且还指出湿邪为其主要致病因素。如云:"泄者,大便溏薄,或作或止;泻者,大便直下,水去如注。虽分轻重,总属脾伤,脾受湿而不能渗泄,伤阑门之元气,而分立无权,并入大肠,遂致成泄,故肠鸣溺少,大便反快,是泄固由于湿。"对泄泻的发病机制进行了描述。至于治疗方面,何氏宗清代医家吴云峰治泄泻之心法,指出泄泻之治法:"初用调中分利,继用风药燥湿,久则升提,滑须固涩,风兼解表,寒佐温中,食者消之,痰者化之,虚者补之,热者清之。"如此随证治之,自无不愈之理也。

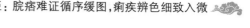

2.脏腑之泄承《难经》　《难经》有云："泄凡有五,其名不同。有胃泄,有脾泄,有大肠泄,有小肠泄,有大瘕泄。"对泄泻从脏腑方面进行了分类。何氏继承了此说,并对其有所发挥,将脏腑之泄分为胃泄、脾泄、大肠泄、小肠泄、肾泄和肝泄。

胃泄者,症见饮食不化,面呈黄色,治宜理中汤;脾泄者,症见呕吐而腹胀注下,若食后饱满,泻出即宽,治宜香砂六君子汤;大肠泄者,症见食已窘迫,大便色白,肠鸣切痛,治宜五苓散加木香;小肠泄者,症见小腹痛,大便脓血,小便涩,治宜先下之,继用清利;肾泄者,即五更便泄也,症见腹痛足冷,治宜四神丸;肝泄者,为木来侮土,而致脾虚也,症见腹痛兼胀而泄,治宜泄肝培土,方取刘草窗痛泻方。

3.湿为主因说五泄　如前所讲,湿为泄泻的主要致病因素,先贤亦有"无湿不成泄"之说。《临证指南医案·泄泻》中言:"泄泻,注下症也。《经》云,湿多成五泄,曰飧,曰溏,曰鹜,曰濡,曰滑。"将湿邪所致泄泻分为飧泄、溏泄、鹜溏、濡泄、滑泄,此五泄之分有别于《难经》,何氏以此对其一一进行了说解。

飧泄者,完谷不化,病由湿兼风也。若兼恶风自汗、肠鸣、脉弦者,治宜胃苓汤加升麻、煨防风;又有风邪入胃,木克土者,为久风入中,清气降而不升,冲和之气所化不能,以致腹鸣而痛,完谷而泻,治宜痛泻要方合四苓散;若脉弦,腹痛而渴,头痛微汗,治宜防风芍药汤(煨防风、炒白芍、炒黄芩);又或饮食太过,肠胃受伤,而致水谷不化,法当下者举之,治宜加减木香散(木香、干姜、党参、六神曲、肉豆蔻、新会皮、焦白术、阳春砂、升麻、槟榔)。溏泄者,肠垢污积,病起湿兼热也,症见大便稠黏垢秽,小便赤涩,脉数,治宜黄芩芍药汤(黄芩、白芍)合益元散(滑石、甘草、辰砂)。鹜溏者,澄清尿白,病因湿兼寒也,症见大便如水,稍有结粪。若清冷如鸭粪,小便清白,脉见沉迟,治宜理中汤加橘红、茯苓;若泄不已者,再加附子。濡泄者,又名洞泄,身重脉软,病乃湿自胜也。脾虚难以制湿,湿胜而成此病,症见腹不痛,肠鸣尿少,大便多水,治宜五苓散。滑泄者,久下不禁,病源湿胜气脱,症见大泻如竹筒直下不止,治宜扶脾丸(炒白术、茯苓、新会皮、姜半夏、诃子皮、炙甘草、乌梅、干姜、藿香、杜赤豆等),或补中益气汤加诃子、肉豆蔻,或四柱饮(人参、附子、茯苓、木香),或六柱饮(四柱饮加肉豆蔻、诃子)。

4.痰食酒热皆成泄　虽然泄泻的主要致病因素为湿邪,但是痰饮、食积、嗜酒、湿热等因素亦会对脾胃造成损伤,影响其正常生理功能,进而导致运化失司,升降失调,清浊不分,而生泄泻。何氏对此亦有所论述。

因痰而泄者,可见胸满泻沫,甚则呕吐,腹中觉冷,隐隐作痛,右脉弦滑等症,治宜厚朴二陈汤（川朴、半夏、茯苓、陈皮、甘草）；另有肥人滑泻，或不食不饥者，亦责之于痰，治宜青州白丸子（半夏、南星、白附子、川乌）。因食而泄者，可见泻下臭腐、噫气作酸、腹痛、泻后痛减等症，治宜香砂胃苓汤（胃苓汤加木香、砂仁），或保和丸加砂仁、白豆蔻。伤酒而泄者，平素嗜饮，经年不愈，晨起必泄，治宜葛花解醒汤（葛花、白豆蔻、木香、陈皮、青皮、神曲、茯苓、干姜、人参、白术等），或理中汤加葛根，并吞服酒煮川连丸。湿热而泄者，可见于大瘕泄，症见里急后重，每至圊而不能便，似痢非痢，大便皆是粪水，茎中痛等，此为寒湿化为湿热也，治宜八正散（木通、车前子、焦栀子、萹蓄、瞿麦、滑石、甘草梢、大黄、灯草）加木香、槟榔。

5. 夏月泄泻施五苓　夏月暑天，人身之阳气盛于外而虚于内，中州之地，易受侵袭，若有不慎，或感暑湿，或因暑火，或伤生冷，以致脾胃受损，功能失司，则泄泻由生。何氏主张以五苓散治之。若暴注水泻，脉虚细，口干烦闷者，为胃肠之暑湿也，加煨葛根；兼胀者，加厚朴、茅术；小溲赤涩者，加木通；兼烦者，加栀子、淡竹叶；因于暑火而泻者，去官桂，加川连、黄芩炭；因于暑食而泻者，加神曲、木香；因于暑湿而泻者，加茅术、滑石，兼呕加半夏、厚朴、竹茹、藿香。另有伤暑兼伤生冷而为泻者，何氏认为宜连理汤（川连、人参、白术、甘草、炮姜）主之。

四、痢疾证治经验

痢疾之为病，临床多表现为腹痛、里急后重、下痢赤白脓血。古代之肠澼、滞下、重下等，皆为其别称。西医学中的细菌性痢疾、阿米巴痢疾、溃疡性结肠炎等，在临床表现上与其有颇多相似之处。何廉臣在校勘"夹痢伤寒"一节时，认为"伤寒变痢，而痢亦能化为伤寒"。他强调诊治痢疾，必须"辨其下痢之色"，同时参合外证，才不至于造成误治。何氏辨痢疾之色，细致入微，赤白黄黑，五色之痢，皆有论及。今列于下，以供参考。

1. 痢下色白，气分受邪　何氏认为，初起里急后重，色白之痢下，乃湿热凝滞，气分受邪，治宜胃苓汤加香砂；兼热邪者，宜加炒黄芩、滑石。若色如豆汁者，为脾中湿热，治当燥脾分利，方亦胃苓汤主之；如鱼脑及鼻涕冻胶者，为脾虚冷痢，治宜苍术、白术、炮姜之属；如白脓努责而出者，是气与热结，治宜木香、槟榔、黄芩之品；如屋漏水尘腐色者，系元气虚惫，治宜理中汤加煨葛根、炒黄芩、茯苓。

2. 赤色之痢，邪在血分　关于赤色之痢，何氏说："赤痢为血分之邪。"认为赤痢之邪气已深入血分。若湿热多者，治宜行湿清热，药用炒黄芩、炒金银花、滑石、木香、山楂炭之属；兼有紫块或稠黏者，治宜活血行瘀，药用黄芩、延胡索、桃仁、赤芍之类。若血色鲜浓紫厚者，为热盛之象，治宜白头翁汤；如初起急迫，里急后重，脉有力者，加制大黄以下之。若纯下清血，而脉弦者，是风入胃也，药用炒枳壳、荆芥炭、煨防风之品。若血色紫黯，屡用凉药，致血愈多者，乃寒湿为病，治宜理中汤加川芎、当归、木香；或如猪肝、苋菜汁色者，亦属寒也，非炮姜不治。若血色稀淡，或如玛瑙色者，系阳虚不固，阴不得制也，治当温理其气，以清其血。

3. **黄黑五色，有虚有实**　临床上除了赤、白之痢较为常见之外，尚有黄色、黑色及五色之痢，何氏对此亦进行了辨析。深黄而秽臭者，为热证；浅黄色淡不甚臭，或兼腥馊气者，是寒证；黑而焦浓厚大臭者，乃火证；黑如漆光者，系瘀血。若青黑而腥薄者，则为肝肾腐败之色也。至于五色痢者，何氏谓"亦有虚有实"，并引用前贤之语以论述之。如载："丹溪云，脾胃有食积，及四气相并，则痢有五色之陈杂。"治当通利为先，方宜归连丸（当归、黄连、黄柏、黄芩、阿胶、熟艾）；又如"马元仪云，五色痢，乃五脏之气化并伤"，治须求之于肾，法宜"益火消阴，实脾堤水，兼分理其气"；再如"张三锡云，诸痢坏证，久下脓血，或如死猪肝色，或五色杂下，俗名'刮肠痢'"，为脏腑俱虚、脾气下脱之证，不可再施痢药，方宜真人养脏汤。

五、便血证治经验

便血一病，系由胃肠之脉络受损所致。或外感湿热，下注肠道；或饮食不节，滋生湿热；或劳倦过度，固摄失司，均可导致胃肠脉络受损，血不循经，溢入肠道，而成便血。何廉臣在论治便血时，认为"便血一证，外感六淫，皆能致病"，治疗当"先治肠以去其标，后治各脏以清其源"。如此肠脏同治，标本兼顾，便血未有不愈者也。

1. **近血远血，视机遣方**　《金匮要略》中云："下血，先便后血，此远血也，黄土汤主之……先血后便，此近血也，赤小豆当归散主之。"将便血分为远血和近血，并处以相应方剂。何氏认为远血属小肠寒湿，近血为大肠湿热。小肠寒湿下血者，症见粪后下血，散而紫黯，或血色淡红，胃弱便溏，素无痔漏之症。治疗当以温补敛肠为主，选方先用加减黄土汤（伏龙肝、土炒白术、化龙骨、地榆炭、陈阿胶、黑炮姜、炙甘草、春砂仁）温肠散寒以止血，继用加味赤石脂禹余粮汤（赤石脂、禹余粮、土炒五倍子、生于术、川芎炭、醋炒蕲艾）填窍补络以善后。肠热下血者，症见粪前下血，鲜红光泽，或色深紫，或有凝块紫亮者。治疗当以凉血泄热为主，选方先用地柏清肠汤（鲜生地、生侧柏叶、金银花、茜草、赤芍、夏枯草、血见愁、紫葳花、鲜白茅根、生藕）凉血清肠以止血，继用脏连六味丸（熟地、山茱萸、山药、赤茯苓、牡丹皮、泽泻、川连、白矾、柿饼，入猪大肠内，同糯米煮熟，去米，共捣为丸)清补兼施以善后。

2. 肠风脏毒,从因用药 肠风和脏毒二者皆属便血,但病因病机有所差异。如《疡科心得集·辨肠风脏毒论》言:"夫大肠之下血也,一曰肠风,一曰脏毒。肠风者,邪气外入,随感随见,所以色清而鲜;脏毒者,蕴积毒久而始见,所以色浊而黯。"何氏对此亦有所论及,治法方药,悉皆完备。若"纯下清血,其疾如箭,肛门不肿痛,而肠中鸣响者",为肠风之下血。治宜清火疏风为先,方用清肝达郁汤(组成见前述)去当归、菊花,送服保元槐角丸(槐角、当归、生地、黄芩、黄柏、侧柏叶、枳壳、地榆、荆芥、防风等);继以清肝坚肠、凉血滋阴善后,方用加味白头翁汤(白头翁、生川柏、青子芩、鲜贯众、小川连、北秦皮、生白芍、鲜茉莉花)去贯众、茉莉,加阿胶、炙甘草。若"下血色如烟尘,沉晦瘀浊,便溏不畅,胃气不健,肢体倦怠者",为脏毒之下血,缘由膏粱积热,酒酪聚湿,湿热蕴积。治宜苦辛淡泄为主,方用芩连二陈汤(青子芩、川连、仙半夏、淡竹茹、赤茯苓、新会皮、小枳实、碧玉散、生姜汁、淡竹沥)去生姜汁、淡竹沥,加炒槐米二钱,大黑木耳三钱,白茅根、藕节各一两,重者予清肠解毒汤(焦栀子、金银花炭、青子芩、连翘、赤芍、川连、川柏、生大黄、焦枳壳、煨防风);继则清涤肠浊以除根,方用木耳豆腐煎(大黑木耳、生豆腐、食盐)送服加味脏连丸(川连、苦参、生大黄、圆皂角仁、白芷、桃仁,为细末,纳入猪大肠中,酒水各半,煮烂捣研,和入百草霜、红曲,共捣为丸)。

3. 内痔下血,荡涤为先 何氏在论治便血时,还提到了内痔下血,又名血痔。此病临床常表现为"肛门肿坠,滴血淋漓,或血线如溅,里急后重,因大便随下清血不止,甚则焮赤肿痛"。治当以荡涤瘀热为先,方用清肠解毒汤去防风,加槐米、生地、桃仁、炒刺猬皮;若痛极而下血多者,酌加乳香、没药、发灰;若红肿痛收进不明显者,外施点痔法,具体方法如载:"取大水田螺一个,挑去靥,入冰、麝少许,过一宿,即化水,点上痔,即收进。如无水田螺,用大蜗牛一个去壳,生白果一枚,同捣烂,代之亦效。"待肿痛血止,则予升气滋阴以善后,方用补阴益气煎(人参、当归、山药、熟地、陈皮、炙甘草、升麻、柴胡)去熟地,加阿胶、生地、黑木耳。

···················· 【医案选析】 ····················

辛淡清化治湿热夹食胸腹痞满

傅左,年32岁。

湿热夹食,胸腹痞满,口腻,胃钝,溺赤。治宜辛淡清化。

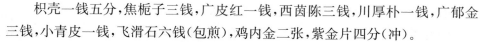

枳壳一钱五分,焦栀子三钱,广皮红一钱,西茵陈三钱,川厚朴一钱,广郁金三钱,小青皮一钱,飞滑石六钱(包煎),鸡内金二张,紫金片四分(冲)。

【赏析】湿热为病,易犯中焦,阻滞气机,有碍运化,以致痞满胃钝,食积不下。口腻为湿邪之象,溺赤为热盛之征,可见此案证属湿热并重。故何氏治以辛淡清化之品,药用焦栀子、茵陈、滑石清热祛湿,枳壳、广皮红、厚朴、郁金、青皮行气燥湿,鸡内金化食消积。紫金片为中成药,由茅慈菇、五倍子、千金子霜、红毛大戟、麝香、梅冰片、苏合油组成,功可芳香通窍,辟秽解毒。俟湿去热清,气机畅达,运化复常,则诸症可愈。

苦辛芳淡治吐泻腹痛

李右,年23岁。

热霍乱,吐泻腹痛,小便短热。治宜苦辛芳淡。

藿香三钱,茯苓二钱,新会皮一钱五分,泽泻二钱,香连丸一钱,飞滑石四钱(包煎),贯众三钱,甘松六分,佩兰叶二钱,春砂壳八分。

【赏析】热霍乱一病,多由感受暑热湿浊之邪,或饮食不化,郁遏中焦而致。如《素问·六元正纪大论》云:"热至则身热,吐下霍乱。"案中之"吐泻腹痛,小便短热"乃湿热蕴结中焦之象,故何氏治以苦辛芳淡之法,药取藿香、新会皮、甘松、佩兰叶、春砂壳芳香燥湿,茯苓、泽泻淡渗利湿,香连丸、滑石、贯众清热化湿。

疏郁通降治郁胀胃不能食

金右。

郁胀,胸闷腹胀,二便不利,胃不能食,食下即胀。治宜疏郁通降。

香附二钱,广郁金三钱,六神曲三钱,大腹皮三钱,小青皮一钱五分,煨甘遂八分,车前子五钱,地骷髅四钱,路路通十枚,紫金片四分(冲)。

【赏析】郁胀者,气郁而胀也。何氏认为,病由七情郁结,气道壅隔,以致上下不通,升降失常,而现案中诸症。故予疏郁宽中、通降浊气为法,药以香附、郁金、大腹皮行气解郁,六神曲、小青皮消积化食,煨甘遂、车前子、地骷髅、路路通通利二便,紫金片芳香辟浊。俾郁达气畅,上下交通,则郁胀自消,食自能下矣。

平肝和胃治肝郁胃痛

王右。

肝郁,呕止,胃尚痛,腰疼。治宜平肝和胃。

制香附二钱,广郁金三钱,蜜炙延胡索一钱五分,明乳香五分,甘松六分,络石藤三钱,宽筋草三钱,生姜汁二滴,甘蔗汁一瓢。

和匀同冲。

【赏析】肝气郁结,疏泄不能,横逆犯胃,伤及胃络,而致胃痛。此案病机明确,故何氏治以平肝和胃为法。药施制香附、广郁金、延胡索、乳香、甘松以行气活血定痛,生姜汁、甘蔗汁以和胃缓急止痛,络石藤、宽筋草以通经活络消痛。总使肝气畅达,胃气和顺,则疼痛可已。

························· 【验方拾萃】·························

达郁宽中汤

处方:沉香片五分,莱砂散一钱,生鸡内金三钱,白芍五钱,当归须、真川朴、陈香橼皮各一钱,川柴胡五分。用晚蚕砂五钱,鲜白茅根二两,葱须五分煎汤代水。功效:疏肝达郁,行气宽中。主治:气胀。

此方所治之气胀,如何氏所言:"因于七情郁结,气道壅隔,上不得降,下不得升。"临床可见胸腹胀满,四肢瘦削等症。《素问·阴阳应象大论》言:"浊气在上,则生䐜胀。"治当升清降浊。何氏用此方合聚宝丹(真沉香、广木香、春砂仁、血竭、乳香、没药、延胡索、麝香、辰砂)先通其气以宽胀,继用宣清导浊汤(晚蚕砂、飞滑石、赤茯苓、猪苓、蜜炙皂荚子、两头尖、泽兰、鲜葱须)加减通利二便以降浊。莱砂散据后人文献记载,为莱菔子和砂仁制成散剂,有行气消胀之功。

犀角五汁饮

处方:犀角汁一瓢,鲜生地汁四瓢,金汁一两,梨汁三瓢,甘蔗汁二瓢。用重汤炖温,频频灌服。功效:清热泻火,养阴止痢。主治:五色痢。

此方从组成药物来看,所治五色痢当为热盛阴伤之证,方中犀角、金汁清泄热毒,生地汁、梨汁、甘蔗汁养阴生津。由于犀牛是国家保护动物,犀角已被禁止作为药物来使用,现在多用水牛角来替代之。金汁为人的粪便经过多道工序而制成的中药,现今临床已基本不用。用法中的"重汤",为隔水蒸煮之意。

除疸丸

处方：阿硫黄三两，净青矾一两。此两味水泛为丸，姜半夏粉一两为衣，每服一钱或钱半。每日 2 次。功效：补火助阳，祛湿退黄。主治：黄疸。

此方出自《重订广温热论·论温热即是伏火》，文中言："其有湿遏热伏，走入肌肉，发为阴黄，黄而昏暗，如熏黄色，而无烦渴热象；或渐次化热，舌苔黄滑，口干而不多饮。其未化火者，宜苦辛淡温法，如茵陈胃苓汤、茵陈五苓散，加除疸丸之类。"可见其主要治疗黄疸之未化火者。

五枝松针汤

处方：紫苏旁枝钱半，川桂枝五分，樟树嫩枝、桃树嫩枝各五寸，酒炒嫩桑枝二尺。青松针八钱煎汤代水，煎取诸药。功效：行血通经，活络止痛。主治：血蓄中焦之脾胀脘痛。

此方出自《重订广温热论·验方妙用》，文中说："蓄血在中焦者属脾络，证必脘痛串胁，脉涩肢厥，胀痛在左胁者居多，故名脾胀。"何氏以此方治之有效，方中取树之枝条入药，又以青松针煎汤代水，别出心裁，颇有新意。

加味脏连丸

处方：黑木耳一两，炒槐米两半，川连两半，雄猪直肠一段。用雄猪直肠一段，长一尺二寸，洗净，将药物入内，两头线扎紧，用酒醋各半斤煮烂捣丸，用荸荠、红枣各四颗煎汤送下。功效：清热燥湿，凉血止痢。主治：痔漏下血，肛门重坠。

此方何氏认为，以槐米、川连与醋同煮，为"苦以坚肠，酸以泄肝法"，并用其治疗痔漏下血、肛门重坠等病症，奏功尤捷。方中除川连一味，其他均可食用，故此方亦有食疗之意。

五仁橘皮汤

处方：光杏仁四钱，生薏苡仁、瓜蒌仁各五钱，白豆蔻八分拌捣郁李仁三钱，蜜炙赖橘红钱半。水煎服。功效：化痰消积，行气通腑。主治：痰积胃肠之证。

此方被何氏列入消痰之方，主治痰积胃肠一证。方中五仁，既可行气化痰，又能消积通腑，加橘红一味，以增理气消痰之功。可见其构方巧妙，独出机杼，值得临床借鉴。

逍遥二陈汤

处方：枳壳五分拌炒仙居术八分，仙半夏、浙茯苓各钱半，炒橘白、当归须、赤芍各一钱，川柴胡五分，苏薄荷四分，炙甘草二分，玳玳花十朵（冲）。功效：疏肝理气，健脾化痰。主治：肝木乘脾之腹胀便溏。

此方出自《重订广温热论·验方妙用》，由逍遥散合二陈汤加减而来。何氏认为，肝木克土有乘脾犯胃两种情况，乘脾者，可见腹必胀满，大便或溏或不爽，施药须远柔用刚。此为何氏临床验之有效之方，可供参考。

······················ 【主要参考文献】 ·······················

[1] 何廉臣编著,连智华点校.增订通俗伤寒论[M].福州：福建科学技术出版社,2004.

[2] 何廉臣增订,熊俊点校.增订伤寒百证歌注[M].福州：福建科学技术出版社,2008.

[3] 汤尔群编著.何廉臣[M].北京：中国中医药出版社,2017.

[4] 戴天章著,何廉臣重订,张家玮点校.重订广温热论[M].福州：福建科学技术出版社,2005.

[5] 陈天祥,柴中元."绍派伤寒"学术思想略窥——兼谈俞根初、何廉臣的学术见解[J].浙江中医学院学报,1982,6(2)：47-49.

[6] 沈仲圭.略谈肝硬化的中药疗法[J].辽宁中医杂志,1979,3(6)：4.

邵兰荪：
厥阴阳明同治为法，巧施引药胃痛可痊

邵兰荪(1864—1922)，名国香，以字行，浙江绍兴人，近代著名临床医家。邵氏医术精湛，"医名之盛，两浙东西，大江南北，无不知者"。然其一生忙于诊务，无暇著作，故无专著传世。裘吉生将其临证散方收集录存于《珍本医书集成》中，取名《邵氏医案》。之后，曹炳章钦佩邵氏之学识经验，"征求绍兴城乡各病家治愈留存方案，积十余年之久"，精选二百十余则医案，汇集成册，分门别类，编为四卷本《邵兰荪医案》。由此，后学才可一睹邵氏临证之风采。

邵氏祖上世代务农，家境清贫，但有一叔父为民间医生，擅长传统金针疗法，邵氏除上学读书外，便以叔父为师。邵氏勤奋好学，且天资聪颖，对叔父所传授的医学知识一学就会，故年纪尚轻便出门看诊。但他并不以此为满足，因倾慕一位名老中医王馥原学问渊博，常留心王医师所开处方，并揣摩、研究其中医理，后有机会便投于王医师门下，学习《素问》《灵枢》等中医经典。邵氏生平服膺叶天士、程钟龄两位医家，刻苦钻研叶氏《临证指南医案》、程氏《医学心悟》二书，对中医学理论融会贯通。在门诊治疗时，邵氏对患者的望、闻、问、切尤其细致入微，观察首方的疗效并将其记录。此外，他还虚心向其他医师学习，研究他人长处，弥补自己不足，不断躬身实践。长此以往，邵氏积累了丰富的临床经验，医疗效果显著提高。

在学术上，邵氏师古人而不泥旧理，法前人而不落俗习，且具有自己的特点。《邵兰荪医案》提要中谓"其于温暑时感及虚劳、妇女经带，俱有心得实验"。在治则治法方面，注重气机之畅通，每于清解之中兼以梳理气机，特别是在治疗外感温病时,尤为如此。在方药配伍方面,用药极其轻灵,柴胡、香附之类,用量均不过钱,制方亦多采用薄荷、金银花等轻清之品。在治疗妇科病方面,邵氏认为经带之病,多与冲任相关,而冲任又与肝肾紧密联系,加之风为百病之长,"肝为五脏六腑之贼",平素肝肾不足,肝风内盛或外风侵袭胞宫,均可引起经带疾患,故提倡在治疗时多采用风药,再配合固涩之类,一疏一涩,一宣一固,相反相成。

······················· 【学术经验】 ·······················

《邵氏医案》收录各科医案 214 则,涉及脾胃病者如呕恶、噎膈、嘈杂、脘闷、胃痛、胁痛、黄疸、腹痛、泄泻、痢疾等近 80 则,占全部医案的三成有余。《邵兰荪医案》共有四卷,卷三绝大部分记载了呕吐、噎膈、脘痛、腹痛、泄泻、痢疾等脾胃之病,卷一的"暑""湿"等章节亦有所涉及。通过归纳整理这些医案,笔者发现邵氏治疗脾胃病理论扎实,经验丰厚,识证立法知常达变,处方遣药独出机杼。现通过总结其治疗呕吐、脘痛、泄泻、痢疾的经验,一窥其临证脾胃病的章法。

一、呕吐证治经验

呕吐之为病,总由气机升降失常,胃气当降不降,冲逆于上而成。究其原因,或外感六淫,侵扰中宫;或内伤七情,波及脾胃,以致胃失和降。邵氏所录医案中,呕吐之病因多样,病情各异,其中以肝胃不和者为多见,且此型之病情相对较重,甚者发生噎膈。余则另有因于寒湿或因于湿热者,导致脘闷欲呕,病情则相对较轻。

1. **呕恶不甚,气顺为要**　呕吐之病情较轻者,常表现为脘中痞闷,恶心欲呕,呕不甚者。缘因气机运行失常,上冲中脘所致。此时,邵氏针对引起气机失常的各种原因给予相应的治疗,总以气顺为主要目的。俾病因得去,气机得顺,中脘得安,则呕恶自止。如《邵氏医案》载:"癸水躔迟,气冲脘闷欲呕,脉沉涩,苔白如粉,宜顺气和中。乌药一钱五分,仙半夏一钱五分,广藿香一钱五分,桑寄生三钱,阳春砂七分,紫苏梗二钱,炒谷芽四钱,佛手花八分,生牡蛎四钱,绿萼梅一钱五分,香附一钱五分。3 剂。"从案中之脉象和舌象可以看出,病由寒湿之邪阻滞气机,而致气运失常,冲于胃脘,引起脘闷欲呕。故治以温中燥湿,顺气和中为法。药用乌药、阳春砂温中行气,半夏、藿香、紫苏梗行气燥湿,佛手花、绿萼梅、香附疏肝理气,炒谷芽和中。

又如："风湿条热，下寒身疼，肢楚气冲，脘闷欲呕，脉寸浮滑，苔黄咳逆，咽中不爽，尤宜防剧。炒栀子二钱，瓜蒌皮三钱，桔梗一钱五分，前胡一钱五分，淡豆豉一钱五分，广郁金（原杵）三钱，蝉衣一钱，炒莱菔子二钱，广橘红一钱，枳壳一钱五分，象贝三钱，引鲜竹肉三钱。2剂。"案中虽未明言顺气，然则意在其中。是案缘由风热之邪侵犯肺卫，以致肺气失宣，升降失司，殃及胃气，而现脘闷欲呕之症。故治以清热祛风、行气止咳之品。俟风去热清，肺气得调，则胃气可顺，呕恶亦止。

2. 脘格作吐，通降为先 呕吐之病情较重者，或脘格呕恶，或隔气作吐，对饮食已有所影响，常引起食饮难下，或入胃易呕等症状。所记录的邵氏医案中，此型多责之于肝脏，肝郁气结，横逆犯胃，而致胃失和降，上逆作呕。治疗当肝胃同治，以苦辛通降为法。此法之意当承于叶天士之说，如《临证指南医案·呕吐》中云："今观先生之治法，以泄肝安胃为纲领。用药以苦辛为主，以酸佐之。"邵氏处方时喜用吴茱萸拌炒黄连，取左金丸之意，以疏泄肝胃气机，降泄肝胃逆气，两药用量则随病情而定。邵氏还常用刺猬皮一药治疗胃气上逆，宋代寇宗奭所著《本草衍义》中谓"此物兼治胃逆，开胃气有功，从虫从胃有理焉"，清代姚澜所著《本草分经》中亦言其"苦平，开胃气，治胃逆"，如是观之颇为应机。

如《邵兰荪医案》中记载邵氏治"大西庄黄。肝逆犯胃，脘格呕恶，脉右细滞，左弦，舌色还和"，施以苦辛通降之法。药用"干姜四分，猬皮钱半，蔻壳钱半，乌药二钱，厚朴一钱，通草钱半，赤茯苓四钱，玫瑰花五朵，仙半夏钱半，谷芽四钱，吴萸五分拌炒川连八分"。药后胃气渐和，呕恶已止，"脉弦细，舌微白，着根淡黄"，缘由湿热尚在，气机不利，故予和中利湿之品善后，方以"藿梗二钱，蔻壳钱半，谷芽四钱，甘松四分，省头草钱半，赤茯苓四钱，枳壳钱半，绿萼梅钱半，厚朴一钱，新会皮钱半，通草钱半"。

又治"安昌徐妇。隔气作吐，脉左沉弦，右弦滑，经停五月，舌薄白，根稍厚。此肝逆犯胃，宜厥阴阳明同治。仙半夏钱半，炒谷芽四钱，新会皮钱半，藿香梗二钱，吴茱萸五分拌炒川连七分，紫苏梗钱半，绿萼梅钱半，刺猬皮一钱，川朴一钱，木蝴蝶四分，蔻壳钱半"。此案用药与上案颇为相似，亦多苦辛通降之属，药后患者"隔气较瘥，脘中稍和，脉两手切来弦滑，经停五月，舌根微黄"。于是，邵氏仍遵前法加减，药以"刺猬皮一钱，广藿香钱半，乌药钱半，川楝子钱半，紫苏梗钱半，蔻壳钱半，木蝴蝶四分，绿萼梅钱半，钗斛三钱，炒谷芽四钱，新会皮钱半"而收功。

二、脘痛证治经验

脘痛，又称胃脘痛，是指以心窝以下、脐以上的胃脘部疼痛为主症的一种病证，在脾胃病中颇为常见。西医学中的急慢性胃炎、消化性溃疡、功能性消化不良、胃下垂、胃癌等均可出现胃脘疼痛的症状。记录邵氏医案的两本医书中，胃脘疼痛医案所占的分量亦是不小。笔者通过对这些医案的分析发现，邵氏治疗胃脘痛，立法应机而施，并十分重视肝胃之间的关系，常以厥阴阳明同治为法。遣药处方灵活变通，喜用路路通一物为引药通经活络，且常有效验。现将其治法经验分述于下，以资借鉴。

1. 湿热为患，清热导滞　引起胃脘疼痛的原因众多，湿热为其中之一，明代皇甫中所著《明医指掌·心痛》中提出"胃脘湿热痛"的观点。湿热中阻，湿滞胃脘，热郁中焦，导致胃失和降，气机不利，不通则痛。当治以清热祛湿，行气导滞为法。邵氏常用冬瓜子、大腹皮、通草、省头草等清热利湿，导湿热之邪从小便而出。如《邵氏医案》载："湿热未化，汗彻热清，苔尚黄燥，脘腹疼。导滞再进，尚防变幻。瓜蒌皮四钱，广郁金二钱，冬瓜子三钱，焦谷芽三钱，光杏仁三钱，大腹绒一钱五分，丝通草一钱五分，省头草一钱五分，天花粉一钱五分，神曲三钱。3剂。"湿热导致脘腹疼痛，故予以清热导滞之品，待湿去热清，气机通利，则脘腹可安。同时亦不忘施以焦谷芽、神曲等和中护胃之品。

2. 嗜酒肝横，分消利气　酒之一物，性大热，易生湿。是故嗜酒之人，体内多有湿热，容易阻滞气机，妨碍气行。倘若肝气受阻，疏泄不利，横逆犯胃，则易导致脘腹疼痛之症。邵氏在治疗此证时，常解酒为先，断除根源；继则疏肝解郁，分消利气。组方用药，枳椇子（即鸡棋子）为常用解酒之药，川楝子、厚朴、青皮、乌药、降香则多为疏肝行气之品。如《邵兰荪医案》中治"安昌黄。嗜酒湿胜，脉弦，肝横，脘腹痛。宜解酒，分消利气为主。川楝子三钱，瓦楞子四钱，鸡内金三钱，枳椇子三钱，延胡索三钱，白豆蔻（冲）八分，厚朴一钱，玫瑰花五朵，小青皮八分，乌药三钱，降香八分"。案中除了前述之药，还用到瓦楞子制酸止痛，延胡索行气止痛，玫瑰花芳香理气，以增分消利气之力。

3. 营血亏虚，养血平肝　肝为藏血之脏，体阴而用阳，以血为体，以气为用，司疏泄条达之能，行调畅气机之功。一旦营血亏虚，涵养不足，肝气就易过亢，横克胃土，引起胃脘疼痛。于此证型，邵氏常用养血平肝之法以治之，补养营血莫过于当归一味，平肝止痛不离乎川楝子散；遣台乌药行气止痛，用玫瑰花疏肝理气；生牡蛎者，平肝以潜阳；云茯苓者，健脾以养血。此大抵用药之章法也。

如《邵氏医案》中载："营虚胃痛，脉虚，肢稍冷，癸水不调，宜当归桂枝汤加减。当归（小茴五分拌炒）三钱，生牡蛎四钱，川楝子三钱，乌药二钱，桂枝五分，茯苓四钱，草豆蔻一钱，玫瑰花五朵，炙甘草五分，延胡索二钱，省头草三钱。3剂。"又如《邵兰荪医案》中治"遗风庞。营虚胃痛，脉虚，心悸，宜辛甘治之。丹参三钱，沉香曲钱半，九香虫钱半，生牡蛎四钱。清煎4剂。又，胃痛未除，脉虚左弦，心悸如悬，仍宜养血平肝。全当归钱半，川楝子三钱，茯神四钱，乌药钱半，九香虫钱半，炒延胡索钱半，炒谷芽四钱，玫瑰花五朵，生牡蛎四钱，草豆蔻一钱，丹参三钱"。

两案虽均为营虚胃痛，但又不尽相同。前案有肢冷一症，故用小茴香拌炒当归，并加桂枝以通阳散寒；后案多心悸一症，故将茯苓改茯神以宁心安神，并加用丹参一味清心除烦。此治之变法，知常而达变也。然唯草豆蔻一药，容易劫津，营虚之体，还当慎用。

4. 厥阴阳明，同治为法　在两书所录医案中，邵氏常提到"厥阴阳明同治"的治法，盖厥阴当为足厥阴肝，阳明应是足阳明胃。肝胃同居中焦，关系十分密切，肝之疏泄不及常影响到胃之通降，且证情较重。如《沈氏尊生书·胃痛》云："胃痛，邪干胃脘病也……唯肝气相乘为尤甚，以木性暴，且正克也。"《临证指南医案》亦言："肝为起病之源，胃为传病之所。"邵氏深知此点，主张"醒胃必先制肝"，并立厥阴阳明同治之法以兼顾标本，使肝胃相和，则脘痛可愈。

如《邵兰荪医案》中，邵氏治"安昌李文彬。脘痛窒极，口涌清水欲呕，脉弦，舌白，中心微黄，肢稍乍冷，宜厥阴阳明同治。干姜二分，草豆蔻一钱，降香八分，瓦楞子（打）三钱，吴茱萸三分拌炒川连八分，桂丁四分，厚朴一钱，仙半夏钱半，谷芽四钱，通草钱半，玫瑰花五朵。清煎3剂。又，脘痛未除，呕恶已差，脉弦肝横，舌厚嫩黄。宜疏泄厥阴为治。川楝子三钱，枳实钱半，瓜蒌皮三钱，郁李仁三钱，延胡索二钱，炒谷芽四钱，薤白一钱，玫瑰花五朵，草豆蔻一钱，刺猬皮钱半，厚朴钱半。清煎3剂。又，脘痛较减，脉弦，嗳气上逆，肝木未和。姑宜镇逆和胃为妥。金沸花（包煎）三钱，川楝子三钱，瓦楞子四钱，炒谷芽四钱，代赭石三钱，延胡索二钱，薤白一钱，鸡内金三钱，仙半夏钱半，刺猬皮钱半，厚朴钱半"。

是案病起肝逆犯胃，胃失和降，故清水上泛而欲呕，肝气攻窜而作痛。邵氏治疗予以厥阴阳明同治。初用通阳泄浊为法，继则疏泄厥阴为治，终以镇逆和胃为妥，次序不乱，章法可循，能为师法。

5. 巧施引药，通经活络　纵览邵氏的医案可以发现，其处方用药独具特色，善用引药。清代尤怡《医学读书记》中云："药无引使，则不通病所。"杨维仁在《医学阶梯》中言：“汤之有引，如舟之有楫。”遣药组方时，合理运用引药，能够增强主方药效，从而可以起到事半功倍的效果。胃脘痛一病，叶天士在《临证指南医案·胃脘痛》说：“初病在经，久痛入络。”邵氏生平服膺叶氏，尽得其旨，故于治疗胃脘疼痛时，不论病之初久，常用路路通一味作为引药，缘其既能通经理气，又可活络行血，初久皆宜。路路通状为球形似蜂窝，孔窍满布，质硬体轻，《本草纲目拾遗》谓“其性大能通行十二经穴”，俾经通络活，气血调和，则疼痛可已。于此观之，邵氏将其用为引药，不无道理。

如治“肝阳犯胃，脘痛彻背，呕酸作吐，右脉细左弦，苔白，痰气交阻，肢尖不煦，恐厥，宜厥阴阳明同治，佐祛瘀化痰。姜半夏一钱五分，金沸花（包）三钱，刺猬皮一钱，枣槟三钱，川连（吴茱萸五分拌炒）六分，炒五灵脂三钱，广郁金（生打）三钱，草蔻一钱，桂心四分，瓦楞子四钱，茯苓四钱，引路路通十颗。3剂”。又治“蜀阜孙。腹痛联脘，脉弦，肝横，嗳气上逆。姑宜疏肝和中。川楝子三钱，鸡内金三钱，生香附三钱，左金丸八分，延胡索二钱，贡沉香五分，广郁金三钱，佛手花八分，炒青皮八分，炒谷芽四钱，枳壳钱半，路路通七枚。4剂”。再治“安昌俞。脘腹联痛较减，脉弦细，腰胯坠，湿热犹存，还宜前法加减再进。川楝子三钱，草豆蔻一钱，鸡内金三钱，九香虫钱半，延胡索三钱，茯苓四钱，木蝴蝶四分，玫瑰花五朵，生牡蛎四钱，豨莶草三钱，通草钱半，引路路通七颗。4剂”。从此三则医案可以看出，无论是肝胃不和，还是痰气交阻，亦或湿热内蕴，邵氏均用到了路路通，似可为佐证也。

三、泄泻证治经验

泄泻之发病，临床常以粪便稀薄，或完谷不化，甚至泻出如水样为特征，并多伴有排便次数增多。古籍中对泄泻的分类及命名方法众多，有以发病脏腑命名的，如脾泄、胃泄、大肠泄、肾泄等；有以症状特点命名的，如飧泄、濡泄、溏泄、滑泄等；有以病因命名的，如暑泄、酒泄、食泄、疫泄等。邵氏医案中，有关泄泻的医案记载颇多，因于外感者有之，因于内伤者亦有之。现分门别类，将其治法择录如下。

1. 法喻嘉言，逆流挽舟　泄泻因于外感者，缘由外邪侵袭，扰乱中焦，以致运化失司，清浊不分，水谷混杂而下。且临床常夹有外感之症状，如恶寒发热，咳嗽肢酸，头痛身重等。邵氏效法喻嘉言之逆流挽舟法，选用《活人》败毒散以消息施治。是方既疏解表证，又和中举陷，表里同治，内外兼顾，与证颇为合拍。如《邵氏医案》载：“苔微白，脘闷，大便忽泻，脉细左弦，寒热交作，呛咳，肢楚，胃钝，小溲乍赤，宜《活人》败毒散加减治之。酒炒柴胡一钱，羌活一钱五分，桔梗一钱五分,范曲三钱,前胡一钱五分,独活一钱五分,枳壳一钱五分,丝通草一钱五分,川芎一钱,赤茯苓三钱,厚朴一钱五分。3剂。"

2. 施六一散,清利湿热　泄泻因于湿热者,起于湿热之邪困阻中焦,蕴结肠道,导致运化失职,气机不畅,而现泻下急暴,泻而不爽,便黄溲赤等症。邵氏治疗此证,常以清利湿热为法。方用《伤寒直格》之六一散以清热利湿,并配以川连、通草、猪苓泻火利水,藿香、川朴、陈皮、枳壳行气燥湿。同时,不忘予焦六曲、鸡内金等健胃和中之品。如治"遗风王。舌厚黄滑,便泻不化,脉弦濡,小便不利,此属湿热。脘闷,宜和中清利。藿香梗二钱,焦六曲四钱,蜜银花二钱,猪苓钱半,原滑石四钱,炒川连七分,扁豆衣三钱,通草钱半,川朴一钱,省头草三钱,新会皮钱半,引荷叶一角。2剂"。又治"遗风庞。舌黄滑,脉弦濡,便利腹痛,此属湿热。宜治防痢。广藿香二钱,焦六曲四钱,青木香七分,大腹皮三钱,六一散三钱,炒川连五分,炒枳壳钱半,新会皮钱半,川朴一钱,猪苓钱半,通草钱半。清煎3剂"。

3. 治木克土,平肝和中　泄泻因于肝脾者,多与情志有关,或由抑郁恼怒,肝气郁结,失于条达,横逆乘脾;或由思虑太过,脾气暗耗,偏于虚弱,肝脏来克,以致运化失常,水谷不分,混杂而出。邵氏医案中,关于此型的医案记载颇多,治疗多以平肝和中之法,然亦有症情复杂者,则需随症消息变化。

如治"木克土化泻,脉弦而涩,舌滑脘闷,带下癸涩,姑宜顺气和中。乌药二钱,大腹绒三钱,化龙骨一钱五分,炒青皮八分,茯苓四钱,砂壳一钱五分,芡实三钱,厚朴一钱五分,木蝴蝶五分,新会皮一钱五分,绿萼梅一钱五分。3剂"。又治"木克土化泻,脉弦细,中焦窒格,经停防胀,宜利中分消为治。大腹绒三钱,新会皮一钱五分,绿萼梅一钱五分,鸡内金二钱五分,厚朴一钱五分,原粒砂仁一钱,茯苓皮一钱五分,玫瑰花五朵,炒车前三钱,乌药二钱,炒谷芽四钱。3剂"。两案均为肝木乘克脾土作泻,其病尚在气分,故予乌药、大腹皮、砂仁壳、陈皮、厚朴、绿萼梅等疏肝解郁、行气和中之品以治之。

另有泄泻日久,伤及阴分,而致津亏血少者,可见口干咽燥,面色少华,舌红苔少,脉弦细数等症。邵氏常于平肝和中的同时,予以阿胶、白芍滋阴养血,沙参、石斛养阴生津。如治"木克土,便泻心涎,脉弦,舌尖红,腹中有瘕,经闭,宜猪苓汤加减治之。猪苓一钱五分,炒阿胶一钱五分,炒白芍一钱五分,藿香梗二钱,泽泻三钱,左金丸八分,厚朴一钱,玫瑰花五朵,茯苓四钱,炒青皮七分,新会皮一钱五分。3剂"。又治"木克土化泻,脉右弦,中痞气滞腹痛,舌红,经阻,宜养胃和中平肝。北沙参三钱,生白芍一钱五分,砂壳一钱五分,石决明六钱,茯苓四钱,新会皮一钱五分,石莲子三钱,玫瑰花五朵,钗斛三钱,省头草三钱,藿香梗二钱。3剂"。

4. 医久泻者,健脾益肾　泄泻因于脾肾者,常便泻不已,经久难愈,缘由脾肾亏虚,运化乏力,固摄无权。邵氏治之,总以健脾益肾,固涩止泻为法。药用杜仲、川断、覆盆子益肾,茯苓、芡实、怀山药健脾,乌鲗骨、赤石脂、龙骨、粟壳固涩。如治"癸水涩少不调,脉虚细,带下,便泻不已,中痞气滞,宜和中止泻为主。乌鲗骨三钱,赤石脂(包)三钱,芡实三钱,化龙骨三钱,原粒砂仁一钱,怀山药四钱,川断三钱,粟壳一钱五分,丹参三钱,杜仲三钱,香附二钱,绿萼梅一钱五分。4剂"。又治"癸涩迟滞,脉涩,腰疼,带下,便泻,中痞,宜理气和中。乌药二钱,石莲子三钱,原粒砂仁一钱,覆盆子三钱,茯苓四钱,怀山药四钱,丹参三钱,佩兰叶一钱五分,杜仲三钱,芡实三钱,化龙骨三钱。4剂"。

5. 宗乌梅丸,安虫止泻　泄泻因于虫积者,多发于稚幼之孩,饮食不洁,致虫入内,攻窜作痛,泄泻下利。邵氏宗乌梅丸之意,治以安胃和中止泻之法。药用乌梅、川连、川楝子、川椒之酸苦辛以治虫安胃,炒谷芽、神曲、鸡内金以和中,藿香、茯苓、通草、大腹皮、车前子化湿利水以止泻。如治"稚孩虫气内着,腹痛作泻,脉滞滑,苔白,口渴呕恶,姑宜安胃和中。乌梅一个,川连(吴萸四分拌炒)五分,广藿香二钱,川楝子二钱,炒川椒廿粒,厚朴八分,炒谷芽四钱,延胡一钱五分,茯苓三钱,仙半夏一钱五分,通草二钱半。3剂"。又治"虫气作痛,腹泻,肢肿面浮,脉沉细,苔白,口渴,症属重极,宜利中分消。乌梅一个,大腹绒三钱,省头草三钱,椒目五分,延胡索二钱,茯苓皮四钱,厚朴八分,广木香七分,通草丝一钱五分,炒车前三钱,地骷髅三钱。3剂"。

四、痢疾证治经验

痢疾一病,临床常表现为腹痛、里急后重、下痢赤白脓血等症状。《内经》谓之肠澼,《难经》称其大瘕泄,宋代《济生方》始有痢疾之名,他如滞下、重下等亦为痢疾之别称。西医学中的细菌性痢疾、阿米巴痢疾,以及溃疡性结肠炎等,与本病颇相类似。两书所收邵氏医案中,痢疾的医案虽然记载不多,但是其证型不尽相同,用药亦各有差别,同样值得欣赏学习,以从中获取治疗痢疾的思路和方法,指导临床实践。

1. 暑湿之痢,清暑和中　暑湿痢者,缘由暑湿之邪内侵人体,伤及胃肠而致。暑性炎热,易伤津耗气;湿性黏滞,常困阻中焦。两者相合,蕴于胃肠,致使气机阻滞,通降失司,发为痢疾。邵氏治疗此型,常以清暑和中为法。处方首选六一散,用滑石以散热渗湿,甘草以和中清热,合用则清暑利湿和中;并配以藿香解暑化湿，通草清热利水；余则随症而施。待暑解湿去，气机复常，则下痢自止。

如《邵兰荪医案》中治"遗风庞。便痢未除，脉弦急，气不和，舌厚黄滑，潮热。姑宜清暑和中。焦六曲四钱，青蒿子钱半，大腹皮三钱，藿香梗二钱，六一散三钱，扁豆衣三钱，省头草二钱，通草钱半，川朴一钱，炒麦芽三钱，仙半夏钱半。3剂"。又如《邵氏医案》载："暑湿伤气，苔滑白，脉濡细，腹痛，泻痢，溺少，宜清阳明经为主。白头翁一钱五分，藿香三钱，泽泻三钱，青木香七分，滑石四钱，新会皮一钱五分，猪苓二钱五分，炒银花二钱，草决明（即青葙子）三钱，丝通一钱五分，枳壳一钱五分，引荷叶半张。3剂。"

两案虽均为暑湿下痢，然又有所差异，究之在于暑湿之多少。前案舌厚黄滑，并有潮热，为暑多湿少，故于方中加用青蒿子、扁豆衣、省头草等以增清解暑热之力；后案苔滑白，脉濡细，为湿多暑少，故于方中加用泽泻、新会皮、猪苓等以强祛湿利水之效。

2. 湿热滞下，清热祛湿　湿热之邪积于肠腑，搏结气血，壅塞肠道，以致传导之能失常，脂络受损，气血凝滞，腐化为脓血，而现痢下赤白之症。此为湿热痢之病机表现也。邵氏治疗此类，常以白头翁、人中黄、金银花清热解毒，凉血止痢；土茯苓、省头草、黄柏清热祛湿。如《邵氏医案》中载："痢下赤白，脉弦细，苔滑白尖红，小腹下坠，湿热蕴蓄，仍遵前法加减为妥。白头翁二钱，茜根二钱，川石斛三钱，人中黄八分，生白芍一钱五分，土茯苓四钱，草决明（即青葙子）三钱，金银花一钱五分，省头草三钱，卷柏一钱，石莲子（生杵）三钱，引干荷叶半张。3剂。"案中考虑到痢下伤阴，故加用石斛、白芍以滋阴养血；并以干荷叶半张为引，取其升发清阳之力，同时亦合《内经》"下者举之"之意。

3. 阴虚肠澼，滋阴清热　阴虚肠澼，多由素为阴虚之体而感痢，或痢下时久而伤阴所致。常表现为痢下赤白脓血，或下鲜血黏稠，里急后重，口干心烦，舌红苔少乏津，脉细数。针对此型的用药，邵氏常以白芍、阿胶养血和营，石斛、天花粉清热生津，并用白头翁汤加减以凉血解毒止痢。

如治"后马周。肠澼久累，脉弦，舌滑，头晕而疼。宜黄连阿胶汤治之。炒川连八分，炒白芍钱半，白头翁钱半，北秦皮钱半，赤茯苓四钱，枳壳钱半，青木香八分，草决明（即青葙子）三钱，炒驴胶钱半，荆芥炭钱半，通草钱半，引荷叶一角。1剂"。又治"痢已带粪，脉细数，苔红稍淡，小溲略利，咽干音嘶，宜清热解毒，不致变幻，无虑。马勃一钱，人中黄八分，原滑石四钱，白头翁一钱五分，金银花三钱，川石斛三钱，生谷芽四钱，牡丹皮二钱，生白芍一钱五分，石莲子三钱，天花粉一钱五分。3剂"。

　　细察两案,症情不尽相同,治疗各有侧重。前案尚有肝阳上越之象,故予黄连阿胶汤合白头翁汤加减,清肝热而滋阴血。后案阴津亏虚较甚,热势相对明显,故施以清热解毒、养阴生津之品。

　　4. 休息下痢,和中清利　休息下痢,时发时止,经久难愈,多由病患过食膏粱厚味,或因医者早用滋阴之剂,而致湿热留恋不去,日久蕴蓄,伤及中气。中气一伤,则津液郁滞,肠腑失润,因此圊而不爽。邵氏治疗以和中清利并进,扶正祛邪兼施。发作以清肠为主,缓解以调中为治。如在《邵兰荪医案》中治"某。休息下痢,脉弦濡,跗浮脘闷,此湿热蕴蓄,宜和中清利。秦艽钱半,藿香梗二钱,炒枳壳钱半,猪苓钱半,厚朴一钱,原滑石四钱,青木香七分,泽泻三钱,大腹皮三钱,冬瓜皮三钱,新会皮钱半。3剂。又,休息下痢,圊而不爽,脉涩滞,胃钝,湿热犹存,舌微白。宜和中清利。藿梗二钱,左金丸八分,川楝子三钱,大腹皮三钱,滑石四钱,炒枳壳钱半,赤茯苓三钱,石莲子三钱,厚朴一钱,广木香七分,新会皮钱半。3剂"。初方以藿朴胃苓加减清利湿热,次则以平肝和胃之药治之。按症情之变,其后尚需施以补气之品,方能令疾病向愈。

　　　　　　　　·····················【医案选析】·····················

柔肝养血治肝虚所致食入欲呕

　　肝虚晕眩目暗,脉虚癸涩,食入欲呕。宜柔肝养血。

　　桑寄生三钱,枸杞子三钱,钗斛三钱,当归身一钱五分,杜仲三钱,香附三钱,新会皮一钱五分,枣仁三钱,甘菊一钱五分,仙半夏一钱五分,茺蔚子三钱。

　　5剂。

　　【赏析】肝血亏虚,上荣乏力,头目失养则晕眩目暗;阴不涵阳,肝气过亢,横逆犯胃则食入欲呕;脉虚、癸涩为肝肾不足之象。故治疗予枸杞子、钗斛、当归身、枣仁以滋阴养血柔肝,香附、陈皮、半夏以疏肝行气止呕,桑寄生、杜仲滋养肝肾,甘菊花、茺蔚子清肝明目。

半夏泻心汤加减治泄泻脘格欲呕

　　木克土化泻,脉涩脘格,心涎欲呕,癸涩不调。宜泻心汤加减治之。

干姜二分,炒白芍一钱五分,炒谷芽四钱,通草一钱五分,川连(吴茱萸五分拌炒)七分,北细辛二分,香附一钱五分,玫瑰花五朵,仙半夏二钱,厚朴一钱五分,佩兰叶三钱。

3剂。

【赏析】肝木不舒,郁结乖戾,横克脾土而作泻,逆犯胃土而欲呕,以致升降失调,寒热错杂。故以辛开苦降、平调寒热之半夏泻心汤加减治之,并施香附、厚朴等疏肝行气之品。俟肝气得舒,脾胃免遭其克,则病症有向愈之机。

一贯煎合川楝子散加减治肝块作痛脘中嘈杂

肝块作痛,脘中嘈杂,脉左弦右涩,癸涩带注,腰酸背掣。姑宜养血平肝。

生地三钱,川楝子一钱五分,生牡蛎四钱,炒小胡麻三钱,归身二钱,延胡索二钱,九香虫一钱,玫瑰花五朵,炒白芍一钱五分,木蝴蝶四分,川断三钱。

5剂。

【赏析】肝阴不足,肝气郁结,络脉失养则作痛,郁热扰胃则嘈杂。治宜养血平肝为法,方以一贯煎合川楝子散加减,药用生地、胡麻、当归、白芍滋阴养血,川楝子、生牡蛎泄肝平肝,延胡索、九香虫、玫瑰花、木蝴蝶行气止痛,另用一味川断滋补肝肾,强筋健骨。

鸡金散加减治湿热发黄

湿热发黄,脉弦肝木偏横,腹臌趺浮。癸趱迟,属重极,宜鸡金散加减。

鸡内金三钱,绵茵陈三钱,地鳖甲一钱五分,海金沙四钱(包),沉香五分(冲),厚朴一钱,香附二钱,地骷髅三钱,原粒砂仁一钱,通草一钱五分,大腹绒三钱。

4剂。

【赏析】湿热内蕴,熏蒸肝胆,以致肝失疏泄,胆汁外溢,发为黄疸。腹部鼓胀,趺部水肿为病重之象。鸡金散为《医宗必读》所载方剂,内含鸡内金、沉香、砂仁、陈香橼四味,主治鼓胀肿满,小儿疳积。邵氏以此方加减治之,加茵陈、海金沙、地骷髅、通草、大腹绒以增强清利湿热之功,易香橼为厚朴、香附,加大行气燥湿之力。

顺气和中治肝逆中满气滞

肝逆未平,中满气滞,脉细涩,腹痛经停。防肿胀。

乌药二钱,生牡蛎四钱,川楝子三钱,厚朴一钱,炒白芍一钱五分,新会皮二钱五分,炒谷芽四钱,炒青皮八分,砂壳一钱五分,绿萼梅一钱五分,佛手花八分。

3剂。

【赏析】肝气不舒,疏泄失司,攻窜作乱,而致中满气滞,腹痛经停。治疗当以顺气和中为妥。药用乌药、厚朴、陈皮、青皮行气止痛,川楝子、生牡蛎泄肝平肝,炒谷芽、砂壳、绿萼梅、佛手花理气和中。

清暑平肝理气治秋暑腹痛便赤

渔庄沈。秋暑内逼,腹痛如绞,大便赤不爽,脉弦濡,舌赤,呕恶。防痢。

藿香钱半,红藤钱半,炒金银花三钱,仙半夏钱半,左金丸八分,广郁金三钱,滑石四钱,莱菔子三钱,省头草三钱,川朴一钱,枳壳钱半。

清煎2剂。

【赏析】暑热之邪内侵人体,逼迫肝经,阻滞气机,扰乱肠胃,以致腹中绞痛,气逆呕恶,便赤不爽。故治以清暑平肝、理气止痛之品,使邪去肝平,气机复常,则肠胃自安,诸症可愈。

胃苓汤加减治便泻中痞肠鸣

癸涩迟滞,脉沉清便泻,中痞肠鸣。宜胃苓汤加减。

炒茅术一钱五分,猪苓一钱五分,大腹绒三钱,通草一钱五分,厚朴一钱五分,泽泻三钱,生薏苡仁四钱,玫瑰花五朵,新会皮一钱五分,茯苓四钱,乌药二钱。

3剂。

【赏析】肠鸣便泻,中脘痞满,缘由湿邪内盛,困阻肠胃,气机不利,传导失职。《素问·六元正纪大论》云:"湿胜则濡泄。"邵氏治以祛湿和胃、利水止泻之胃苓汤加减为法,加用大腹绒、通草、生薏苡仁以增清利湿邪之力。方证合拍,药到病愈。

太安丸法加减治稚孩腹痛便泻

稚孩湿热内着,脉弦濡,身微热,腹痛坚满,大便忽泻。宜太安丸法加减治之。

焦神曲三钱,仙半夏一钱五分,广藿香二钱,枳壳一钱,炒川连四分,赤茯苓三钱,通草一钱五分,佛手片五分,陈皮一钱,炒莱菔子三钱,红藤一钱五分。

【赏析】小儿脾常不足,易致食积,加之湿热蕴蓄,困阻中焦,气滞脘腹,而现腹痛便泻之症。关于太安丸的记载,《汤头歌诀》在讲保和丸时载:"神曲与山楂,苓夏陈翘菔(音卜)子加。曲糊为丸麦(芽)汤下,亦可方中用麦芽……太安丸内加白术(二两),中消兼补效堪夸。"可知太安丸为保和丸加白术一味。邵氏用此方之法消食导滞和胃,加藿香、川连、通草以清热燥湿,枳壳、红藤以行气止痛。

【主要参考文献】

［1］　邵兰荪.邵氏医案［M］//裘庆元辑.珍本医书集成(第四册)：医案、杂著类.北京：中国中医药出版社,1999.

［2］　邵兰荪.邵兰荪医案［M］//曹炳章辑.中国医学大成(八)：医案医话分册.北京：中国中医药出版社,1997.

［3］　彭田芳,王振亮.试探邵兰荪运用引药的特点［J］.国医论坛,2016,31(2)：13-15.

［4］　陈永灿.简易名方临证备要［M］.北京：人民卫生出版社,2016.

陈良夫：
胃脘胀痛疏运清理，泄泻痢疾薄味调养

【名家简介】

　　陈良夫(1868—1920)，名士楷，自号静庵，浙江嘉善人。陈氏学验俱丰，为具有较高造诣的近代名医。陈氏行医30年，名声当时，求诊者络绎不绝。陈氏忙于诊务，无暇著述，所遗《颍川医案》十二册乃其门人孙凤翎、徐石年、陈昌年等随诊记录，后由其子陈可南整理而保存至今。

　　陈氏少小颖悟，学以勤奋，每至夜半方休，年十九时便中秀才，后弃儒习医。师从同邑吴树人，吴氏勉以良医功同良相，仁人即是济世。一入师门，如鱼得水，陈氏白天从师侍诊，夜间饱览吴氏藏书、诸经典医籍；对太夫子吴云峰《证治心得》一书用力最勤，深有领悟，所得颇甚；随诊之际，手录吴树人《延陵医案》数册，时时温习，探其精微。悬壶不久，便显露头角，声名鹊起，求治者踵趾相接。陈氏审证立方，每有独到之处，才思敏捷，长篇累牍，一挥而就。述病因病机，引经据典；立治法方药，妥帖精当。陈氏门人弟子，先后近30人，桃李成荫，传承其衣钵，使陈氏医脉代有传人。

　　在学术上，陈氏能师承学术渊源，刻苦钻研，笃于实践，长于时症治疗，亦擅长杂病调理。陈氏对于阴阳学说洞悉其奥，娴熟其用，从查病探因，到析理论治，无不寓阴阳于其内，将阴阳学说贯穿于辨证论治的始终，陈氏认为"人之阴阳本相抱而不离"，辨阴阳洞察入微，融于具体。陈氏还认为内伤、外感、六经、八纲，均离不开脏腑病变，而土贯五行，发育万物，人以胃气为养，在治疗上确立了"薄味调养"的原则，抚养胃阴为主，用药不刚不燥、不滋不腻，以使胃气充旺，后天化源不绝，五脏自有相生之妙。在外感温病辨治过程中，擅将脏腑辨证和卫气营血辨证相渗透切合，纵横交错，以脏腑为经，卫气营血为纬，经纬并用，相得益彰。邪在卫气，辨证突出肺胃；而邪在营血，辨证突出心肝。在治疗上，陈氏认为时病当重痰热，诸症多端，无不与痰热作祟相关，急去留痰，则无形之热势自孤；杂病则需重视痰源，痰之所生，原因众多，除湿之外，火与气亦能生成，若阴虚为本，痰热为标之候，自当养阴生津，火降痰自清。陈氏治疗上十分推崇"阴精所奉其人寿"，治病注重养阴。在温病治疗中以津液为至宝，留得一分津液，方有一分生机。而杂病论治时，多由于阴不足而阳有余引起七情、五志化火而伤及五脏之阴，尤以肝肾之阴为主，杂病养阴则以滋养肝肾之阴为主，但亦时刻不忘顾护胃阴。陈氏用药以轻灵、清凉见长，盖其辨证准确，方药贴切，轻剂同样取效，也十分符合其薄味调养的主张。

【学术经验】

陈氏不仅以治疗热病而著称，亦擅长内伤杂病的调理。对于脾胃病诊治方面，他在习得经典《内经》《金匮》而后，汲取东垣、丹溪之学，于张景岳、叶天士等诸家学说，尤为服膺，且对《证治心得》一书中"七情六气为杂证所必兼"之论，深悟其要义，在临床治疗中，亦极重视七情六气，尤认为"肝为百病之贼"，遣方用药时多有兼顾。陈氏治验丰富，临床案例颇多，疗效卓著，有其自身特色经验。现分别从胃脘胀痛、泄泻和痢疾三个方面予以整理介绍。

一、胃脘胀痛证治经验

陈氏认为，胃居中焦，上连食管，下联小肠，主受纳、腐熟水谷。饮食入口，经过食管（咽）进入胃中，在胃气的通降作用下，由胃接受和容纳，故胃有"太仓""水谷之海"之称。经过胃气的磨化和腐熟作用后，饮食物形成食糜状态并初步被消化，容纳于胃中的饮食物，精微物质被吸收，并由脾气（依赖脾气）转输而营养全身，未被消化的食糜则下传于小肠作进一步消化。胃气强弱既反映胃的生理功能，也反映脾之生理功能，对于人体的生命活动十分重要。所以有"有胃气则生，无胃气则死"的说法。胃气以下行为顺，因此对于胃脘胀痛论治当顺其生理功能为法，陈氏常从如下方面辨治。

1. 湿邪滞气，当疏运清理　　湿邪内蕴，流行之气机被阻，则易现脘腹胀疼、纳少、便溏等症。《医方考·脾胃证治》云："湿淫于内者，脾土虚弱不能制湿，而湿内生也。"脾胃虚弱,湿邪阻滞不化,气机不利,故治以燥湿健脾,理气和胃,脾健运则水湿去,气机畅则诸症安。

如陈氏治益男,脾主运化,胃主受纳,脘腹胀痛而纳食少运,肢体疲软,大便溏薄,脉弦小,苔薄腻。脾胃湿阻气滞,运化违常候也。拟以疏运为主,清理为佐。处方:冬白术,制香附,炒枳壳,炒薏苡仁,车前子,白豆蔻,炒陈皮,焦六曲,赤茯苓,佛手柑,台乌药。二诊:前从脾胃湿阻、郁滞气机议治,服后脘痛即减,大便已实,唯纳食未旺,气机虽调而转运未克健旺。顷按脉来细缓,苔薄边腻,再拟健脾参调气主之。处方:冬白术,焦六曲,炒橘皮,广木香,大腹绒,车前子,炒薏苡仁,益智仁,法半夏,制香附,炒谷芽,赤茯苓。

2. 寒湿滞气,当辛泄温通　饮食不节,暴饮暴食或过食生冷肥甘之品,以致脾胃受伤,中阳衰惫,寒湿阻滞中焦,气机不利则会产生胃脘作痛。亦可因寒凉伤中,胃阳被遏,正邪交争,寒湿滞气,气机不利而致胃痛发作。故治宜寒则温之,痛则通之,寒湿去则气机畅,通则不痛也。

如陈氏治高男案,背部酸疼,脘痛仍作,脉沉细,舌苔糙腻。证属寒湿滞气,肝木失达。法宜辛泄温通,必得痛缓为妙。处方:公丁香,炒川芎,制川朴,青皮,陈皮,九香虫,石菖蒲,台乌药,广藿香梗,薤白头,白豆蔻壳,佛手片,焦六曲。

3. 湿阻肝乘,当和中泄木　胃主通降,胃气以下行为顺,湿阻中宫,胃失和降,肝气则横逆为害,肝气犯胃,常见胃脘胀痛、胸胁胀满、呃逆、反酸、呕恶等诸多症状,治宜和中泄木。常以辛开苦降化湿浊,喜用左金丸为基础,再辅以疏肝理气之品调治。

如陈氏治某女案,胃气以下行为顺,肝气以横逆为害。湿热痰沫,阻遏中宫,则胃失降而肝木乘侮,脘腹痞闷,嗳恶频频,脉弦细,苔糙干。治宜和中泻木。处方:藿香梗,左金丸,法半夏,广郁金,石决明,橘红,川楝子,赤茯苓,栀子,姜竹茹,佩兰叶。二诊:气与火皆从厥阴而来,上冲于咽道者,都是火。进和降法,嗳恶已止而咽干,痰黏不豁,脉细数,苔糙。中宫之湿热渐化,木火之亢盛未平,宜清降之。处方:左金丸,栀子,广郁金,黄芩,川楝子,仙半夏,蛤壳,杏仁,石决明,竹茹,黛灯心。

4. 营少蕴热,当养营清疏　虚中夹实之胃脘胀痛,虚者,常为营血不足,可见心悸脘痛绵绵,按之似减;实者,表现为肝胃内蕴郁热而见苔黄燥,便秘结之象。治宜养血和营,疏肝和胃,以求标本兼顾,虚实同治。

如陈氏治林女案,凡痛拒按为实,喜按为虚,有间断者为虚,无间断者为实。今脘痛绵绵,按之似减,苔糙黄,更衣四日未行,见胃有湿热浊邪,适在经后,脉细,心悸,营分则虚也。处方:左金丸,制半夏,九香虫,山楂肉,乌梅炭,当归,炒川芎,炒白芍,石决明,玉蝴蝶。

二、泄泻证治经验

泄泻是以排便次数增多,粪便稀薄,甚至泻出如水为特点的一种病症。陈氏对于泄泻的认识,在病因上突出湿邪,在病机上重视脾肾虚衰,并提出了"便薄不实,大多是脾虚湿盛"和"初泄伤脾,久泄伤肾"的观点,临床强调祛湿即是止泻,治脾不应,则应补肾,并着重调理脾胃功能的治疗原则,用药能随症变化出入,积累了丰富的临证经验。

1. **病因病机探讨** 引起泄泻的原因虽然是多方面的,如朱丹溪说"得此病者,或因于内伤,或因于外感"。但陈氏认为其中当以湿邪最为主要。《内经》云:"湿胜则濡泄。"叶天士曾说:"吾吴湿邪害人最广。"陈氏在《内经》和前人学说的影响下,认为泄泻虽是"水湿偏渗大肠所致",但是"脾主运化,性喜高燥而恶卑湿",湿为阴邪,脾为湿土,二者有同类相召的关系,又说:"中宫为湿热受盛之区",故"湿必犯脾",而一旦"脾运有乖",可使湿从内生,使"脾不能填中宫而分清浊",致成泄泻。湿分内外,有因湿而致泄,也有因脾虚而内生湿,陈氏将此言简意赅地总结为"便薄不实,大多是脾虚湿盛"。若"脾气升则水液渗入膀胱,自不致偏渗大肠而为五泄也"。陈氏对泄泻的认识,病因重视湿邪,病机突出脾虚,深入浅出,并阐述前贤对泄泻的论述,要言不烦。

2. **治法效方举隅**

(1)治泻当治湿:"泄泻之病,必以渗湿燥脾为主而随症加减。"故而一定程度上而言,治湿即是治泻。陈氏治泻,因区别于暑、湿、寒、热及脾虚等不同证型,有化湿、渗湿、燥湿等法各异。对于寒湿侵及脾胃,脾胃升降失司,清浊不分,肠鸣泄泻或兼有发热、头痛等表证者,常以芳香温化之品疏化寒湿,常用的药物有荆芥炭、防风炭、紫苏叶、紫苏梗、藿香、佩兰等;对于湿热伤及肠胃引起的泄泻,陈氏每用清热利湿之法,常用的渗湿药有滑石、木通、薏苡仁、赤茯苓、猪苓、泽泻等。他常告谓门人:"前人有治湿不利小便,非其治也之说,盖利小便能实大便故也。"对于湿重于热之泄泻,认为通利小便以"引邪从溲去为妙"。而猪苓一味清热利湿而不伤津液,古方中较为多用,如《金匮要略》多用此味以治湿病者,故陈氏用猪苓通利水湿,在其泄泻医案中亦屡屡可见。而对于脾虚湿胜的泄泻,陈氏则以燥湿健脾为治,常用的药物如苍术、白术、山药、扁豆等。

如陈氏治王女案,初起脘腹阵痛,继遂吐泻交作,得食即翻,不能取嚏,形寒头痛,脉来浮滑,苔糙腻。此表分受寒,湿邪阻遏中气,致脾胃升降失司,表里三焦,均失宣通。拟以疏运中宫,通达气机立法治之。处方:藿香,佩兰叶,紫苏叶,紫苏梗,石菖蒲,法半夏,制川朴,佛手片,青皮,陈皮,白杏仁,台乌药,左金丸。

泄泻有久暴之分,急性泄泻多因外邪、饮食所伤;慢性久泄多为体虚或情志郁怒,脏腑功能失调而成。《难经》有云:"湿多成五泄。"王女案中即是寒湿侵及肠胃,脾胃升降失司,清浊不分,饮食消化未尽,并走大肠,故吐泻交作。胃肠气机障碍则腹痛,风寒外束则形寒头痛,陈氏仿藿香正气散加减疏散表邪,芳化胃肠湿浊。因治疗重点在于胃肠,故配以佛手、左金丸、乌药等理气和中止呕之品,处方与藿香正气散以疏表为主相似而又有不同之处。

(2)初久分脾肾:陈氏认为"土为生发之源""脾气升则水液渗入膀胱,自不致偏渗而为五泄"。因此他认为虽病邪在湿,但在治疗中除了应当重视治湿之外,还应当重视治脾。张景岳所谓"泄泻之本,无不由于脾胃",治脾才是治本。且脾与肝、胃无论在生理、病理上均有着密切的关系,因此治脾又当和治其他脏腑相结合。在相关医案中尚有培中抑木、健脾和胃及升举脾阳等法的应用。古有因邪致病者当治其邪,因虚引邪者当治其虚,及祛邪易而治虚难之说。同时,陈氏认为久泻者不但能致脾虚,而且往往损及肾阳,《伤寒论》早有太阴传少阴之明训,提出了"初泻伤脾,久泻伤肾"的观点及"治脾不应,则应补肾"的治疗原则。因为"火能生土,土之不旺即火之衰也"。因而对于久泻的治疗非常重视温运脾肾的功能。另,陈氏治泻在药物的配伍上也有一定的规律,如白术、山药、扁豆健脾之属常配以薏苡仁、滑石、赤茯苓、猪苓、车前等渗湿之品;黄芪、潞党参益气之类又常伍以升麻、葛根等升阳之品;温肾有胡芦巴、补骨脂等温补肾阳及附子、肉桂等温肾散寒之异。对于久泻,伤及脾胃之阴,见有纳呆、神疲乏力等气阴两亏之见证,则又每用白术、山药、石斛、谷芽等调理脾胃。处方用药既遵基本治法又随症灵活多变。

如陈氏曾治周男一案,初用苍术、山药、扁豆、赤茯苓、猪苓等健脾祛湿,二诊时加入潞党参、黄芪等以加强健脾的功效,三诊时再加胡芦巴、诃子、肉豆蔻等温补肾阳之品。此案用药从健脾到补肾,一层更进一层,最终收到预期的疗效。

三、痢疾证治经验

痢疾是以腹痛、里急后重、便下赤白脓血为特征的夏秋季节流行的常见疾病。陈氏对痢疾的认识和治疗，从其所留医案可知，他论病析理不为湿热积滞所限，立方用药能自成一格，对许多痢疾重候擅于运用滋养阴液治法，终得化险为夷。但其养阴治痢是基于"必伏其所主，而先其所因"基础上，需呈现阴伤之象方才用之。

1. **论病因不离于湿热** 痢疾古称滞下，言其濡滞而下也。濡滞而下即是指里急后重，数圊而不能便的意思。陈氏认为痢疾和泄泻不同，白痢或红痢，皆为湿胜于热或热胜于湿，纯属湿邪致痢临床并不多见。《内经》"湿胜成五泄"只是指泄泻而言，痢疾则多见于湿热之邪互相兼夹。在临床上，痢疾以白痢、红痢为主，成因区别在于湿与热之孰轻孰重，白痢以湿偏胜，红痢则以热偏盛。而单纯的白痢、红痢较为少见，往往是红白相间为常见。湿重于热则白多红少，热重于湿则红多白少。湿胜者以气血阻滞之症状为主，如腹痛、脘闷、里急后重、便下白多红少等；热胜者以动血伤营为主，如便下脓血、红多白少等。因而临床上往往红痢较白痢为重。

2. **阐病机不外乎气营** 陈氏认为"白痢属气，红痢属营""气分受伤者其色白，营分受伤者其色红"，明确地分析了病机上的区别有伤气、伤营之异。其中痢疾之甚者以伤及营分为多，所谓"红痢为营分有邪，较之白痢为重"。盖热蕴于肠中，郁蒸不通，则必血腐而成脓，血去则营阴益伤，此即红痢较白痢为重的病机所在。

3. **辨其治无非在常变**

（1）通因通用治其常：陈氏认为痢疾初起之时，多由湿热积滞，蕴结肠胃，滞下不爽，正气尚未损伤，应当清化湿热，消导积滞为治，不可轻用兜涩之剂以留邪。指出："《内经》有通因通用之说，痢属湿热，宜通不宜塞。古称痢无止法，理当通因通用，不可轻用涩药，早投兜涩。"明确提出白痢宜调气，红痢宜和营治法。盖痢疾病位在肠，暑湿热毒侵之，郁蒸于内，肠胃之气血阻滞，气血与暑湿热毒相搏结，化为脓血而成痢下赤白。白痢伤气为主，治疗理宜调气以通畅气机，即所谓"调气则后重自除"，红痢伤营为主，治疗宜和营以治脓血，即所谓"行血则脓血自愈"。其治疗湿热痢较常用的基本方如香连丸、芍药汤。《经史证类备急本草》云："香连丸亦主下痢……方出李绛《兵部手集方》，婴孺用之亦效。"香连丸清热燥湿，行气止泄，可谓药简效宏。常用药如黄芩、金银花、当归、白芍、陈皮、佛手、砂壳、赤茯苓、滑石、六曲等。挟表寒或热者酌加荆芥、防风或青蒿、葛根等；暑湿热毒甚者加白头翁、秦皮、牡丹皮、生地炭等；痢血多者加地榆炭、侧柏炭等；挟食滞者加山楂、鸡内金、谷芽、枳实、槟榔等。其治法运用自如可从陈氏医案中有所管窥。

如陈氏治李右一案中记述,痢疾古称滞下,言其濡滞而下也。红白相兼为气营两伤,腹痛里急,其里邪之盛可知,脉弦、苔滑腻,治宜调气和营、清热化积。处方:香连丸,黄芩炭,山楂肉,块滑石,炒枳实,炒青皮,赤茯苓,炒当归,炒白芍,佛手片,车前子,砂壳。此案乃湿热痢初期,治宜"通因通用"之法,治以清化湿热、调气和营、消积导滞。所用之香连丸药仅黄连、木香两味,确系清化湿热、治痢止痛之基础方,所加黄芩清热燥湿,当归、芍药和营养血,青皮、佛手、砂壳调气,枳实、山楂消积导滞,赤茯苓、滑石、车前子利湿。全方无不体现其"通因通用""白痢调气,红痢和营"之见地。

(2)滋养阴液达其变:陈氏认为治痢应当通常达变。痢疾之因虽为湿热滞下,但不能为其所限,动辄仅习惯于苦寒清化、香燥调气、消积导滞之剂,不敢越雷池一步。他指出通因通用固然是治疗痢疾的一个重要治法,但只能治其常,而在某些情况下,滋阴养液不仅是不可缺少的,甚至在治疗过程中占有重要的地位。故不能因为湿热致痢,养阴之品有滞湿碍邪之嫌,就不敢用之。陈氏从临床实际出发,认为痢疾重视养阴是有理论依据的。

陈氏从六气皆从火化的角度,阐明了痢疾伤阴的必然性,指出"湿热之邪皆能化燥、化火,故湿热之痢久必伤阴耗液"。痢疾中期,正气受伤,阴液耗损(尤以伤营之赤痢为甚),若仍投苦寒,不唯化燥伤阴,甚有败胃之虞;若以香燥调气,则气未得调而已伤之阴益耗;若或拘泥于攻邪导滞,则正气势必不支,遂养阴和营则成为必不可少的治疗环节。而痢疾后期正气匮乏,营阴内竭,"盖痢久必伤阴,痢血过多,真阴悉从痢去",若不予大剂扶养气阴,以滋化源,一味妄施苦寒香燥攻伐之品,则血肉之躯将无以堪之。

"人之气阴,依胃为养""痢症以能纳为吉"。陈氏在养阴同时,尤其注重对脾胃的调养,所以在运用甘凉濡润、滋养气阴时,常喜加入谷芽、橘白、砂仁、佩兰等香而不燥之品以悦胃、和中、醒脾。陈氏治痢虽强调养阴,但并不意味不经选择,一概用之。陈氏辨别是否已有阴伤,主要依据症脉结合而辨之,视其有否烦渴燥热、舌红少苔等症。若见湿热积滞壅盛、阴未损伤者,则以通因通用、清化消导之;若湿热虽未已,但阴液已伤者,则调气、化湿尽量选用香而不燥、燥而不烈之品,以免再劫阴液;若湿热积滞不甚,而阴液劫损尤甚者,则以大剂养阴为主;若遇脾胃转运失司,肝气乘虚侮之者,则益脾胃以疏肝气,阴柔之品很少同用;若久痢脾阳虚弱、痢下清稀、食少神疲、下陷脱肛者,不唯厚浊滋腻尽弃,且甘凉濡润悉摒。陈氏治疗痢疾析辨明晰,选方用药,得心应手,对于一些棘手病症,往往能化险为夷。

如陈氏治朱男一案,痢疾为暑湿杂感之病,气分受伤者其色白,营分受伤者其色赤。深秋患痢，以能纳为吉，不纳为凶。若痢而兼血，证名疫痢，较之红痢为剧，此皆先哲之言也。据述初起便溏，旋转血痢，日夜数十次，腹痛里急，本属暑湿伤营，肠胃同病，已非轻候。又况米粒不进，频频泛恶，胃气逆而失降，恐增呃忒，脉来弦细数，舌干色黄。阴液极亏，浊邪盛而冲扰，有正不胜邪之虑，勉拟清疏治法。处方：左金丸，焦白芍，黄芩，炒橘白，赤茯苓，炒谷芽，石斛，金银花炭，地榆炭，益元散，姜竹茹，建兰叶。此案根据症状已属噤口痢，证情凶险。噤口痢多由疫毒痢或湿热痢演变而来。本案中暑湿伤营，肠胃同病，胃气逆而失降，米粒不进，频频泛恶，后天已乏生化之源；舌干色黄，脉来弦细数等实为胃阴大伤之象。盖"人之气阴，以胃为养"，陈氏治以养胃阴、醒胃气、降胃逆为主。方以左金丸辛开苦降，益元散清暑利湿，兼以养阴和营止血之品共用。陈氏治噤口痢首重胃气，胃之气阴得苏，纳之顺，则病虽凶险，亦能转危为安。

【医案选析】

疏和化利治湿热挟痰呃逆

黄女。

初诊　胃气以下行为顺，上升为逆，湿热留痰，最能滞气。初起腹部胀疼，便下如痢，继转呃忒，昼夜无间断，脉沉滑，苔垢腻。证属湿热挟痰，阻滞气机，肝木先失调达，胃土又失和降，势尚未定。姑先以疏和化利为治，必得呃止则吉。

藿香梗，左金丸，石菖蒲，熟莱菔子，紫苏子，柿蒂，法半夏，台乌药，广郁金，青皮，陈皮，白豆蔻壳，姜竹茹。

二诊　呃忒之证，原因不一。进和中降逆，佐以化痰之剂，呃略缓而咳痰频多，胸膈尚觉痞塞，腹鸣嗳气，脉象细滑兼弦，舌本带光，中有薄苔。良由湿痰内遏，中气滞而肝木上逆，势尚未稳，再拟前法增减，应手则吉。

左金丸，广郁金，橘红，沉香，川贝母，代赭石，台乌药，法半夏，薤白头，佛手片，旋覆梗，柿蒂。

【赏析】　呃逆古名哕，由胃气上逆所致。《内经》有"胃为气逆为哕"的论述，《金匮要略》曰："哕而腹满，视其前后，知何部不利，利之则愈。"考呃逆当首辨虚、实之异。虚者，多见于久病、重病，呃声短频无力皆属危象；实者，或情感失调，肝气横逆，或暴食伤胃，食滞中脘，或痰浊阻滞所致，其呃声频而有力，常兼见胸脘痞闷，腹痛，或呕吐痰涎，嗳气酸臭等症。此例良由湿热挟痰阻滞气机，肝升太过，胃降不及而致。陈氏用泄肝降火、疏化痰湿、调畅气机、和中安胃治之。俾其郁火得泄，肝气得舒，痰湿得化，则上冲之呃逆自止。

凉营降阳治阳盛吐血

戴男。

无因吐血，都属阳盛。《经》有云：阳络伤则血上溢。今向无是患，偶行醉饱，吐血盈碗，脘闷苔黄，脉弦数。此乃酒热戕胃，肝阳亦动，逼营上溢使然。治宜凉营降阳主之。

鲜生地，茜草炭，牛膝炭，广郁金，冬青子，生石决，白薇，黛蛤散，粉牡丹皮，白及片，花蕊石，侧柏炭。

【赏析】吐血一证，当责之于胃，足阳明经多气多血，气冲则血逆，但亦关系肝脾，盖肝主藏血，脾主统血，统藏失司，血不循经亦外溢。本例醉饱伤胃，肝火因酒热而升腾，于是热迫血行，吐血盈碗，故陈氏治用凉营止血、平肝潜阳。广郁金一味能解肝经之郁，免肝郁火升复发吐血之虞。

化瘀止血柔肝治上下失血

燕翁。

初诊 《内经》云，阳络伤则血上溢，阴络伤则血下溢。阳明胃腑，为多血之乡，肝脾阴脏，是统藏之所。初起腹右不舒，脘闷如窒，随即便下紫血，继又吐血甚多，纳呆易嗳。耳鸣头眩，入夜少寐，脉细滑兼数，舌苔糙黄浮灰。证属湿热内蕴，阳络和阴络两伤，营血因之外溢，而厥阴之火亦复化风浮越。目前证象，留瘀未楚，风阳内动，势欠妥洽。拙拟和营化瘀，佐以清息风阳为治，能得络气渐和，内寄之血，不再外溢，庶无变迁。

根生地，茜草炭，广郁金，地榆炭，辰茯神，白及片，制女贞，原石斛，煅石决明，川楝子，香谷芽，当归炭。

二诊 进和营化瘀方，便血减少，吐血已止，而嗳气依然未减，再以前法增减治之。

根生地，炒滁菊，制冬青，地骨皮，原石斛，煅石决明，香谷芽，广郁金，潼蒺藜，陈皮，佛手片，辰茯神。

【赏析】《灵枢·百病始生》说："阳络伤则血外溢，血外溢则衄血；阴络伤则血内溢，血内溢则后血。"本例上下失血，营血大亏，风阳浮动，处方止血化瘀，养阴平肝，标本兼顾。

清润化降治反胃噎膈

倪玉成，上甸庙。

王太仆云：食不能入，是有火也。胃为阳土，得润则降。初起食下即翻，近则稍为纳谷。口干苔黄。脉细滑数。此由痰与火胶，阻滞阳明之气，润降有乖候也。宜清润化降法。

沙参，女贞，天花粉，煅蛤壳，泽泻，橘白，金石斛，川贝母，广郁金，炒知母，水炒竹茹。

【赏析】《证治汇补》认为，噎有气滞者，有血瘀者，有火炎者，有痰凝者，有食积者，虽有五种，总归七情之变，并提出"化瘀行痰"治法。本案主由痰与火结阻滞阳明气机，因而治宜清火润燥、降气化痰为治而取效。

通腑泄浊和胃抑木治肝火胃痛

某女。

胃居中脘，最畏木侮，肝属木而主藏血，其脉挟胃而贯膈，气与火皆从肝出。据述素性怫郁，近则胸膈痞窒，得饮辄吐，或见涎沫，或见酸水，现近旬日，食不下咽，语言声低，口干苔剥，便下失达，信事淋漓不绝又几半月，脉来细滑而沉。种种现象，良由木气化火，乘侮阳明。胃气既失通降，营血又受冲激，若迁延日久，胃液肝阴势必两受其伤，愈多变态。考仲圣有急下存阴之法，今便秘不行，腹胀且疼，半由于腑气失于和降，半由于肝木失于疏泄。先拟通腑泄浊，和胃抑木，为斩关夺门之策，候其腑气通利，再觇进止。

生大黄，厚朴，炒枳壳，广郁金，鲜石菖蒲，法半夏，姜栀子，姜竹茹，姜川连，生白芍，川楝子，原金斛。

【赏析】患者素性怫郁，肝失疏泄，木郁化火，横逆犯胃。胃失通降，浊阴内停，清气不升，浊气不降，清浊相干，气机失调而致病。陈氏用疏肝和胃、通腑泄浊之法。方用小承气汤急下存阴，配以疏肝理气、和胃降逆之品。从而使中枢运转，气得畅行，清升浊降，则诸症可愈矣。

辛开温通芳香醒中治湿滞脾土大腹胀满

朱男。

初诊 脐以上为大腹,是脾土所辖,四肢亦脾所主也。脾属太阴,为积湿之脏,湿盛则生痰,痰多则滞气。据述大腹胀满,经久未舒,胸脘痞室,咯痰稀少,或缓或泛,肢末带浮,杳不思纳,脉细缓滑,舌苔薄腻。拙见是痰湿素盛,中气之运行失其常度,遂致湿从内积,郁久为痰,升降表里之气,均被阻滞。或凝聚而失达,则为胀满;或攻冲而上逆,则为泛恶。甚至中宫阳气不能敷布于四肢,则为浮肿。考脾为阴土,得阳则运,为升降之枢纽,出入之主司。今中气既滞,痰湿之邪,不能走化。计唯辛以开之,温以通之,参以芳香醒中之品,务使气机流行,蕴邪松达,庶无喘呃之虑。爰仿正气散合二陈汤主治,应手则佳。

广藿香梗,炒陈皮,炒青皮,浙贝母,炒枳壳,带皮茯苓,制川朴,焦六曲,法半夏,紫苏子,佛手片,佩兰叶。

二诊 脾属太阴,得阳则运。痰生于脾,湿亦聚于脾。当其痰湿内滞,脾运不健,不得不暂用温运,以冀蕴邪之走化。故东垣扶中之剂,不外乎升阳泄浊。前宗此意立方,肢末之浮肿虽退,而脘腹仍未舒畅,时或气逆,咯痰不多,谷纳依然不旺。头胀肢酸,溲色赤而便通未畅,脉来两手缓滑,舌苔中脱,边部黄腻,口干思饮。拙见脾经痰湿,虽有松达之机,未克遽行走化,而胃液脾阴,已有暗伤之势。目前证象,凉润纵非所宜,温燥亦难适当。爰以运中为主,养胃为佐,务使痰湿之邪渐从外出,胃纳日见充旺,庶几正胜邪却而少变态。未识能取效否,录方候正。

广藿香梗,光杏仁,川贝母,焦六曲,生薏苡仁,粉猪苓,炒陈皮,霍石斛,炒枳壳,香谷芽,川牛膝,佛手片。

三诊 连进和中,以化痰湿,参以启胃之法,脘腹痞满,渐移脐下,咯痰不多,纳食尚呆,口干且燥,苔薄黄,内蕴之痰虽得走化,而胃液已经损耗。当易养胃化邪为治,觇其动静。

旋覆花,杏仁,新会皮,霍石斛,制女贞子,川贝母,生白芍,泽泻,煅石决明,茯神。

【赏析】 胀满一病或由于肝,或由于脾。由于脾者,多和湿阻气滞有关。此例诸症为湿滞脾土所致,和脾虚胀满有别,故陈氏用辛开、温通、芳香之品,俾其湿化气行,则脾运得常。若泥于脾弱生湿而用参、术之品,则必虞助湿滞中。二诊虽痰湿渐化,但舌苔中脱,边部黄腻,口干思饮,胃阴有暗耗之势,故去温燥之半夏、川朴、青皮,易薏苡仁、杏仁、猪苓等化痰渗湿而不伤其阴,再加霍石斛养胃阴,有两相兼顾之妙。

扶脾养胃治脾胃虚型泄泻

朱男。

初诊 脾胃为后天根本，脾气欲其健旺，胃气欲其和降。痢后便溏，未能遽止，纳食呆而口时干，且有哕恶，精神颇形疲乏，脉细滑，舌光色红，根苔糙黄。脾气胃液，已受耗损，湿热余邪滞而不化，后天生生之机，殊难足恃，且拟扶脾养胃为法。

霍石斛，炒白芍，炒白术，炒橘白，白茯苓，焦六曲，扁豆衣，炒薏苡仁，仙半夏，金银花炭，香谷芽，怀山药。

二诊 人之气阴，皆生于水谷精微。进扶脾养胃法，便薄略实，精神稍振，哕恶已除而粥饮未能充旺，脉濡细，舌仍光红，根苔花糙如糜。脾气胃阴俱形匮乏，证势尚未妥洽，再从补脾健胃主治。

霍石斛，炒白术，炒白芍，怀山药，白茯苓，炒橘白，香谷芽，米炒麦冬，扁豆衣，熟枣仁。

三诊 进补养脾胃之剂，便薄已实，纳谷渐增，后天生化之机，业已发动，不可谓非佳境也。唯精神未能振作，脉苔如前，又腰部或觉酸楚，气阴亏而未复，再拟从本议治。

霍石斛，炒冬术，炒白芍，怀山药，云苓神，香谷芽，炒薏苡仁，米炒麦冬，山茱萸，炒橘白，扁豆衣。

四诊 百病以胃气为本，方书又有初泻伤脾、久泻伤肾之说。前从调理脾胃主治，便下如常，谷纳渐旺，后天生发之机，已属可恃。唯尻部时或酸楚，脉来濡细，舌光，气阴渐复，再以培补脾肾阳气为治。

潞党参，炒白术，炒白芍，炒川断，香谷芽，霍石斛，山茱萸，米炒麦冬，怀山药，六神曲，煨诃子。

【赏析】《景岳全书》指出："胃为水谷之海，而脾主运化，脾健胃和，则水谷腐熟，化气化血，以行营卫。若饮食失节，起居不时，致脾胃受伤，则水反为湿，谷反为滞，精华之气不能输布，乃至合污下降而泻利作矣。"指出了脾胃虚弱是导致泄泻的根本。本例患者系痢后脾胃虚弱，以致便泻不止，伴纳少神疲、口干、脉细、舌光等气阴受损见症。治疗当以扶养调理为主，从培补中宫着手，健脾养胃为重点，俾胃纳转旺，脾运得健，则营血有源，脏腑得以灌溉，泄泻自能转愈矣。

分阶段辨治痢疾险症

金女。

初诊　痢疾为湿热之病,气分受伤者其色白,治宜攻下,血分受伤者其色红,昔人有忌下之说。痢经二日,赤白并见,腹痛里急,频频呕恶,甚则如呃,脉细滑数,苔糙腻。湿热积滞壅于阳明,急宜清疏推荡,不致呃甚为吉。

黄芩炭,金银花炭,白芍炭,煨木香,白豆蔻壳,炒陈皮,甜石莲,滑石,焦六曲,赤茯苓,姜竹茹,吴茱萸炒川连。

二诊　痢为险恶之证,痢次频仍,红多于白,腹痛呕恶,胸脘自觉壅塞,脉象左弦右细,苔糙厚。湿热盛而积滞又多,气营两伤,阳明之通降失职,邪势正在鸱张,恐多传变。

金银花炭,炒秦皮,焦白芍,牡丹皮炭,煨木香,炒枳壳,甜石莲,大腹皮,佛手片,炒陈皮,焦六曲,吴茱萸炒川连。

三诊　昔人云:红痢治宜和营为主,调气为佐。又云:发热、呕恶、呃逆为痢证所忌见。今痢下纯红,次数多而腹痛呕恶,甚则呃逆,神烦纳少,脉象中部弦滑,苔糙腻较昨略薄。营分积滞不克速达,势尚未稳,慎之。

白头翁,白芍炭,北秦皮,滑石,牡丹皮炭,金银花炭,炒枳壳,竹茹,橘白,佛手,豆蔻壳,吴茱萸炒川连。

四诊　红痢带血,先哲称为疫痢,已非轻候。杂以青黑二色,肝肾之阴液再伤,神烦口燥,呕恶频甚,目或上视,舌边色绛。种种现象均非痢疾所宜见,脉来细滑兼数,苔糙黄。正虚邪逗,风阳鼓动,有正不能支之虑也。勉以清养为主,息风化浊为佐。

石斛,生地炭,炒白芍,侧柏炭,地榆炭,女贞子,西洋参,煅石决明,辰茯神,熟枣仁,灯心,山茱萸,钩藤。

另以柿蒂,石莲,竹茹煎汤代水。

五诊　疫痢治法昔人有忌攻下之说。景岳谓多服攻剂,脏腑脂膏悉从痢下。今血痢频甚,气臭而腥,神疲乏力,口干舌绛,脉来细数无力。拙见气阴大伤,邪势尚盛,所谓攻之不可,达之不复者是也。且拟扶正化邪,希冀万一,然恐无济于事也。

吉林参须,辰麦冬,生地炭,地榆炭,白芍,侧柏炭,建兰叶,泽泻,熟枣仁,茯神,辰灯心,石斛。

六诊　痢下青黑,气腥而臭,最为险恶,是肝肾两伤也。进救正化邪法,腥气已微,青黑之色已净,而所下黏稠,赤、白、黄三色杂见,仍有噫恶,频吐谷物,神烦里急,脉细滑,苔糙薄,舌边色绛。细参诸症,阴气有来复之机,阳明尚有积滞,再从前方增减。

吉林参须,霍石斛,焦谷芽,炒白芍,生地炭,金银花炭,甜石莲,炒橘白,炒泽泻,滑石,灯心,辰茯神。

七诊 迭进扶正化邪方,痢次已少,腹部微疼,足肿面浮,苔糙花,脉细滑。阴气渐能来复,余邪未净,当再从扶正以化余邪为治。

霍石斛,炒白术,黄芩炭,金银花炭,生地炭,炒薏苡仁,炒泽泻,茯苓神,炒白术,佛手片,滑石,灯心。

八诊 急则治标,缓则治本,古有明训也。五色痢证,虽由于浊邪之极盛,而属于正伤者居多,治本治标当权从缓急。昨投顾正化浊法,痢次递减,间有黄水,而色仍杂见,神烦寐少,耳鸣腰酸,诊脉细数兼弦,苔糙浮灰,舌边色绛。拙见浊邪渐去而阴气大伤,心肝阳亢,所谓标本同病者是也。且拟扶正为主,化浊为佐,应手为吉。

炒白术,生地炭,霍石斛,焦白芍,山茱萸,地榆炭,石莲,辰茯神,稆豆衣,杜仲,灯心,吉林参须。

九诊 心脾之阴血脉也,肝肾之阴真精也。痢血过多,真阴大伤,腰酸心悸,头眩耳鸣,由是而来矣。舌本中光,脉细数,纳食不旺,痢象未能遽净,其正伤而邪逗显然,爰再以清养和化治之。

霍石斛,生地炭,北沙参,制女贞子,扁豆衣,佩兰叶,稆豆衣,云茯苓,谷芽,桑寄生,白蒺藜,杜仲。

十诊 肝主藏血,脾主统血。痢血之后,肝脾两伤,便下溏而未实,不时泛恶,头疼耳鸣,腰酸目花,脉细带弦,舌光色红。阴血亏而肝脾失养,虚阳化风旋扰,治宜滋息。

生地炭,稆豆衣,霍石斛,炒白芍,广郁金,煅石决明,扁豆衣,云茯苓,桑寄生,竹茹,制女贞子。

十一诊 痢血之后,真阴必伤,迭进扶正化邪方,痢象悉除,纳虽少已有味,头眩耳鸣,不似前甚,脉来细数,舌仍光红。再拟滋养调摄,慎食为要。

西洋参,石斛,麦冬,稆豆衣,炒白芍,制女贞子,扁豆衣,白茯苓,香谷芽,炒橘白,灯心,石决明。

另用燕窝、枫斗石斛煎汤代茶。

【赏析】一诊痢疾2日,赤白并见,腹痛里急,乃痢证之常。唯频见呕恶,甚则如呃,胃气孤危,势成噤口,已非善候。湿热积滞,壅阻阳明,胃气上逆。亟予清疏推荡。吴茱萸炒川连、条芩炭、金银花炭、杭白芍清化湿热,和营救阴;白豆蔻壳、姜竹茹、炒陈皮止呕呃而降胃气;六曲、木香消积导滞;赤茯苓、滑石分利湿浊;石莲肉涩肠补中,实脾胃,止泻痢而治噤口。二诊痢次频仍,红多于白,腹痛呕恶,胸脘壅塞,苔糙厚。湿热积滞,丝毫未见松动,而脉来左弦右细。气营已见劫伤,阳明通降失职。仍从清化疏和降逆之治。吴茱萸炒川连、秦皮清化湿热;牡丹皮炭、金银花炭、白芍炭凉血和营;六曲、腹绒、枳壳、木香疏气导滞;陈皮、佛手、石莲和胃降逆。三诊痢下纯红,次数又多,腹痛呕恶,甚或呃逆,神烦纳少。痢证见此,已为险象。白头翁汤、洁古芍药汤复合为治。凉泄厥阴,调气和营,为疫毒血痢千古不易之法。四诊血痢恶候,杂以青黑二色。加之呕恶仍频,神烦口燥,目或上视。舌边色绛。肝肾阴液为痢所伤,风阳鼓动,正虚邪恋,元气渐难支持,危象迭见。治以滋养营液,息风化浊之法。霍石斛、西洋参益气生津,护元固本;生地、山茱萸、女贞子、白芍滋肝肾而护营阴;枣仁、辰神、石决明、钩藤、灯心宁心神而息风阳;侧柏、地榆凉血和营;竹茹、柿蒂止呕吐而降呃逆;石莲专治噤口,用以为引。五诊痢下频仍,气臭而腥,疫痢恶象未除,而神情困顿,口干舌鲜,脉细滑乏力。气阴已经大伤,邪尚鸱张,陷入攻之不可,达之不及险境。唯有扶正达邪一法,使正气不致涣散,免遭阴阳离决恶果。吉林参、霍石斛、麦冬、茯神固护气液;生地、芍药、枣仁养营血而宁心神;侧柏清湿热而和营血;泽泻驱湿下行;建兰辟恶苏胃。六诊固然奏"正气存内,邪不可干"之效。所下赤、白、黄三色,腥气已微,青、黑二色亦净,证势转入佳境,是为万幸。唯频吐谷食,仍有噎恶,神情依然烦躁,舌边色绛,脉细数。阳明积滞尚未疏化,胃机未和,恪守扶正达邪之法,以防反复。吉林参、霍石斛、辰神、石莲肉保胃生津,益气养液;小生地、白芍和营敛阴;滑石、泽泻、灯心驱湿下行;橘白、谷芽苏醒胃气。七诊痢次已少,腹痛亦微,积滞已渐疏化,气阴亦渐来复,皆佳兆也。足肿面浮,历此大病险候之后,亦在情理之中。续予理邪扶正之法。八诊痢次递减,间有粪水,而色仍杂见,症势已入坦途。唯神烦寐少,耳鸣腰酸,脉细数兼弦,舌边色绛。气液大伤未复,心肝阳越不潜。仍守扶正化邪之法,以期班师鸣金。吉林参、霍斛、于术、辰神、甜石莲、穞豆衣益气运脾,保胃生津,固护本元;生地炭、炒山茱萸、厚杜仲、焦白芍毓养肝肾;泽泻、灯心渗利余湿。九诊腰酸心悸,头眩耳鸣,舌本中光,脉细数。皆痢后真阴大伤之象,予清养和化之法,以为善后。霍石斛、沙参、穞豆、扁豆、云苓、谷芽淡养胃气,微甘养脾阴,盖百病以胃药收功焉;女贞子、潼蒺藜、桑寄生、厚杜仲平补肝肾;佩兰叶苏醒胃气。十诊便溏未实,时有泛恶,病后脾胃升降未复,亦属病之常情。而头痛耳鸣,腰酸目花,脉细中兼弦,舌光色绛。系营阴大伤,未克遽复,虚阳化风,尚未靖驯耳。金斛、穞豆、扁豆、云茯苓以复脾胃升降之用;生地、女贞子、白芍、桑寄生旨在毓肾涵肝;郁金、竹茹廓清余邪。前后十余诊，病势由浅入深，由轻及重，一度惊涛骇浪，以其成竹在胸，从容应对。五诊扶正达邪一法，终使病情脱离险境。七诊以后，病势已入坦途，或理邪而扶正或扶正而化邪，仍然小心翼翼，步步为营。纵观本案，证情复杂，整个病程可分四个阶段。一二三诊为第一阶段，属邪实；四到九诊为第二阶段，为邪实正虚；十诊为第三阶段，属正虚邪微；十一诊为第四阶段，属痢后伤阴。全案体现了陈氏重视痢下伤阴及扶正养阴的学术思想和临证特点，理法方药有条不紊，其丰富经验，已见一斑。

清泄化利治湿热滞气便秘

陈左，朱泾。

六腑以通为用，即以通为补。便常艰涩，甚则如痢，腰脊酸楚，脉缓滑，苔黄腻。阳明湿热，滞其流行之气。治宜清泄化利。

川石斛，天花粉，炒枳壳，全瓜蒌，栀子，左秦艽，飞滑石，生薏苡仁，火麻仁，肥知母，赤茯苓，炒竹茹。

【赏析】胃为水谷之海，肠为传导之官，阳明湿热，积滞胃肠，滞其流利之气，传导失司，则致大便艰涩。以清泄化利之法，湿热去，气机畅，大便自能顺畅。

疏中渗利治湿热黄疸

润之兄。

初诊　湿滞太阴，热逗阳明，是必然之势，黄为中土之色，肌肤色黄，腹胀痛，便溏溲赤，脉缓，苔糙腻。乃湿热留于中宫，熏蒸机表则为黄，阻滞中气则为胀。宜疏中渗利法。

白术，六曲，薏苡仁，猪苓，赤茯苓，车前子，茵陈，陈皮，萆薢，腹皮，佛手。

二诊　黄证有阴阳之分，阴分属湿，脾病也；阳黄属热，胃病也。今腹胀嗳气，脉缓，苔腻。原是阴分之象。唯湿胜亦能化热，当以疏利为主，佐以清泄，庶无流弊。

茵陈，腹皮，薏苡仁，陈皮，益元散，佛手，厚朴，六曲，豆蔻壳，赤茯苓，泽泻。

【赏析】患者初诊乃湿热留于中宫，熏蒸机表为黄，阻滞中气为胀，治宜疏中渗利法。二诊中，现腹胀嗳气，脉缓，苔腻。原是阴分脾湿之象，唯湿胜亦能化热，治当疏利为主，佐以清泄。此案黄疸病机阐述明晰，辨证论治得法，由此可见。

············【主要参考文献】············

[1] 浙江省中医研究所,浙江省嘉善县卫生局.现代著名老中医名著重刊丛书·陈良夫专辑[M].北京：人民卫生出版社,2006.

[2] 丁学屏,张景仙.分类颖川医案[M].北京：人民卫生出版社,2012.

[3] 陈永灿.简易名方临证备要[M].北京：人民卫生出版社,2016.

阮怀清：
痞胀食减斡理中州，脘腹胁痛温补通滞

∙∙∙∙∙∙∙∙∙∙∙∙∙∙∙∙∙∙∙∙∙∙∙∙∙ 【名家简介】 ∙∙∙∙∙∙∙∙∙∙∙∙∙∙∙∙∙∙∙∙∙∙∙∙∙

　　阮怀清(1869—1928)，字秉文，浙江台州黄岩毂岙人，系近代浙东一代名医。据阮氏后嗣阮圣寿介绍："先生讳怀清，字秉文，生于清同治己巳(公元 1869 年)，卒于民国戊辰(公元 1928 年)。台州黄岩毂岙人，世业农，十岁入私塾，间常以父命牧牛，先生坐牛背上背诵《论》《孟》，若唱歌，见之者莫不奇之。年稍长，益好古文学，顾不善为八股文，遂绝意科举之途，专攻医学，于《灵枢》《素问》《难经》《金匮》《伤寒》及元明诸大家之书，无不精研。"曾从浙东名医韩履实(温岭人)游，以颖悟谨慎，深得业师赞许。阮氏悬壶数十年，医术精湛，活人无数，"乡里之人，感冒六淫者，服其药复盎而解；痼疾沉疴，亦皆诊断精确，颇多再造"。阮氏将平生临证笔录，编纂成册，晚年又细加审校，而成《阮氏医案》一书。

　　阮氏轻财博爱，关怀贫苦，急人所急，仁心救人。"先生独奋然于浊世，轻财博爱，以救苦活人为己任。""先生之名既噪，叩门求诊者恒肩摩而踵接，其争竞先治者，日聒于耳，先生必详询情状，排解劝慰，而定谁先。症之急者，乞儿丐叟，必先拯之；其较缓者，富室豪门，亦不先赴。于是乡邑父老，咸知医界中有道德之士。"难能可贵的是，"凡急症之漏液敲门者，已睡必起，提灯往救。尝着草履走积雪中，踝际出血冻结成球，不恤也"。有人劝他何不以车代步，阮氏曰："贫困之家，市药亦艰，吾为救其苦，舆往而益其费，吾心不忍。今虽苦足，吾心乐也。"阮氏之高尚医德，诚为我辈之学习榜样也。

　　阮氏治学勤奋，医理精深，其所著《阮氏医案》，深究中医经典，博采诸家之长；临证脉因治法，圆机融会贯通；处方用药量少，常以轻灵获效。其学习努力，历尽艰苦,"当其治医籍也,杜门绝交游,亦不问家人生产,终日手一卷,埋头牖下,严寒酷暑不小辍,夏夜跌坐帐中,明烛帐外,恣意阅读,其苦学不劬如此"。阮氏边临证实践,边学习思考,边记录笔耕,撰著医案,以传后世。章钟渭序云:"阮氏怀清者,越东名医也,悬壶济世,已数十年,活人不可以计数。今已垂暮,不便远出,因辑平日所经验诸方案以济人,并可垂诸久远而无穷,名之曰《阮氏医案》。"并评:"觉先生之所以名之于医者,深得调理阴阳之道,无愧乎国手矣。其立方也,神明于法而不为法拘,鸡雍豕零有时而为帝也。其决证也,以阳入阴支兰藏者生,阴入阳支兰藏者死,闻者莫不目眩,然瞪而舌挢也。其切脉也,擅五色之技,闻病之阳论得其阴,闻病之阴论得其阳,决嫌疑,定可治,故其断案甚精而无模棱语。"《阮氏医案》一书,临证经验十分丰富,片光吉羽,弥足珍贵。正如曹漱兰谓其"登之梨枣,洵足为后学之圭臬,指迷者以津梁,其为功岂浅鲜哉"!

【学术经验】

一、噫嗳呕恶,开郁通降

《阮氏医案》中有关噫嗳、呕恶、吐酸、嘈杂的脾胃病案例不少,仔细分析这类医案记载,发现阮氏重视这些病症的情志致病因素,如七情怫郁,忧思伤脾等。诚如元代医家朱丹溪云"气血冲和,万病不生。一有怫郁,诸病生焉"。脾主运化,肝主疏泄。脾气不足甚或脾阳衰弱,运化不力,导致水谷不化,寒湿留滞,积而上逆;情志郁结,肝泄不畅,肝阳易亢,继而肝阴挟胃气上冲,而发噫嗳、呕恶诸症。治疗当以开郁通降为旨,《阮氏医案》载:"情志怫郁,经脉不和,是以冲气上逆,时常噫嗳,兼之皮毛栗栗,背胀腹痛,似乎内损情形。理宜开郁疏气。"又载:"忧思伤脾,木侵中土,冲气上逆,时常噫嗳怕寒,前服和中降逆,其症悉平。"阮氏指出:"抱恙日久,不欲饮,饮则喜热恶冷;不欲食,食则喜燥恶湿。可见膈间胶痰凝滞,气机阻碍,有升无降,故频作呕吐,而大便不行。胃之治法,宜通宜降。"开郁通降,阮氏喜用丹溪越鞠丸和仲景旋覆代赭汤,郁结消散,胃气和顺,冲逆平复,则诸症瘥矣。然对于具体临证,有时病情更为复杂,要结合因机,或开郁疏湿,或和胃降逆,或扶土抑木,或温运通降,分述如下。

1. **开郁疏湿** 对于脾湿郁结,肝失条达,气血痰食湿热滞而不畅者,阮氏主用开郁疏湿法。《阮氏医案》载:"脾气郁结,木不条达,湿闭经阻,腹痛背胀,口苦，食入饱闷呕恶，有时稍觉怕寒，手足心燔灼。治宜开郁，佐以疏湿为治。"如治"尤。七情怫郁，气不舒畅，致郁热湿浊上蒸，心下燔灼悸动，似乎微痛；或木火凌胃，刻饥嘈杂。治法不外乎宣通解郁。生香附钱半，抚芎劳八分，白茯神三钱，紫石英三钱，六神曲钱半，南京术钱半，水法夏钱半，水云连八分，生栀子钱半，绍紫朴八分，家苏叶八分，淡吴茱萸八分"。又治"叶。脉涩，舌苔白滑。系湿阻中阳，健运失常，腹中痞胀，加之郁怒动肝，木侵中土，刻饥嘈杂，头目眩晕，经来腹痛。卫阳不和，似有怕寒形状。治宜疏湿开郁，佐以扶土平肝"。两案均治"刻饥嘈杂"，都以越鞠丸为主方，越鞠丸通治气、血、痰、湿、食、热"六郁"。尤案合左金丸清肝火、和胃气，恰到好处；叶案加柴胡、郁金、玫瑰花等疏肝郁、顺胃气，契合病理。

2. 和胃降逆 对于湿食、痰湿内伤，阻滞中焦，气失和降，胃气、肝气上逆致噫嗳、呕恶、吐酸者，阮氏采用和胃降逆法，选方旋覆代赭汤、温胆汤、平胃散之类。《阮氏医案》载："痘后中气不和，厥阳上逆。每饭之后，胸膈痞胀，噫嗳不止。拟用平胃散合代赭汤加味治之。"湿食伤中，胃失和降，噫嗳不止，治拟化湿和胃，降逆止嗳。如治"薛。怕寒发热，腹痛吐泻。此系外感风寒，内伤湿食。前经发表调中渗湿，已觉见效，但土金衰弱，肝木横强，水气随之上凌，每从小腹发动，致呃逆咳嗽，呕吐酸水。脉象右弦滑，左浮大，舌苔白滑中见微黄。拟以和中降逆兼化湿法。佛手柑钱半，代赭石三钱，苦杏仁钱半，淡吴茱萸八分，水法半夏钱半，旋覆花三钱，扁金钗钱半，紫沉香八分，炒小茴钱半，炒青皮钱半，炙甘草八分，生姜三片"。此即旋覆代赭汤加减，和胃降逆，化湿理气。又治阮某"脉见浮滑，舌苔微黄。系湿食阻滞中焦，胃气不和，肝阳上逆，是以呕恶多痰，不思饮食"。"拟用温胆汤加味治之。宋公夏钱半，白茯苓钱半，炒竹茹一丸，水云连四分，广皮白一钱，炙甘草六分，炒枳实六分，淡吴茱萸四分，真川朴六分。"此即温胆汤祛湿化痰、和胃降逆，合左金丸清泻肝火。

3. 扶土抑木 对于中焦偏虚，痰湿困脾，肝气偏亢上逆致呕恶、吐酸、嘈杂者，阮氏常取扶土抑木法。《阮氏医案》载："中土虚寒，肝气上逆，呕吐酸水，拟用扶土抑肝法。"如治"叶。中焦受暑夹湿，肝阳上旋，故犯呕恶不食，头角抽掣等症。治非扶土平肝不可。白茯苓三钱，水法半夏二钱，川紫朴一钱，杭菊花钱半，广藿香钱半，水佩兰钱半，炙甘草八分，明天麻钱半，生谷芽二钱，生薏苡仁三钱"。此暑湿伤中，肝阳上扰，治当扶土抑木，方中藿香、佩兰、川朴、半夏祛暑化湿，茯苓、薏苡仁、谷芽、甘草醒脾扶土，天麻、菊花凉肝抑木。又治"陆。脾肾阴亏，肝阳扰动，木凌土位，刻饥嘈杂，甚至胸背胀痛。当与补土抑肝，滋水涵木之法。西潞党三钱，川桂枝钱半，生处术钱半，女贞实三钱，生白芍三钱，炙甘草钱半,白茯苓二钱,石决明三钱。上药送下六味丸三钱"。此脾肾偏亏,肝阳偏亢,治当扶土抑木,方中党参、白术、茯苓、甘草为四君子汤,补脾扶土;六味地黄丸合女贞子,滋肾水以涵肝木;白芍、甘草为芍药甘草汤,缓急养胃,合桂枝又有平冲之功;石决明、白芍潜阳抑木。

4. 温运通降　对于脾阳虚衰,或肾火不旺,中焦虚寒,气机失调,肝胃之气上逆,致嗳嗳不止、呕吐酸水者,阮氏提出温运通降、温补镇逆法。《阮氏医案》载:"下元不足,每致冲阳上逆,嗳嗳不止,拟以温补镇逆法。"当然,这个不足之"下元",相对于上逆之气而言,可以是下焦之肾火,也可以是中焦之脾阳。如治"陈。老年君相火衰,食易停积,且湿亦多凝滞,是以纳食不化,胸脘痹痛,呕吐酸水等症,互相交作矣。本堂曲二块,南山楂三钱,南京术三钱,淡吴茱萸钱半,炒谷芽三钱,大腹皮钱半,广陈皮钱半,炒枳实一钱,干薤白一钱,益智仁钱半,炙甘草八分,紫川朴一钱"。上案中言"君相火衰",实为脾阳虚衰,而湿食凝积,引发纳食不化、呕吐酸水等,故用白术、吴茱萸、薤白、益智等温运脾阳,陈皮、川朴、神曲、谷芽等化湿消食。又治"叶。胃乃阳土,受盛水谷;脾乃阴土,运化精微。现因饥饱劳倦,虽属伤脾,但胃气无碍,饮食如常,故能食而不能运。所虑者中土受戕,未免肝木侮之。每见厥气上逆,嗳嗳不止,或呕吐原物酸水,将来恐成反胃噎膈之症,主以足太阴少阴治之。怀山药四钱,大蒸地六钱,淡附片一钱,老生姜一钱半,白茯苓三钱,山茱萸三钱,油瑶桂一钱,大红枣五枚,西潞党三钱,水法夏一钱半,旋覆花三钱,代赭石三钱,炙甘草一钱"。从处方看,应为附桂八味丸与旋覆代赭汤合化,意在脾肾同治,温补阳气,通降和胃。患者中阳已虚,嗳嗳呕吐,恐陷"反胃噎膈",先温肾阳,补火生土,尚有"既病防变"之义。

二、反胃噎膈,和胃补肾

朝食暮吐,成反胃之症,反胃之甚,而饮食格拒不下,则生噎膈之病。反胃、噎膈是脾胃病中病情较重者,治疗颇为棘手。《阮氏医案》载有此类病症医案数则,阮氏对其病机判断和治法处方很有见解。

1. 正治和胃　阮氏认为反胃一病,病位在中焦,脾胃不足,痰湿困滞,胃气上逆是常规病机,而正治之法,是健脾化痰,降逆和胃。如治"王某。素多痰湿,现因中阳被困,土德衰微,朝食而暮吐,致成反胃之症。拟用旋覆代赭汤加味治之,俾震坤合德,土木无伤,是为正法。代赭石三钱,西潞党三钱,炙甘草八分,生姜汁一匙,旋覆花三钱(包煎),水法半夏一钱半,淡吴茱萸八分,大黑枣三枚"。此痰湿滞脾,中阳不运,胃气上逆,朝食暮吐。正治之法,降逆为要,取旋覆代赭汤加味，健脾温阳助运，化痰和胃止吐。

2. **变法补肾** 对于反胃较剧较久，甚或重至噎膈者，阮氏根据《内经》胃肾相关理论，从肾论治，或温肾生火，或滋肾补阴。笔者以为此治之变法也。按五行学说，火和土是"母子"关系，如肾中之火不足，母损及子，则胃土中阳式微，中焦气机逆乱矣。若反胃由肾阳衰微，火不温土，犹如灶中无柴火，胃中水谷难以腐熟，饮食难以运化，胃气上逆，食之则吐。治当温肾补火生土。阮氏常用附桂八味丸化裁，以"益火之源，以消阴翳"（唐代王冰语）。如治"江某。朝食暮吐，非反胃而何？系肾火衰微，脾阳困乏，所谓母寒子亦寒也。古云：益火之源，以消阴翳。师其法以治之。大熟地三钱，山茱萸三钱，淡附片一钱半，黑炮姜一钱半，怀山药三钱，白茯苓三钱，紫瑶桂一钱，益智仁一钱半"。又《素问·水热穴论》云："肾者，胃之关也。"认为胃的水谷消化排泄，肾起着关键的约束作用，因肾能滋养、温煦脾胃。肾精不足，约束不力，胃又失其滋养，气机升降失调。《阮氏医案》载："肾乃胃之关。关者，上下交通之义也。今关门不利，升降失司，焉能纳食运化，故生噎膈之病。"如治杜某之噎膈："脉象关尺数而细涩，舌苔干绛，原属阴虚液燥，理宜滋肾水养胃阴为主治。北沙参三钱，远志筒二钱，山茱萸二钱，建泽泻一钱，大麦冬三钱，大蒸地六钱，湖丹皮一钱半，白茯神二钱，霍石斛二钱，怀山药三钱。"方取六味地黄丸滋补肾阴，加沙参、石斛、麦冬以补养胃阴。

三、痞胀食减，斡理中州

胸膈痞闷、脘腹胀满、饮食减少等，是脾胃病中的常见病症，阮氏认为湿伤脾阳是其病机关键。《阮氏医案》载："劳伤脾阳，湿壅中宫，寒凝经络，是以饮食之后，胸脘痞闷，懊憹难言。"又载："湿闭阳明道路，气机阻塞，枢转不灵，上不受纳，下不通便，是故胸痞腹胀，所由作矣。"指出痞胀食减乃中焦脾胃湿阻气滞，枢转失灵，升降失司。治疗自当斡理中州为主，调中化湿理气。《阮氏医案》载："湿困中宫，脾胃受戕，木凌土位，知饥而不能食，虽食而不能运，故有假消痞胀之病。治宜调中化湿，佐以泻肝法。"又载："湿伤脾阳，四肢倦怠，饮食无味，拟调中化湿法。"如何斡理中州，调中化湿，可以根据湿困和中伤的轻重有所侧重。

1. **化湿消食** 湿食伤中者，宜化湿消食和胃。如治"章。食伤脾胃，化纳失常，以致枢转不灵，气机阻塞，痞胀腹痛，大便或泻或滞，治法拟方于下。红谷芽三钱，广藿香钱半，广陈皮钱半，大腹皮钱半，白茯苓三钱，南京术钱半，益智仁钱半，淡吴茱萸八分，水法夏钱半，紫川朴八分，杭青皮钱半，炙甘草六分"。药以平胃散合二陈汤加味，理气化湿，消食和胃。又治"梁。高年食伤脾胃，痞胀腹痛，土病木侮,嘈杂刻饥,脉左弦右涩,舌苔厚腻,主以消化和中法。炒谷芽三钱,半夏曲二钱,南京术三钱,紫川朴一钱,南山楂三钱,炙甘草八分,广藿香钱半,本堂曲二钱,白茯苓三钱,广陈皮钱半,炒米仁三钱,益智仁钱半"。药以平胃散合保和丸加减,消食化湿,运脾和胃。再治"孟。老年酒湿伤脾,饮食减少,肌肉瘦弱,脉来沉细,舌苔白腻。治以调中疏湿主治。白蔻花一钱,南京术三钱,白茯苓三钱,水法夏二钱,干葛花一钱,建泽泻二钱,广陈皮一钱,紫川朴一钱,生谷芽三钱,生薏苡仁三钱,益智仁钱半,炙甘草八分"。药以二陈汤为主,运脾化湿,加白豆蔻花、干葛花、生谷芽等,解酒湿,开胃口。

2. 清暑祛湿　暑湿伤脾者,宜清暑祛湿醒脾。《阮氏医案》载:"暑湿伤脾,饮食无味,四肢酸软;营卫不和,身体微寒微热。脉缓,舌苔淡白。拟以醒脾化湿,兼解暑法。"如治"朱。暑湿伤脾,腹中痞胀,不思饮食,四肢酸软,兼之肺气不得宣布,胸背亦胀。当从手足太阴主治。广藿香钱半,水法半夏钱半,白茯苓二钱,生谷芽二钱,茅山术钱半,广陈皮一钱,紫川朴一钱,白豆蔻壳一钱,大豆卷二钱,生香附钱半,广郁金钱半"。药以藿朴夏苓汤合平胃散为主,清化暑湿,宣肺醒脾。又治"洪。暑伤胃阴,湿伤脾阳,阴阳两伤,化纳失职,饮食无味,营卫乖张,寒热不清。治以辛凉芳香而解暑,佐以辛温淡渗而化湿。省头草钱半,六神曲钱半,连皮苓三钱,川通草八分,荷花叶一角,大豆卷三钱,紫川朴八分,霍石斛二钱,广藿香钱半,水法夏钱半,糯稻根一握"。暑湿两伤脾胃,而"饮食无味",全方清暑祛湿,醒脾养胃。

3. 温化宣通　湿困中阳者,宜温化宣通助运。《阮氏医案》载:"湿困中阳,气机被阻,上则胸膈痞闷,下则小腹胀痛,兼之食减便秘。""治法不外乎醒脾化湿,兼利气。"阮氏云:"湿困中阳。饮食少进,上致胸膈痞闷,下致大便溏泄,拟以调中化湿法。"又云:"老年脾阳衰弱,湿壅气机,是以运化失司,则腹中痞胀,上致胸膈饱闷,下致大便不通,方以宣通立法。"显然,对于湿困中阳,斡理中焦,温化湿滞,宣通气机,助脾运化十分重要。如治"章。暑令多食瓜果,有碍中阳,健运失司,湿停不化,以致饮食减少,四肢倦怠而无力也。脉见迟细,舌泛白苔。进辛热以通阳,投芳香而化湿。紫安桂一钱,广藿香钱半,南京术钱半,水法半夏二钱,淡附片一钱,益智仁钱半,白茯苓三钱,广陈皮一钱,紫川朴一钱,炙甘草八分"。全方温化醒脾。又治"程。老年胸痹,艰为饮食,食则胸膈痞胀,不易运化,复加疼痛、嗳臭、吐酸,仿《金匮》瓜蒌薤白白酒汤加味治之。瓜蒌实三钱,川桂枝钱半,炒冬术钱半,广陈皮钱半,干薤白三钱,白茯苓三钱,江枳实一钱,南京术钱半,川紫朴一钱,炒谷芽三钱,制香附钱半,高良姜钱半"。此胸胃同病,用瓜蒌薤白白酒汤宣通胸阳,合平胃散、良附丸理气化湿,运脾消食。再治"王。湿扰中阳,胸膈痞闷,食之则胀,不食则消,经来或紫或淡。系土衰木强,湿滞血凝故也。广陈皮一钱,生薏苡仁三钱,南京术钱半,当归须钱半,紫川朴八分,生谷芽二钱,炙甘草八分,制香附钱半,玳玳花十八朵"。全方健脾助运,化湿行气。

4. 健脾调中　脾胃虚弱者,宜健脾调理中州。如治"黄。脾虚胃弱,纳化失常,痰湿凝滞,饮食减少,所以四肢倦怠而无力也。主以调理中州法。西党参三钱,广陈皮钱半,藿香梗钱半,川桂枝一钱,炒白术二钱,水法半夏钱半,春砂仁八分(冲),扁豆仁三钱(炒),白茯苓三钱,炙甘草一钱,炒白芍二钱,薏苡仁三钱(炒)"。药以六君子汤、参苓白术散合化,健脾助运,燥湿化痰,调和营卫。对于"湿困中阳,纳化失常",致"痰湿汪汪,口干不饮,胃钝食少"者,阮氏急则治其标,"拟用醒脾化湿,佐以解暑散寒";缓则治其本,"诸恙稍愈,再进调理中州法"。如其云:"调元化湿见效,再进补益耳。"处方:"高丽参一钱,仙制夏一钱半,藿香梗八分,白茯苓二钱,炒处术一钱半,广陈皮一钱,广砂仁八分(研、冲),炒薏苡仁三钱,川扶筋三钱,炙甘草八分,扁豆仁三钱(炒、研)。"全方健脾化湿和胃。

斡理中州是治疗胸腹痞胀、纳呆食少的大法,针对具体患者,阮氏注重辨证,灵活施治。如治王某,"右脉涩滞,左脉濡弱,舌苔厚腻。此系元虚感冒,暑中兼湿,中阳被困,健运失常,以致胸膈痞闷,肚腹疼痛,营卫不和,时觉寒热"。一诊时,"先拟解暑利湿,然后可以温补调元。广藿香一钱,连皮苓二钱,南京术一钱五分,白豆蔻八分(研、冲),水佩兰一钱,水法夏一钱五分,紫绍朴八分,广陈皮八分,细桂枝八分,川通草八分"。二诊时,"前经解暑利湿,稍觉见效,再诊六脉模糊,舌苔白滑,乃湿犹未清耳。盖土困中宫,水谷之精微不化,金无生气,阴阳之枢转不灵,清浊混淆,具湿从何而化乎？再进调中化湿,斯为合法。生白术一钱五分,广陈皮一钱,白茯苓二钱,生谷芽一钱五分,茅苍术一钱五分,水法半夏一钱五分,炙甘草八分,生米仁三钱,紫绍朴一钱"。三诊时,"调中化湿见效,所嫌六脉细弱,五脏皆虚。究其最虚者,唯脾胃耳。中阳困弱,上下失调。然邪症虽退,而真元未复,拟用六君合建中,方列于下:西党参三钱,炒白术一钱五分,广陈皮一钱,酒白芍一钱五分,白茯苓二钱,炙甘草八分,水法半夏一钱五分,川桂枝八分,广木香八分,春砂仁八分,老生姜三片,大红枣三枚"。始清解外感暑湿,中运化内滞脾湿,终补益本元脾胃,随证变法,辨证论治,步步为营,<u>丝丝入扣</u>。

四、脘腹胁痛,温补通滞

《素问·举痛论》云:"经脉流行不止,环周不休,寒气入经而稽迟,泣而不行,客于脉外则血少，客于脉中则气不通，故卒然而痛。"故后世有"不通则痛，不荣则痛"之说。然细究起来，诸痛之由，实乃"寒气"作祟。阮氏熟读中医经典，认为脘腹诸痛，亦与阴寒之气密切相关，而阴寒之气或从内生，或由外入，皆因脾胃损伤，中阳困弱，阴寒留滞，加上肝气横逆，或湿阻气滞，或痰饮内停，或寒凝血滞，或食积不畅等所致，治疗当以温通为主，温补中阳，温散阴寒之气，兼顾平肝、化湿、祛痰、理血、消积之类，导而通滞，则诸痛可止。

1. 补土通阳　对于中土虚寒，阴寒得势，气机不畅而致腹痛，阮氏主张补土通阳，且善用经方，常取桂枝汤、大小建中汤、吴茱萸汤之类。《阮氏医案》载："高年君火衰微，中土虚寒，阳光逊位，阴寒得以上僭，隔气被结，胀痛难安。诊得脉象沉迟，舌苔白滑。若非热补通阳，焉能取效。"又载："积劳饥饱，有伤脾胃，中阳困弱，阴寒得以阻结，每至巳刻，腹中绞痛异常，复加肝气横行，左肝胁亦痛。治宜补土通阳，佐以泄肝。"如治"林。时值初春，厥阴司令。兹因脾肺虚寒，肝气横逆，右脐旁每致触动，痛苦异常，牵引腰背亦酸木胀痛。诊脉右迟弱，左弦长。理宜补土生金以制木。东洋参一钱半，炒白术二钱，川桂枝一钱半，川椒肉一钱半，炒白茯苓三钱，酒白芍三钱，炙甘草八分，淡吴茱萸八分（泡），炮老姜一钱半，紫沉香八分，大红枣三枚，饴糖冲服"。此脐腹痛甚，乃脾肺虚寒，肝气横逆所致，治以补土通阳为主，培土生金抑木，方取大建中汤、小建中汤、吴茱萸汤等经方合化，意在温补脾胃，培土生金，并制约肝木，投之则腹痛自缓矣。又治"狄。症由外感，致成内伤，今中土衰败，腹痛，大便溏薄，四肢浮肿，舌将溜苔。兹因脾土受戕，则金水无济，所以潮热、咳嗽、燥渴等症互相交作矣。西洋参一钱，生处术二钱，炙叙芪二钱，白茯苓二钱，阳春砂六分，炙甘草八分，扁豆仁三钱，生姜三片，酒白芍二钱，活桂枝八分，广木香六分，大枣三枚"。此腹痛、便溏、肢肿、咳嗽诸症，乃中土衰败，脾损而肺肾失其所养，治以补土通阳为主，培补脾肾，温通阳气，以滋化源，方取桂枝汤、参苓白术散合用。前贤誉桂枝汤"外证得之，能解肌去邪气；内证得之，能补虚调阴阳"，诚可信也。

2. 养血通阳　对于血海空虚，或气血虚寒，或血络寒凝，兼有脾胃不足，肝气郁滞，冲阳上逆致腹痛者，阮氏主张养血通阳，温养气血，温散寒滞，并健脾疏肝，平降逆气。《阮氏医案》载："脉弱，气血虚寒，食进胸膈痞闷，腹痛背胀，经来退后，治宜养血通阳，斯为合法。"又载："老年血海空虚，冲阳横逆，致肚腹四旁攻痛，加之中土虚弱，木火凌胃，时常假消，饥不能食。治非温补降逆不可。"又载："素多忧郁，肝脾受伤，木不条达，土失健运，是以气血凝滞，经脉不和，腹内疼痛，饮食无多。主以当归建中汤加味。"如治"程。忧思伤脾，郁怒损肝，致土失生化，湿阻中阳而腹痛。木不条达，血凝络脉而气滞。外致卫阳不和，时常怕寒。经来迟少，艰为孕育。治宜养血调经，佐以开郁疏气，期为合法。西当归三钱，川桂枝一钱半，炒处术一钱半，生香附一钱半，川椒肉八分（炒），玫瑰花八朵，酒白芍一钱半，炙甘草八分，淡吴茱萸八分，春砂仁八分，老生姜三片，大红枣三枚，白茯神二钱，延胡索片一钱半”。此忧思伤脾，湿阻中阳；郁怒损肝，血虚木郁，血凝气滞，而腹痛经迟。治以养血通阳为主，处方以当归建中汤化裁，意在温养气血，调和营卫，疏肝理气。又治“张。血海空虚，冲阳上逆，每致右胁刺痛，或牵引心胸，以及左胁间，亦痛而难堪。当从养血降气主治”。此胁痛乃血海不足，“冲阳上逆”所致，治以养血通阳为主，故取当归、白芍、丹参、桂枝、川椒、吴茱萸、甘草温养血海，补血缓急，沉香、郁金、紫石英平降逆气。

3. 温散通滞 对于素体阴寒，脾肾虚寒，或有寒湿，或有痰饮，或有食积，或有虫扰，而气机阻滞，致脘腹诸痛，阮氏主张温散通滞，根据正虚和邪实的盛衰情况，或重散寒祛邪，或重温补阳气，总以温通止痛。《阮氏医案》载：“寒湿郁结三焦，阻滞气机，以致营卫不和，微寒微热，咳嗽稀痰，腹中疼痛，脉形沉细弦紧，舌苔白滑。拟用散寒祛湿，佐以理气化痰。”又载：“禀性阴寒，饮食易积，胃脘每生虫痛之病。”如治“赵。禀性阴寒，每患心痛。现因湿困中阳，纳化失职，故不欲食，食则胃脘痞胀，腹亦微痛。拟以辛热通阳法。紫安桂一钱，制香附钱半，益智仁钱半，广郁金钱半，酒白芍二钱，高良姜一钱，藿香梗钱半，炙甘草八分，炒枳实一钱，制川朴一钱”。此“心痛”实指“胃痛”，阴寒之体，湿困气滞，治以温散通滞为主，从处方用药看，乃以良附丸为基础，辛温通阳，散寒化湿，理气止痛。又治“张。素多痰饮，背胀腹痛。此系脾胃虚寒故耳。治法不外乎温补除痰。白茯苓三钱，炒处术二钱，广陈皮钱半，红枣杞三钱，川桂枝钱半，炙甘草八分，水法夏钱半，补骨脂三钱，巴戟肉三钱，菟丝饼三钱，炒杜仲三钱，生鹿角三钱”。此腹痛背胀，系虚实夹杂之证，虚即“脾肾虚寒”，实即“素多痰饮”。《金匮要略》指出“病痰饮者，当以温药和之”，其代表方即苓桂术甘汤，故取苓桂术甘汤合二陈汤温化痰饮，加补骨脂、菟丝子、鹿角、巴戟天、杜仲等温补脾肾。诸药合用，共奏温散通滞之效。

五、泄泻滞下，清化温涩

泄泻是指以排便次数增多，粪便稀溏，甚至泻出如水样为主症的疾病；滞下即痢疾，宋代严用和《济生方》言“今之所谓痢疾者，古所谓滞下是也”，是指以下痢赤白脓血，伴有里急后重、腹痛为主症的疾病。泄泻和滞下都表现为大便异常改变,均涉及肛肠病变,故放在一起叙述。《阮氏医案》中记录泄泻和滞下的医案约30则,说明两者是脾胃病中的常见病症,不仅成人中多见,妇女和小儿也常患,阮氏对此也积累了丰富的实践经验。阮氏治疗泄泻、滞下,总分虚实两端,实则清化为主,虚则温涩取效,始终不离调理中州。

1. **清化驱邪** 泄泻、滞下属实者,多因外感所致,如暑、寒、食、湿之类,治疗当以清化为主,渗湿导滞,驱邪外出。《阮氏医案》载:"暑伏太阴,寒伤少阴。因寒暑相搏而腹内疼痛,以致中阳不运,气化失常,关门清浊不分,是故大便泄泻而小便短涩。"又载:"暑湿伤于脾胃,复感寒邪,升降失职,清浊不分,以致吐泻交作,腹中疼痛,稍觉怕寒。"阮氏云:"暑伏阳明,寒伤太阴,肺不宣布,气机阻塞,肠失传导,清浊不分,外致营卫不和,时觉微寒微热;内因湿热下注,圊时里急后重,此已成滞下之症也。拟以表里透达,内外分消,则痢不治而自治矣。"又云:"盛夏受暑,复加食积,俾运化失常,阴阳之枢转不灵,是以邪热下注,郁伤营分,致肠间疠痛,痢成五色。拟以清热导滞,略佐升提治之。"如治吴某泄泻,"湿阻中宫,脾阳失运,阑门清浊不分,致成泄泻,拟以胃苓汤治之。南京术一钱半,制绍朴一钱,生白术一钱半,白茯苓三钱,广陈皮一钱,炙甘草八分,洁猪苓一钱半,建泽泻二钱"。《内经》谓"湿胜则濡泻",此取胃苓汤渗湿利尿,邪从下走。又治患儿戴某泄泻,"小儿暑蒸热迫,三焦清浊不分,以致身热泄泻,当以分利三焦,兼解暑法。飞滑石二钱,粉葛根一钱,紫川朴六分,扁豆壳二钱,苏佩兰一钱,川通草六分"。上述处方精炼,葛根解上焦之热,川朴、扁豆壳、佩兰化中焦之湿,滑石、通草利下焦暑湿,使邪从三焦驱离。如治缪某滞下,"暑湿阻碍气机,有降无升,故邪热下注大肠,圊时腹痛,里急后重,日夜无度,致成滞下之症矣。煨葛根钱半,苦杏仁三钱,广藿香钱半,香连丸八分(吞送),新荷叶钱半,山楂末三钱,紫川朴八分,北桔梗钱半,瓜蒌皮仁三钱各半,白豆蔻八分"。香连丸为治痢要药,全方清化暑湿,廓清肠道,而痢自止。又治李某痢疾复发案,"前因积滞,下痢红色多时,曾经医药见愈,近遇食积,复加郁怒伤肝,以致少阳失疏达,太阴失健运,而夙恙仍发,饮食无味,胸脘疼痛。方列下:真川朴八分,山楂炭二钱,全当归二钱,晒冬术一钱半,炒枳实八分,广木香八分,酒白芍二钱,白茯苓二钱,软柴胡六分,玫瑰花八朵,炙甘草六分"。全方消食导滞,疏肝解郁,恰合因机。

2. **温涩扶元** 泄泻、滞下属虚者,多因素体亏弱,久病不愈,元阳不足,脾肾虚寒,治疗当以温涩为主,温补扶元,收敛止泻。《阮氏医案》载:"脾肾虚寒,每致大便泄泻,宜温补脾肾以固涩。"又载:"久痢脾肾虚寒,每饭之后,气不运化,以致腹胀，四肢浮肿，非温补运行不可。"如治林某泄泻，"中下焦沉寒痼冷，湿气弥漫，阳气被扰，每致肠鸣泄泻，腰腹刺痛。脉见迟细，舌苔白滑。拟以热补通阳法。淡附片钱半，炒处术二钱，补骨脂三钱，西潞党三钱，炮老姜钱半，酒白芍钱半，益智仁钱半，紫安桂八分，淡吴茱萸八分，白茯苓三钱，炙甘草八分，生姜钱半"。此乃阳虚寒湿泄泻，方用附子理中汤加味，温补脾肾，通达阳气。如治患儿盛某下痢，"小儿厥阴下痢，腹痛手冷，呕恶吐蛔。拟以乌梅丸法加味治之。乌梅肉半枚，川黄柏三分，老干姜三分，西当归三分，北细辛三分，峨眉连三分，西洋参三分，川椒肉三分，淡附片三分，川桂枝三分，淡吴茱萸三分"。此寒热错杂下痢，伴有吐蛔，取乌梅丸加味温补为主，辛酸温涩，甘苦通补，止痢安蛔，效验可期。又治金某久痢，"老年久痢，脾败肾虚，以致关闸不固，洞泄无度，拟以真人养脏汤治之。肉果霜一钱，东洋参钱半，炙粟壳钱半，紫瑶桂八分，煨诃子一钱，广木香八分，酒白芍二钱，白归身二钱，炒处术二钱，炙西草八分"。此老年久痢，脾肾衰败，元气虚损，洞泄不止，亟需温补固涩，扶助元气，真人养脏汤用之颇合。

【医案选析】

凉膈散合清胃饮治口中糜烂

陈。

初诊 阳明实火上炎，口中糜烂，唇齿燥裂，痛难进食，兼之大便不通，脉见洪数，舌苔黄燥。拟用凉隔散合清胃饮治之。

生大黄三钱，玄明粉钱半，炒栀子三钱，连翘壳三钱，淡黄芩钱半，苏薄荷八分，生甘草八分，绿升麻八分，大生地四钱，全当归钱半，水云连一钱，生石膏三钱，湖丹皮钱半。

二诊 前药大有见效。

西洋参钱半，生石膏三钱，肥知母钱半，生甘草八分，白粳米一撮。

【赏析】 本案口中糜烂，痛难进食，类似现代口腔溃疡，临床颇为常见。从症状、舌脉看，为胃腑实热证，阳明实火上炎所致。凉膈散（大黄、芒硝、栀子、薄荷、黄芩、连翘、甘草）出自《太平惠民和剂局方》，功效清热解毒，凉膈通腑；清胃饮（当归、黄连、生地、牡丹皮、升麻），出自《兰室秘藏》，功效清胃散火。两方合之，加上石膏，则清胃泻火、通腑导下之力更强。

芳香开郁理气化痰治梅核气

缪。

脉见短滑,舌苔微白,口苦,夜间寤而不寐,身体微寒微热,喉间觉见梅核之气,吐之不出,咽之不下。治以芳香开郁法。

白茯苓二钱,家苏叶八分,生香附八分,玫瑰花六朵,水法半夏钱半,制川朴八分,广郁金八分,远志筒一钱,酸枣仁二钱,广橘络八分,炙甘草八分。

【赏析】"梅核气"指咽喉间觉有异物,状如梅核,正如明代医家王肯堂谓"梅核气者,塞碍于咽喉之间,咳之不出,咽之不下,核之状者是也"。《仁斋直指方》言其病因病机是"七情气郁,结成痰涎,随气积聚"。其实,类似梅核气的描述,《金匮要略》中即有记载,其云:"妇人咽中如有炙脔,半夏厚朴汤主之。"本案患者寐差,口苦,脉短滑,实与情志郁结、痰气交阻有关,故阮氏用香附、玫瑰花、郁金、陈皮芳香理气开郁,半夏厚朴汤(半夏、厚朴、紫苏叶、茯苓、生姜)化裁化痰利咽,加酸枣仁、远志宁心安神。

越鞠丸加味治疗郁伤肝脾胸膈痞闷

苏。

郁伤肝脾,土乏健运,木失疏达,乃水谷之精微滞而为湿为痰,兼之营卫不和,寒热往来,胸膈痞闷,饮食无多,皆由多郁致病也。

生香附一钱半,抚芎劳一钱半,紫川朴八分,茅苍术一钱半,生栀子五枚,六神曲一钱半,水法半夏一钱半,广郁金钱半,茅山术一钱半,家苏叶八分,白茯苓二钱,玫瑰花八朵。

【赏析】著名医家朱丹溪尝谓"人身诸病,多生于郁",阮氏秉承丹溪之说,认为此胸膈痞闷,饮食无多,亦"皆由多郁致病也",郁伤肝脾,气滞湿阻痰凝,主方也是丹溪治"六郁"(气、血、痰、湿、热、食)越鞠丸(香附、川芎、苍术、栀子、神曲),以上方加味,祛痰化湿,理气开郁,则胸膈舒展也。

金匮肾气丸治胃脘噎塞小腹悸动

戴。

内伤湿食,外感风寒。前医表散消利太过,有伤真元,引动冲气上逆,兼之阴液虚燥,上不纳食,下不敛气,故胃脘噎塞,小腹悸动。拟用金匮肾气丸变法治之。

大熟地四钱，山茱萸一钱半，湖丹皮一钱半，淡附片一钱半，怀山药三钱，白茯苓三钱，建泽泻二钱，紫瑶桂一钱(冲)，怀牛膝三钱(盐水炒)，净车前一钱半。

【赏析】胃脘噎塞，常规责之胃气阻滞不畅，治应理气和胃。今因前药"表散消利太过，有伤真元"，肾元不足，"下不敛气"，"引动冲气上逆"，其本质是肾虚，故方用金匮肾气丸(附子、肉桂、熟地、山茱萸、牡丹皮、泽泻、山药、茯苓)温补元阳，摄纳肾气，加牛膝、车前，引冲气下行。

当归桂枝汤合平胃散治背胀腹痛

黄。

肝脾郁悒，经脉不和，以致背胀腹痛，饮食不得如常。拟以当归桂枝汤合平胃散加味治之。

西当归三钱，炒白芍钱半，川桂枝钱半，炙甘草八分，南京术钱半，广陈皮一钱，紫川朴八分，广郁金钱半，鹿角屑三钱，玫瑰花八朵，生姜三片，大枣三枚。

【赏析】此背胀腹痛，饮食失常，乃郁悒内伤，脾失健运，肝气郁结，肝血不足，经脉不利所致，故取当归桂枝汤(当归、桂枝、白芍、生姜、甘草、大枣)合平胃散(陈皮、白术、厚朴、甘草)健脾助运，养血和营，加玫瑰花、郁金疏肝解郁，鹿角入背督，为引使药。

食积中土受戕肝阳上旋致胃脘疼痛眩晕

沈。

食积，胃脘疼痛，饮食不进，大便维艰，却因中土受戕，肝阳上旋，故有眩晕头痛之症耳。

藿香梗钱半，炒枳实八分，冬瓜仁三钱，瓜蒌实三钱，广郁金钱半，紫川朴八分，苦杏仁钱半，川石斛三钱，杭菊花钱半，明天麻钱半，石决明六钱。

【赏析】本案食积为患，中土受损，气滞湿阻肠结，则胃脘疼痛、饮食不进、大便维艰；又肝阳上扰，则眩晕、头痛。药用藿香梗、川朴、郁金、枳实理气化湿，冬瓜仁、瓜蒌实、杏仁润肠通便，石斛、菊花、天麻、石决明滋肝潜阳。

温通达下消散奔豚腹痛

蔡。

脉象紧弦，舌苔白滑。病来气从小腹上冲心下而痛，痛止其气仍归小腹，如豚之奔走,或上或下,名曰奔豚,乃肾积也。此系少阴寒水之气结成病。若非温通达下,安能消散乎?

淡附片八分,紫瑶桂八分,白当归身二钱,紫沉香六分,老干姜八分,淡吴茱萸八分,白茯苓三钱,紫川朴六分,瞿麦穗一钱,川楝子一钱半,广木香六分,炙甘草六分,李根白皮六钱。

【赏析】"奔豚"之名出自《灵枢·邪气脏腑病形》,阮氏认为"乃肾积也""此系少阴寒水之气结成病"。《金匮要略》专设"奔豚气病脉证治"篇,主张多由肾脏寒水上逆,或肝经气火冲逆所致,方用奔豚汤、桂枝加桂汤、苓桂草枣汤等。从本案处方看,以温散寒水、理气通下为主,重用李根白皮,本是奔豚汤的主药。

湿困食积致腹中胀痛连及胸脘

邹。

脾胃湿困,复加食积,运化失常,腹中胀痛,连及胸脘,蛔亦不安,即动而作痛矣。

南京术一钱半,紫川朴一钱,炒谷芽二钱,白雷丸八分,广陈皮一钱,本堂曲二钱,大腹皮一钱半,花槟榔八分,广郁金一钱,白茯苓二钱。

【赏析】此案"腹中胀痛,连及胸脘",其主因是脾胃湿困,运化失常,加上食积、蛔扰,气机郁乱,故用白术、茯苓、陈皮、川朴运脾化湿,谷芽、神曲消食化积,郁金、大腹皮理气导滞,雷丸、槟榔杀虫驱蛔。全方共奏运脾化湿、消食杀虫之功。

养血敛气平肝息风治肥气脐旁瘕块

沈。

左脐旁有块攻触,或现或隐,或大或小,系郁怒伤肝,肝气凝聚,积成肥气之病。夫肝藏血属木,而主风。风即气也,乃风性迅速,发则飘荡无制,而一时能鼓动于周身,或头面手足,以及身体蓦然水肿,退则仍然无踪。拟以养血敛气,佐以平肝息风。

全当归三钱,紫瑶桂八分,玫瑰花八朵,淡吴茱萸六分,酒白芍三钱,紫沉香八分,炙甘草八分,水云连六分,明天麻钱半,石决明四钱。

【赏析】从本案患者的临床症状看,病属"瘕病"之类,"肝之积名曰肥气",乃无形之气郁结,"系郁怒伤肝,肝气凝聚,积成肥气之病"。又肝主风,性行速善变，故有气块游移不定之象。阮氏认为，此"肥气之病"，得之郁怒伤肝，肝郁气滞，肝血暗耗，肝风扰动。治以养血柔肝为主，肝血得养，其气可敛，故言"养血敛气"，药用当归、瑶桂、白芍、甘草，合玫瑰花、沉香疏肝郁，左金丸(吴茱萸、黄连)清肝火，天麻、石决明息肝风，如此肥气无由作矣。

消食调中治腹痛食减便溏

程。

多食生冷瓜果，以及粉食等，有碍脾胃，以致腹中疼痛，食减便溏，主以消食调中法。

本堂曲二钱，炒谷芽三钱，白茯苓三钱，广藿香钱半，南山楂三钱，淡吴茱萸八分，扁豆仁三钱，陈皮丝一钱，紫绍朴一钱，南京术钱半，炙甘草八分。

【赏析】此案患者实为伤食腹痛，因"多食生冷瓜果，以及粉食等"，伤及脾胃，中焦运化失职，气滞湿阻，阮氏认为治疗"主以消食调中法"，看其处方，似有保和丸影子，消食理气，运脾化湿，可谓中肯。

苦辛通降治腹胁疼痛呕恶

李。

痰湿夹食，阻滞中宫，脾胃受病，上不纳食，下不大便，以致秽浊之气弥漫三焦，邪正相搏，腹中绞痛异常，加之肝气横逆，胸胁痛而呕恶。脉象涩滞，舌苔厚腻。主以苦辛通降法。

生大黄一钱半，紫川朴八分，淡吴茱萸六分，水云连六分，江枳实八分，延胡索一钱半，川楝子一钱半。

【赏析】本案的病变重点仍在胃肠积滞，"痰湿夹食，阻滞中宫"，中焦气滞，三焦不畅，故"上不纳食，下不大便"，腹中绞痛，加上肝气横逆，化火上扰，而胸胁疼痛、呕恶。治以"苦辛通降"为主，整张处方简洁，有三组药物组成，即小承气汤攻下通降，左金丸苦辛泄肝和胃，川楝子散理气止痛，条理清晰，搭配得当。

温通淡渗治疗大便不行小便秘涩

陈。

寒湿凝滞下焦，致膀胱气化不通，则小水秘涩；大肠传导失职，则大便不行。拟用温通淡渗法治之。

淡附片钱半,南京术钱半,建泽泻二钱,台乌药钱半,生大黄钱半,赤茯苓三钱,紫瑶桂八分,绿升麻四分,北细辛八分,洁猪苓钱半,杭青皮钱半,软柴胡四分。

【赏析】大肠、膀胱均位于下焦,下焦寒湿凝滞,则大肠传导失职,膀胱气化不通,遂使大小便滞而不畅。阮氏取经方大黄附子汤(大黄、附子、细辛)温通泻便;五苓散(白术、泽泻、茯苓、猪苓、桂枝)淡渗利尿,其中桂枝改肉桂者,以增强温阳之功;加乌药、陈皮,温通气化;升麻、柴胡提升清阳。

荡涤上下宿垢治膈痛呕吐便秘

林。

初诊 湿食郁结阳明,中土受戕,累及上下,胸膈痞痛,饮食呕吐,兼之大便不通,脉象洪数,舌苔灰色如煤。若非荡涤上下宿垢,而奠安中土不可。

瓜蒌实钱半,水法半夏钱半,制川朴八分,鲜金钗三钱,水云连八分,生大黄钱半酒浸,江枳实八分,伏龙肝煎汤代水。

二诊 痛愈吐止,便稍通,舌苔翻黄,稍觉微寒微热,渴饮,仍照前方加减。

酒大黄一钱,江枳实六分,水法半夏一钱,苏薄荷六分,制川朴六分,瓜蒌实一钱,水云连六分,广藿香六分,鲜芦根二钱。

【赏析】上案患者胸膈痞痛,饮食呕吐,大便不通,乃"湿食郁结阳明",又见"脉象洪数,舌苔灰色如煤",显已郁结化热,成阳明腑实热证,故用经方小承气汤合小陷胸汤为主加味,通腑泻热,清湿消食,荡涤上下,宽胸安中。可见,阮氏确为善用经方的高手。

宣通上焦治大便涩滞后急重

曹。

暑热之邪,自口鼻吸受,先伤上焦,由中以及下。盖肺主一身之气,肺气不化则浊湿停留,致气机不灵,是故胸痞腹胀,而肠胃不通,大便涩滞,腹痛,里急后重,外致身体发热。脉象呆钝,舌泛白苔。当以宣通上焦为扼要。

藿香梗钱半,白豆蔻八分,萝卜络钱半,荷花叶钱半,冬瓜仁三钱,瓜蒌仁皮三钱各半,制川朴八分,川通草八分,苦杏仁三钱,山楂末三钱,水佩兰钱半。

【赏析】本案大便涩滞,里急后重,胸痞,腹痛,腹胀,是乃暑热湿浊充斥上、中、下三焦,阮氏以吴鞠通言"气化则湿化"为训,紧紧抓住宣布肺气这个关键,用药以宣肺化湿为主，"宣通上焦"，使气机流动，则三焦之暑湿自然分消而走。

湿食蕴积脾胃致泻宜调理中州为先

阮。

初诊 脉实，舌苔黄腻，症见泄泻，呕恶不食，中阳不达四肢，则手足麻胀痛；浊邪上干，则头目眩晕，胸膈痞闷；邪气外蒸，则肤表悠悠发热。皆因湿食蕴积脾胃所致。先宜调理中州，续后再商。

藿香叶八分，新荷叶八分，生谷芽钱半，萝卜络八分，佩兰叶八分，粉葛根八分，大豆卷钱半，白豆蔻八分，水法半夏钱半，带皮茯苓二钱，白通草八分，紫川朴八分。

二诊 湿已化热，邪已透达，但胸痞不食，身热口渴再治耳。

连翘壳二钱，瓜蒌皮二钱，生谷芽二钱，生栀子钱半，淡竹叶钱半，生竹茹二钱，鲜芦根四钱，广郁金八分，炒枳实四分，真川朴四分，川通草四分。

【赏析】本案患者泄泻、呕恶等，阮氏认为其病因病机为"湿食蕴积脾胃"，治疗先调中州，清化湿热，处方师法江南湿病学派治法，化湿理中，消食导滞，灵动活泼。

六和汤治暑湿扰中泄泻、呕吐

马。

脾主升，胃主降。今暑湿之邪扰于中宫，清浊混淆，当升而反降，则下致泄泻；当降而反升，则上犯呕吐。主以调理中州之法。

生白术钱半，扁豆仁三钱，春砂仁八分，广藿香钱半，白茯苓三钱，久陈皮一钱，紫川朴八分，川桂枝八分，汉苍术钱半，生薏苡仁三钱，水法半夏钱半，炙甘草八分。

【赏析】六和汤出自《医方考》，药用白术、扁豆、砂仁、藿香、白茯苓、杏仁、半夏、人参、木瓜、甘草，主治夏月饮食不节，暑湿伤于肠胃，升降失常，清浊不分，而致霍乱吐泻。今阮氏以本方为主增损，治疗暑湿伤于中焦，肠胃升降失司致泄泻、呕吐，祛除暑湿，调理中焦，颇为妥帖。

疏湿理气治暑湿伤脾泄泻

钱。

暑湿伤脾，失职，阑门清浊不分，致成泄泻。续后似乎肠鸣腹痛，欲作滞下之象。治以疏湿理气为主。

白茯苓三钱,广藿香钱半,杭青皮八分,生谷芽二钱,建泽泻二钱,紫川朴八分,江枳壳八分,大腹皮钱半,南京术钱半。

【赏析】本案"暑湿伤脾"致泻,治拟"疏湿理气",用药与治法合拍。"续后似乎肠鸣腹痛,欲作滞下之象","滞下"即痢疾,运脾理气化湿,尚有痢疾之形成,"治未病"之意。

宣通理气治上不纳食肠痹不通

杜。

湿食阻滞三焦,枢机不灵,上不纳食,中失运化,下致肠痹不通,圊时里急后重,将成滞下之状。拟以宣通理气法。

藿香梗八分,苦杏仁钱半,萝卜络八分,真川朴六分,冬瓜仁钱半,火麻仁钱半,杭青皮八分,紫沉香六分,云连炭六分,淡吴茱萸六分。

又 右关脉见弦长,是木居土位,脾弱肝强,故犯呕恶不食,右胁作痛,腹痛滞下之症也。治宜扶土抑肝,兼苦辛理气法。

生白芍钱半,紫瑶桂六分,淡吴茱萸六分,云连炭六分,西洋参八分,炙甘草六分,炮均姜六分,紫沉香六分,真川朴六分。

【赏析】本案"湿食阻滞三焦",气机不畅,上不纳食,中失健运,下便不畅,又有里急后重,似有滞下之状,治拟"宣通理气",处方用药体现斡旋气机,祛湿导滞之法。二诊时已成滞下,"治宜扶土抑木,兼苦辛理气法"。

清热导滞治因积成痢

顾。

因积而成痢,圊时腹痛后重,所下之物,状如鱼肠。药宜清热导滞为是。

红楂末二钱,赤茯苓二钱,荷叶蒂五枚,真川朴八分,瓜蒌实二钱,凤尾连八分,煨葛根钱半,川通草八分,红谷芽二钱,青木香八分。

【赏析】本案因积致痢,泻物状如鱼肠,治疗当祛其积,清其热,导其滞,故用葛根、荷叶、香连丸(木香、黄连)清化湿热止痢,楂末、谷芽消食化积,茯苓、川朴、瓜蒌实、通草利湿导滞。诸药合用,共奏清热导滞之功。

渗湿断下治湿热滞下

谢。

湿热下注大肠，化物有碍，传导失常，大便时腹痛后重，或红或白，致成滞下之症。治宜渗湿断下，斯为合法。

臭椿皮三钱，赤茯苓三钱，地榆炭钱半，紫川朴八分，南京术钱半，山楂炭三钱，洁猪苓钱半，香连丸八分(吞送)，炒黄柏钱半，金银花炭钱半，煨葛根八分。

【赏析】此为湿热滞下(痢疾)，治拟清热渗湿，凉血止痢，椿根皮、茯苓、川朴、白术、黄柏、猪苓清化湿热渗下，地榆炭、山楂炭、金银花炭、煨葛根凉血止血导滞，香连丸为治疗湿热痢之要药。

凉血导滞治妇人暑热血痢

余。

妇人经水不调，近因暑热下注大肠，伤于营分，腹痛里急后重，致成血痢之症。脉数舌绛，非凉血导滞不为功。

山楂炭三钱，赤芍药钱半，云连炭八分，黄柏炭钱半，金银花炭钱半，湖丹皮钱半，青木香八分，真川朴六分，荷叶蒂五枚，白头翁二钱，花槟榔六分。

【赏析】本案妇人本有月经不调病史，加上暑热下注大肠，夹有积滞，伤及营分，而成血痢，阮氏主以"凉血导滞"为法，符合因机。处方应以白头翁汤、香连丸、木香槟榔丸合化，清热解暑，化湿导滞，加牡丹皮、金银花炭凉血止血。

祛瘀生新清热导滞治疗痢疾流产

叶。

胎前暑痢，里急后重，日夜无度，郁伤胎元，因未足月而分产，邪气乘虚内陷，血凝气滞，腹痛异常，其痢尤甚。拟用祛瘀生新，佐以清热导滞。

西当归二钱，光桃仁一钱，山楂炭二钱，真川朴五分，紫丹参二钱，瓜蒌仁二钱，清六散二钱，绿芦连五分，大川芎一钱，炮姜炭五分，川通草五分，广木香五分。

又　恶露已行，大便稍朗，但身热未除，腹痛后重仍然，加之身体酸痛，口干渴饮。脉象洪数，舌苔中黄而边白。再进清热疏气法。

荷叶蒂7枚，清六散三钱，真川朴八分，川通草八分，鲜金钗三钱，连翘壳钱半，峨眉连八分，丝瓜花五朵，鲜生地四钱，川郁金钱半，青木香八分，扁豆花三十朵。

【赏析】此案胎前罹患暑痢且病情较重，伤及胎元，导滞流产，进而邪气内陷,痢疾更重,产后易瘀,阮氏首先"祛瘀生新",主用《傅青主女科》生化汤,再佐"清热导滞"之品以治暑痢。复诊时"恶露已行",处方主以清热化湿,理气导滞,并加生地、石斛等以护阴养液。

清热导滞治小儿暑痢

曹。

小儿暑痢,腹痛,里急后重,昼夜无度,其色或红或白,治拟清热导滞,谅保无虞。

瓜蒌皮、瓜蒌仁各一钱,清六散钱半,凤尾连六分,真川朴六分,山楂末二钱,藿香梗八分,青木香六分,川通草六分,荷叶蒂五枚。

【赏析】患儿暑痢,"治拟清热导滞",应为合法。用药以解暑化湿导滞为主,其中香连丸(木香、黄连)专治湿热之痢。

清热和营治小儿粪后见血

章。

小儿湿热下注大肠,营分被伤,粪后见血。主以清热和营法。

金银花炭一钱,山楂炭二钱,生白芍一钱,荷叶蒂五枚。

上药煎送香连丸一钱。

【赏析】患儿湿热下注大肠,阴络被灼,营分受伤,而致便血。阮氏"主以清热和营法",颇合病机,处方四药,也正为此而设,可谓药简而力专,加用香连丸,治痢之效更宏。

补中益气汤加味治痔疾

卜。

素患痔疾,每劳动太过,气虚下陷,其痔坠而外脱,行动不便。拟用补中益气汤加味治之。

风记参钱半,生处术钱半,绿升麻六分,枸杞子二钱,炙钗花三钱,广陈皮一钱,软柴胡六分,金锁阳二钱,白归身二钱,炙甘草八分,龟鹿胶三钱各半,炒槐米钱半。

【赏析】"劳则气耗",又"素患痔疾",阮氏断为"气虚下陷",应属无疑。而补中益气汤功擅补中益气,升阳举陷,与证合拍。加枸杞子、锁阳、龟鹿胶补肾益精，以滋养脾胃中气，炒槐米凉血止血，乃治痔良药。

开鬼门洁净府治内伏暑气外受风寒黄疸

程。

脉象濡弱涩滞，略兼弦紧，舌苔白腻，四肢酸软，胸膈痞闷，时觉微寒微热。此系内伏暑气，外受风寒，湿热郁蒸，发为黄疸。肤表无汗，小便短黄，郁久不治，恐成肿胀。急宜开鬼门，洁净府法主治。

西麻黄八分，赤小豆三钱，连翘壳一钱半，绵茵陈二钱，六神曲二钱，淡豆豉一钱半，紫川朴一钱，川通草一钱，苦杏仁一钱半，赤茯苓三钱。

【赏析】《素问·汤液醪醴论》治水肿有"开鬼门，洁净府"之说，"鬼门"一般指汗孔，"净府"一般指膀胱。今患黄疸，结合症状和舌脉，"此系内伏暑气，外受风寒，湿热郁蒸，发为黄疸"，治疗当发汗、利尿并用，以仲景方麻黄连翘赤小豆汤加减，一是疏松汗孔，发汗解表，以驱风寒，即"开鬼门"也；二是通利州都，决渎水道，以渗湿热，即"洁净府"也。加茵陈、通草等利湿退黄。阮氏熟稔经典，善用经方由此案例可见一斑。

通阳利湿治湿食郁滞黄疸

腾。

面目一身尽黄，腹满足肿，小水短黄。系中阳不运，湿食郁滞，致成黄疸。若不通阳利湿，从何而治？

茅山术一钱半，茯苓皮三钱，紫安桂八分，紫绍朴一钱，建泽泻一钱半，洁猪苓一钱半，广陈皮一钱，大腹皮一钱半，生白术一钱半，六神曲一钱半，炒谷芽二钱。

【赏析】此案黄疸"系中阳不运，湿食郁滞"，治当"通阳利湿"。清代医家叶天士尝谓"通阳不在温，而在利小便"，今用五苓散合五皮饮渗利水湿，通过利小便，散湿滞，而中阳宣通运舒，加神曲、谷芽，消食开郁。湿食消散，中阳转运，黄疸可除矣。

茵陈五苓汤治湿伤脾胃黄疸

章。

湿伤脾胃，四肢酸软，身体面目俱黄，小便不清，致在黄疸之症。拟以茵陈胃苓汤治之。

西茵陈二钱,生白术钱半,白茯苓三钱,久陈皮一钱,洁猪苓钱半,建泽泻二钱,川桂枝八分,紫绍朴八分,炙甘草六分。

【赏析】本例黄疸,仍"湿伤脾胃",阮氏取茵陈胃苓汤清利湿热方证对应,自当有效。其中五苓散渗湿利尿,平胃散化湿运脾,加茵陈利湿退黄。

······ 【主要参考文献】 ······

[1] 盛增秀,庄爱文.《阮氏医案》评议[M].北京:中医古籍出版社,2017.

胡宝书：
注重气化倡导运中，清补导润应手得心

胡宝书(1869—1933)，名玉涵，别名治安，以字行，浙江绍兴人，"绍派伤寒"医家中的杰出代表，著有《伤寒十八方》，点校、整理其祖父之遗著《校正药性》，还有大量医话、医案等逸稿留世。

胡氏幼承家学，7岁始随祖恭钊（云波）、父道高正式学医，弃举业而继承家学，年未及冠，已能代祖应诊。光绪间，初出问世，即膺时誉，每日应诊百余人，多时逾三百，医技高超。学术上，胡氏精研经典及诸家学说，对仲景《伤寒杂病论》及叶天士、薛生白、吴鞠通、王孟英、雷少逸等温病大家的著作尤为推崇，继承中有发扬，传承中有创新，其独特观点丰富了"绍派伤寒"的学术思想，在浙东地区影响颇大。

胡氏毕生致力于时病的研究，对杂病的诊治也颇有建树，在诊断、辨证、治法和方药上都有丰富的临证经验。胡氏诊病十分重视望诊和切诊，常无须病家开口，凭切脉望色，便知患者病候。在承袭前人学识的基础上，胡氏总结出望目诊查脏腑，切诊分辨虚实的诊断方法，其通过腹诊判断疾病寒热虚实的经验也非常成熟。辨证方面，胡氏参诸家学说，慧眼独具，提出了"竖读伤寒，横看温病"的学术主张，将六经辨证、卫气营血辨证和三焦辨证有机地结合起来，对辨治江南的外感时病益处甚多。治法方面，胡氏认为江南气候湿热，地处卑湿，所致外感多夹湿邪为患，因此治病当化"湿"为先，注重气化，并继承叶天士运气化湿、上中下同治的经验，进一步归纳为"宣、运、导"三法，运用于时病与杂病的治疗中，多有效验，其治法理念独具匠心，足堪玩味。胡氏遣方用药主张轻灵，轻即轻可去实，提倡药物轻清,拨动气机,制方精稳,中病应验;灵即灵以应变,认为病易缠绵,证多兼夹,方随证变,药贵灵活。另外,胡氏对药物归经和配伍规律的研究也较深透,且十分切合实用,在其自撰的《药性探源》中有详细体现。

胡氏晚年医术更精、名声更大,而学益勤,无丝毫懈怠。尽管日以百诊,疲惫不堪,每到晚上,依然伏案攻读至夜半,并对白天所处方加以忆析,对成功的经验和失败的教训一一加以总结。他常告诫学生,也提醒自己"失足是医者最受教益的老师,要从临诊的失足中寻求大知"。胡氏虚怀若谷,严谨笃行的治学精神始终如一,值得后人学习。

························ 【学术经验】 ························

胡氏业医 40 余年,精研时病,亦通杂病,医理多有发微,临证每有效验,可谓学验俱丰。在脾胃病方面,胡氏诊治呕吐、脘痛、腹痛、胁痛、黄疸、鼓胀、泄泻和痢疾等病证有不少医案留存,研读这些医案,可以寻找出胡氏治疗脾胃病临证思路,总结其实践经验。

一、呕吐腹痛,从肝入手调气机

《素问·举痛论》曰:"余知百病生于气也。"张景岳《景岳全书》曰:"所以病之生也,不离乎气;而医之治病也,亦不离乎气。"胡氏认为理气之法,即所谓"流水不腐,户枢不蠹"之意,气顺则百病不生。在呕吐和腹痛的治疗中,胡氏也极为重视调畅气机,他认为肝气衡逆,扰乱脾胃气机是病机的关键,因此多从肝入手,调和肝与脾胃之间气机,或泄肝理气,或柔肝和中而达到治疗目的。

1. **泄肝理气**　肝主疏泄,肝气喜调达恶抑郁,肝气郁结、胃气上逆之呕吐腹痛,胡氏多用泄肝解郁、理气和胃之法,每可获效。如治"陈某。哕逆举发,得食即吐。病在胃之上脘,但不知起病之因由。泄厥阴以舒其用,和阳明以利其腑。药取苦味之降,辛之宣通可矣。川楝子皮三钱,姜半夏一钱五分,川黄连六分,淡吴茱萸二分,左牡蛎一两,姜汁一匙"。案中胃逆呕吐,虽"不知起病之因由",用泄厥阴以解肝郁,和阳明而降胃逆之法取效,可见此法为胡氏常用之法,颇为得心应手。方中川楝子皮、牡蛎理气降逆,吴茱萸、黄连合为左金丸之意,清泄肝中郁火,半夏、姜汁和胃止呕,肝胃和降,吐逆遂平。又如治"沈某。脉纯弦,痛在少腹,肝之热结,总由脾家湿郁,宜梳理少阳,以理脾之主。炒柴胡、沉香曲(包)、佩

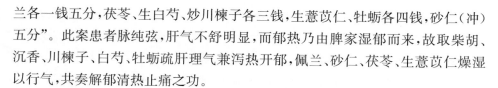

兰各一钱五分，茯苓、生白芍、炒川楝子各三钱，生薏苡仁、牡蛎各四钱，砂仁（冲）五分"。此案患者脉纯弦，肝气不舒明显，而郁热乃由脾家湿郁而来，故取柴胡、沉香、川楝子、白芍、牡蛎疏肝理气兼泻热开郁，佩兰、砂仁、茯苓、生薏苡仁燥湿以行气，共奏解郁清热止痛之功。

2. **柔肝和中** 若脾胃本虚，肝气来犯引起的呕吐腹痛，胡氏主张从柔肝理脾入手治疗，以达到和中止呕、缓急止痛的疗效。如治"钱某。嗔怒郁结，诸气悒痹，胃肠气机怫郁，攻触有形，乃肝胆厥逆之气必来克土，呕吐恶心，致纳食减少，勉进水谷，肠胃屈曲不司变化，二便不爽，按其二手之脉，所谓不足之中兼而有余也。温脾丸（包）四钱，郁李仁、姜半夏、陈皮各一钱五分，生白芍、夜合欢花各三钱，沉香粉（冲）五分"。此案患者呕吐恶心，纳食减少，二便不爽，显有脾虚之证，又因嗔怒，而致肝气郁结，故在治疗上，选用白芍、郁李仁等柔和温润之品柔肝养肝阴，合欢花配伍沉香而理气散郁结，理气而不耗气，疏肝而养肝阴，同时用温脾丸、半夏、陈皮温中益气、健脾和胃。又如胡氏治"章某。肝木乘脾，腹中甚痛，得脉弦急，明系以肝为患，治肝不应，治脾亦良法也，明矣！宜芍药甘草汤加减。生白芍四钱，生甘草二钱，广木香、炒枳壳各一钱五分，大腹皮、苏藿梗各三钱"。此案腹痛乃肝木乘脾所致，而常规治肝之法无效，此时应想到《金匮要略》"见肝之病，知肝传脾，当先实脾"的《经》旨，胡氏以芍药甘草汤为主柔肝和中，加木香、枳壳、大腹皮、紫苏梗、藿香梗理气和中，而起到止痛作用。

二、脘痛食积，宣通气血温中阳

胡氏治疗脾胃病十分强调运中之法，他说："实则阳明，虚则太阴，此乃人所共知，而中宫为运化之枢机，不利则全身之气化皆不行，上下焦之湿亦因之而凝滞，故治湿虽须宣上、运中、导下并用，尤以运中为先，此乃人所未尽知也。"在胃脘痛和食积的治疗中，胡氏运中之法主要体现在对中焦气血的宣通运化和对中阳不足的温补方面，根据其医案可归纳为辛以通阳、行气散瘀、温中补虚三个方面，详述如下。

1. **辛以通阳** 胃脘阳气不振，气机不畅可造成脘痛，胃阳不通，饮食物无以腐熟运化而易成食积，胡氏医案中运用辛温通阳之法治疗胃脘痛、食积者不鲜见。如治"王某。脉右濡，脐上过寸有聚气横束，几年来食难用饱，每三四日一更衣。夫九窍失和，都属胃病，上脘部位为气分，清阳失司，仿仲景微透阳气一法。薤白头一钱，瓜蒌皮三钱，姜半夏一钱五分，九节菖蒲、川桂枝各八分，生姜汁一匙"。本案胸脘阳气不振，痰湿阻滞而瘀积成形，大便欠通畅，亦由于胃失和降，法取通阳散结,用仲景瓜蒌薤白半夏汤,加石菖蒲、桂枝、生姜增强温通之力,中阳得振,则清阳得升,浊阴自降,诸症皆除。又如治"陈某。脉沉小缓,早食难化,晚食夜胀,大便不爽。此腑阳受伤,不可流行。治者必以温药疏通,忌食闭气黏荤。生白术、厚朴、广陈皮各一钱五分,淡附片、炒草果仁各二分,茯苓、槟榔各三钱"。此案诸症缘由脾运匮乏,阳气不得伸展,唯温通一法,才能腐熟水谷,助长健脾渗湿消化之力。再如治"孙某。右脉涩,左脉微,饮食不能健运,嗳呕间作,溏泄不已,此中宫阳气欲寂,当用辛温法"。此案为辛温之法无疑,辛以散邪,温以通阳,从而达到理气健运祛湿的目的。

2. 行气散瘀 脘痛、食积若缠绵不愈,就要考虑气血郁结,或久病入络的情况,治疗时要考虑行气解郁、化瘀散结,才能取得更好疗效,胡氏深谙此法。如治"赵某。脉小弱,是阳虚体质。由郁勃内动少阳木火,木犯太阴脾土,遂致寝食不适,法当扶土泄木。越鞠丸(包)、茯苓、佩兰叶各三钱,广郁金、白术、炒白芍、清炙甘草各一钱五分,白豆蔻衣(后下)五分"。此案患者为阳虚体质,可知非短期而成,阳虚气郁日久,而造成寝食不适,食积于内。处方中越鞠丸为治气、血、痰、湿、食、火诸郁的经典方剂,奠定了本案行气血、解郁结的治法基础,再配他药,加强宣畅气血之力。又如治"陈某。久有胃痛,更加劳力,致络中血瘀,经气逆行,其患总在络脉中痹窒耳。医药或攻里,或攻表,置病不理,宜乎无效,形瘦清减,用缓逐瘀一法。炙蜣螂虫、炙䗪虫、炒五灵脂各一两,桃仁、川桂枝各五钱,炒蜀漆四钱。用老姜根白捣汁泛丸,滚水下。每服二钱,日进二次"。胃痛久而入络,以致络瘀血阻,患者形瘦清减,不可峻药猛攻,遂用活血散瘀之丸药,以奏缓图之效。

3. 温中补虚 脾胃阳气虚弱所致之脘痛、食积,胡氏治以温中补虚为主。如治"陈某。寒热数日,中痛呕逆,胸满身疼,左脉弦涩,右脉关尺虚微,此中气虚寒,阴道长而阳道消,是以胸中之阳不化而为满,胃中之阳不布而为呕,卫外之阳不固而为痛,夫阳微之地即阴盛之处,而阳微之故,则由于胃气虚损,而生发之令不升也。当行温补之法。处方:别直参(另煎冲)、炙甘草各一钱,茯苓三钱,肉桂(后下)五分,淡附片八分,白术一钱半,川连六分"。此中阳衰微而致阳气不化、不布、不固而为患,故用别直参、肉桂、淡附片、白术、甘草温补中阳,而黄连一味为反佐,可引诸补阳之药直达阴盛虚寒之地而取效更捷。又如治"沈某。脉小微弱,是阳气已衰。今年太阴司天,长夏热滞气分。食入不运,味变酸苦,脾胃先受困也。稍涉嗔怒,木乘中土,益加不安,从东垣培土制木法。生晒白术、茯苓各三钱,广陈皮、木瓜、炒防己各一钱五分,生益智仁一钱,淡生姜渣五分"。此案患者阳气衰弱,加上发病时气候条件是暑热挟湿,更易损伤中阳,温中培土为治,乃切中病机。

三、胁痛疸鼓，化湿利水与扶正

胡氏治疗胁痛、黄疸和鼓胀的医案虽不是最多，但比较有代表性，一些识证辨病的学术观点和遣方用药的心得体会，都很值得学习和借鉴。对上述三类病症的认识，胡氏多着眼于水湿，湿滞经络可致胁痛，湿热熏蒸多发黄疸，水饮内停而致鼓胀，同时也关注由于病久伤正、体质虚弱、失治误治等因素引起的正虚，并对化湿利水和扶正关系的把握十分到位。基于这种正确认识，在确立治则治法时就显得恰如其分，遣方用药上就显得灵活自如。

1. 化湿养阴　对于湿热致病，留得一分阴液，既有一分生机，而化湿药多为香燥之品，易伤津耗液；若欲养阴，滋腻之物又碍湿。如何既能化湿，又能保阴，是临证的棘手问题。胡氏所言卓尔不群，颇有见地："南方偏热，阴液常苦不足，故香燥峻剂、伤津耗液之品务须慎用，率尔误投，则亡阴动风之险立至，救之不易，诚不如保之为妥也。南方又多湿邪，中宫常苦不运，故阴柔滋腻、呆脾滞胃之品务戒勿用，否则健运失职，生气日索，及药力亦未能运至病所，欲病之愈，不易难哉！"故胡氏所选清热化湿药多为连翘、枳壳、碧玉散、藿香、佩兰、西瓜翠衣等轻清之品，既无香燥耗液之虞，亦无滋腻碍胃之弊；而对于热病后期津液匮乏者，常用茯苓、扁豆衣、薏苡仁、川石斛、川贝母等助运化而清润养阴。如治黄某胁痛"初诊：脉数重按无力，左胁腰痛，不能转侧，舌苔白边红，心中热闷，不欲食，是湿邪滞着，经络阻痹。宜进气分轻清之药，庶几不伤正气。生薏苡仁、西瓜翠衣各四钱，川贝母、佩兰各一钱五分，杏仁三钱。二诊：脉数无力，左腰胁疼未止，舌色转红，是病邪虽稍缓，却阴气已经不振，进清余热，略兼养阴"。此案一诊化湿泻热而清中有润，二诊养阴补虚而兼清余热，祛邪与扶正的处理十分得当。

2. 除湿运中　对于湿热蕴结中焦的黄疸，胡氏在除湿蒸、解郁热的同时，还注重调补中焦。如治"陆某。面目悉黄，微见黑滞，烦渴腹满。左脉弦数，右脉空大。此内伤发黄，为厥阴肝木、太阴脾土两脏交伤之候也。夫肝为风脏，其性喜申而恶屈，郁则木不得伸而屈矣！郁极而气盛，而风乃发。风发必挟其势以贼脾，脾为湿土之司，土受克而气不行则湿胜矣！风性虽善变，其遇湿以留之，反壅滞经络而不解。由此湿郁、热留、瘀阻而烦渴有加，其发黄也必矣！古曰：风湿所致，实由木亢而不宁，土困而不舒，非外来风湿可比，况黑色见于面则知并伤其肾，反将脾中浊气下流，故于黄中见黑滞耳。即其腹痛，亦是中气不行，虚热内壅，非结热当下之比。若误下之，则脏气空虚，风从内生也。若误汗之，则阳气外泄,湿愈不能行也。为商治法,平肝之亢,扶土之虚,兼解郁热,以清气道,除湿蒸而和中气。白术、白芍、牡丹皮、秦艽、半夏曲各一钱五分,川黄连五分,焦栀子、当归身各三钱,茵陈四钱,柴胡八分,甘草一钱"。此案肝郁而木不得伸,化火生风,以致肝风内动,累及中宫,造成脾困而湿盛,病机较为复杂。胡氏通过严谨推理,理清治疗思路,取丹栀逍遥意,用黄连、栀子、秦艽、半夏、茵陈清热除湿,白芍、白术、柴胡、当归、牡丹皮解肝郁而健脾运,巧妙处理湿热熏蒸和肝郁脾虚的关系,从而拨乱治平。

3. **利水温阳** 湿邪浸淫日久会耗伤阳气,阳气失于温煦则水气更易泛溢,面对水湿盛而阳气伤的鼓胀等病,胡氏治疗常利水温阳同施,祛邪扶正兼顾。如治程某鼓胀"脉沉,尚有水气,腹胀气逆,直至胸前。急宜五苓、五皮合参温阳化气之剂。淡附片八分,猪苓、焦白术、大腹皮、车前子各三钱,桂枝、生姜各一钱,茯苓皮、泽泻各四钱,陈皮一钱五分,陈葫芦(煎汤代水)一两"。脉沉主里,为阴逆阳虚之候,水湿浸淫和脾肾阳虚同时存在,故用桂枝、附子温阳,五苓散利水,五皮饮消胀,驱邪与扶正并重。

四、泄泻痢疾,清补导润各相因

胡氏治疗泄泻和痢疾的医案不少,占有记载的脾胃病医案的四成。泄泻与痢疾虽病因有异,但均表现为大便次数增多和性质改变,且胡氏治疗泄泻和痢疾时治法有相似之处,相互参照,更有学习价值。胡氏治疗泄泻痢疾,治法涉及利湿、补虚、消导、润燥,颇为灵活,处方用药也别具一格,值得体味。

1. **清热利湿** 《素问·阴阳应象大论》说:"湿胜则濡泻。"《沈氏尊生书》又云:"大抵痢之病根,皆由湿蒸热蕴,以致气血凝滞,渐至肠胃之病。"湿热为患是泄泻和痢疾发病的主要因素,清热利湿也是胡氏的常用治法。如治"陈某。下痢腹痛后重,时下圊血,肛门热痛,脉沉弦。热邪传入厥阴,血液内耗,宜白头翁汤加减。白头翁、黄柏、秦皮、金银花各三钱,黄连一钱,陈皮一钱五分,火麻仁六钱"。白头翁汤为治湿热痢疾的效验经方,再加金银花清热解毒,陈皮化湿理气,火麻仁润下导滞。又如治"黄某。暑热夹湿,淫乱肠胃,每利必兼腹痛后重,欲解不爽。脘闷,苔厚,脉弦滑,宜利湿分清主之。冬瓜仁、赤茯苓、瓜蒌皮、滑石各四钱,通草、陈皮各一钱五分,木香八分,焦六曲、山楂炭各三钱,荷叶半张"。暑热相搏,夹湿蕴结肠胃,故治以清化暑湿为主。

2. **补火益土** 若脾肾阳气虚衰,脾阳不能温煦,运化水谷失常,从而引起泻痢。如治"李某。脾肾虚寒,多致泄泻,有数月未愈。至春木已动,势必克土。腹满气逆，小便涩少，乃肿胀之根。若不益火生土，日吃疲药，焉能却病。老东参（另煎，冲）一钱，附片、益智仁各一钱，茯苓、白术、菟丝子饼各三钱"。久泻导致脾肾虚寒，故用人参、附子、菟丝子温肾补火，白术、茯苓、益智仁温脾助运，发挥温补脾肾而止泻的有效作用。又如治"朱某，下痢呃逆，两足彻冷，两脉虚微。此火衰于下，土虚于中，因之升降失常而泄泻无度。饮食所生之津液，不得四布而反下泄矣！当大剂温补以恢复元气，拟桂附理中汤。别直参（另煎）一钱，白术三钱，甘草、桂枝各一钱五分，淡附片一钱，干姜五分"。下痢过剧导致命门火衰，故用桂附理中汤回阳温中治之。

3. **消导缓下** 前贤有云"无积不成痢""痢无止法"，提示泻痢的治疗要重视内有积滞的病机，不可贸然止痢。胡氏在此方面颇有经验，对于气滞不通或内有积滞的痢疾采用消导缓下法，方药拿捏也十分到位。如治"谢某。泻痢发于夏秋之交，症见胸闷腹痛，苔白厚而腻，脉迟，唯右寸稍弦。此暑湿内侵，积于肠胃，其间有饮食生冷，不能速行，以致火气不得舒伸，逼迫于下，故见里急后重不爽。法宜消导利湿润下之品。槟榔、冬瓜仁、麦芽、滑石、瓜蒌皮各四钱，焦六曲三钱，广木香八钱，厚朴一钱五分"。患者因饮食生冷积滞肠胃，故用槟榔、木香、厚朴理气宽中，配合麦芽、焦六曲消食去积，冬瓜仁、瓜蒌皮、滑石缓下导滞，以消导通下而止痢。又如治"周某。脉象弦迟，湿热潜伏太阴，阴遏气机，以致太阴失健运，少阳失疏达。湿蒸热郁，传导失其常度。蒸为败浊，脓血下注，肛门热痛，腹痛后重。气壅不化，至圊不能便，伤气则下白，伤血则下赤。气血并伤，赤白兼下，故拟润下利湿之品。炒苦参、炒金银花、赤茯苓各三钱，滑石、冬瓜仁、瓜蒌皮各四钱，火麻仁六钱，赤芍一钱五分，木香八分，荷叶半片"。此案湿热潜伏，脓血下注，本应以清解湿热为主治疗，但胡氏观察到"腹痛后重"，考虑到气机壅滞不化，因此用火麻仁、冬瓜仁、瓜蒌皮发挥通便祛浊的作用，可谓运用"通因通用"法则的精彩示范。

4. **润燥滋阴** 泻痢过度，往往有伤阴之虞，因此在治疗中，胡氏对保护津液十分重视。如治"茹某。下利咽痛，口渴心烦，尺脉数疾。此乃热邪内耗少阴，治宜猪肤汤加减。猪肤（煎汤取清汁）四两，白蜜（冲）二匙，知母、生地黄各三钱，黄连、生甘草各一钱五分。方中知母、生地黄清热养阴而不腻，黄连清热燥湿，猪肤汁、白蜜以制黄连苦燥之性，生甘草调和诸药，使之补而不碍邪，攻而不伤正"。此案与《伤寒论》310条所叙之证相合，由于热盛内耗少阴之阴，故上见咽痛，下为下利。胡氏宗仲景猪肤汤加味，柔润滋阴为治。又如治"杨某。诊得脉细数而微，舌干黄而下利，身焦燥而不润。此为下多亡阴，热邪因之而内陷，大可虑也！治法轻以清其邪，苦以泄其热，未识应否！川黄连一钱，人中黄、金银花各三钱，鲜生地黄、淡豆豉各四钱,通草一钱五分"。舌干身燥乃热势鸱张、津液不足之候,在清热的同时,胡氏用鲜生地润燥滋阴,保存生机,颇为高明。

【医案选析】

温土制木治呕噫吞酸

脉濡弱。左胁下久有宿痕,亦与肥气相类,纳食酿积于胃脘之间,不时呕噫吞酸,得物上涌及吐。此皆怫郁动肝,肝木犯胃。胃中阳伤,不能传及大肠,变化失司,大便五六日一更衣。此为胃气不主下行故也。法当温胃阳,制肝木,宿疾纠缠,多制反复。处方:

淡附片八分,吴茱萸二分,川黄连六分,干姜、沉香(后下)各五分,生白芍三钱,半硫丸一钱(包煎),白蜜(冲)、姜汁(冲)各一匙。

【赏析】木郁侮土,土气不伸。上逆则呕噫吞酸,传导失司,消谷无权。大便五六日一更衣,左胁久有宿痕,非一般之证可比。故权用温胃阳、制肝木,以救一时之急。

小陷胸汤治脘痞

热邪入里,脘痞,按之痛,脉浮滑。此邪结阳分,拟仲景小陷胸汤。姜半夏、枳实各一钱,瓜蒌仁四钱,杏仁三钱,川黄连六分。处方:

【赏析】《伤寒论》138条云:"小结胸,正在心下,按之则痛。脉浮滑者,小陷胸汤主之。"此案与《伤寒论》中所举的脉证完全相同,"邪热入里",痰热互阻中焦,所以出现"脘痞,按之痛"的实证、热证。从"脉浮滑"中窥测,所谓"邪结阳分"推断指的是热结,痰热可能在肺胃之间,大便偏结。采用小陷胸汤原方加入枳实、杏仁二味,以清热宽胸,化痰润下。

逍遥散治胁痛

杨某。

脉弦而紧,邪居厥阴,表里俱急,弦为肝郁,紧为里寒,胁下刺痛,乃肝胆经络为湿热所郁于血分。有时发热者,胆因肝而郁也,宜逍遥散加减。处方:

炒柴胡、薄荷(后下)、生甘草各一钱五分,生白芍四钱,当归、川郁金、茯苓、路路通各三钱。

【赏析】《灵枢·经脉》云："胆足少阳之脉……是动则病口苦，善太息，心胁痛不能转侧。"同时《灵枢·五邪》又云："邪在肝，则两胁中痛，寒中，恶血在内。"根据上述记载，充分说明了本案的病机，所谓"胆因肝而郁也"。胆为腑而肝属脏，脏腑相连，表里相依。脉出弦紧，胁下刺痛，实为湿郁肝胆，气滞血瘀之象。法取泻肝利胆是其治也，用逍遥散加减适得其所。

健脾运湿治酒湿腹胀

沈某。

饮酒聚湿，太阴脾土受病，腹胀气逆，乃浊阴之气不得宣通，二便艰涩不畅，苔白脉迟。治以健土运湿。处方：

茅苍术、广陈皮、厚朴、通草、葛花各一钱五分，草果仁一钱，附片八分，茯苓皮四钱，大腹皮三钱，白豆蔻衣五分（后下）。

【赏析】"酒湿所伤"，酒乃曲蘖热药所成，若饮酒过量，则蒸腾而身热，易遭湿困。湿为阴邪，阻遏阳气，湿热相搏，故而症见"腹胀气逆""二便艰涩不畅"。病居中焦，脾无温运之力，胃失和降主权。李东垣曰："酒大热有毒……伤之只当汗出，次利小便，上下分消其湿气。"故用温中燥湿，上下分消之法。

升脾降胃治食下膜胀

李某。

脉迟，食下膜胀，大便不爽，水谷之湿内着，脾阳不宣，胃腑不能透达。宜升脾降胃为妥。处方：

川朴、陈皮、枳实、通草、扁豆衣各一钱半，炒白术、茯苓皮、大腹皮各三钱，炒谷芽、麦芽各五钱，生姜皮五分。

【赏析】湿困脾阳，健运无权，故见"食下膜胀，大便不爽"，升降不利关键出在"湿"字，湿为黏腻之邪；内湿困脾，阻遏阳气，致使中焦气机闭塞，上下困顿，故用温中化湿、消导和胃之品，以利脾胃升降，舒畅气机。

益气扶脾治泄泻兼呕

陈某。

阳明脉衰，形瘦色黄，脘闷饥不欲食，心痛泄泻兼呕。处方：

太子参四钱,茯苓三钱,陈米一撮,吴茱萸二分,姜半夏一钱半,生姜三片。

【赏析】此系脾胃虚弱之证,因胃弱而酿成脘闷,饥不欲食,上逆致呕,由脾阳虚惫致泄。脾乃太阴之脏,寒凝作痛,同时又提及形瘦、色黄、脉衰,可见此病由来已久。中医学认为,"久病属虚,暴病属实"。今从久病着手,用药选益气扶脾之品,另佐陈皮、姜半夏、生姜温中醒胃。

逐水消积治鼓胀

陆某。

水湿内侵于脾,神疲肢软,胸次不畅,腹皮日胀,纳食少餐。诊两手脉沉弦而顿,手按其腹,紧张如鼓。此属气阻湿留,将成鼓胀之候。乘此体质尚实,正气未衰,当用消破之剂,此治其标。处方:

蓬莪术、青皮、厚朴、通草各一钱五分,槟榔、白术各三钱,干姜、甘遂、肉桂、红芽大戟各五分。

【赏析】此案系指水湿泛溢,阳气被遏,困顿中州为患。脾为湿土,外湿入侵,内湿孳生,二湿相加,湿更肆虐。湿停中焦,故有纳食少餐,胸次不畅,腹皮日胀,紧张如鼓之累。湿留四肢,出现神疲肢软。由于脾肾之阳受湿所阻,导致气机不能通畅,正值邪正相争,因正气未衰,故可用消破之剂,达到温阳燥湿,逐水消胀的目的。

半夏泻心汤合椒梅丸治哕逆下痢

赵某。

高年患痢,病及月余,两脉弦细,按之虚软,哕逆下痢,苔灰色、二边白。哕逆者胃寒也,下痢者肠热也,苔灰者乃湿已化火而未见尽达也。议仲景半夏泻心汤合椒梅丸参用,以扶正逐邪,斯为合度。处方:

制半夏、炒黄芩各一钱,黄连八分,川椒目、干姜、乌梅炭、陈皮(盐水泡)各六分,生白芍二钱,带皮茯苓四钱,别直参五分(另煎),陈粳米一撮。

【赏析】此系哕逆下痢并发之证,患者为高年,病程已经1个月,邪未净而正气已伤,以致邪反内陷,故见舌苔色灰二边白,脉象弦细按之虚软。由于湿邪留恋三焦,而胃寒肠热,呕逆下痢,故用半夏泻心汤扶正逐邪,和胃降逆,开郁散结,配椒梅丸(川椒、乌梅、黄连)以温通六腑之沉寒兼能治痢,达到辛开苦降、温通健运的目的。

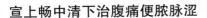

宣上畅中清下治腹痛便脓脉涩

胡某。

里急后重，腹痛便脓，秘塞不爽，久延不复，脉涩。乃是肠滞不通，法当宣通气血。处方：

紫菀、桔梗、厚朴、炒青皮各一钱五分，地榆、炒山楂、制大黄各三钱，广木香八分。

【赏析】此案申明下痢并非赤痢，而是白痢，突出"便脓""脉涩"四字。《内经》曰："肠澼下白沫，脉沉则生，脉浮则死。"今见涩脉，涩者湿也。虽病久而正气未伤，仍从湿滞肠道着眼。在治疗上，用紫菀、桔梗开宣上焦肺气，青皮、厚朴、木香、山楂调畅中焦气机，地榆、大黄清利下焦湿浊，三焦调畅而气顺湿除。

【验方拾萃】

消食化滞方

处方：山楂炭，建曲，莱菔子，藿香梗，川朴，陈皮，焦栀子，滑石。功效：消食和胃，理气化滞。主治：湿热内滞，脾胃运化受阻，又有饮食积滞之湿热夹食证。

此方乃保和丸之变法，所不同者，加川朴、焦栀子、滑石促使中焦之湿食得化而下泄，既利小便以泄湿浊，又通大便以导食积，方中不用峻药攻下，无伤正之虞，且能祛除因湿去不尽而遗留复发之祸根。

湿热下利方

处方：猪肤，白蜜，知母，生地，黄连，冬瓜仁，石菖蒲，丹参，川连，砂壳，荷叶。功效：清热利湿，养阴润燥。主治：湿热下利兼有阴亏证。

此方为胡氏师仲景猪肤汤之意，并加以化裁。方中猪肤甘而微寒，润燥入肾，白蜜清虚热、润燥以止咽痛，知母、生地、黄连并用，清化利湿而不燥，养阴扶正而不腻。全方祛湿热而不耗阴，利止而病自安。又可治湿热过甚，不能纳食之噤口痢，以冬瓜仁、石菖蒲、丹参、川连、砂壳、荷叶化湿醒脾以去内蕴之湿，祛邪扶正相互协调，有机结合，共同为力。

化湿醒脾方

处方：茅术，半夏，陈皮，茯苓，通草，薏苡仁，大腹皮，佩兰。功效：化湿消食，醒脾助运。主治：病后胃纳不振。本方治脾，因湿困中州伤脾，脾运受阻，不思纳谷。

方中白术、半夏、陈皮、茯苓、通草、薏苡仁化湿健脾。大腹皮宽膈消食，配佩兰以苏胃气，重在化湿醒脾。

清养胃阴方

处方：银柴胡，秦艽，带皮茯苓，扁豆衣，冬瓜仁，仙半夏，石斛。功效：清退虚热，滋养胃阴。主治：热病耗津而伤胃阴，胃阴受戕，饥不欲食。

方中银柴胡、秦艽散余邪而清余热，用带皮茯苓、扁豆衣、冬瓜仁、仙半夏、石斛以助运化而清养胃津，俾热退而纳增，功在清润治胃。

·················· 【主要参考文献】 ··················

［1］ 张承烈.近代浙东名医学术经验集［M］.上海：上海科学技术出版社，2015.

［2］ 浙江省中医药研究院，浙江中医杂志社.医林荟萃：第十四辑［G］.杭州：浙江省中医管理局，1994.

金子久：
肝胃之疾疏达郁滞，鼓胀之病宣通气血

······················· 【名家简介】 ·······················

金子久(1870—1921)，名有恒，浙江省桐乡市大麻镇(原属德清县)人。金氏医学精深，惜忙于诊务，无暇著述，所遗《问松堂医案》曾刊于《中医杂志》，秦伯未所编《清代名医医案精华》、姚若琴等所辑《宋元明清名医类案续编》、裘吉生所编《三三医书》等均有部分收入，单行本《金子久医案》亦有发行，深受中医界欢迎。

自南宋以来，金氏世代业医。金氏幼承家学，渊源有自，读书颖悟。因其父芝石公年衰多病，虑祖业之传承，命金氏侍诊左右，业与年进，学验俱丰，辨证精确，疗效显著。曾于1915年悬壶申江，兼任沪南慈善会施诊，轮值之日，病者数倍寻常，名声大噪。为人治病不论贫穷贵富，一视同仁，甚则不计报酬，对寡妇孤儿免收诊金，且资助药费至痊愈。金氏医术誉驰遐迩，金氏却从不自高身价，反而更加勤奋刻苦。曾谓："医之为道，概不可偏执一端，亦不当讥同业。学力心机，相资并用，庶多一经验，而后少一谬误。"金氏医德医术，人所共仰，慕名而负笈从学者150余人。金氏循循善诱，因材施教，门墙桃李，代有传人，形成别树一帜的金氏医学流派。金氏博闻强识，舟车寒暑，手不释卷，数十年如一日，把全部的精力献给了祖国的医药卫生事业。

在学术上，金氏学有渊源，造诣颇深。对《内经》《难经》《神农本草经》《伤寒论》《金匮要略》以及金元四大家，温病诸家学说，能深入钻研，融会贯通，师古却不泥古，自出机杼。宗《伤寒论》而不拘泥于伤寒方，师温病学说而不机械于四时温病之分，既不立异以矜奇，亦不苟同而随俗。特别注重临床辨证活用，尝谓"学无常师，择善而事。临证非难，贵在变化"。如读《伤寒论》"伤寒汗出而渴，五苓散主之",他在该条旁注:"汗出而渴,与白虎汤同,故不能凭此四字而径任五苓,当与脉浮数,小便不利,微热消渴诸条合参。"对《内经》的重要理论,诸如阴阳五行、脏腑经络等学说,尤能运用于临床,在医案中颇多引述和发挥。尤其是对清代温病学派叶、薛、吴、王和喻嘉言等著作,有深入的研究,功力深厚。金氏临床处方用药借鉴于叶天士《临证指南医案》和喻嘉言《寓意草》甚多,师其法而效其方,辨证论治,疗效显著。金氏勤求古训,博采众长,长于时方之遣药圆活,亦善用古方之用药经典,从无门户之见。

····················· 【学术经验】 ·····················

金氏在医学上的基本观点,首先强调阴阳五行与人体生理、病理的密切关系,运用阴阳五行学说指导辨证和治疗。治病强调三因制宜,注重四诊合参,尤重切脉。金氏对喻嘉言"凡治病不明脏腑经络,开口动手便错"的论点颇为信奉,善于运用脏腑学说,指导临床实践,尤其重视脾肾两脏对人体生理病理的重要作用。现针对金氏治疗脾胃病经验,予以整理介绍。

一、疏达郁滞,以通为主治肝胃病

金氏善治脾胃病,其中治疗肝胃病更有自己独特的见解。金氏认为肝胃病是指肝木犯胃的一类疾病,凡有胃脘痛兼胁痛、恶心、呕吐、吞酸、嗳气、食欲不振、大便失调、脉弦者,皆属于此病范畴,是脾胃病中一类疾病。

1. **治法以通为主** 气的升降出入,是维持人体生命活动的必要条件。当气机升降出入处于相对平衡时,才能维持机体的生理功能。如果气的运行发生阻滞,造成升降失调,出入不利,就要发生种种病变,例如肝气郁结,胃气上逆以及脾气下陷等。故此,临床上出现肝胃病常常是由于气机阻滞、升降失调引起的。金氏在阐述肝胃病病机时说:"木邪乘犯胃土,气机不通则痛。"还说:"肝胃气滞,脘腹作痛,土被木侮,肝厥脘痛,痛久入络,胁背引痛。""痛剧入络,故心背牵引亦痛。"具体地指明了以肝胃气滞为主要病机,以胃脘部疼痛为主要症状,而且常可放射到胸胁及腰背,久痛又可入络,所以变症较多,有时反复缠绵。脾胃地处中央,在升降运动中起着枢纽的重要作用,一经受害,势必升降逆乱。金氏曾说:"盖人唯一胃而有三脘之分,上脘象天,清气居多;下脘象地,浊气居多;而升清降浊者,全赖胃气为主。"又说:"盖胃为水谷之海,饮食入胃而精气先输脾归肺,行春夏之令，乃清阳为天者也；升已而降，下输膀胱，行秋冬之令，乃浊阴为地者也。设或升降乖违，不病而自病焉。求知于此，则知履端之义。""一经胃气虚衰，升降之机，自欠和顺。"这些论述，虽源于李东垣的《脾胃论》而又有发挥。金氏认为："肝与胃为克制，肝动必侮胃，胃窒必艰运。""痛极动肝，故肝气上乘作噎，肝木顺乘阳明，遂使胃失下行为顺之旨。"

金氏对肝胃病的治疗，紧紧抓住通则不痛的原则，提出以"通"为主的治疗法则。根据"胃为腑土，腑病以通为用"的理论，使肝胃气机得畅，有通则不痛之义，务使肝胃气机条达，则诸症自缓矣。金氏治疗肝胃病的见解继承叶天士"通则不痛，通字须究气血阴阳"之说，结合脏腑辨证，提出了治疗肝胃气滞应从"疏肝和胃，以通为主"的方法。

2. 用药疏润平妥　用药方面，疏肝用川楝子、延胡索、青皮、郁金、绿萼梅之类；和胃用陈皮、川朴、木香等。偏寒的加吴茱萸、干姜；偏热的佐黄连、栀子。鉴于肝胃病大多是本虚标实，因虚致实，所以在体察虚实后，或扶正中祛邪，或邪祛后扶正。总之以祛邪不伤正为治病准绳。特别是对叶氏"胃宜润则降"的学术观点，十分推崇，认为胃阴虚而致土虚木贼者，"治宜甘凉濡养阴液，参入介类，以潜其阳；如气机仍有窒滞者，少佐辛润利气"。甘凉如石斛、麦冬、洋参、沙参；介类如鳖甲、牡蛎、龙齿；利气如佛手、橘红。若因肝阴虚者，治宜"养血以润木，调气以除痛"，强调"欲调肝木，必滋其营，因肝木赖血以濡养，俾得营液灌溉，何木郁之有哉"？养血如白芍、当归、丹参；调气如香附、青皮、郁金。若中阳不振，"当以温运理中，佐以辛香宣络，且肝得辛香，亦有泄肝之一功"。可用建中、理中汤之类方。金氏又指出："营阴素弱，未便专用温运，须佐阴药。"故往往用白芍炒瑶桂，当归身炒小茴香，柔以制刚。对气入络道，"宜辛香以通之"；对"痰流络道"，用瓦楞子、贝母、旋覆以搜之；若久痛入络而成气滞血瘀者，用当归、红花拌丝瓜络、延胡索、丹参、牛膝、川芎、桂枝等通络行瘀，总以辛通瘀滞和络定痛为重心。

金氏还经常提示警惕肝胃病治疗中容易失误的地方，以及应予注意之点，如说"体虚湿留，未便峻补""现下气分有窒，不便遽用滋补""刻下不能但求其本，暂以专通其腑"。提出不能固执于扶正固本，脱离实际而盲目滥用滋补，以致留邪碍病。对于"脉象细弦，舌质绛光"的阴虚患者，只要兼见气机阻滞，就应在甘缓之剂中佐以辛香之品，以利气机。

有一脘痛案记载："弦主乎肝，滑主乎痰，以此参考，总不越乎肝乘于胃，痰阻于络，调治之法，故不外乎平肝之逆，通胃之腑，要之清浊升降，全赖中脘运用。"值得指出，金氏虽谓调治之道，不外平肝、通胃两法，所谓"不外"，其实乃是强调此二者的重要,并非墨守成规,执两法以驭百病。相反,在错综复杂的病情变化上,每能机灵应变,随症立方。一般而言,他遵循叶氏的规范,根据土有阴阳,木有甲乙,肝脾宜升,胆胃宜降。凡属甲木克阳土而为木横之候者,多从苦辛开泄立法;若属乙木乘阴土而为土虚木贼之候者,则从培土泄木立法,不用苦泄沉降之剂,原则坚定,手法灵活。例如脘痛胃气上逆者,他认为"第其肝气横逆,非旋覆代赭不可平"。旋覆花行水下气,代赭石味苦质重,能坠痰降气。半夏、生姜辛温,人参、大枣、甘草甘温。合而用之,和胃气而止虚逆。

另有一案载:"目前阴伤液耗,原非辛香甘温可以善策,气伤饮留,岂敢遽投甘凉濡养。""然阴液不顾,防有告竭之势,而饮邪不驱,尤恐蔓延无已。"接着指出:"今当举其要纲,以胃虚木贼论治,再仿仲师旋覆代赭汤主之,参入大半夏汤以润燥和胃,半夏亦有搜痰饮之功能。"为了避免温燥劫津之弊,金氏认为参入柔药和肝,使升剂中含降药,达到升而不浮越。

同时,金氏还重视寒热药物的配伍,如针对甲木犯土、气机上升的特点,指出:"当用苦降辛通,以冀胃气下行之旨,则呕恶自止而脘痛自缓。"方如半夏泻心汤、进退黄连汤、左金、戊己等。药对如干姜伍黄连,肉桂配芩连,吴茱萸拌黄连,瓜蒌、薤白、白芍配栀子豉汤,大多取川连苦寒降火,寒而不凝之性,再合姜椒之辛,辛开苦降;配芍药,得酸泄热之妙。又潜肝如牛膝、决明;降胃如半夏、川朴、丁香,另如取浊者下行之义。

综观金氏医案,针对肝胃病通法的应用,有虚则补而通之,实则疏而通之,寒则温而通之,热则清而通之。余如豁痰、理气、祛瘀、溺饮,或开其一面,或兼而顾之。如调兵遣将、排兵布阵,分则各路,合而一途,总以"通则不痛"为宗旨。其治疗法则,虽承于叶氏,但能运用自如,治无偏颇,可资参考。

二、鼓舞中焦,调益脾胃治泄泻

脾主健运,胃主受纳,脾宜升则健,胃宜降则和。东垣大升阳气,其治在脾。脾胃健运,则水谷充旺,资生有本。如若中气失运,砥柱无权,虚实混淆,升降逆乱。清阳少升,大便或溏或泄;浊阴少降,脘腹或痞或胀。金氏认为,中焦升降益窒,下焦传导益阻,脾胃失调,气机亦阻,脘满腹痛,输运失度,清浊不分,遂成泄泻。胃为阳土,脾为阴土,胃阳赖脾阴以濡之,脾阴藉胃阳以煦之,所谓脾胃相为表里,而为后天生化之源。调治法程,当鼓舞中焦,调益脾胃,扬清激浊,调和升降。如肠胃有滞,则宜通宜消,盖腑病以通为用;若脾胃有虚,则宜补宜清,因脏贵藏而不泻。气已下陷,若再行其气,后重岂不更甚?阴苟消亡,若再通其滞,津液岂不愈竭？设若胃阴伤、胃液耗，中阳式微，当以振作胃气，参用益火生土，使后天生气日旺，纳谷日增，则阴津庶可充长，气营庶几渐充。

金氏曾治一泄泻案。积食伤脾，挟湿阻气，脾伤则运迟，湿胜则成泻，升降之机失司，清浊之气欠分。夫中焦主泌别清浊者，中焦脾胃既窒，不独清浊混淆，而大肠、小肠、膀胱亦受其病。盖胃为六腑之总司，因小肠居于巨虚下廉，大肠居于巨虚上廉，此二穴皆在三里穴之下，故大肠、小肠皆禀受其气，而膀胱之气化亦赖中气之运行，胃气不循常度，则六腑为之欠利。大肠不畅则里急后重，小肠不利则溲溺艰少，膀胱不司则少腹作胀，气乱于中，腹筒鸣动。患起浃旬，纳谷式微，乃津液虽未戕害，其真气已受屡伤。《易》曰：履端于始，序则不愆，升已而降，降已而升，如环无端，主化万物。盖胃为水谷之海，饮食入胃而精气先输脾归肺，行春夏之令，乃清阳为天者也；升已而降，下输膀胱，行秋冬之令，乃浊阴为地者也。设或升降乖违，不病而自病焉，求之于此，则知履端之义。顷诊脉象左右均得弦细，重按根基颇欠流利，舌根脱苔，中甚黄腻。腻为浊邪，黄为湿热。调治之道，未便偏补偏攻，攻则清气易陷，补则浊气易升，且混浊为黏腻之性，最难骤然廓清，如再酿蒸，防成滞下。为今之计，当分清浊为上策，调行腑道为辅佐，务使清者升、浊者降，则泄泻不治而自止，腑阳通、脾气运，则混浊不攻而自罢。处方：江西术，云神曲，川萆薢，广陈皮，姜半夏，扁豆，车前子，赤茯苓，白茯苓，广木香，葛根，阳春砂仁，谷芽。

又治某小儿泄泻。3岁稚子，仅进乳汁，脾胃势必娇嫩，湿邪乘虚蟠聚，湿愈胜脾愈虚，健运之机必失其度，升降之机亦有窒碍，忽水泻，忽溏薄，绵延二旬，次数日甚，自昨至今，遍数减少，手指厥冷已将过肘，足趾不温已经越膝，顷刻间稍觉温暖，左指纹已越辰关，脉数促，苔薄腻。土既不足，木将乘侮。治法和阴阳之逆乱，参用分清浊之混淆，调脾土以息肝木。处方：米炒于术，仙半夏，广陈皮，扁豆，钩藤，车前草，茯神，神曲，桂枝，炒白芍，炒薏苡仁，木香，姜炒竹茹。二诊：后天失培，乳汁酿湿，脾家输运失灵，胃家宣通失司，清浊因之混淆，阴阳因之逆乱，忽有大便溏薄，忽有更衣泄泻，下而不多，色见深黄，身体不甚壮健，四肢不甚温暖，左指纹隐而不见，右指纹露而带紫，脉濡数且大，舌质黄且绛。溏泄淹缠已越两旬，脾愈伤胃愈弱，消磨更失常度，纳食间有呃逆，和阴阳之逆乱，调脾胃之升降。处方：米炒于术，炒扁豆，茯神，山楂炭，神曲，新会皮，薏苡仁，桂枝，炒白芍，仙半夏，冬瓜子，木香，鲜莲子。病起二旬有余，缠绵不已，泄泻次数转频，指纹已越辰关，将有慢惊之忧，手足发冷，泄泻呃逆，皆脾为湿困，中阳不能健运之象。前后二方，健脾通阳，协调升降，一以杜慢脾之渐，一以培生生之气。

三、益火生土,滋阴保津治痢疾

1. **益火生土** 痢之为病,虚实各殊。先泻后痢,脾病传肾。夏秋得此,初病多实多湿;病久得此,每多虚多寒。久病脾伤及肾,阑门清浊不分,清气不升,气虚下陷,气伤及血,痢见红色,肠失关闸,痛痢无度,纳食不振,里急后重。脾为万物之母,肾为万物之元,脾肾两经,关系根本。多泻则脾伤,多痢则肾伤,脾肾俱伤,根本俱竭。金氏指出:命火无熏蒸之力,坤土无健运之司,则关闸从何而固?泄痢从何而止?火者土之母,虚则补其母,益火以助转运之机,补土以助出纳之权,益火生土,是为必要,务使火强,则转运不息,而升降自如。是以益气固脱,借此止泄止痢。

临床上,金氏治痢重视温肾暖脾,益火生土,补气固脱,涩肠止泻。如载一案云:先痛后泻,肝病传脾;先泻后痢,脾病传肾。痢之为病,虚实各殊,夏秋得此,每属多实多湿,病久得此,每属多虚多寒,气伤及血,痢见红色,肠失关闸,痛痢无度。胃失容纳,饮食不进,寐有恍惚,心肾已失交济。舌有腐白,津液已失灌溉,左脉转形细弦,右脉仍形细涩。多泻脾伤,多痢肾伤。脾为万物之母,肾为万物之元,脾肾两经,关系根本。脾肾俱伤,根本俱竭,关闸从何而固?泄泻从何而止?气已下陷,设再行其气,后重岂不更甚乎?阴本消亡,若再通其滞,津液岂不愈竭乎?火者土之母,虚则补其母,立方拟用益火生土。务使火强则转运不消,土强则升降自如,添入堵截阳明,以固蓄漏厄。处方:别直参,补骨脂,五味子,炙甘草,禹余粮,淡吴萸萸,赤石脂,大熟地,伏龙肝,炮姜炭,煨肉豆蔻,奎白芍。罗天益说:"有自太阴脾经受湿而为水泄虚滑……久则防变而为脓血,是脾经传受于肾,为之贼邪,故难愈也。"又说:"太阴主泻,少阴主痢。"先贤所论,即金氏"先泻后痢,脾病传肾"之所出也。方以四神丸合赤石脂禹余粮汤为基础,功具温肾、暖脾、收敛、涩肠、止泻,并合别直参益气,白芍和阴,熟地补肾,伏龙肝、甘草和中厚胃,炮姜炭温中入血分。此案论述脾肾精辟,方药亦丝丝入扣,足堪师法。

2. **滋阴保津** 然金氏治痢,并非一味温壮收敛,而是根据病情,辨析病机,灵活施治,如痢而阴亏津耗者,则以滋阴保津为主。如曾治一壮年痢疾患者:年方强壮,体素清癯,肝脾二气向欠条达。肝郁则下焦为瘕疝,脾郁则中焦为停饮,旬日间来复添腹痛肠澼,肝脾气营更形受损。肝伤则下青,脾伤则下黄,气伤则痢白,营伤则痢红。胃纳日减,生机日钝,痢下既多,脾阳伤及肾阴,肾司五液,而主开合,肾伤则关闸易开,阴虚则津液自燥,而腑肠之浊邪挟肝脾之阴火,互相升腾,咽喉腐菌。舌苔垢燥,舌尖色绛,两关脉象弦细,两尺俱见镇静。治当清养胃腑以保津液，滋益肾阴以救本原，俾容纳有权则中气自振，有不治痢而痢自止。若徒以补脾是务，温燥浪投，所谓抱薪救火耳。处方：西洋参，麦冬，阿胶，石莲肉，云茯神，金银花，霍山石斛，生地，白芍，扁豆，炙甘草，糯稻根须。二诊：年当方刚，体亦清癯，阴虚火旺，固其常也。肝脾二气，素失条达，肝郁则下焦为之瘕疝，脾郁则中焦为之停饮。腹痛肠澼，经有浃旬，肝脾气营大为受伤，肝伤则下青，脾伤则下黄，气伤则痢白，营伤则痢赤。胃纳日钝，生机日减，痢多不独脾伤，肾阴亦受戕损。肾司五液，而主开合，肾无摄纳之力，关闸易开，脾无灌溉之资，气阴易燥，而肠腑之浊邪，挟肝脾之阴火，互相升腾，咽喉腐菌，有由来也。舌苔垢燥，舌尖色绛，两关脉象弦细，两尺俱见镇静。调治之法，颇有偏倚，养阴则碍脾，补气则碍胃，而阴中尚有伏火，则主治更为棘手。为今之计，无暇论及伏邪，扼要以图，姑当补救阴液，以救竭蹶，而息焚燎。处方：阿胶，麦冬，西洋参，甘草，白芍，金银花，大生地，石莲子，茯神，糯稻根，扁豆，霍山石斛。痢为湿积滞于肠腑。痢下赤白，气血必伤，痢下不止，脏腑膏脂悉从下去。患者素为肝脾二气欠达，病痢则肝脾气营益损，久而脾阳损及肾阴。今痢下腹痛，咽喉腐菌，舌红质燥，脉见弦细，一派气阴两亏，浊火上干之象，故金氏法以养胃益津是为对证之治。然本证似五色痢，五脏俱伤，气阴两损，正气不支，邪气猖獗，斟酌施治，颇费心机。金氏毅然投加减复脉汤以补益气阴，入霍山石斛则养液之力更著，并以石莲、扁豆培养胃气，糯稻根滋养胃阴，金银花清热解毒，茯神健脾宁心。病虽难治，而立方却主旨显明，与一般治痢之法，迥然有别。

四、益壮真火宣通气血治鼓胀

从来遍体肿胀者为易治，而单单腹胀者为难治。遍体肿胀，实为水肿，无非风水之邪；单单腹胀，则是鼓胀，系由脾气衰困。虚实之判，奚啻天壤，实者可施峻剂，虚者难胜攻伐。盖虚证难进攻伐，尽人知之，而虚者不可投补，则人多未知也。然非谓虚者不可以投补，而单腹胀者，则不可以投补也，何也？腹大如鼓，筋露脐突，胀势蔓延，牵连季胁，补之适足以助其邪气，邪气日盛则正气日衰，故曰虚不可补也。况脾虚不能燥湿，中脘痰湿必盛，人之脾土，全仗肾中真火熏蒸，得能运输健旺而纳食强盛，散精归肺，调达裕如。如肾火一虚，则土失所生而熟腐失职，脾气日困，鼓胀之势成矣。故当壮水中之火，调郁滞之气，务使火旺则土健，气调则胀消。且肾司开合，如阳微阴盛，合多而开少，则水聚而为肿也。

若鼓胀气血凝结明显，经络壅滞为急，则治当以宣通气血、疏通三焦为主。如治一鼓胀病案：三春木旺用事，木气激伤阳络，始患失血，继而腹胀，延绵以来,气血失畅,清浊欠分,浊气在上,腹大如鼓,脐亦凸,腰亦圆,满腹青筋突露,两足跗面俱肿,脉象左右沉滞而弦,舌苔薄白,口渴引饮。病属脏阴受耗,腑阳痹阻,经络肌肉壅滞,种种病源,根蒂牢固,草木功微,诚恐难图。宣通气血之凝结,开导六腑之窒阻。处方:贡沉香,香橼皮,茯苓皮,猪苓,牛膝,车前子,软柴胡,升麻,当归,冬瓜皮,瑶桂,炒白芍,青皮。鼓胀之为病,多由湿热黄疸,痞结癥瘕,或酒食不当,或虫蛊侵蚀,以致气血壅滞,络脉瘀阻,水道不行,清浊相混,病始肝脾两损,久必渐次累肾,迁延日久,每多难愈。根据该患证情,当知素有肝郁痞结,时逢春木行令,则木火肆逆伤络,失血伤气,以使气血失和,脉络不畅,清浊难分而鼓胀病作。病证肝脾损伤,血气凝结。金氏治法柔肝理气可畅行气血,运脾利湿以疏通三焦。然此等病症,根深蒂固,图治殊非易易。

【医案选析】

扶胃阳逐浊阴治呃逆

呃逆一也,中下判焉。中焦呃忒,其声短,浊饮蟠聚也;下焦呃忒,其声微,正邪搏也。今见呃忒,甚而呕恶,责之中焦为患。《经》云:脾气散精,上输于肺,地气上升也;肺主治节,通调水道,下输膀胱,天气下降也。试观天地间有时地气上为云,必得天气下降为雨,二气相合,晴爽立至。设或地气多升,中焦必有晦塞,浊饮无以所化,上逆于肺,呃逆作矣。丹溪云:上升之气多从肝出,肝有相火所寄。气升则火升,火升则浊升,浊升则呃升,呃升则呕升。脉象左部柔细而缓,右部偏大而滑,舌苔满布腻白,尚无枯燥索饮,患起多日,纳谷如废。后天胃气已少坐镇之力,厥阴肝木似有上乘之势。今订理中汤加附子,以扶胃阳而搜浊饮。处方:

别直参,于术,茯苓,黑甘草,广陈皮,牛膝,丁香,炒白芍,代赭石,干姜,川附子,姜半夏,荷蒂,上上真肉桂。

二诊 身半以上阳主之,身半以下阴主之。阴气过甚而乘阳位,则有气满呃忒,所谓地气上为云者是也。浊邪本居下焦,每随火势而上升,所谓火升者浊气升也,然浊气随火而升,亦可随火而降。但阴火本非实火,原非苦寒泄降以为善策,昨投理中汤加附子以扶胃阳,而逐浊阴,顷已呃忒平复,胃纳亦进糜粥,脉象右部仍形偏大,较之于昨略见和缓,兹当仍蹈前辙。第其大便未更,腑尚窒滞,略佐和胃通腑,按腑以通为补之义。处方:

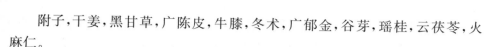

附子，干姜，黑甘草，广陈皮，牛膝，冬术，广郁金，谷芽，瑶桂，云茯苓，火麻仁。

【赏析】丹溪论呃逆谓"人之阴气，依胃为养，胃土伤损，则木气侮之矣，此土败木贼也，阴为火所乘，不得内守，木挟相火乘之，故直冲清道而上"，正此谓也。然火有阴阳虚实，本案乃阴火上乘，方以附桂理中汤温中祛寒，驱散中焦晦塞之气，又以二陈汤化饮，皆为培土所设，取仲景制木必先安土之意，另投牛膝、代赭石潜降肝阳，芍药柔泄，丁香辛通，荷蒂升清。肝阳潜，肝气顺，则上逆之势缓矣。服一方即效，二诊入麻仁通腑气，务使胃气息息下行，则呃逆可除矣。

化痰蠲饮降逆治疗气逆浊聚中脘作痛

平日静而多郁，思而多虑，郁则伤肝，虑则伤脾，木土同仇，升降窒阻，纳谷久废。胃气大伤，清阳不展，浊饮盘聚，浊为阴邪，随气上乘，气逆浊升，涎沫泛泛欲吐，中脘温温作痛。气乘于络，脘胁为之觉胀。邪伏阴脏，三疟为之纠发。脉象左右两关略带弦紧，按之不大不小，舌质薄白而净，二便俱欠通利，九窍不和，都属胃病。浊乘清位，头晕而痛，症见丛杂，调治甚奇。目前只从于胃，以冀得谷则昌，至于浊饮留聚，非温运扶阳不可，第其肝气横逆，非旋覆代赭不平。现在不必瞻顾三疟之症，先贤所谓无痰不作疟，痰与饮同类相从，俾得饮蠲则疟不治而自罢矣。处方：

吴茱萸，枳壳，炒白术，青皮，炒白芍，川郁金，旋覆花，吉林须，瑶桂，茯苓，姜半夏，谷芽，生姜，大枣。

【赏析】中虚木横，痰饮盘聚，升降失司，胃气上逆，症见脘胁胀痛，泛呕纳差，方以旋覆代赭合吴茱萸汤、枳术丸化裁，意在平肝和胃，蠲饮降逆。金氏治中虚木横，浊气上逆，恒用旋覆代赭汤加减，此其例也。

泻肝和胃治疗肝厥脘痛

土被木侮，肝厥脘痛。痛久入络，胁背亦痛，久病伤阴，掌心微热，心悸胆怯，多梦少寐，更衣燥结，脘腹不舒，脉象弦滑，舌质中剥。当泄厥阴以舒其用，和阳明以通其腑。处方：

西洋参，川贝母，橘红，白芍，云茯神，瓜蒌皮，木蝴蝶，左金丸，枳壳，竹茹，玳玳花。

二诊 木失水涵，土被木侮，肝厥脘痛，频频举发。久痛入络，于是胁背皆痛;久病入阴,遂令掌心微热,心悸胆怯,多梦少寐,龈痛头痛,形寒形热。乃营阴之不足,而浮阳之有余,阴虚则血燥,更衣为之艰难;阳盛则气痹,脘腹为之窒塞,脉来弦紧而滑;舌质中有块剥,胃津日耗,肾液日衰;肝气愈失条达,胃气愈失和通,胀闷之势在所难免。治法泄厥阴以舒其用,和阳明以通其腑。处方:

左金丸,白芍,木蝴蝶,竹茹,玳玳花,枳壳,西洋参,云茯神,橘红,川贝母,瓜蒌皮,谷芽。

【赏析】肝木犯胃而致胃脘痛,病久伤阴,遂有掌热、寐劣、便艰、舌剥等症。故方用左金、白芍、木蝴蝶泄肝,取温胆汤和胃,配洋参补益气阴,合川贝母、瓜蒌皮宣肺通肠,更入玳玳花理气开郁,用药丝丝入扣,轻灵可喜。

疏肝之郁宣胃之滞治疗脘痛延及背胁

脘痛及背,背痛及胁,辗转不痊,已越四日。痛而且胀,中脘积湿积痰,阻气阻络,肝木素有郁勃,郁则化火,自觉腹有热气,即郁火也。旧春右手似痹似酸,今春左足似麻似木,左右升降交错,阴阳道路窒碍,升多降少,肺亦受害,喉痒咳呛是其征也。一团气火湿痰互相胶聚于中,遂使脾失其运,胃失其布,饮食易停,更衣为艰。痛属乎气,气属无形,气之升降无定,痛之上下无常。脉象两关弦涩,舌质中央薄腻。治法疏肝之郁,宣胃之滞。借此潜降其火,疏化湿痰,俾肝胃和则气络自通,气络通则胀痛自止。处方:

八月札,姜半夏,瓜蒌仁,青皮,桂枝,丝瓜络,竹茹,九香虫,川楝子,玉蝴蝶,橘络,白芍,玫瑰花,郁金。

【赏析】素有肝郁,木失条达,致中焦积湿积痰,造成气、火、痰、湿互相郁结,气机升降为之错乱,虽见症繁多,但病变之重心在于肝胃不和。金氏遵《内经》"木郁达之"之旨,以疏肝解郁为主,兼化胃中痰湿,如是则诸郁得解,肝胃调和,病可向安。

附子理中并二陈治疗胃阳久伤痛及胁肋

肝强脾弱之质,中焦易受湿浊,浊阻气分,不通则痛,连及胁肋。半由病久入络,半由肝木横逆,因肝脉贯于膈,布胁肋所致。脉象左部紧大,右手滞窒欠利,时或呕恶吐酸,纳谷索然,由其肝木乘犯阳明,遂使胃失下行为顺之旨。痛甚之际,稍有汗泄厥冷,乃胃阳已久伤也。当于温运理中,佐以辛香宣络,且肝得辛香,亦有泄肝之一功。处方:

吉林须，于术，黑干姜，茯苓，姜半夏，橘红，橘络，淡川附，乌药，桂枝，炒白芍，枳壳，带壳豆蔻，红花拌丝瓜络。

【赏析】脾宜升则健，胃宜降则和。脾胃阳虚，浊阴踞中，方以附子理中、二陈为主，吉林参用须者，取其力薄兼通之意，配乌药、豆蔻、枳壳之辛，则成通补阳明之剂，此即叶天士所谓"腑阳宜通"之意。又因病久入络，故以红花拌丝瓜络、橘络兼通络道。金氏于此等症，每兼用白芍，一可泄土中木乘，止脘腹之痛；一可滋营而和附子理中汤温燥劫阴之性，柔以制刚也。

二陈汤合枳术丸治疗日久脘痛

久患中脘作痛，近有两旬不发，脉见沉细而弦，舌质薄白少苔。究其脘痛之因，必是木土失和，木郁则气机易升，土弱则湿痰易聚，痰气互相胶结，中脘为之作痛。治当疏肝调气，和脾利痰。处方：

仙半夏，茯苓，橘红，香附，川郁金，桂枝，炒白芍，乌药，枳壳，炒白术，佛手柑，牛膝，丹参，枸杞子。

【赏析】本案病机木郁土弱，木郁则气机易升，土弱则湿痰易聚，故方以二陈汤、枳术丸运脾化痰，复加郁金、香附、佛手、乌药疏肝理气，此肝胃同治也。又肝郁日久，肝阴暗伤，故配以丹参、白芍、枸杞子养血柔肝以缓肝急。全方动静结合，刚柔相济，可见金氏制方之妙。

苓桂术甘合二陈汤治疗胃脘痛嘈杂泛清水

胃脘痛，喜休息，中嘈知饥难纳，入暮痛势更剧，时或呕泛清水，右部关脉紧滑而大。有年胃阳屡弱，浊饮盘踞不撤。治当两和肝胃，用苦辛温合法。处方：

吴茱萸拌黄连，枳壳，炒白术，干姜，丁香，炒白芍，桂枝，姜半夏，茯苓，川郁金，豆蔻壳，广陈皮，谷芽，八月札。

【赏析】胃阳素弱，浊饮盘踞，脉滑，呕泛清水是其验也；中土既虚，肝木乘之，是以脘痛、嘈杂所由作也。方用苓桂术甘、二陈、枳术配合干姜，旨在温中化饮，复加郁金、八月札、豆蔻壳疏肝理气，白芍、左金敛阴泄肝。全方苦辛温合化，俾中阳得振、痰饮得化、胃复通降之职，肝复条达之性，如是肝胃调和，诸恙自可向愈。

小建中合六君子汤治疗脘痛肢冷

头痛逢冬则剧，此水不涵木也。脘痛五月，肢末常冷，得甜始缓，纳食如常，

此肝厥中虚也。两关脉来紧大,先当健中理胃。处方:

西党参,茯苓,桂枝,干姜,饴糖,于术,炙甘草,白芍,仙半夏,红枣。

【赏析】本例脘痛伴肢末常冷,得甜痛缓,中阳虚衰,肝木乘侮可知,方用小建中汤合六君子汤化裁,培土抑木,是为正治。且脾胃健旺,化源充盈,津液亦可恢复,如是则水能涵木,头痛可缓。

疏木舒络和胃治疗脘腹作痛

肝肾阴分不足,延及奇经八脉,汛水先期,时或带下。近以挟食阻气,加以夏令之湿随气逗留,致使脘腹作痛。痛久入络,故胁肋前后皆痛。胃纳式微,大便维艰,脉来濡而不畅,右部小软带弦。体虚湿留,未便峻补,当先疏木以舒络,和胃以通腑,务使络隧流通,腑气宣畅,庶有通则不痛之意。处方:

桂枝,炒白芍,川楝子,延胡索,青皮,吴茱萸,炒川连,枳壳,豆蔻,橘络,半夏,茯苓,瓜蒌,丝瓜络。

【赏析】金氏治胃脘痛,宗叶氏"通则不痛,通字须究气血阴阳"之训,多从"通"法着手。本例脘痛起于肝肾阴亏,加之挟食阻气,更兼暑湿逗留,为正虚邪实之证。虽为体虚湿留,但不可峻补,当以疏通为先。当前治法,未便峻补,取二陈、左金、小陷胸、川楝子散等诸方合化,疏肝舒络,和胃通腑为治。

补中益气汤治疗气营两亏所致形寒经少腹痛

气营二亏,外乏卫阳之充养则形寒,内失营阴之灌溉故经少。然阳能生阴,气能生血,所以补气即可以生血也。见症面黄乏华,大便欠实,腹笥常痛,按脉弦细而涩,左脉更弱。脉症参论,系是肝木少柔润之机,脾土失输化之权,清阳少升,浊阴失降。气虚胜于阴亏,专用重培其气,仿东垣补中益气汤,参入柔药和肝。处方:

绵黄芪,米炒党参,熟于术,广陈皮,茯苓,白芍,归身,胡桃肉拌补骨脂,升麻,柴胡,盐水炒枸杞子,南枣,煨老姜。

【赏析】形寒经少,大便欠实,面黄乏华,乃气营两亏之象,而气虚尤甚于阴亏,故取阳能生阴,气能生血之法,先予补中益气汤升举脾阳,健脾益气,入姜枣以调营卫、和胃气,而肝营之亏又当兼顾,故用白芍、枸杞子缓其横逆之势,其痛可止。

疏运腑气以宣伏邪治噤口痢

伏暑至深秋发现,其气道深远,留入肠腑,郁遏难伸。近挟食滞油腻,伤其脾胃，输运失职，食与伏邪互郁相结，酿成滞下，日夜无度，腹痛溲少，努责后重，脘满纳废，舌苔腻白，脉象左部弦紧，右手寸关独大，两尺柔弱，病起浃旬。脾少运行之权，胃失醒豁之机，清气不得上承，浊气焉能下降，证名噤口痢也。目下以胃气为要务，姑当辛芳醒胃，以冀得谷则昌，参入疏运腑气，以宣伏邪，务使通则不痛。处方：

藿香梗，白豆蔻，煨木香，姜半夏，新会皮，采芸曲，吴茱萸炒川连，川草薢，山楂炭，车前子，炒枳壳，炒于术。鲜稻穗、伏龙肝二味煎汤代水。

【赏析】此乃噤口痢之实证，由伏邪与食积互郁相结而成，故方以枳壳、木香、藿香梗、豆蔻宣运胃气，以祛伏邪，半夏燥湿止逆，合吴茱萸炒川连辛开苦降，山楂炭消血积，云曲消食积，于术扶胃气，车前子、草薢通利水道，俾三焦之湿热，咸得长驱而直决也，鲜稻穗醒胃生津，伏龙肝涩肠护胃。此伏邪与食积兼治之法，要在醒其胃气，疏通积滞。

【验方拾萃】

脘痛呕恶方

处方：旋覆花9克（包煎），代赭石15克，党参12克，半夏9克，干姜9克，黄连5克，吴茱萸3克，沉香曲6克，炙甘草6克，大枣4枚。功效：降逆化痰，益气止痛。主治：胃气虚弱，痰浊内阻，胃气上逆所致胃脘痞闷胀痛、嗳气、恶心、呕吐、呃逆。

胃为中土，肝属木，中虚木乘，肝胃不和，痰浊内阻，致脘痛呕恶，故必调和肝胃，调畅气机，化痰降浊。本方实为旋覆代赭汤化裁，方中旋覆花消痰降逆，代赭石重镇降逆，党参、大枣、甘草益气和胃，易生姜为干姜，加强温中之力，使降而不致沉陷，从而达到清升浊降，气机流行。若胃气不虚，去大枣和党参，可加重代赭石用量，增其重镇降逆之功；若痰多者，可加茯苓、陈皮等化痰和胃。

疏肝止痛方

处方：川楝子散，青皮，郁金，香附，佛手，绿萼梅，胆南星，广木香。共研末，曲糊为丸，约绿豆大，朱砂为衣，成人每晨用乳香水送服4粒，3日后改为3粒，服至痊愈。功效：活血化瘀，行气祛痰。主治：痰瘀互结型胃痛，对痉挛性胃痛尤效。

金氏常谓"情感悲伤,气郁化火,肝气凝滞成痞,攻动作痛"。指出肝气郁滞,郁而化火,火扰于中,中虚嘈杂,自觉腹有热象,即郁火也。提出治法宜疏肝解郁,宣胃之滞。川楝子散配伍青皮、香附、佛手、绿萼梅,可以潜降气火、疏化痰湿,肝胃和则气络自通,气络通则痛胀自止。若火旺可加黄连、栀子;若夹痰加半夏、川朴、茯苓、橘红;涉寒以姜黄连、左金丸,取其辛开配苦降。

......................【主要参考文献】......................

浙江省中医研究所,浙江省嘉兴地区卫生局.金子久专辑[M].北京:人民卫生出版社,2006.

范文虎：
黄疸重症经方建功,泄泻经年单方收效

.... 【名家简介】 ....

  范文虎(1870—1936),名赓治,字文甫,别号古狂生,浙江鄞县西郊人。晚年用重金购得虎头印纽的汉玉印章一方,爱不释手,遂改"甫"为"虎"。范氏家学渊源,先儒而后医。其父邦周公经商,业余好事岐黄,且精外科。范氏幼承庭训,又从江阴沙氏游。初习举子业,充博士弟子,因敬慕明代鄞县张公苍水之为人,无意仕途而弃儒不试。以医为仁术,功能救人救市,故隐于医林。范氏博览群书,经史子集,多所涉猎,工诗文,擅书法。对于《内经》《难经》《伤寒论》《金匮要略》等中医典籍,更是细读精研,后世诸家方书,亦详诵娴熟。范氏为昌明医学倾尽全力,乐育英才,门墙桃李,遍及江浙,蜚声医林。平生忙于应诊,无暇著述,但对医籍批注甚勤,眉批有《备急千金要方》《伤寒来苏集》《外台秘要》等20余种医书,殁后遗赠宁波"天一阁"。尚有《澄清堂医存》遗稿12卷,惜遭回禄。现仅存《外科合药本》1卷及临证医案70余册。后辈弟子整理出版了《外科纪要》《范文虎医案》《范文甫学术经验专辑》《范文虎医案征求稿》等医书。

  范氏一生严谨治学,仰承先志,博览群书,苦心钻研,能穷经典之蕴奥,师各家之所长,虽至晚年亦志不衰,时常手不释卷。学术上能知源识流,以流达变,上溯医经典籍,下及诸家之学,无不浏览,对民间偏方、验方,亦很珍视,且能撷融各家之长于一炉而无门户之偏见。行医四十余载,宗仲景之学,旁参诸家;喜用经方,好投峻剂;擅于伤寒,长于温病;四诊合参,注重望诊。据《鄞县通志》载:"自少游淮扬,遇异僧师之,授经方,遂以医名。初擅疡伤,继专精内科,主古方,好用峻剂,患者至门,望见之,即知其病所在,投药无不愈。"范氏临床崇尚实践,博采众方,且能洞彻症结而匠心独运。处方用药,审慎果敢,当机立断,常获桴鼓之效。范氏以组方精简而著称,通常用药不过五六味,少则二三味,主张"药方取纯,最忌杂",反对多多益善,胸无笃定,漫无主见,杂药乱投的庸习。每每立方不拘常格,出奇制胜,起沉疴,挽垂危。范氏闻名遐迩,誉满杏林,别开医风,独树一帜,效法先贤又不囿于古人,勇于探索,有所发挥,堪称一代名医。其所遗医案,要言不烦,朴实无华,然也有洋洋百余言,层次分明,条理清晰。

【学术经验】

脾胃为后天之本,气血生化之源,脾宜升则健,胃宜降则和,一升一降构成人体气机运化升降之枢纽。范氏临证对脾胃尤为重视,特别指出以建立中阳为务,认为"脾阳得振,则戊土能降,己土能升,升降相因,上下相召,斯营卫生化有源,气血运行有规,水寒不能内聚,虚风亦能自灭",其论乃崇尚《经》旨,旁参诸家而来。范氏推崇仲景学说,常谓:"《伤寒》《金匮》二书,承先启后,实后学之准绳。"在治疗脾胃病时,范氏平素亦擅用长沙方,治验颇多,尝言:"用经方,不能死守经方不化,余则师古而不泥古也,通过加减化裁,但不失古方绳墨,则多收事半功倍之效。"诚然,临床病情复杂多变,加减运用尚贵在变通。其对经方、验方亦是灵活运用,变化多端,恰到好处。现介绍范氏治疗脾胃病经验如下。

一、胃痛性分虚实,善用"理中""保和"

胃痛以胃脘部疼痛为主症,可见于西医学中的急性胃炎、慢性胃炎、消化性溃疡、胃痉挛、胃下垂、胃黏膜脱垂症、胃神经症等疾病中。范氏在诊治胃痛时,尝按病性之虚实论治,虚则温中健脾,方选理中汤;实则消食行气,方选保和丸。

1. 治虚用理中汤 脾与胃相表里,同居中焦,依赖脾阳的运化功能而升清降浊,运化水谷精微而为后天之本。脾气主升,胃气主降,胃之受纳腐熟,赖脾之运化升清,所以胃病常累及脾,脾病常累及胃。若素体不足,或劳倦过度,或饮食所伤,或过服寒凉药物,或久病脾胃受损,均可引起脾胃虚弱,中焦虚寒,脾阳不运,则寒湿不化,胃失温养,升降不利,而致脘痛喜按,纳食减少,神疲无力,大便溏薄,舌淡脉弱等。范氏治疗此类胃脘痛,多采用温中健脾之法,方选理中汤加味。

如治"吴成明。脘痛喜按,纳食减少,神疲无力,大便溏薄,舌淡脉弱。中焦虚寒,脾阳不振之证,宜温中健运。厚附子三钱,炙甘草二钱,西党参四钱,炮姜一钱,白术三钱。二诊:厚附子三钱,党参四钱,甘草二钱,白术三钱,炮姜一钱,黄芪八钱,归身三钱"。

上案初诊用理中汤加附子。理中汤是治疗太阴脾气虚寒证的主方,加附子增强其温阳散寒止痛的功效。复诊加黄芪、归身,即合当归补血汤。由于胃脘虚寒,纳食减少,影响营养吸收,导致全身气血不足;而全身衰弱,气血不足,亦可使脾胃虚寒加重,互为因果。因此在温中健脾方中增入气血双补之品,乃取"阳生阴长"之义。

2. 治实用保和丸　胃主受纳腐熟水谷,其气以和降为顺,故胃痛的发生与饮食不节关系最为密切。若饮食不节,暴饮暴食,损伤脾胃,饮食停滞,致使胃气失和,胃中气机阻滞,不通则痛。范氏治疗本病多以宽中行气,消食和胃为主,方取保和丸为基础加减。

如治"萧。食后胃脘作胀作痛。呕吐嗳气,因吃食不慎所致,已有旬日。舌苔浊腻,良由健运失职,气机不调。拟用宽中行气,消食和胃为治。六神曲三钱,麦芽四钱,山楂三钱,枳壳一钱,鸡内金三钱五分,煅瓦楞子五钱,陈香橼三钱,薤白头三钱五分"。

上证因饮食不慎,而致食积胃脘,引起疼痛,方中山楂消油腻肉积,神曲消酒食陈腐之积,麦芽消面食痰浊之积,此三药治食积之常。而积食日久会瘀积生痰,易于阻气、生湿,致呕吐、嗳气、舌苔浊腻等,故在消食化积的基础上用煅瓦楞子消痰化瘀,散结止痛;枳壳、香橼理气化湿,和胃止呕;在消食导滞的基础上,增加了化痰祛湿的作用。而薤白散结导滞,理气通阳以增强脾运。诸药合用,有消食导滞、理气止痛之功。虽为寻常治法,但其用药精炼,直指根本。

二、呕吐当责肝脾,治宜温中疏肝

呕吐是由于胃失和降、胃气上逆所致的以饮食、痰涎等胃内之物从胃中上涌,自口而出为临床特征的一种病症。范氏辨治本病多从脾、胃、肝出发,其病机多以脾胃虚弱、肝胃不和为多见,治宜温中运脾、疏肝和胃为主。

1. 脾胃虚弱治以大半夏汤温中　范氏认为:"食入于胃,运化在脾,脾升则健,胃降则和。今胃阳不足,不能纳食,脾气不足,不能运食,以致食入反出,胸中闭塞。"脾胃虚弱为呕吐的病机之一,若脾阳不振,不能运化腐熟水谷,以致寒浊内生,气逆而呕。范氏治此,多采用大半夏汤以温中健胃,胃健脾强而呕逆自止。

如治张先生呕吐,"大便秘结,舌苔白腻,脉象弦细。以胃脉本下行,虚则反逆,用仲景大半夏汤主之。以半夏降逆止呕,参、蜜补虚安中,调脾胃,升降常,呕吐从此可愈矣。姜半夏四钱,西党参三钱,白蜜二匙。忌葱"。

因脾胃虚弱,运化水湿功能受限,胃降失常,水湿上逆则呕恶,无法下达则肠腑难润,故见大便秘结之症,舌苔白腻、脉象弦细均为中焦虚弱不能运化之象。故治以大半夏汤温中健胃。大半夏汤是仲景治疗呕吐的经典方剂,《古方选注》云:"大半夏汤,通补胃腑之药,以人参、白蜜之甘,厚于半夏之辛,则能兼补脾脏,故名其方曰大。以之治胃反者,胃中虚冷,脾因湿动而不磨谷,胃乃反其常道而为朝食暮吐。"

2. 肝胃不和治以逍遥散疏肝 呕吐肝胃不和证常因情志不畅诱发,因肝气郁滞,横逆犯胃,胃失和降,胃气上逆导致。范氏认为此病乃"肝气旺,胃气虚,肝气犯胃,升降失常所致",故其治疗时多采用逍遥散为主以疏肝和胃。

如治"张师母。情志怫郁,呕吐吞酸,胸闷嗳气,烦闷不安,脉弦"。方用:"当归三钱,柴胡二钱,枳壳二钱,生白芍三钱,炙甘草三钱,薄荷七分,牡丹皮二钱,茯神三钱。"

患者因肝郁气滞而引发,不仅有呕吐、胸闷、嗳气之症,且有吞酸、烦闷不安等肝郁化火之征,故使用逍遥散的同时,增入枳壳理气宽中,牡丹皮清热除烦,如《本草纲目》载"牡丹皮,治手足少阴、厥阴四经血分伏火""除烦热"。可见范氏用药精炼,加减甚有法度。

三、吐血根在虚瘀,法取补虚化瘀

范氏尝言:"吐血属阴虚阳盛者固多,但阳虚夹寒者亦不可少。"并基于《灵枢·决气》中"中焦受气取汁,变化而赤是为血"和《备急千金要方》中"亦有气虚挟寒,阴阳不相为守,荣气虚败,血亦错行,阳虚者阴必走"等诸说,认为温补中焦是血证的基本治法之一。又曰:"服寒凉药止血,血得凉而凝结,血止是暂时的,血凝而不畅流,必致妄行而溢,故愈后常复发;血得温则畅行,畅行则循环无阻,血循经不外溢,故愈后不复发。"又或是"血府有瘀,瘀久化热,热逼则吐血"。故范氏常将吐血之病根分寒、瘀,治疗以温补中焦和活血化瘀为主,佐以滋阴或清热。

1. 补虚用理中汤 范氏尝言:"出血之病机,虽有火热而起,俱也因气虚脾弱,中土虚寒,不能摄血,使血无所依存而导致,故治疗亦当从两者中求之。"并认为:"脾胃之所以能运化水谷,系阳气之鼓舞的结果,否则将何以蒸腐而分温器体,及生血统血?"范氏认为吐血不止、面色苍白、脉迟而弱者,用理中汤加附子温中止血；如吐暴血、色鲜红、脉见虚数者，则加用自拟生熟地方滋阴止血。《三因极一病证方论》指出："理中汤能止伤胃吐血，以其方最理中脘，分别阴阳，安定气血。"范氏在临床运用中再加附子，取其温中扶阳以止血，并有急救衰脱之功。但初服量不宜太重，一般为淡附子一钱，参、术各三钱，姜、草各一钱；服之有效，则淡附子续加至三钱，或用厚附子三钱，理中汤诸药各三钱。范氏尝谓："附子加一钱，就是将原方药力加一倍。"意在理中之轻重也。另方中每以炮姜炭易干姜，取其守止而不走之意耳。

如治任师母吐血，"气虚血脱。理中汤加淡附子一钱"。又如治"林树生。吐狂血盈盆，脉沉，舌淡白，气虚血脱之候。温则生，寒则死，生死自取。西党参八钱，冬术一两，姜炭二钱，炙甘草二钱，附子三钱，茯苓三钱，童便二杯。二诊：吐血已减。厚附子三钱，党参五钱，白术五钱，甘草二钱，炮姜二钱，三七一钱，真阿胶二钱。三诊：血止。附子理中汤加当归三钱"。

范氏治吐血，不论呕血、吐血、咳血，常喜用理中汤加附子，以温中止血，亦用此方治疗其他血证，同样灵效。童便治吐血，古人多用之，《医贯》言："服寒凉药百不一生，饮溲溺百不一死。童便一味，可谓治血之要。"《诸症辨疑录》云："诸虚吐衄、咯血，须用童子便，其效甚速。盖溲溺滋阴降火，消瘀血，止诸吐血、衄血。"范氏用童便乃取其祛瘀生新之功，且可制约辛温太过，对真寒假热之证亦能兼顾其标。

2. 化瘀用血府逐瘀汤　瘀血既是病理产物，又是致病因素，《素问·调经论》云："血气不和，百病乃变化而生。"瘀血阻塞于脉络，使血不归经，泛溢脉外，所以出血是瘀血致病的常见结果，出血与瘀血往往互为因果，如出血不止，血溢脉外则为败血；如见血止血，则易导致瘀血，瘀凝脉络，停于胃中，满则上逆，势必导致吐血不止。范氏治疗此类吐血，常选用血府逐瘀汤治疗，并多去桔梗，而加气分药。因吐血本就因气逆为患，桔梗为舟楫之剂，性升散，载诸药而上浮，活血诸品，得桔梗恐有上涌冲激之势，故除之；加气分药以增加行血功能，使血脉通畅而吐血可止。

如治"春生兄。吐血时用凉药止血，以致吐血时作时止，脉沉而涩，血府有瘀滞也。当归三钱，生地四钱，桃仁三钱，红花二钱，甘草一钱，枳壳二钱，赤芍三钱，柴胡三钱，川芎二钱，牛膝三钱。二诊：见效。台党参三钱，冬术三钱，甘草二钱，淡附子二钱，姜炭钱半"。又如治"孔师母。血府有瘀，瘀久化热，热逼则吐血，自然之理也。血府逐瘀去桔梗，加参三七三钱，牡丹皮三钱"。

二案虽寒热不同，但均因瘀血作祟而吐血，范氏选用血府逐瘀汤去桔梗加味治疗。"春生兄"案中范氏并未像前医一样见吐血而以止血治之。认为前医用寒凉之剂太过,以致寒滞血瘀,血反不得止。常强调:体内瘀血未净,切不可用寒凉止血药。凡吐血见黯红、血块多,舌有瘀斑、青紫色,当考虑内有瘀血。故用祛瘀活血药治之,可获良效。"孔师母"案中瘀热吐血,当有血色紫黯、胸闷痛、心烦不安、舌瘦质黯诸症,故方中加入牡丹皮以清血分之热,参三七以化脉络之瘀。

四、黄疸病别初久,初清利久峻下

黄疸是由于感受湿热疫毒等外邪,导致湿浊阻滞,脾胃肝胆功能失调,胆液不循常道,随血泛溢引起的以目黄、身黄、尿黄为主要临床表现的一种肝胆病症。本病与西医所述黄疸意义相同,大体相当于西医学中肝细胞性黄疸、阻塞性黄疸、溶血性黄疸、病毒性肝炎、肝硬化、胆石症、胆囊炎、某些消化系统肿瘤,以及出现黄疸的败血症等。范氏治疗本病常按病程将其分为黄疸初起与黄疸日久进行鉴别,初起清利退黄,日久峻下制胜,分述如下。

1. **初起治以清热利湿**　黄疸初起因外感湿浊、湿热等时邪,蕴结于中焦,脾胃运化失常,湿热熏蒸于脾胃,累及肝胆,以致肝失疏泄,胆液不循常道,随血泛溢,外溢肌肤,上注眼目,下流膀胱,使身目小便俱黄,而成黄疸。黄疸初起以目黄、身黄、小便黄为主要表现,伴有恶寒发热,食欲不振,恶心呕吐,腹胀肠鸣,肢体困重等症状。黄疸的发病,从病邪来说,主要是湿浊之邪,故《金匮要略·黄疸病脉证并治》有"黄家所得,从湿得之"的论断,多夹有热,故在治疗时除祛湿外,尚需清热,清利为主,根据湿热的多少,而选择不同的方剂。《伤寒论·辨阳明病脉证并治》曰:"伤寒七八日,身黄如橘子色,小便不利,腹微满者,茵陈蒿汤主之。"《金匮要略·黄疸病脉证并治》云:"黄疸病,茵陈五苓散主之。"范氏治黄疸初起亦常用此二首经方。

如治"董富荣。黄疸初起,色鲜明,是内有湿热熏蒸之故。腹满便秘,理当下之。生大黄三钱,玄明粉三钱,川朴钱半,淡豆豉三钱,黑栀子三钱,茵陈一两"。又治"黄裕兴。湿热黄疸,脉沉滑,苔白而腻,面色黄而灰,指甲亦黄。切忌油腻、生冷、水果,又当速治,缓则恐生变端。桂枝三钱,猪苓三钱,茯苓三钱,泽泻三钱,生茅术三钱,绵茵陈一两"。

上述两则医案均是湿热黄疸,黄案湿重于热,故范氏用茵陈五苓散化湿利水,使湿热之邪从小便而利。董案乃是热重于湿,用茵陈蒿汤、栀子大黄汤等合化,清热泻下,除湿退黄。范氏善用经方,而又灵活化裁,药随证变,于此可见一斑。

2.日久治以峻下退黄 范氏于危重急症治疗时，强调"药贵于纯，最忌杂乱"，俾使药力集中，克邪制胜，力挽狂澜，以收顿挫之效。黄疸日久，因病情迁延，湿热内结，病根深而病势危，范氏认为此时需用大剂重药，力克邪势，出奇制胜，尝用大剂栀子大黄汤峻下退黄。

如治"林右。湿热黄疸，为日已久，根已深，不治必死。死中逃生，勉用峻剂。豆豉三钱，枳壳三钱，海金砂三钱，黑栀子三钱，生大黄四钱。二诊：泻下数次，黄疸稍有减退，乃是好象。甘草一钱，生大黄三钱，黑栀子三钱，枳壳三钱，豆豉三钱，胡黄连一钱，鸡内金三钱。三诊：黄退不少，病有动象。柏子仁三钱，陈皮一钱，车前子三钱，白芍三钱，鸡内金三钱，当归三钱，茯苓三钱，栀子三钱，柴胡三钱，胡连一钱，甘草一钱"。

《金匮要略·黄疸病脉证并治》曰："酒黄疸，心中懊侬，或热痛，栀子大黄汤主之。"仲景虽以此方治酒黄疸，但喻嘉言曰："然《伤寒论》中有云，阳明病，无汗，小便不利，心中懊侬者，身必发黄，是则诸凡热甚于内，皆足致此，非独酒也。"故范氏急用栀子大黄汤加海金沙，峻下破结，泄热逐湿，退黄除烦。危笃大定后，乃用逍遥散加减，疏肝理气，清热化湿，去除余邪。

五、泄泻经久疑难，单方复方收效

泄泻是一种常见的脾胃病症，《素问·脉要精微论》曰："胃脉实则胀，虚则泄。"《素问·脏气法时论》曰："脾病者……虚则腹满肠鸣，飧泄食不化。"本病可见于西医学中的多种疾病，如急慢性肠炎、肠结核、肠易激综合征、吸收不良综合征等。范氏治此处方较为多变灵活，时用单方，时用复方，但均可收奇效。

1.单方治经年久泄 范氏运用单方所治泄泻多是经年久泄，泄泻日久，迁延不愈，伤及脾肾，骤用滋补止泻，恐更滋碍脾胃，加重脾胃运化之负担，反不能收功。病情日久，虽根结顽固，但症状亦缓，故范氏以药食两用类中药，单方久服，缓缓图之，亦收奇效。

如治"一人脾虚泄泻，一年有余，诸方不能效。余忆及《池上草堂笔记》有干荔枝能治愈久泄之说，试服果效。始煎十二枚，渐加二十四枚，服药一月，竟愈"。又治"一人苦于肾泻，看遍名医，花钱无数，年半不愈，舌绛而脉弦，召余诊。余查本草，其中记述：有一孝子为其老父患肾泻而苦恼，祷告诸神，是夜，梦神告之曰独服海参可愈，试之果验。此法借神托梦，虽属荒谬。而海参补肾益血，可治泄泻，不妨试之。余劝其煨服红旗海参，未服半斤而愈"。

前案仅用一味干荔枝温脾止泻而收奇功,《玉楸药解》也有记载:"荔枝,暖补脾精,温滋肝血,功同龙眼。"《泉州本草》谓:"治老人五更泻,则更佳。"后案以海参补肾疗泻,《本草纲目拾遗》载道:"海参生百脉血……治休息痢。"本案患者久泄,舌绛脉弦,已伤及肝肾,故用海参补肾养肝,而收止泻良效。

2. **复方治疑难泄泻** 泄泻病情复杂,五脏皆可致泄,病性虚实皆有,需准确辨证,方能从容用药而收效。范氏采用复方所治疑难泄泻,尝经多医诊治枉效而为之,于纷乱中捕捉蛛丝马迹,追本溯源,对证下药,应手收功,足见其功力深厚。范氏尝用麻杏石甘汤治暴注下迫之热泻,乃因肺与大肠相表里,肺有余热则下移大肠,大肠受之,则为暴注下利。又补中益气汤治中气下陷之虚泄,因中气亏损、气虚下陷所致,症见食后即泻,完谷不化,食减,消瘦,困倦,脱肛,自汗等。

如治"上海一名贾。年卅余,形气壮实,饮食如常,而苦于泄泻,日五六次,已五月余。遍历名医,投清利、峻下、固涩、温脾、温肾之剂皆无效果。邀余至上海往诊。余按其脉,右寸独紧,其余皆平,呼吸略气促,便意迫急""投以麻杏石甘汤,麻黄用三钱。药后当夜得微汗,次日余按其脉,右寸转平。告曰:此将愈之兆也。果然,即日泄泻停止。五月之病,安然有愈"。

又如治"陈阿瑞。患泄泻年余,时溏时泻,日三五次。每于饭后欲便,肛门重坠,胸腹胀满。前医皆用理气疏肝、补肾固摄、健脾和胃皆不效。其实,此胀虚气填塞之故也。肛门下坠,中气下陷也。宜用益气升清,健脾扶元。黄芪一两,白术五钱,陈皮一钱,升麻二钱,柴胡二钱,党参三钱,甘草一钱,当归二钱。二诊:好多,大便日一二次。黄芪一两五钱,白术五钱,党参五钱,柴胡二钱,升麻二钱,甘草一钱,陈皮一钱。三诊:将愈矣,守前法。黄芪一两,白术五钱,党参五钱,柴胡二钱,升麻二钱,甘草二钱,陈皮一钱,淡附子二钱"。

上述两案,一实一虚,一暴一缓。前案由"右寸独紧""呼吸略气促"之症可测,此乃邪袭于肺,肺气闭塞之候,肺热下移大肠,则泄泻。需用辛凉疏达、清肺泄热之法,方选仲景麻杏石甘汤。后案泄泻年余,导致中气下陷,故而出现"饭后欲便,肛门重坠,胸腹胀满"等症。故选用补中益气汤,治从温脾益气,升阳举陷。三诊中加入淡附子,考虑到肾阳不能温煦脾阳,脾阳久虚,亦可累及肾阳,故加淡附子以温补脾肾,增强生发之功,庶不变生枝节。

六、痢疾病情复杂,遣药经方时方

痢疾是以大便次数增多,腹部疼痛,里急后重,下赤白脓血便为特征的疾病,根据临床表现可分为寒湿痢、湿热痢、疫毒痢、噤口痢、休息痢、阴虚痢、虚寒痢、劳痢等类型。范氏治疗痢疾的经验颇丰，强调治当辨清寒热、虚实。痢疾病情复杂多变，在治疗时选方遣药既有经方，又有时方，不仅立方有据，而且用药有度，法药相宜，故能得心应手，左右逢源。

1. 用经方遵原旨而不泥　经方即张仲景《伤寒杂病论》所载方剂。范氏用经方治疗痢疾时，多遵仲景原旨，但却不泥于经方之主治。对初起轻症多用四逆散以顺气化滞；热偏重者用白头翁汤以清肠凉血化湿；对久痢之阴虚痢用黄连阿胶汤以养阴泄热，止血止痢；虚寒痢用理中汤以温中散寒，健脾止痢等。

如治"圆通和尚。腹痛下痢，里急后重，痢下赤白，湿热痢疾也。清浊淆乱，升降失常故尔。柴胡二钱，白芍二钱，甘草二钱，枳壳二钱，薤白一两。二诊：利下见瘥。四逆散加薤白一两"。

《伤寒论》曰："少阴病……或腹中痛，或泄利下重者，四逆散主之。"范氏用四逆散治下痢，每以枳壳易枳实，并加薤白。方中柴胡、枳壳二味顺气宽中，兼治寒热，升清降浊；芍药、甘草缓挛急，止腹痛；薤白通阳理气，和气导滞。用薤白，范氏亦遵仲景原意"泄利下重者，先以水五升，煮薤白三升，煮取三升，去滓，以散三方寸匕，内汤中，煮取一升半，分温再服"，以薤白一两，煎汤代水用，更能发挥其治痢之效。

又如治"徐君。热痢日久，津枯液涸，心肝火炽。炒黄芩三钱，川连一钱，鸡子黄二枚，阿胶三钱，生白芍三钱"。

黄连阿胶汤系仲景治疗少阴病阴虚，心烦不得卧的主方。本案乃热痢日久，耗伤津液，致水火不济，心火有余；水不涵木，则肝火亢盛，故曰"心肝火炽"。范氏移用黄连阿胶汤治此，病虽不同，证却了然，乃异病同治之法，深得经方之妙义。

2. 采时方善变通以应证　时方即仲景之降后世医家所创方剂。范氏采时方治疗痢疾时，根据病证之不同而善于变通。对于暴痢湿重于热，投苦参七味方清湿消食调气；对脾虚气弱者，用保元化滞汤以补脾益气导滞；对湿阻中阳之身热下痢，用清震汤燥湿健脾；痢起不分新久，用归芍六味汤清肠利湿，消导积滞，调气和血等。

如治"陈阿三。湿热痢疾，里急后重，痢下白冻甚多，苔白腻，用苦参七味方。苦参三钱，陈茶三钱，焦山楂三钱，葛根三钱，陈皮一钱，赤芍三钱，麦芽三钱。二诊：将愈。苦参七味方"。

苦参七味方原是出自《医学心悟》的治痢散："古人治痢，多用坠下之品……因制治痢散以治痢症。初期之时，方用葛根为君，鼓舞胃气上行也；陈茶、苦参为臣,清湿热也;麦芽、山楂为佐,消宿食也;赤芍药、广陈皮为使,所谓'和血则便脓自愈,调气则后重自除也',制药普通,效者极多。"范氏称之谓"苦参七味",形象而简便,体现了方药的精简。范氏尝谓:"若热重于湿者,滞下赤多白少,白头翁汤加味可治;如湿重于热,滞下白多赤少,则投苦参七味为宜。"曾以本方治痢下初起白冻多者,每多收效。

又如治"沈老婆婆。下痢胃绝,切宜忌食,以候胃气。舌淡而润,上有痰阻,故咳而呕。当归六钱,白芍六钱,槟榔一钱,甘草一钱,车前子三钱,炒枳壳三钱,炒莱菔子三钱,吴茱萸一钱,姜川连一钱,桂枝一钱"。

归芍六味汤乃《石室秘录》的痢下通用方:"此方之奇,全在用白芍、当归。盖水泻最忌当归之滑,而痢疾最喜其滑也。芍药味酸入肝以平木,使木不敢再侵脾土。又有枳壳、槟榔消逐其湿热之邪,又加车前子分利其水湿,而又不耗真阴之水,所以功胜于茯苓也。尤其在用萝卜子一味,世多不解,盖萝卜子味辣而能逐邪去湿,且又能上下通达,消食利气,使气利于血分之中,助归、芍以生鲜血,而祛荡其败瘀也。少加甘草以和中,则无过热之患。此奏功之神奇,实在妙理耳。"范氏临床治痢对此方推崇备至,根据罹病的早晚,症情的轻重,正气的盛衰,寒热的偏颇,年龄的长幼,只要辨证得当,在此方的基础上对药物和剂量灵活加减,病情均能向瘥。

········· 【医案选析】 ·········

脘痛治以水火二补

冯君木。

中焦阳衰,运化无权,脘痛频作,痛易耗气,血虚生风,此时虽右手大指、食指失和,后必牵及他处。单补气,恐其升,专补血,恐其滞。商一善法,莫如水火二补。

大熟地五钱,怀山药五钱,茯神二钱五分,车前子一钱五分,太子参三钱,五味子三分,安桂五分,冬术二钱五分,牛膝一钱五分。

【赏析】中阳不足,阴寒内生,运化失健,胃痛频作,绵绵不休,进而导致化源无力,气血虚弱。又见"右手大指、食指失和"之动风先兆,故治当补气兼养血,不能独专,恐生他变。本方为《辨证录》水火两补汤去麦冬,以补肾中元阴元阳。元阴得补,肾精充足,精血互生,精足则血足;元阳得补,肾火充足,脾土得生,中气

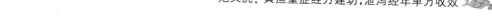

亦复。气血足，则脘痛除。此案亦含"未病先防"之义。

脘痛作呕大剂存津

范老志。

脉弱无气，舌苔无津，面色黧黑无神，上腭喉间白糜满布。其脘痛而作呕，则是老病。此症盖得之伤食不落胃，服消食之品过度，元本虚弱，又感外邪，以致开门揖盗，热邪内生。至今商治，唯有大剂存津，舍此别无他法。轻清降泻，恐未有济。鄙见如是，请高明裁酌。

小生地八钱，炙鳖甲三钱，麦冬四钱，太子参三钱，枸杞子四钱，炙甘草一钱，生牡蛎一两，仙半夏三钱，枇杷叶三钱，淡竹茹三钱，白蜜二匙。

【赏析】脉弱无气，面色黧黑无神，已经到了阴阳俱衰、精血虚弱的久病危重证候；舌苔无津，上腭喉间白糜满布，也是热邪伤阴，正虚邪盛，正不胜邪的征兆。脘痛作呕，明是胃弱旧疾，医者又用攻伐消导之品，再伤脾胃，使其元气更虚而罹患。因此，范氏称之为"开门揖盗"。面对如此情况，保存一分津液则保留一分生机，范氏认为"唯有大剂存津，舍此别无他法"，实为关键一招。故取生地、麦冬、鳖甲、枸杞子等，滋养津液以固根，合半夏、枇杷叶、竹茹等，降逆化痰以止呕。

温中运脾勉疗久病呕吐

李享林。

食入即吐，胸腹胀闷，神疲乏力，舌淡脉弱，形体瘦削，中阳不振，运化不及，为日太久，恐药不及病也。

姜半夏三钱，西党参三钱，陈皮一钱，生姜一钱，茯苓三钱。

二诊

厚附子一钱，党参三钱，炙甘草三钱，生冬术三钱，炮姜一钱。

三诊 瘥矣。虽已不吐，但元虚太甚，当缓缓治之。

厚附子一钱，党参三钱，炙甘草一钱，生冬术三钱，炮姜一钱，生黄芪三钱，归身三钱。

【赏析】本案患者罹患呕吐，日久致中焦脾阳虚衰，初诊取六君子汤以益气健脾，温中行气，以期健脾运、止呕吐；二诊以理中汤加附子加大温补力度，使中阳得温，脾运得复，呕吐得止。后增当归补血汤，以温补之药缓图，恢复生机。

消食清热治麦食积久化热呕恶

洪小孩。

麦食积滞,积久化热,呕恶亦是胃热之故。

炒莱菔子四钱,姜半夏三钱,五谷虫三钱,鸡内金二钱,生姜汁半小匙,竹茹三钱。

【赏析】麦食积滞,日久化热,致胃气通降不得,上逆而成呕恶,治以莱菔子、五谷虫、鸡内金消导麦食积滞,姜半夏、生姜汁降逆止呕,竹茹清热和胃。患者虽为小儿,但范氏方中药少而量大,非辨证准确不敢施为。

清热化痰治嗜酒呕吐

徐左。

素好饮酒,酒性蕴热为患,苦呕吐。先清其热。

葛根三钱,竹茹三钱,枇杷叶三钱,姜半夏三钱,生姜一片,红枣三枚。

【赏析】酒性蕴热,易生痰火,痰火阻胃,气机逆乱,而成呕吐。治宜清热化痰为主,兼顾降逆止呕,俾痰火除,胃气降则呕吐自止。方中葛根可解酒湿,清热止呕。《本草经疏》云:“葛根,解散阳明温病热邪主要药也,故主消渴,身大热,热壅胸膈作呕吐。”竹茹、枇杷叶清热化痰、降逆止呕,《本草纲目》载枇杷叶:“和胃降气,清热解暑毒。”姜半夏化痰止呕,生姜、红枣顾护脾胃。

吐血误用凉血致瘀需滋液温中化瘀

徐。

苦吐血已久,未能治根。又苦咳嗽,痰黏,音将哑。吐血多时,宗气必虚,戊己二土先为牵及,以致升降失调。而医者见出血,即动用凉血、止血之品,急于治标。殊不知血因之而停滞成瘀,瘀血愈多,则更不能根除,此后图治,温和则活,今将音嘶,不得不兼顾之。津液稍滋,急治其根本。

百合四钱,姜半夏三钱,小生地四钱,生白芍三钱,姜炭一钱,五味子八分,淡附子一钱,鸡子清一只。

二诊 脉沉而芤脉,沉则为寒,芤则为虚,虚寒相搏,理当温和。

淡附子一钱,党参三钱,归身钱半,姜炭一钱,炙甘草一钱,姜半夏三钱。

三诊 温热药能受,尚有办法可想。先从脾胃入手,以居中土,土能生金,音亦能开。

淡附子一钱,党参三钱,当归身三钱,姜炭二钱,炙甘草二钱,姜半夏三钱,侧柏炭二钱。

四诊 血已止。

理中汤诸药各三钱,加淡附子一钱。

【赏析】范氏尝言："吐血属阴虚阳盛者固多,但阳虚夹寒者亦不可少。"又曰："服寒凉药止血,血得凉而凝结,血止是暂时的,血凝而不畅流,必致妄行而溢,故愈后常复发。"可知吐血非皆因血热为患,需辨明寒热,方可从容下手。本案患者因误用凉血止血之品致瘀血停滞,非但吐血未止,更使阴津耗伤,而致"将音嘶",故在用温和止血之品时,兼用顾护阴津之品,以求治根本。后以理中汤加附子化裁,诊治多次而收功。

温补理气疗吐血解腹胀

朱作森君。

面色不泽,旧曾吐血,今苦腹胀,脉弱,舌淡。虚象也。

陈香橼皮钱半,厚附子三钱,西党参三钱,炒冬术三钱,姜炭钱半,炙甘草一钱。

【赏析】由案中患者症状所知,此吐血乃本虚所致,故范氏采用理中汤化裁,温中补虚,理气消胀,以疗吐血、解腹胀。

生熟地方治血瘀化热吐血

孔师母。

吐血频频,其色鲜而红,舌质红绛,脉弦而数。胸闷气闭,血府有瘀,瘀久化热,热逼则吐血,自然之理也。

大生地一两,大熟地一两,牡丹皮三钱,参三七三钱,荆芥炭一钱。

二诊 服昨方,吐血见瘥。

守前方。

【赏析】此亦吐血,而不投血府逐瘀汤加减者,是血热之象明显之故。当以止血为要务,参以化瘀。方为范氏常用之生熟地方,药简而力宏,以滋阴养血,凉血止血,活血化瘀,使吐血止,新血生,不留瘀。

越婢汤疗黄疸不透达

周善数。

黄疸不透达。

麻黄六钱,生石膏一两,炙甘草二钱,生姜三钱,红枣八枚。

【赏析】以方测症,患者当有脉浮不渴、自汗,无大热、恶风诸风热之症。黄疸不透达,当是湿热郁于肌表所致。越婢汤为治疗风水而有郁热之主要方剂。"婢"通"卑",水湿重浊沉降,卑处多湿而有"卑湿"之称;"越"乃"散"之意。故"越婢"实"散湿"也,使水湿散发于上,湿热透达于外,则黄疸可疗。

白虎汤加葛根治湿热泄泻

李孩。

湿热泄泻。

白虎汤加葛根三钱。

【赏析】以方测症,此案患者当有身热、烦渴、多汗、苔干诸气热症,且大便虽溏泄而无肛门灼热,无脓血便,苔亦不黄腻,故用白虎汤辛凉以解气分之热,加葛根清湿热止泻。

阴中求阳治脾肾阳虚泄利

凌老婆婆。

初诊(四月廿七日) 面色一团痰滞,目下有卧蚕形,气促不舒。舌淡白,苔薄无神气,脉近六阴,静察觉无力。据云,面部及四肢皆稍有水肿有日矣。腹觉胀满,大便泄利不痛。此利当是脾肾阳虚,不能运化,摄力亦弱所致。夫脾主四肢,脾失健运,水肿作焉。痰不滑,亦有而因:一因传送乏力,一因津竭无料以化痰涎。鄙意以肾脾两补为主,决其胀满亦是虚气填塞,非实证可比。是否?请乐章先生教正。

大熟地四钱,茯苓三钱,怀山药四钱,牡丹皮三钱,泽泻三钱,炒白芍三钱,阿胶二钱,枸杞子三钱,安桂八分,淡肉苁蓉三钱。

二诊(五月初一日)

济生肾气丸加枸杞子四钱。

【赏析】本案泄泻患者一派脾肾阳虚之象,致水湿运化不力,乃生泄泻诸症。患者"面色一团痰滞",范氏认为乃因"传送乏力""津竭无料"所致,正如《医述》所言:"夫痰即水也,其本在肾,其标在脾。在肾以水不归原,水泛为痰也;在脾以饮食不化,土不制水也……故治痰者,必当温脾强肾以治其本,使根本渐充,则痰将不治而自去矣。"案中范氏亦遵此法，温补脾肾，以化痰滞。又因患者年老体衰，不耐燥烈之品，故范氏参用肾气丸之法，去方中大温大热之附子，加肉苁蓉、阿胶、白芍、枸杞子等温润之品，以阴中求阳，俾使脾肾得补而不骤，虚象渐消，则诸症皆失。

温阳利水治阳虚水泛腹痛下利

严姑。

初诊 素有痰饮，遇寒加剧，腹痛下利，小便不利，心悸足肿，面色青，舌淡白，脉沉滑，危候也。

淡附子三钱，白术三钱，白芍三钱，甘草一钱，生姜二钱。

二诊 腹痛下利见瘥，尚需温化。

淡附子三钱，白术三钱，茯苓二钱，甘草一钱，生姜二钱。

【赏析】本案下利，当为泄泻之病。《伤寒论》曰："少阴病，二三日不已，至四五日，腹痛，小便不利，四肢沉重疼痛，自下利者……真武汤主之。"本患者素有痰饮，遇寒而腹痛泄泻，小便下利，心悸足肿，乃少阴阳虚水停之证也。范氏拟真武汤加减温阳利水，壮元阳以消阴翳，冀收全功。

寒邪直中于里致腹痛下利，治以小建中汤

王右。

初诊 腹痛下利，脉紧，舌胀而淡，寒邪直中于里。

桂枝二钱，白芍四钱，干姜三钱，炙甘草二钱，饴糖二匙。

二诊 昨日药后见瘥。

桂枝二钱，白芍四钱，干姜三钱，炙甘草二钱，饴糖二匙，半夏三钱。

【赏析】本案乃是寒邪直中于里，以致脾胃虚寒，中阳不振，寒湿内滞，气机壅塞而致腹痛泄泻。范氏用小建中汤加减，温中补虚，和里缓急，散寒止痛而收效。

清震汤治湿陷身热泄泻

张老婆婆。

身热下利，脉濡弱，此湿陷也。清震汤。

升麻、葛根各二钱，茅术一两，荷叶一张。

【赏析】清震汤出自《素问病机气宜保命集》,原治湿阻清阳之雷头风。此案清震汤加葛根,用治同属湿阻的身热泄泻。门人尝问范氏:"清震汤药仅三味,师常用之,何见效甚速?"范氏答:"苍术健脾燥湿;升麻升阳辟邪;荷叶清香解郁清暑,李时珍谓其具有生发之气,并助脾胃。"范氏每每用此方治疗湿阻脾阳之证,多收良效。另外,范氏用此方很是讲究,荷叶根据其生长特点将整张荷叶的叶面向上,蒂向下放置药罐中,再将苍术、升麻二药置其上,盖取"震仰盂"之义,降湿浊,升清阳。

辛温酸收法治寒食下痢

圆城和尚。

腹痛下痢,脉沉紧,舌淡白。寒居七,食居三。当用辛温酸收法。

四逆散各二钱五分,加薤白一两五钱,五味子八分,姜炭一钱五分。

【赏析】此案"腹痛下痢",辨证的关键在"脉沉紧,舌淡白"。沉为气郁食滞,紧为寒,舌淡白为寒滞,范氏认为"寒居七,食居三"。故用四逆散解郁导滞,加薤白、姜炭、五味子辛温酸收,散寒止痢。

重药所伤致脾肾虚寒痢下赤白

蒋老太太。

初诊 痢下赤白,为重药所伤,日下 10 余次,每日但进米粥几匙,脉沉细。脾肾虚寒,关门不利故也。

诃子肉三钱,炮姜一钱,白术三钱,甘草一钱,党参三钱。

二诊 见效,尚需温补。

人参一钱,南枣一枚,莲肉三粒(蒸熟服)。

【赏析】本案患者年高体虚,又"为重药所伤",乃过服克伐之品,致脾阳不振,寒湿留滞,久病及肾,则痢下不止。初用理中汤加诃子温中散寒,健脾涩肠。见效后,因元气未复,予人参、南枣、莲肉进一步补气健脾,以助生化之源。

白头翁汤加味救治热痢危症

邵老婆婆。

湿热郁久成热痢,已 1 个月有余。体疲乏力,脉细而数。前医以肉豆蔻、诃子、扁豆类治之,痢愈加重,腹痛,痢下皆是紫黑脓血,日下 50 余行,烦热口渴,病势极危。

白头翁三钱，北秦皮三钱，黄柏三钱，川连三钱，驴胶珠三钱。

二诊 下痢稍减，津液愈耗，舌已见糜，虚甚之故也。

白头翁三钱，北秦皮三钱，川连三钱，黄芩三钱，麦冬三钱，人参三钱，霍山石斛四钱。

三诊 渐瘥，守前法。

白头翁三钱，北秦皮三钱，川连三钱，黄芩三钱，人参三钱，霍山石斛四钱，麦冬三钱。

四诊 痢下继续好转，脉仍细弱，舌红少苔，面色少华，元虚一时难复也。

莲子肉三钱，人参三钱，五味子三钱，麦冬三钱，枸杞子三钱，枣仁三钱，川连二钱。

【赏析】湿热痢治当清热化湿，却误投固涩之品，以致止涩过早，留邪为患。热毒不祛，迁延日久，正气日虚，邪热益甚，病势危殆。患者热毒炽盛，伤及血分，且正虚邪陷，亟当标本兼顾。用白头翁汤加阿胶珠，清热凉血解毒，滋阴止血除烦。药证相对，症见起色。虽邪热见瘥，但津液耗伤，正气虚愈，故复加益气养阴生津之品。终以生脉散等甘柔和营之药善后，以奏全功。

大剂补气扶元治久痢危症

慈城张某。

患痢已数月，前医作湿热，愈治中气愈陷，日久气虚欲脱，肛门下坠，卧床不起，势频于危。延余诊治，处方保元化滞汤，用生黄芪二两，滑石一两，白糖一两。2 剂痢减。继之，进补中益气汤全方，重用黄芪、党参、升麻、柴胡。病者因出诊费用昂贵，询问是否可以多服几剂？余介绍当地名医郑纯甫先生诊治之。并告知证属气虚脾弱，大忌消导之品，以免耗伤元气，必须重用大剂补气扶元之药为要。郑诊治之后，仍用原方，略减参、芪用量，并参以广木香、砂仁。2 剂之后，胸腹反觉不舒。郑再诊，认为余湿未尽，再减升提补气诸药之量，略加枳壳、泽泻，又服 2 剂。后重肛坠之症增剧，再请余至慈城诊视。余往，仍大剂参、芪、升、柴。服药数剂，诸恙若失，已如常人。

【赏析】久痢误治导致中气下陷，病情危笃，范氏于精准辨证后，投以重剂补益，补气扶元，转危为安。又为患者着想，会同他医共同诊治，以求万全，可见范氏医德高尚，值得我辈学习。

·················· 【验方拾萃】 ··················

生熟地方

处方：大生地五钱至一两，大熟地一两至二两，参三七一钱半至三钱，牡丹皮三钱，荆芥炭一钱半。主治：吐暴血，色鲜红，脉见虚数。

方中生地、熟地滋阴养血；参三七、荆芥炭活血止血；牡丹皮凉血止血。方中生地、熟地、三七剂量根据病情轻重而变化。全方共奏滋阴养血、凉血止血、活血化瘀之功。俾使吐血止、新血生而不留瘀。

肠红丸

处方：苦参子四两，去壳研细末；黑枣二十枚，煮烂，去核。合为丸。制法：将上药共捣如泥，为丸如桐子大，烘干。每服十至二十粒，每日3次。主治：休息痢，下红白物，有里急后重者，甚有效。

苦参子即鸦胆子，现多用治阿米巴痢疾，甚有效。但因其味苦，服后常引起呕吐。或裹以龙眼肉，又不易吞服。今以枣肉同捣制丸，可无此弊。此丸干后甚坚，入胃不易消化，无呕吐等副作用，至肠后方徐徐溶解，乃生药效。

·················· 【主要参考文献】 ··················

[1] 浙江省中医药研究所,浙江省宁波市中医学会.范文甫专辑[M].北京：人民卫生出版社,1982.

[2] 徐炳南.范师文甫医案[J].中医新刊,1928(1)：18.

[3] 徐炳南.范师文甫医案[J].中医新刊,1928(2)：17.

[4] 徐炳南.范师文甫医案[J].中医新刊,1928(3)：12.

[5] 上海中医学院.近代中医流派经验选编[M].上海：上海科学技术出版社,1962.

[6] 陈永灿.简易名方临证备要[M].北京：人民卫生出版社,2016.

张山雷：
脾胃诸症尤重柔肝,清润和调慎用香燥

张山雷(1872—1934),名寿颐,江苏嘉定(今属上海市)人。其中年后,主要医事活动在浙江兰溪,并成就大业。清末民初医学家及中医教育家。自幼聪颖,喜好读书,光绪十七年(1891 年)考取秀才。光绪甲午(1894 年)其母病风痹,为恪尽孝道,侍奉病中老母,遂弃举子业而攻医。先后随当地老中医俞德琈、侯春林及吴门黄醴泉诸先生学习内科。光绪壬寅(1902 年)又随"黄墙疡科大名医"朱阆仙学习 3 年。1914 年襄助朱阆仙筹设中医学校于黄墙村家塾,开国医立校之先河。1919 年应浙江兰溪中医专门学校聘请,担任教务主任十五载,日间授课诊病,带教后学;夜则编撰著述,批改教案,从此心肝呕尽,把后半生全部精力投入于中医教育事业,为中医人才培养做出了贡献。因积劳成疾,不幸逝世,享年 62 岁。

他一生著述宏富,留下近 30 种著作、数以百计的文章及大量的医案。主要著作有《中风斠诠》《疡科概要》《脉学正义》《本草正义》《医论稿》《籀簃医话》《难经汇注笺正》等,其中作为兰溪中医专门学校的讲义问世者为多。

在学术上,张氏对前人著述均能阐发其要义,取其精华,立论皆源于积学心得,博古融今,衷中参西。对内科、疡科、妇科、中风、本草等均有独特的阐发。张氏重视西医解剖理论,认为中医最重人道,久无解剖之法,不能洞知胸腹中之实在状态,而解剖生理与病理、医理互为参证,若生理不明则病理亦不能追根溯源,治疗则无从下手。在《英医合信氏全体新论疏证》中具体论述各脏腑的生理功能,张氏唯善是从。对于合信氏论述脉理方面,张氏指出"彼是外国学者,未尝以中医脉理用心寻绎,而作此皮相之批评,原不足怪",故其结合中医理论,"删其浮词,节其要义,间亦以己意疏通而证明之",将解剖生理与中医学糅合在一起。同时,他强力斥责那些崇洋媚外、摒弃中医、独尊西医之徒。

张氏十分注重中医学术理论与临床的重要性,认为《内经》《难经》《伤寒杂病论》《神农本草经》等是中医学的基础,应当认真掌握;至于临床,虽有内、外、妇、儿科之不同,亦各自有其理论,而要提高临床治疗的水平,还应十分重视医案的学习。医案中所载,都是前人治疗疾病的实际经验,反复揣摩,深入领悟,则有如患者在侧,可以从书本中继承与了解前人的经验,加深对理论的认识。

张氏一生对中风病的研究颇深,总结历代医学之精华,去其糟粕,订正谬误。认为杂病之中风是以内风为主要病机,因此治疗时强调应以"潜镇摄纳"为总原则。在此基础上,按其病情,分为闭证、脱证两大类,并根据具体表现,总结出"中风证治八法"。如开窍法,用于气窒声不出、牙关紧闭者,可用通关散(细辛、牙皂为末,吹鼻中)以搐鼻取嚏,同时针刺水沟、合谷等穴。固脱法,用于中风病证中由于正气之散亡,无根之火暴动而见的脱证。潜镇法,用于中风发作之前可以防患于未然,在已发作之后可以抑制病情的变化。开泄法,用于肝阳上扰,气火上升,同时挟痰浊上壅,阻塞气道,可用稀涎散、礞石滚痰丸(大黄、黄芩、礞石、沉香)、青州白丸子(白附子生用、半夏生用、南星生用、川乌生用)之类。若体质虚弱者,则宜用平和之剂以化痰泄痰,如二陈汤、杏仁、枳实、贝母、竹茹之类。另外,如胆南星、天竺黄、竹沥、荆沥之类,性最和平,可以重用。

····················· 【学术经验】 ·····················

对脾胃病的论治,张氏亦有独到的经验,多从脾、胃、肝三脏着手,尤重肝气、肝阴,亦兼顾肺、肾二脏,辨证准确,立论深刻,虽存世医案并不甚多,但仍可从中窥其特色。现分胃痛痞胀、反胃吐酸、胃疡疳积、泄泻痢疾和胁痛鼓胀五个方面整理介绍。

一、胃痛痞胀证治经验

1. 理气柔肝治胃痛　胃痛,又称胃脘痛、心胃痛等。对于胃痛病机的认识,张氏从虚实出发,认为腑以通为天职,实则窒而不通,不通则痛,多以"痰饮食积、湿阻气结"为病源;虚证需分阴阳,阳气不振则敷布无权,阴液不足则输化无力,不荣则痛。在胃痛的治疗上，张氏力主通补并用，肝脾胃并调。补以温运健脾、滋柔肝阴为主，通以疏肝理气、通降胃气为主。中医学认为脾主升清，胃主降浊，脾以健运为用，胃以通降为顺，脾气升，胃气降，升降协调，则脾运胃和，气机畅达。肝藏血，主疏泄，其体阴而用阳，阴液充足则肝血自足，肝体才能得以柔养。肝体得柔，方能疏泄有度，而有助于脾运胃和，气机顺达。张氏认为："脾失健运，可缘于阴液不足，阴液不足可由于脾阳欠运；阴液不足，肝体失柔，则肝气失疏，势必招致木气侮土，胃脘疼痛。"脾胃不健，又可影响肝之疏泄。张氏指出："心胃痛等证，无一非肝络不疏，气机横逆为患，而其源皆本于肝肾之阴亏。盖阴液不虚，则肝得所养，必无横逆之虑；唯阴虚于下，肝络窒滞，气机不通，乃生是症。所谓燥者，亦即此因，本非二病。然当病剧时，气行紊乱，非有气分之药以疏通之、整理之，则亦无应手之效。香燥药物颇有奇功，但多用燥药，则阴液愈伤，不时频发，后难为继。所以肝胃胁痛等症，非徒难刈根株，势必频发加剧，卒归不治疗，皆香燥气分之药其标而酿其祸也。魏柳洲制一贯煎方，专以滋养肝肾真阴为主，润而不腻，守而能通，有栽培养液之功，无渗泄伤津之弊，功力尚在景岳左归、高鼓峰之滋水清肝之上，非六味之且补且泻者可比。陆定圃推重是方，最是柳洲知己。唯此病此药，亦必频频灌溉，多服不辍，方能长治久安。凡用香燥气药，治标痛定之后，亦必以此法继续治本，乃为善后之良图。"故在治疗过程中既要重视运脾和胃，又要重柔肝养阴。

在用药方面，张氏多选用川芎、香附、乌药、延胡索、木香、青皮、陈皮等，认为川芎"芳香升举，肝气遏抑而不能调达者宜之"，香附"气药中之最驯良而不嫌其燥者"，此二药可使肝木调达而不致木郁而腐而变生他证。而诸药之中，张氏尤为推崇乌药和延胡索。他认为："乌药气味皆薄，质亦不重。是为行导气机轻灵之品，不刚不燥，是肝脾气分之最驯良品。""延胡虽为破滞行血之品，然性情尚属和缓，不甚猛烈……又能兼行气，不专以破瘀见长，故能治内外上下气血不宣之病，通滞散结，主一切肝胃胸腹诸痛。"

张氏反对过用香燥之品，认为："宋元以来，治此（肝木侮土）者多尚香燥气药，以刚济刚，气行而通则不痛，非不暂图目前之效，然愈燥而阴愈耗，肝愈横，频发加剧，卒至肝脾之阴两竭，而燥药且不可复施。"又曰："香燥行滞一法，固可以利其运行。唯血液之未甚耗者，能为之推波助浪，则气为血帅，而血随气行。如果阴液大虚，虽振动之而疲馁不前，斯气药也无用，且反任其燥结之苦。则唯清润和调柔肝以驯之，尚可驯其横逆。"故在选用柔肝之品时，张氏多用川楝子、白芍，佐以沙参、枸杞子之类，而少用香燥之品。对川楝子、芍药二药，他指出："川棟子清肝,最为柔驯肝木之良将,凡胸腹胁肋胀,胸胁支撑,上为头痛耳痛,胃脘心痛,下为腹痛……此川棟子之柔肝,因非芳香诸物之可以一例观者也。""仲圣以芍药治腹痛,一以益脾阴而收摄至阴耗散之气,一以养肝阴而和柔刚木桀骜之威,与行气之药,直折肝家悍气者,截然两途,此泻肝与柔肝之辨,而芍药所以能治腹痛胀满,心胃刺痛,胸胁胀满者,其全体大用,即是此旨。"治验如下。

(1)疏肝行气运脾:张氏治吴左。胃脘当心而痛,呕吐酸水,痛已多年,今已匝月,纳胀,脉弦数,肝木甚旺,络脉不舒,舌滑无苔,真阴已薄。先以和肝行气,暂平其标,须得痛减,再商清养。川棟子三钱,淡吴茱萸四分同炒川黄连三分,生延胡索一钱五分,乌药一钱五分,北细辛四分,黄郁金一钱五分,青皮、陈皮各一钱五分,炒枳壳六分,炒竹茹一钱五分,煅瓦楞子四钱,苦桔梗一钱五分。二诊:胃脘疼痛稍减,呕恶已定,大便不畅,脉弦有力,肝气不疏,舌无腻苔,再疏厥阴之络。川棟子三钱,生延胡索二钱,黄郁金一钱五分,炮姜四分,细辛三分,川连三分同炒淡吴茱萸三分,台乌药一钱五分,广木香六分,陈皮一钱五分,九痛丸十粒,带壳紫蔻仁二粒。三诊:胃脘痛,再议和肝行滞,时止时痛,其势较松,大腑不畅,纳谷尚少,舌滑无苔,痛已有年,元阴受伤,再踵前意参酌。川棟子三钱,延胡索三钱,吴茱萸四分,细辛四分,川连四分,川椒红十粒,乌梅三分,枸杞子一钱五分,陈皮一钱五分,木香六分,北沙参一钱五分,乌药一钱五分,香橼皮一钱五分,带皮紫蔻仁二粒(杵,后入),九痛丸十四粒(吞)。四诊:脘痛再议温养运化,痛势步减,胃纳有加,而大腑五日不行,矢气自转,此阴液不充,阳明燥结,所以脉细带弦,舌前半滑而色淡。大气久弱,脾胃阴阳两虚,再参滋养,并通地道,俟其大府畅行更商。北沙参二钱,当归身一钱五分,大白芍二钱,川棟子二钱,炮姜四分,炒冬术一钱五分,北细辛四分,生延胡索二钱,台乌药一钱,广木香六分,青皮、陈皮各一钱五分,沉香曲一钱五分,带壳春砂仁二粒,半硫丸一钱五分(分吞)。五诊:脘痛屡授温养,痛已大减,前因大便闭结,用半硫丸已得畅行。脉仍细弦,舌滑无苔,㿠淡不红。少年阴液已伤,是宜滋养真阴,斡旋大气。炒贡潞一钱五分,炮姜炭四分,广木香四分,台乌药一钱五分,北沙参二钱,枸杞子一钱五分,北细辛三分,青皮、陈皮各一钱五分,当归身一钱五分,大白芍二钱,川棟子二钱,郁金二钱,丝瓜络一钱五分,枳壳九分,带壳春砂仁二粒(杵,后入)。

此胃脘痛案中患者虽有虚证需要补养,但张氏仍以疏肝行气运脾之法行肝脾气滞为先,以平标实之证。标实得平,脾胃之运化功能开,方可再议调补。肝气疏畅之于脾胃来说尤为重要,张氏认为:"肝之所以有余者,实皆气之有余耳。故泄肝不知理气,苦寒逆折,反有郁遏闭塞之苦……俾气机调畅,而肝病自驯。"

故其在治疗有肝脾气滞之证时，多以疏肝行气为主，兼以运脾。

（2）滋阴柔肝和胃：张氏治章左。中土阳衰，肝木来侮，胃痛呕吐，甚则有形，脉颇弦搏，舌腻已化，质淡白少华。再拟温化柔肝。广郁金一钱五分，山茱萸一钱五分，淡吴茱萸四分（川连二分同炒），广木香八分，炮姜六分，生打赭石二钱，生延胡索二钱，大白芍一钱五分，北细辛三分，乌药一钱五分，炒黑小茴四分。二诊：当脘结塞，痛势虽减，而嗳腐未已，脉涩，舌㿠白而滑。肝木侮土，消化力疲，久羔之虚，诚难近效，再踵温养扶土柔肝，助健运以行气滞。米炒贡潞一钱五分，大白芍二钱，炮姜炭五分，明附片一钱，鸡内金一钱五分，广郁金一钱五分，生延胡索二钱，藏红花二分，炙五谷虫八分，小茴香四分（炒焦），玳玳花四分，广木香七分，白豆蔻末四分（打），砂仁壳四分。

肝藏血，体阴而用阳，液充血足，肝体才能得以柔养。肝体得柔，方能疏泄有度。张氏认为，脾失健运，可缘于阴液不足，阴液不足可由于脾阳欠运；阴液不足，肝体失柔，则肝气失疏，势必招致木气侮土。张氏认为"肝秉刚强之性，非借阴液以涵濡之，则暴戾恣睢，一发而不可制。当其冲者，厥唯脾胃，先蒙其害，凡心胃痛、腹满痛、胸胁刺痛、支撑胀闷，无一非刚木凌脾之病"。故温运柔顺是张氏调治肝木侮土类脾胃病之大法。此时因脾虚而津液生成及输布力弱，肝阳偏亢，肝体失柔，泄肝疏肝已非此时所宜，而需柔肝理木为主，只有肝体得柔，阴阳调顺，才能使气血平和，兼顾扶土而建功。该案土虚为本，木乘为标，肝胃气逆，故症见胃痛呕吐，块痞有形，法以温化柔肝，和胃降逆，则肝胃气机和调。首诊应手，肝木得靖，复诊踵步，而着意温养扶土，巩固根本，标本同治始见效。

2. 温运和中治痞胀　痞胀，又称痞满，是由于脾胃功能失调，升降失司，胃气壅塞，出现以脘腹满闷不舒为主症的病症。以自觉胀满，触之无形，按之柔软，压之无痛为临床特点。病名首见于《素问·至真要大论》："太阳之复……心胃生寒，胸膈不利，心痛痞满。"并认为其病因有饮食不节、起居不适和寒气为患等。《伤寒论》对本病症的理法方药论述颇详，如谓"但满而不痛者，此为痞""心下痞，按之濡"，提出了痞的基本概念，并指出该病病机是正虚邪陷，升降失调，并拟定了寒热并用、辛开苦降的治疗大法。张氏遵《内经》及仲景之旨，而治此多参以调和肝脾、顺气温运为主。药多用木香、乌药、香附、枳壳、枳实、神曲、鸡内金等。

如治汪左。肝木侮土，食后膜胀，难于消化。昨授温运，业已桴应，脉尚弦搏，舌无苔，再拟踵步前法。炒贡潞二钱，炒干姜四分，生鸡内金一钱五分，广藿香梗一钱五分，广木香七分，台乌药一钱五分，炒枳壳四分，建神曲一钱，丁香柄三只，制香附一钱五分，山茱萸二钱，枸杞子二钱，大元地二钱（砂仁末四分同打),小青皮一钱五分。二诊:脾运不及,肝木来凌,中脘膜胀,前拟调和肝脾,稍参益阴,业已相安,唯填补反碍消化,脉乃显弦,舌尤白腻。再以柔肝运滞,先顺气机。天台乌药一钱五分,广木香八分,广藿香一钱五分,炙五香虫七分,广郁金一钱五分,焦枳实四分,炒沉香曲一钱五分,生延胡索一钱五分,五灵脂一钱五分,苏木一钱五分,生鸡内金一钱五分,干姜皮四分。

肝木侮土,气机失调,痞胀遂生。治以调和肝脾。又见脉弦搏,舌无苔,可知已伤阴液。遂加山茱萸、枸杞子、大元地,稍参益阴,不用填补呆滞之品,甚合病机。二诊阴伤已愈而肝气仍横,以温运柔顺之法理气柔肝、运脾消胀而收功。

二、反胃吐酸证治经验

1. 煖脾助运治反胃　　反胃,又称胃反,病名首见于《金匮要略》:"趺阳脉浮而涩,浮则为虚,涩则伤脾,脾伤则不磨,朝食暮吐,暮食朝吐,宿谷不化,名曰胃反。"反胃一病,由于长期忧思郁怒,或食物不当,以至于肝失疏泄,胃失和降,导致气滞、痰凝、血瘀阻膈,胃腑通降之路阻塞,久之则津血损耗,阳伤及阴,气阴虚败,脾阳耗散而致。张氏遵仲景之意,并融合后世观点,认为:本病因脾胃虚冷,胃中无火,不能腐熟水谷,故食入反出,朝食暮吐,水谷不变。治多以温阳煖脾、理气运脾、疏肝和胃等为法,用药多丁香、荜茇、吴茱萸、炮姜等,佐以枳壳、乌药、延胡索等。

如治王左。朝食暮吐是为反胃,王太仆所谓无火者是也。脉小且迟,舌滑无苔,姑先温运。酒炒薤白头一钱、姜汁炒瓜蒌皮一钱五分、炮姜炭五分、延胡索二钱、丁香柄四只、荜茇四分、淡吴茱萸四分(川连二分同炒)、广郁金一钱五分、生鸡内金一钱五分、五灵脂一钱五分、苏木一钱五分、家韭子二钱。二诊:反胃授剂,幸已不吐,但上脘微痛,则气尚泄也。脉细已甚,舌无腻苔,再以理气而助健运。薤白头二钱、山茱萸一钱五分、生鸡内金一钱五分、沉香曲一钱五分、制半夏一钱五分、生延胡索一钱五分、枳壳四分、淡吴茱萸二分、炮姜炭五分、甘杞子一钱五分、五灵脂一钱、乌药一钱五分。

《千金翼方》曰:"脉之迟小,名曰细。"而脉之细小者多为虚证,加之舌滑无苔,均为脾胃虚寒之象,脾胃之阳衰惫,运化不利则出现朝食暮吐之反胃,张氏先以温运以助其阳,冀其不吐。二诊吐止,脘微痛,脾胃之火虽复,而运化之力仍弱,气机不利,故仍以温运为主,兼以理气而收功。

2. 理肝降逆治吐酸　　吐酸多由肝气郁结,胃气不和而发,有偏寒、偏热之差异。属于热者,多由肝郁化热而致;属于寒者,可由寒邪犯胃,或素体脾胃虚寒而成；饮食停滞之泛酸嗳腐者，是由食伤脾胃之故。张氏认为："胃中固自有一种津液，其味极酸，本以专供消化食物之用。有此津液，则食物入胃，自能化作稀糜，以下入小肠。若此种津液不充，即有食不消化，饭后胀满之病。凡吾人呕吐，或饱食嗳气，口中恒泛出酸味，即此津液之上溢。"故治此以疏理肝气、和胃降逆为主，佐以制酸。若阴血偏亏，肝横犯胃，则当养阴柔肝，理气降逆。常用旋覆花、代赭石、青皮、陈皮、川楝子、白芍、浙贝母等。

如治傅右。39岁。七月二十八日：上半年七月半产，阴虚未复，今夏农忙，遂更委顿，肝阳上僭，懊侬纳减，吐酸少寐，脉虚而弦，舌心光。瓜蒌皮二钱，旋覆花三钱，大贝母三钱，狗脊二钱，代赭石八钱，川楝子三钱，椒红十四粒，郁金一钱五分，大白芍二钱，吴茱萸三分，乌梅炭四分，青皮、陈皮各二钱，川连四分。八月五日：吐酸大减，胃渐苏，懊侬未净，脉细，舌全无，苔淡白无华，寐安。上方去贝母、川楝子、椒红、郁金、青皮、陈皮、黄连，吴茱萸减一分，加枸杞子三钱、当归身一钱五分、砂仁三分、山茱萸三钱、木香六分、炮姜三钱、原生地三钱。

本案患者因半产致阴血大亏，肝失濡养，横逆犯胃，肝阳上僭，则见吐酸，脉虚弦、舌心光均为阴亏肝横之象，以养阴柔肝、降逆制酸为治，收效甚捷。复诊吐酸大减，遂以滋养阴血为主，改为治本，法随证转，足见张氏功力。

三、胃疡疳积证治经验

1. 温中止血治胃疡 胃疡，又称胃出血，张氏认为本病的本质是络伤血溢，病机主要责于"热""瘀""虚"。多由于饮食失节，嗜食辛辣酒类，热积胃中，热伤胃络，胃气失和，上走口鼻则成吐血、衄血，下走大肠则大便呈血样或色黑，而成便血。《灵枢·百病始生》曰："阳络伤则血外溢，血外溢则衄血；阴络伤则血内溢，血内溢则后血。"后血即后世所谓的远血，与脾胃密切相关。张氏治此多从肝脾辨证，师古而不泥古，法宗仲景而活用仲景之方。

如治龚左。便血粪前血水，粪后鲜血如水直注，十月以来，无日不然，大便日五六行，脉弦大而虚，中气不宁，肝脾相贼，无统藏之权。舌淡无华，且光滑无苔，夜不成寐。潞党参一钱五分，于术一钱五分，炙甘草一钱，生黄芪三钱，山茱萸二钱，炮姜五分，枸杞子三钱，阿胶珠一钱五分，砂仁四分（打），地榆炭三钱，柏叶炭三钱，首乌藤三钱，枣仁泥四钱，墨旱莲三钱，陈皮一钱五分，木香六分，藕节三钱，陈皮一钱，附子一钱。二诊：前授附子理中，便血虽少，而胃纳仅半碗，补中似尚不胜其任。脉沉细且迟，极其虚弱，舌淡白无苔，前法宜灵通，不宜蛮腻。炒潞党参一钱五分，冬术一钱五分，黄芪皮一钱，枸杞子一钱，炮姜六分，附块一钱五分,升麻四分,全当归一钱五分,枣仁四钱,山萸萸一钱五分,茯苓皮三钱,谷芽三钱,木香五分,乌药一钱五分,缩砂仁二粒(打)。三诊:便血虽减而大便日八九行,后重腹鸣,中虚已极,脉弦细,舌滑光淡红无苔,法宜血脱益气。炒潞党参一钱五分,炒冬术一钱五分,生黄芪一钱五分,粉葛根一钱五分,全当归二钱,枣仁泥二钱,首乌藤三钱,炒白芍一钱五分,广木香六分,天台乌药一钱五分,地榆炭二钱,炒驴皮胶珠一钱五分,炒山萸萸二钱。

《金匮要略》云:"下血先便后血,此远血也。"该案患者便后鲜血直注,正是远血,《金匮要略》治此以黄土汤暖脾摄血,张氏取附子理中法温纳中阳,振兴脾土,脾土健则摄血之力增,佐以养血止血之品,遂可取效。

2. 养胃化积治疳积　疳积多见于小儿,因小儿嗜食,节制能力差,往往过度,而不能消化,故出现腹胀如蛛、消瘦骨立等疳积症状,多由父母溺爱,唯求其能食之祸。小儿之疳,五脏虚证,皆谓之疳,故有五疳之称,然唯脾胃病最多。张氏认为:"疳皆脾胃之病,由伤津液而来……盖五疳形证,虽似分途,而其致病之源,止有两道:一为食物太杂不能消化,积滞多而生内热,则形日癯而腹日胀;一为攻伐太过,脾阴日伤,津液耗而生内热,则气不运而腹自膨。虽一虚一实,其源不同,而在腹胀肉脱之时,则实者亦虚,其症乃同归于一致,岂非皆由脾胃而来,仲阳虽止言误下而不及伤食一层,究竟伤食成疳,亦是阴竭阳亢,津液耗伤之候……或谓误下多利,脾肾虚寒,当为慢惊之虚证,不当为腹膨之实证。寿颐则谓误下之变,亦有两端:过下而亡其脾肾之阳,则阴霾上凌,是为虚寒之慢惊;过下而亡其脾肾之阴,则孤阳独亢,消烁津血,是为虚热之疳积。故治疳者虽不可不化其积滞,而养胃存津,尤为必要。"具体而言,辨证属虚寒证者,症见胀而下利,色青或白,或止有白沫,是脾阳失司之候,治此宜用理中汤,甚者必加附子,而辅以消积行气之药;辨证属肝肾阴虚,虚火上炎者,治用六味地黄;辨证属心火旺盛者,以安神丸清润泻火等。本病多见本虚标实之证,张氏治疗时亦虚实兼顾。

如治吴幼。八月初七日:腹膨作痛,大腑溏泄,脉小舌无苔,疳积之证,虚虚实实,宜两顾之。南沙参二钱,木香六分,使君肉六分,山楂炭三钱,鸡内金一钱五分,五谷虫一钱五分,白术一钱五分,炮姜五分,青皮一钱五分,干蟾腹一只,槟榔八分,砂壳四分。

疳积多由于脾虚虫积,营养不充所致,此案中本虚为主,兼有标实,治以木香、白术、炮姜、砂仁、南沙参健脾助运,不忘养胃益阴,因"疳皆脾胃病,亡津液之所作也";山楂炭、鸡内金消食化积,使君子、五谷虫、干蟾、槟榔杀虫除疳为主。其中干蟾一味,杀虫除积,治疗疳积腹胀甚效,张氏以此为上品。

四、泄泻痢疾证治经验

1. 扶土养液治泄泻 泄泻病因或为暑热，或为湿困，或为感寒，或为中虚。暑热熏蒸致消化不良，大便洞泄之病，或兼有发热，俗称"疰夏"，治当健脾清暑。张氏认为："江南溽暑之时，积湿最多，脾为湿困，易于溏泻，初起当治以芳香宣展、化湿运脾，虽非大病，仍须谨慎应对。"脾喜燥而恶湿，亦喜温而恶寒，土德不及，寒湿乘之，消化力薄，导致水走肠间，随而下泄。若再就病机辨别，则寒泄之较轻者，仅属脾阳欠运，治效明显，其较甚者，则脾病及肾，治效稍缓，或兼有腹痛，则肝、脾、肾三脏交互之疴，治效困难。张氏指出："泄泻较多，未有不伤及脾肾者，虚证固习见，前寒泄类之补法，已是挟虚之恒例，但虚者未必皆寒，正不可概以温药为长技。"故张氏在治湿热下注之泄泻时，需理气健运而分利之，多选用平胃散、胃苓汤、二妙散之类；治疗脾胃气虚，湿邪阻滞之水泄时，以健脾利湿为主，以参苓白术散为最佳；若寒湿不化而滑泄者，需温阳中下兼以固摄，选用理中汤、砂仁、豆蔻仁、益智仁之类；若遇中焦脾土虚弱，阴液亏虚之泄泻时，则需治以扶土养液，于健脾药中参以西洋参、金钗石斛等养阴药。

如治张洛钧小儿松篁。年仅 3 岁，素体较弱，因"服西药疳积糖片两片(是即山道年冰糖专主杀虫)便下蛔虫"，而致泄下"淡黄稀水，秽气甚淡"，又酷暑当令，"而病体少汗，且心烦多哭，泪滴几无"，张氏认为"明是脾气受伤，阴液胃津均已为泄下耗匮，内伤发热，甚有痉厥动风之虑，慢脾风之先机，不可不为预先调护，而时清热分利等药，概在禁例，议以扶土养液为主"。拟方："米炒西潞党一钱，煨诃子肉一钱五分，川贝母一钱五分，米炒西洋参一钱五分，炒扁豆衣三钱，稽豆衣二钱，原枝金钗斛三钱(先煎)，带壳春砂仁三分(打后入)，姜汁炒竹茹二钱，辰茯神三钱，新会皮一钱，加鲜稻叶一束(后入)，临服入生姜汁二三滴。"复诊时见"泄下黄色稀粪，其色较昨稍深，而小溲清澈且长，将泻之前，有烦躁不安景象，似腹笥作痛"，此时胃津已回，但尚未恢复，神气已振，故需守前法以扶土养液，但张氏考虑"脾药太重，或嫌其滞，胃药太润，又虑其滑，此中已须斟酌，况泄泻不减，而过于兜涩，反恐上受之湿热郁而不化，或致转为滞下，更费周章，爰商清洛同砚，仍守昨意，参以调和肝脾，而少清上焦肺胃外受之热，兼用轻剂宣化暑湿，而注意于运气一层，以助中州清阳宣化之力"。处方："米炒西洋参二钱，炒白芍二钱，辰茯神三钱，米炒西潞党一钱，炒条芩五分，炒枣仁三钱，原枝金钗斛三钱，象贝母二钱，广藿梗一钱五分，炒白扁豆三钱(打)，姜竹茹三钱，广陈皮一钱，煨诃子肉一钱五分(打)，台乌药八分，春砂仁四分，加鲜佩兰叶五分(后入)，临服仍加姜汁二三滴。"

案中病因病机、辨证施治所论甚详,小儿稚体未充,泄泻殊甚,损伤阴液,又酷暑当令,暑热迫蒸,有动风之象。初诊所拟之方,扶土养液,兼以鲜稻叶清暑热,切中要害,力挽狂澜。复诊为防滋腻、滑泄、兜涩,用药审慎,性味平和,配伍精当,方能收效。足见用药如用兵,需运筹帷幄,考虑周详,方可决胜千里,挽救危局。

2. 导滞升清治痢疾 痢疾,又称下痢、滞下等。张氏认为痢疾初起多以实证为主,发病季节多为夏秋,因暑热郁蒸,元阴暗耗,消化力疲,运化无权,留滞肠中所致。亦有因热盛而致的热毒重痢、阴虚或阳虚体质所致的虚痢。对于治法,张氏指出:"痢疾皆由湿热秽垢积滞肠中使然。无不宜于苦寒荡涤,清泄导滞。凡升提兜涩之药切不可投。唯休息久痢,时发时止,有气虚下陷之候,宜乎补中举陷,兼养肝肾之阴,然扶中不忘化滞,仍须两顾。"在具体治疗时,湿热痢需疏通开泄,破滞逐湿,药用枳实、厚朴、槟榔等;兼有腹痛者,辨为气滞湿阻,需疏调气机,开结宣通,药用香附、木香、藿香、佩兰、青皮、陈皮、乌药、大腹皮等;若热邪较重者,需苦寒直折,药用黄芩、黄连、栀子、黄柏等;寒湿交结,则需温阳散寒以除湿,药用附子、肉桂、干姜、山茱萸等;休息痢多日久伤阴,需滋阴养血,升提止痢,药用白芍、山茱萸、当归、升麻等。

如治章左。休息痢起已两年,劳累复作,腹胀甚剧,红白并见,脉左小数弦搏且浮,右则细软,舌尖红中燥。根本大亏,甚非轻渺,姑与调和木土。炒贡潞一钱五分,广木香八分,生鸡内金一钱五分,侧柏炭二钱,炒川柏一钱五分,四花青皮一钱五分,绿升麻四分,全当归一钱五分,焦冬术一钱五分,生芪皮一钱五分,海南槟榔七分,大白芍二钱,炒沉香曲一钱五分,另用苦参子仁二十粒作服。二诊:休息痢昨授扶中运化,稍减一筹,脉左弦,右浮按软,重按亦弦,舌薄白不腻,仍守昨意。炒贡潞二钱,怀山药二钱,生鸡内金二钱,广木香八分,四花青皮一钱五分,炒建曲一钱五分,地榆炭一钱五分,柏叶炭二钱,绿升麻六分,生黄芪一钱五分,大白芍一钱五分,炒山茱萸三钱,春砂仁四分(打),另服苦参子二钱。

休息痢病程较长,时作时止,遇劳则加重。此案中患者阴血亏耗,正气已虚,肝失濡润,土虚木旺,故注重调和肝脾,导滞化浊,兼以补中益气,以升提止痢,佐当归、白芍、山茱萸滋阴养血柔肝。

五、胁痛鼓胀证治经验

1. 疏肝和络治胁痛 胁痛,又称胁肋痛。中医学中常将肝与胆并称,其五行属木，四时应春，所以谓之少阳者，禀春升之气，由阴而出于阳，阳尚未盛，故曰少阳。而张氏亦指出"肝胆为病，体用皆同，不能分别者"，胁痛常见胁肋肿痛，胀满支撑，多是肝胆为病，即《素问·至真要大论》曰"心胁痛不能反侧"，张氏注曰："此是血液不足，肝胆之气，横逆肆虐，上冲则心胃疼痛；中扰则胸腹膜胀，胁肋及两腋两胁楛撑结满；下溢则少腹结痛，诸疝攻冲。所赅者广，无非肝胆本脏之病，不仅在络脉之不舒。《经脉》篇以'心胁痛不能反侧'七字，与'口苦善太息'，联属成文，且其后别有胸胁肋髀膝外，至胫绝骨外踝前，及诸节皆痛一条。"张氏治此，多以疏肝和络为主，药用旋覆花、丝瓜络、川楝子、郁金等。

如治俞文炳，字燮臣。三月二十二日据函议方：述气逆攻痛，右乳下肋骨尽处尤甚，病起去年，痛则喜按，天寒尤剧，夜间痛作，必坐而假寐，俟其气从下达，痛乃渐平，不言脉象舌苔，证之虚实寒热无从悬惴，姑议和肝泄降，参以温养行气宣络，虽未必中，亦不为害。旋覆花三钱，瓦楞壳四钱，丝瓜络一钱五分，小茴香三分，川楝子二钱，北细辛三分，制香附一钱五分，炮姜炭四分，生牡蛎四钱，黄郁金一钱五分，台乌药一钱五分，木香六分，豆蔻仁一粒，法半夏一钱五分。四月二十三日来函：服方痛减其半，操作则气坠小腹胀痛，必下气通而始快，舌苔薄而滑，饮食喜热，痛时无呕恶，平时胸膈舒泰，此非痰饮可知。再议补中温运，兼养肝肾之阴。上方去瓦楞壳、细辛、牡蛎、木香、豆蔻仁、法半夏，加潞党参二钱，白术一钱五分，生姜六分，沙参三钱，枸杞子三钱，肉桂四分，明附片八分，青皮、陈皮各三钱，炙甘草五钱，紫豆蔻壳三分。

此案以来往信函诊病，虽不见舌脉，但凭所述症状之寥寥数语大致可以断证。首诊拟方先疏肝和络，行气温养以治其痛，此为治标之法；二诊痛减，以补中温运，兼补肝肾为治，此治本之法。法随证变，实为中医证治精要所在。

2. 温养柔肝治鼓胀　鼓胀系指肝病日久，肝脾肾功能失调，气滞、血瘀、水停于腹中所导致的以腹胀大如鼓，皮色苍黄，脉络暴露为主要临床表现的一种病症。多因情志郁结，或长期饮酒，饮食不调，虫积或其他传染病，损伤肝脾，阻碍气血以致气血、水浊瘀积而成。本病在古医籍中又称单腹蛊、臌、蜘蛛蛊等。鼓胀为临床上的常见病。历代医家对本病的防治十分重视，把它列为"风、痨、臌、膈"四大顽症之一，说明本病为临床重症，治疗较为困难。张氏论治本病亦不离肝、脾、肾，主张温脾肾，补肝肾，祛瘀滞，利水饮，常用附子理中丸、金匮肾气丸、真武汤等方化裁。

如治某左。脾肾两亏，鼓胀起伏，腹鸣便溏，脉迟带弦，舌不甚腻，宜温养柔肝，暂缓进补。川楝子一钱半，乌药一钱，藿香梗一钱半，明附片一钱，淡附片五分,淡吴茱萸四分,制半夏一钱半,炮姜炭四分,乌梅炭一钱半,炒山茱萸二钱,生怀山药三钱,生鸡内金二钱,炙干蟾蜍半只,小青皮一钱。二诊:脾虚瞋胀,溏泻纳呆,前接温养扶土,便坚胀定。脉本弦涩,今渐流利,舌上薄白,是当补脾运气,兼以柔肝。西潞党参一钱半,炒冬术一钱半,炒山茱萸二钱,枸杞子二钱,乌药一钱半,生怀山药三钱,广木香八分,生牡蛎三钱,制半夏一钱半,川楝子一钱半,广陈皮一钱,炮姜炭四分,带壳春砂仁五分(杵)。三诊:脾弱瞋胀,昨授温运,已见桴应,胃纳亦醒。脉迟而弦,舌滑无苔,宜扶土和木。炒贡潞党参一钱半,台乌药一钱,青皮、陈皮各一钱,炒白芍二钱,炮姜炭四分,生怀山药三钱,净山茱萸二钱,炒冬术一钱半,生鸡内金二钱,制半夏一钱半,广木香八分,淡吴茱萸四分,生石决明二钱。

本案鼓胀因虚致实,张氏治此先以温运柔肝之法,顺气消导,暂缓进补,以防滋腻助胀,待瞋胀稍缓,胃纳苏醒之时,再以扶土为主治疗收功。主次分明,徐进缓图,步步紧扣病机。

····················· 【医案选析】 ·····················

柔肝和脾治脾虚木旺之胃脘痛

章左。

胃脘当心而痛,入春则发,入暮则剧,肝气为应,大气不司旋运。脉小迟而弦,舌根垢腻,胃纳呆滞,大腑不行。法宜温养泄化,行气滞而柔肝和脾。

川楝子二钱,乌药一钱五分,天仙藤一钱五分,煅瓦楞子五钱,广木香七分,北细辛二分,姜半夏一钱五分,炒瓜蒌一钱五分,延胡索二钱,枳壳炭五分,楂肉炭一钱五分,青皮、陈皮各一钱五分,带壳砂仁二粒。

【赏析】张氏认为本案患者病症入春而发,入暮则剧,皆由肝气犯胃使然,因肝属木,应春升少阳之气;脉小迟而弦,中土健运不力,木乘之。治法以温养中宫,泄肝行滞为主,俾使肝柔脾运,气机调畅,则脘痛若失。

疏肝和胃治气滞胃痛

汪右。

初诊 肝胃气滞,向有脘痛,今胃纳仅粥饮而已,中气素弱,脉细软,舌薄白。

宜和胃。

川楝子二钱，台乌药一钱五分，广木香五分，黄郁金一钱五分，焦谷芽一钱五分，陈香橼一钱五分，炒茅术八分，九节菖蒲八分，青皮、陈皮各一钱五分，煅瓦楞子四钱，生延胡索一钱五分。

二诊 脾气稍健，胃纳渐苏，中气不滞，胸脘亦疏，脉细而弦，舌苔薄白。虽宜清养，尤贵灵通。

瓜蒌皮一钱五分，川楝子三钱，乌药一钱五分，炒党参一钱五分，广木香六分，炒竹茹一钱五分，春砂仁二粒，青皮、陈皮各一钱五分，茅术八分，九节菖蒲六分，延胡索一钱五分，制香附一钱五分。

三诊 连授调和肝脾，胃纳已醒，䐜胀不作，胸脘舒适，适逢姅届，腰脊酸疼，脉弱已极，舌腻尽化，宜踵滋养。

炒潞党一钱五分，炒冬术一钱五分，炒杜仲二钱，全当归二钱，炒阿胶珠一钱，蕲艾炭五分，天台乌药一钱五分，川楝子三钱，广木香五分，生延胡索二钱，青皮、陈皮各一钱五分，带壳春砂仁二粒。

【赏析】张氏指出"肝胃不和，总因阴虚液亏为本，气滞为标"。而治痛之方药无外乎香燥行气之品。该案中宫土虚为本，气滞为标，治用延胡索散加味理气止痛，暂平其标，随即转手通灵清养，以培本虚之中土。三诊适逢汛期，而伴腰脊酸疼，再以健脾益肾守治，标本先后，循序而进。

清肝和胃扶阴治液虚木乘之胃痛

严右。

脾阳欠运，实缘阴液亦薄，肝气来侮，胃痛频仍。昨拟疏化和肝，痛势减而不能遽止。脉细实，舌滑少苔。胃纳不能爽健，补阴尚宜缓商，仍以和调肝脾，运行气滞，冀日纳谷加餐，然后徐图滋养。

炒瓜蒌皮一钱五分，汤泡淡吴茱萸三分，川连二分，川楝子三钱，延胡索一钱五分，制香附二钱，北细辛一钱五分，广郁金一钱五分，天仙藤一钱五分，台乌药一钱五分，藏红花四分，枸杞子一钱五分，北沙参一钱五分，广木香六分，沉香曲一钱五分。

【赏析】《素问·阴阳应象大论》曰："阴在内，阳之守也；阳在外，阴之使也。"人身阳气的运用以营阴为物质基础。该案胃痛，表象肝气郁滞，实则脾阳不运，遂致木气来侮，进一步窥其本质，乃脾胃营阴薄弱。述案三言两语，已将内在病理和盘托出。治疗在延胡索散、青囊丸、左金丸等理气清肝和胃的基础上，更加北沙参、枸杞子顾扶阴液,于理颇合。

标本兼顾治肝胃不和之胃痛

某左。

阴液久薄,胃脘当心结痛,呕吐不撤,阳亦惫矣。脉细软已甚,左手隐隐带弦,舌苔白而滑。胃纳方呆,不得遽投滋填,先以调和中土。

黄连三分淡吴茱萸四分同炒,天仙藤二钱,台乌药一钱五分,广郁金一钱五分,乌梅肉炭一钱,生延胡索二钱,川楝子一钱五分,制半夏一钱,小青皮八分,佛手花一钱,绿萼梅八分,沉香曲四分。

二诊　肝胃不和,总是液虚为本,气滞为标,治痛之方脱不了香燥行气,然非培本久服之法。此其弊陆氏《冷庐医话》言之最透。兹贵恙痛犹不剧,胃纳尚佳,脉稍带弦,舌色不腻。拟用标本两顾,或尚可以多服少弊。

益智仁一钱五分,炒山茱萸二钱,大元地三钱,台乌药一钱五分,淡吴茱萸三分,生怀山药三钱,枸杞子二钱,生延胡索一钱五分,广木香七分,炮姜炭四分,北细辛二分,乌梅肉炭一钱,砂仁七分。

【赏析】本案胃痛因阴液不足,厥阴气滞所致。初诊时因有脉弦舌滑等液亏纳呆之象,故虽有虚证而不可投滋补之品,以治痛之方,偏重于香燥行气之品,然辛燥之剂久服更伤阴液,故不可久服。故复诊时张氏采取标本兼顾之法,滋养温散,并行不悖,借此以久服疗疾。

温养运化治中伤痰凝之痞胀

童。30岁。

劳伤中气,痰湿凝滞,胃脘不舒,上升则胀,胃纳二便如常,脉细濡,舌润根腻,先以温养运化。

苍术、白术各一钱五分,炮姜四分,郁金一钱五分,陈皮一钱五分,瓜蒌皮二钱,细辛三分,川楝子三钱,木香八分,薤白三钱,枳壳八分,姜半夏二钱,白豆蔻一粒。

【赏析】劳伤中气致脾阳运化水湿之力疲惫,痰湿与气滞并见,因于气者,多为胃气不降,使痰湿内留,故见痞胀。治宜行气除湿,温脾化痰。张氏选用仲景橘枳姜汤与瓜蒌薤白半夏汤合方,稍佐健脾理气之品治之。使中官得以温,气滞得以行,痰湿得以化,故痞胀可除。

柔木扶土和调阴阳治腹痛

章右。

初诊 脾运久衰，肝木来侮，腹痛䐜胀，兼以郁结。先前崩中，元阴已惫，色萎神疲，脉小，苔薄而燥。症情不善，姑先运脾和肝。

川楝子一钱五分，生延胡索一钱五分，四花青皮一钱五分，金钗斛三钱，炒山茱萸一钱五分，大白芍一钱五分，生鸡内金一钱五分，枸杞子一钱五分，苏半夏一钱五分，广藿香梗一钱五分，带壳春砂仁三分（打），天台乌药一钱五分。

二诊 脾虚腹痛䐜胀，元阴大亏，肝木来侮，脉小已极，舌淡白无苔。再以扶土柔木，助消化而运大气。

炒贡潞党参一钱五分，山茱萸二钱，枸杞子一钱五分，四花青皮一钱五分，广藿香梗一钱五分，炮姜炭五分，生延胡索一钱五分，生鸡内金一钱五分，炙五谷虫四分，玳玳花十朵，带壳春砂仁四分（杵）。

三诊 脾运失司，腹疼䐜胀，再授和调，幸已桴应。脉小数，舌已生苔，胃纳未爽，仍守前法，不可早与滋补。

炒贡潞党参一钱五分，山茱萸一钱五分，枸杞子二钱，天台乌药一钱五分，四花青皮一钱五分，广藿香梗四分，生延胡索二钱，制香附一钱五分，生鸡内金一钱五分，炙五谷虫六分，广木香七分，全当归一钱五分，炮姜炭四分，生厚牡蛎五钱。

【赏析】 案中患者中土久衰，脾阳素亏，按理当须温补脾阳，但兼有郁结之证，脉小，苔薄而燥，液亏亦显，肝失柔润，横逆侮土，不可徒补。治以柔木扶土，和调阴阳，补益行运兼顾方能奏效。方中苏半夏，为清半夏再经加生姜、朴硝、甘草、皂角在水中浸泡取出，再用甘草、青盐、党参、川贝母等进一步加工，晾干入药。适用于脾胃不和，夜卧不安，或小儿食滞痰阻，咳喘呕逆。可见张氏亦重视药物炮制之法。

温阳行气治阳虚气滞之反胃

老妪。

脾阳欠运，反胃有年，近则少腹滞坠，脉小而涩，舌㿠白薄腻。议温养行气。

川椒红十粒（去目炒出汗），乌梅炭四分，北细辛四分，淡吴茱萸二十粒，炒白芍一钱五分，炒山茱萸二钱，小青皮一钱五分，制香附二钱，枸杞子二钱，川楝子二钱，延胡索一钱五分，原枝金石斛一钱五分（劈开先煎），天仙藤一钱五分。

二诊 高年脾肾阴阳两虚，反胃有年，纳食无味，前授温养，气坠已舒。脉右稍弦，左甚小，嗳气频仍，大便后气升不舒，舌㿠白无苔滑润。治法宜运脾阳，疏肝气。

木瓜一钱，白芍一钱五分，草果八分，枸杞子一钱五分，益智仁一钱，天仙藤一钱五分，细辛三分，郁金一钱，山茱萸一钱五分，木香五分，乌梅炭四分，白豆蔻壳、白豆蔻花各四分，川椒红七粒，吴茱萸十四粒。

【赏析】案中患者反胃兼有少腹滞坠、脉小而涩、舌㿠白薄腻等表现，可知此为脾阳虚弱，寒气下凝，木不条达所致。故以温运脾阳、疏肝行气并用而收功。

毓阴化滞防疳积

某幼。6岁。

三月初三 龟背本于先天不足，无可愈之理。但腹高便结，面赤颧红，夜嗽频仍，舌光红而滑，真阴久乏，食滞不消，且有疳积之虞。议毓阴化滞以助脾运，土旺自能生金，庶可扶持以延岁月。且宜节食，忌食生冷干硬碍化诸物。

北沙参二钱，炒西党参一钱半，怀山药一钱半，炙鸡内金八分，炙五谷虫八分，干蟾腹半枚，木香四分，带壳砂仁二粒（杵），牡蛎四钱，全当归八分，秦艽二钱半，狗脊一钱半，怀牛膝一钱半，青皮一钱，陈皮一钱。

常服清鱼肝油早晚各一小匙。

【赏析】该案患儿先天不足，后天失养，真阴匮乏，运化力弱，故罹患龟背，"且有疳积之虞"，又夜咳，母病及子，土虚金伤。故需以养护真阴，运脾化滞为治，脾土运化得力，五脏皆可得养。

附子理中汤为主治脾肾阳虚之泄泻

陈兄。

溏泄多时，近则黎明脘痛泛恶，辄至晕厥，冷汗直流，胃纳尚可，脉弦而涩，舌质㿠白。暂以温纳为先。

炒贡潞党参二钱，炒姜炭五分，明附片一钱五分，淡吴茱萸四分合炒川雅连四分，生打代赭石二钱，制半夏一钱五分，广木香八分，台乌药一钱五分，鸡内金七分，广陈皮五分，生延胡索一钱五分，生牡蛎六钱，春砂仁四分。

二诊 大腑溏泄，中脘结痛，呕吐发厥冷汗，前授温中和肝，其应颇捷，但停药2个月，旧恙复然。脉至弦涩，舌苔白，根本大伤，仍守前法。

炒贡潞二钱,生怀山药二钱,炮姜炭六分,广木香八分,台乌药一钱五分,明附片一钱五分,川雅连四分同炒吴茱萸四分,生延胡索一钱五分,云茯苓一钱五分,制半夏一钱五分,苏木二钱,代赭石三钱,紫石英三钱,净山茱萸二钱,广陈皮一钱五分。

【赏析】此溏泻乃脾肾阳虚之证。故首诊治以附子理中汤温煦脾肾,合左金丸、延胡索、代赭石、牡蛎降逆止痛。二诊守前意而着重于温命火,是从本之治。

理中导湿治寒湿泄泻

于左。

病起冷雨淋身,寒湿不化,驯致萎黄乏力,腹胀脘痛,脉细且迟,大腑溏泻,舌尖白腻。法用东垣意,添理中导湿。

潞党参一钱五分,生黄芪一钱五分,炒车前子三钱,明附片八分,炮姜炭四分,煨升麻四分,怀牛膝一钱五分,炒柴胡四分,焦苍术一钱五分,生延胡索一钱五分,带壳砂仁二粒,小青皮一钱五分,带皮茯苓三钱,天台乌药一钱五分。

二诊 脾阳受困,中脘鼓胀,两投温养,其势稍松,脉前细迟,今已转弦,舌尖红后半白腻。仍宜温中运脾。

炒西潞党参一钱五分,高良姜四分,煨肉豆蔻七分,炒柴胡四分,台乌药一钱五分,煨益智仁一钱五分,枳实炭七分,山楂炭二钱,川楝子二钱,延胡索二钱,九节菖蒲四分,带壳白豆蔻二粒,陈皮一钱五分。

三诊 木郁侮土,中脘膜胀,两授温养,痛定而反见水泄,脉右细弦,左手甚软,舌根转黄浮。治宜调和木土。

炒茅术一钱五分,枳实炭四分,炒西潞党参一钱五分,煨益智仁一钱,九节菖蒲七分,北细辛三分,高良姜四分,陈皮一钱五分,广木香一钱,带壳紫豆蔻仁二粒(打入)。

【赏析】外邪侵袭,寒湿困脾而致泄泻,非温中补气除湿不能为治,初诊遂取补中益气汤参合附子理中汤之意;二诊其势稍松,脉转弦,中气得充而运行不畅,故在温中基础上,参以运化行气之品。

固阴和阳治久泻久痢

壬申七月,浦江通津桥周梦良室人(即本医校湘渔先生令爱)。

病滞下月余,前手已进参芪,时带鲜血,胃纳大呆,医者却步。湘翁约余往视,并命三公子果生君伴余启舆偕往,路约九十里,初秋酷暑甚炽,时在上旬之沙,遂以薄暮启行,拟趁夜凉新月,迟明可达,不意甫行三十里,雷雨骤至,顷刻滂沱,逾时不息,幸经新盖凉亭,将届午夜,乃驻亭假寐以待,四鼓雨定,未明即行,朝曦乍上,天气清旷,比到则已脾矣。见病者行动自如,尚无憔悴气象,细询经过,则起初本是水泄,旬日后转为滞下,约十日,近则又为水泄,里急后重,胃纳不思者,又将旬日,虽勉强行动,而目眩神疲,时且昏黑无睹,昼夜不寐亦七八日。再询始泄转痢,继又转泻,始终腹无痛楚,而便后有血,则度是宿恙,唯在滞下旬日之间,稍有黏稠,红白间杂,嗣则又为水泄,间以鲜血,毫无瘀腻,气坠少腹,肛脱频仍,脉则细弱柔耎,舌则质地鲜红,滑润清楚。阅前方潞党二钱,生黄芪一钱五分,其余则仍是行气化滞痢门通常之药,所以泻不能止,血且常下,无非脾胃化导失司,套药有虚虚之虑,合当峻补,固阴和阳,定方如下。

潞党参三钱,生黄芪二钱,怀山药三钱,白头翁二钱,生白芍二钱,净山茱萸二钱,台乌药一钱五分,广木香六分,陈木瓜一钱五分,川雅连三分,侧柏炭三钱,乌梅肉炭一个,生打五花龙骨二钱,生牡蛎四钱。

说明:定方之初,本用潞党参,而病家既知中虚,尚恐党参力薄,而自藏有所谓东洋参者,以为力量当较潞党参为优,遂以东洋参二钱代之。服1剂,则水泄尚通宵七八次,鲜血仍有,诸恙未能退舍,明早脉证皆如昨。询得其由,知东洋参殊无力量,而家藏尚有丽参,乃用三钱入原方踵进1剂,午牌即酣睡甚浓,泄减血少,胃纳即苏,肛亦不脱,遂连1剂,是夜竟不复泻,熟眠到晓,明日各恙均安。乃改方而别,即以前方去侧柏、雅连,加芪、萸肉各一钱,枳实六分,于术一钱半,减龙骨之半。初定前方之时,病家唯恐胃气已惫,骤补或至中满,颇有言迟疑,余因其舌质清楚,而脉极细软,神色尚不萎靡,坚持甚力,岂知东洋参入药,竟尔全无效用,以此知丽参固可用,然即用党参,亦未尝无同等之功,然后悟一方之中,主药失效,竟致全方无用,似此情景,余固已屡见之。嗣闻改方之后,不数日即已恢复健康。此在当初,尚不敢必其如是之速,是亦谈医之一则乐趣,濡笔记之,以见方中佐使,亦正不可庞杂。

【赏析】案中辨证治法所论甚详,并附有张氏用药心得及预后转归。张氏处方,尤重主药,若主药失效,非但沉疴难起,甚则危及生命。

理气化痰治痰凝气滞之胁肋痛

吴某。40岁。

初诊（三月十八日） 肝络不疏，痰凝气滞，痞块有年，右肋下上升攻痛则泛恶痰涎，脉涩，舌厚腻黄浊。

醋柴胡三分，全瓜蒌四钱，川连四分，枳壳一钱，白芥子三钱，椒红十粒，薤白三钱，淡吴茱萸十粒，制半夏二钱，木香五分，石菖蒲一钱五分，桂枝八分，郁金一钱五分，青皮、陈皮各一钱五分，炮姜四分，乌梅四分，细辛三分。

二诊（二十日） 脉弦而涩，痛少安，舌黄浊厚腻。

上方去枳壳、醋柴胡、椒红、木香、桂枝、炮姜、乌梅、细辛，加丝瓜络、莱菔子、沉香曲、牡蛎。另：鳖甲煎丸一钱五分（分两次服）。

三诊（二十三日） 痛已止，舌厚化，津亦少，脉虚大。

再去青皮、陈皮、莱菔子、沉香，仍用炮姜，加白芍、川楝、枸杞子、冬术。鳖甲煎丸一钱（分两次吞）。

【赏析】因肝络不疏，痰凝气滞，所致右肋上升攻痛，需疏肝理气，兼以化痰消痞为治，肝气疏，痰痞消，而痛自除。理虽如此，但痞块有年，消之不易，故仍以理气治痛为要务，参以鳖甲煎丸化痰消痞。

标本兼顾先表后里治鼓胀

吴右。

单腹胀补中化滞，渐能退舍。刻届汛期虽尚未露而少腹膜胀，脉小舌楚。暂参和营。

贡潞党参一钱半，怀山药二钱，炮姜炭一钱半，广木香八分，台乌药一钱半，生延胡索一钱半，山楂炭一钱半，桃仁泥一钱半，泽兰一钱半，大腹皮二钱，全当归一钱半，干蟾蜍半只，壳砂仁四分（打），干䗪虫七只，陈枳实四分。

二诊 单腹胀通补兼施，症减八九。近日天寒新感，畏风微热，咳嗽有痰，胃纳无味。此须展肺以疏新风，俟感邪化后，再图固本。

紫苏叶八分，青防风五分，杜兜铃八分，路路通二钱（去刺），法半夏一钱半，生紫菀二钱，白前一钱半，白薇一钱半，光杏仁二钱，广陈皮一钱半，胡大海二枚，台乌药一钱半，生延胡索一钱半。

【赏析】单腹胀，即鼓胀，常虚实互见，标本错杂，攻之易伤正气，扶正又恐固邪。该案为鼓胀兼夹其他病症，为鼓胀经治疗后邪已退舍，而临月经时少腹作胀，是属气滞血结，治用温通，标本兼顾，祛邪而不伤正。后遇新感，先以祛表邪，再图固本元，符合《内经》先表后里的立法原则。

【主要参考文献】

[1] 张山雷.张山雷医集(上)[M].北京：人民卫生出版社,1995.

[2] 张山雷.张山雷医集(下)[M].北京：人民卫生出版社,1995.

[3] 程良骏,姜黎平.张山雷研究集成[M].北京：中医古籍出版社,2015.

裘吉生：
临证胃病首辨燥湿，擅疗痢疾分期施方

·················· 【名家简介】··················

　　裘吉生(1873—1947)，名庆元，浙江绍兴人。裘氏为近代名医、教育家、出版家和医事活动家，对中医药事业做出了巨大贡献。其相关著作有《近代名医裘吉生医文集》《裘吉生临证医案》《民国奇人裘吉生史迹考》《国医巨擘裘吉生》等，均为其子编著。

　　裘氏为自学成医的一个典范。青年时不幸罹患肺痨，病至三期，诊治医生认为无治愈希望。裘氏不甘病殁，自购《本草纲目》及其他中医书籍，挑灯夜读，专心钻研，经过对症施治，疾病得瘥。由于这次经历，裘氏有了直接心得体会，依靠自学成医。之后，广购医药书籍，精研医术，造诣日深，终成一代名医。

　　裘氏倾其一生于中医药事业的传承和传播上。他认为要继承发扬中医学，必须后继有人，同时提倡中医药首宜流通书籍。在绍兴时，开设裘氏医院并收授门生，主编《绍兴医药学报》，破除迷信，提倡科学，竭力宣传打破守秘陋习。与中医药同仁组建神州医药学会绍兴分会，历任副会长、会长。后迁至杭州，遵古训"医者须读三世之书，求三年之艾，方能三折其肱"，以"三三"定名，创办"三三医院"，组建"三三医社"，以"培植医才，联络医团，保存医粹"。医社主要出版发行《三三医报》《三三医书》。裘氏亦将家藏医书整理，择优编辑出版相关医书丛书。裘氏还为抗争废止中医运动、捍卫中医药事业做出了贡献。1929年，消灭中医的六个决议被通过，掀起废止中医的轩然大波，中医界一片哗然，业内人士纷纷愤起请愿。裘氏不仅作为杭州代表积极参加请愿团，还以私人关系奔走活动。时值前国民政府主席、行政院院长谭延闿患病，请愿团推裘氏为其诊治，一剂而愈,为中医治病赢得了信誉。

裘氏治病首重医德,曾手订行医"十德"贴于座右,提倡医生必须要有至公无私、诚实谦虚、仁慈为怀的品德。孙中山曾书"救民疾苦"四字相赠。裘氏之学识,不拘一派,集众之长。临证立方多出入于叶案(叶天士案),治疗温病间采薛吴而不拘泥,对儿妇科则倾心于宋代之钱乙。在对待中西医问题上,毫无门户之见,主张"中西医学宜冶于一炉",极力提倡两者学术文化交流,常告诫门生"行医以活人为主,患者宜于中者用中法,宜于西者用西法",有"一门岐黄,术贯中西"之美誉。诊病时,裘氏要求胆大心细,尝谓:"用药难,识病更难,临诊必须深入细致,探得骊龙颔下珠,则胸有成竹,病无遁形。"治外感表证,药多轻灵,认为"轻可去实,重过其所,邪去正伤";治里虚证,多药量并重,指出"以草木之品补精血之羸,本非易事,若再药量不足,疗效自不显著";治温热病,重视伤寒论与温病学说相结合,尚"南方无真伤寒,北方无假伤寒"之说。对药物升降之性,裘氏亦颇有体会,认为"中医考订药物本在气化上着想"。如治疗猩红热禁用葛根、升麻等药,以其蔓生植物、性上延之故。临床常见误用以致口腔糜烂、中耳流脓,甚至死亡者甚多,足证其之卓见。

【学术经验】

裘氏业医 50 余年,博采众长,学验俱丰,精于临床,屡起垂危,临证经验堪为医者借鉴。在脾胃病方面,裘氏擅治胃病和痢疾,有自己的独到经验,并总结有临床效方,兹介绍如下。

一、治胃病首辨燥湿,依证立法

裘氏认为,治疗胃病必须辨证审因,方能对症施治。其指出胃病的病因虽有气滞、郁火、虚寒、痰湿之别,但要首辨燥湿,尝谓:"燥证之象乃木旺克土,致表现为胃疼;湿证则脾虚湿重,水泛土流,水土流失,发为胃胀痞满,不思饮食。"认为证象之不同缘由病机之相殊,进而会造成症状之各异。以下从胃痛和胃痞两个病症来论述裘氏治疗胃病的经验。

1. **胃痛证治经验** 胃痛又称胃脘痛,以胃脘部经常发生疼痛为主症。裘氏临证多年,长于治疗胃痛,经验丰厚,识证精准,疗效颇著。

(1)病因有别,气滞为先:裘氏认为胃痛病因虽有气滞、血瘀、虚寒、郁火、食积、痰湿之别，然气滞实则为主要病因。缘因胃为六腑之一，以通为用，以降为顺。木旺克土，肝失条达，横逆犯胃，以致胃中气机失调，滞而不行，而现胃脘疼痛之症。正如《素问·六元正纪大论》云："木郁之发，民病胃脘当心而痛。"所以在治疗时，要特别注重调理气机，如疏肝和胃、理气解郁、芳香化浊、行气消滞，皆为常用之法。俟气机通畅，则痛除胃安。

（2）自订效方，消息施治：裴氏结合数十年之临证经验，创制了疏肝和胃散，治疗肝气犯胃之胃脘痛效果尤为显著。疏肝和胃散之组方：制香附，甘松，沉香曲，九香虫，刺猬皮，延胡索，降香，瓦楞子，黄连，吴茱萸，生姜汁，甘蔗汁。方中以制香附、甘松、沉香曲理气平肝，延胡索行气活血止痛，九香虫疏散胸腹滞气，瓦楞子软坚散结、活血止痛，降香、刺猬皮行血化瘀，黄连、吴茱萸泻肝火而健胃止呕，姜汁温胃，甘蔗汁甘寒和胃、补脾润燥。诸药合用，共奏疏肝解郁、行气止痛、活血化瘀、健胃止呕之功，使木气畅达而不横逆，则胃气自和。随症加味：里有寒者，加高良姜、薤白、附片、炮姜等以辛温散寒；情志郁结者，加广郁金以理气解郁，并宜打碎入煎，否则不易煎出；食滞者，加山楂、谷芽、麦芽、神曲等以消导健脾；酒积者，加枳椇子、葛花等解醒和胃，其中葛花性燥，苔厚腻者尤为适用，枳椇子较润，苔薄者亦可用。

（3）左金戊己，随证而施：左金丸出自《丹溪心法》，方中重用黄连为君，入心泻火，心火清则火不克金，金能制木，肝火自平；吴茱萸行气解郁，引热下行，为反佐之药。二药一苦降一辛开，共同疏泄肝胃气机。戊己丸见于《幼幼新书》，由吴茱萸、黄连和白芍组成，功可养肝阴而平肝阳，泻肝火而止胃呕。裴氏在临证时常常会用到二者，根据证情的不同而选择使用，一般入汤剂包煎。左金丸多用于肝火犯胃之证，若肝阴亏虚较显，则用加白芍之戊己丸。由此亦可看出其对肝胃不和容易引起胃痛的重视。

（4）补养善后，治疗大法：裴氏在治疗胃脘痛时，常于疏肝理气取效之后，以补益脾胃来善其后，并视之为大法。盖香燥理气之品调畅气机之时必会消耗人体之气，气耗则虚，不利身体之恢复。故须于气机畅达之后行补养中州之法，以益所耗之气，助益疾病痊愈。裴氏常用怀山药补脾肺气虚，以治食少倦怠；生鸡内金健脾开胃，以脏补脏。尝云："怀山药与生鸡内金合用，用量比例为四比一……为补脾益阴健胃良剂。"此言确为经验之谈。

（5）妊娠胃痛，有故无殒：妊娠胃痛较其他胃痛情况特殊，因须顾及腹中胎儿。古有"胎前必须步步护胎"之训，散气之品易伤胎元，孕家当慎用。裴氏引《素问·六元正纪大论》中"有故无殒，亦无殒"之言，认为肝气犯胃之胃痛，疏肝理气以和胃止呕仍属必需,不但无损妊娠,而且能使痛止胎安。临床常用黄芩、冬术、紫苏梗、砂壳、竹茹等,以清热健脾、止呕和胃而安胎,并认为枳壳配紫苏梗有顺气瘦胎之功。

2. 胃痞证治经验　胃脘痞满是临证中常见的疾病。结合前述胃痞缘由脾虚湿重、水泛土流,故治宜香燥,予以化湿祛痰、和中开胃,俾脾土复健,则痞满自消。裘氏认为,形成胃脘痞满的常见原因多样,有湿热蕴结、酒毒伤胃、肝郁气滞、胃热熏蒸、热伤胃络、命门火衰等。然于临证之际,当视不同病因辨证论治,灵活处方,始能药到病除。下面通过几则医案对裘氏治疗胃痞之方法作一介绍。

(1) 平肝和胃法:裘氏治翁某。初诊:脉弦,肝阳犯胃,脘满不舒,用平肝和胃法。制香附三钱,沉香曲二钱,乌药二钱,川楝子二钱,甘松一钱半,左金丸一钱半(包),降香片一钱,高良姜一钱,砂壳一钱,檀香木四分拌炒谷芽一钱半。2剂。二诊:脉略和,肝阳犯胃,脘满不舒,得治已瘥,再守前法。瓦楞子四钱,制香附三钱,川楝子三钱,乌药二钱,沉香曲二钱,戊己丸一钱半(包),甘松一钱半,降香片一钱,九香虫一钱,闽姜一枚。2剂。

本案木旺克土,胃气壅滞而痛,且痞满不食。治当以疏肝和胃、调理气机为法。方用制香附、甘松、川楝子、沉香曲理气平肝,乌药、九香虫疏散胸腹滞气,降香行血化瘀,左金丸泻肝而健胃,高良姜温中而醒脾。共奏疏肝解郁、行气健胃之功。并酌加理气开胃之品:砂壳行气宽中除满,兼开胃消食;檀香理气止痛能引胃气上升而进饮食,配谷芽健胃消食。使肝气疏达,脾运得健,2剂而痞满消失,纳食增加。

(2) 芳香淡渗法:裘氏治魏某。初诊:脉数,苔厚腻,湿热蕴结,胃钝胸痞,用芳淡法。西茵陈三钱,枳椇子三钱,浙茯苓皮三钱,冬瓜子四钱,佩兰一钱半,杜藿香一钱半,生打广郁金一钱半,砂壳一钱半,枳壳一钱半,川朴一钱,新会白八分,白檀香末四分拌炒谷芽一钱半。2剂。二诊:脉略和,苔未化,湿热虽瘥未尽除,再当宗前法加减。西茵陈三钱,枳椇子三钱,炒薏苡仁三钱,藿香梗二钱,制茅术一钱半,佩兰一钱半,枳壳一钱半,川朴一钱,葛花一钱,生打广郁金一钱,陈皮一钱。2剂后,湿热渐化,胃纳亦渐佳,再治以清利余湿佐开胃之品,又2剂后收功。

本案病由饮食不节,过食肥甘,恣饮热酒,湿热内生。脉数为热,苔腻属湿。湿困脾胃,食滞不化,气机不畅,胸脘痞满。治当以淡渗利湿、芳香化浊为法,佐以消积醒胃。药用茵陈清化湿热,茯苓皮、冬瓜子、炒薏苡仁等淡渗利湿,佩兰、藿香、川朴等芳香化浊,佐以枳椇子、谷芽等消积醒胃。湿性黏滞,缠绵难愈,故三诊后疾病得瘥。

（3）清热养胃法：裘氏治曹某。初诊：脉数，胸痞，嘴口气重，属胃热，用清养法。鲜生地四钱，生石膏四钱，玄参三钱，连翘三钱，焦栀子三钱，白薇二钱，天花粉二钱，牡丹皮一钱半，生甘草四分，漂淡海蜇二两，去皮地栗二枚。2剂。二诊：脉渐和，胃热得治已瘥，再当清热养胃。前方去天花粉，加淡竹叶一钱半。2剂。

本案因阴虚而胃热熏蒸致胸脘痞闷、食欲不振、口气臭秽，治当以清热养胃为法。所用方中，既清气分热（焦栀子、连翘），又清血分热（牡丹皮、白薇），尤重用甘寒、咸寒养阴清热（生地、石膏、天花粉、玄参）之品。海蜇、地栗系王孟英名方雪羹汤，以食用品滋阴而清痰热，为裘氏所常用。

（4）温火扶中法：裘氏治李某。初诊：脉细弱而迟，脘满遇食为甚，且必呕吐。此命门虚寒，犹釜底无薪，煮物不化，宜温火扶中。肉豆蔻霜三钱，盐水炒补骨脂三钱，制香附三钱，黑附块二钱，薤白二钱，戊己丸一钱半（包），炒刺猬皮一钱半，高良姜一钱半，炮姜一钱，甘蔗汁一杯合鲜姜汁十滴（分冲）。2剂。二诊：肾虚命门火衰，形成夕胃，得治已瘥，再从前法加减。前方肉豆蔻霜改二钱，高良姜改一钱，姜汁改五滴；去薤白，加降香片一钱，官桂七分。2剂后，脉沉细，命门火衰，胃不化食，得治已瘥，以调补之剂善后。

本案缘由命门虚寒，脾阳不振，以致胃纳停滞。裘氏比作"釜底无薪，煮物不化"。脉细弱主气血两虚，脉沉迟主寒凝于里。祛胃寒需温肾阳，补命门之火而扶脾土。方仿四逆汤和四神丸意，以附子、补骨脂补肾回阳，炮姜、吴茱萸温中祛寒，肉豆蔻暖肾温胃，并合香附、沉香曲、高良姜、炒刺猬皮、薤白、戊己丸等疏肝理气、健胃止痛之品。二诊更以官桂补火归元、温肾健脾，使阳气伸展，升降通调，水谷得以运化。处方切合病机，效如桴鼓。

（5）解酲和胃法：裘氏治王某。初诊：脉洪数，苔厚腻，脘闷遇食为甚，属酒毒伤胃，用解酲和胃法。枳椇子三钱，冬瓜子三钱，制香附三钱，佩兰三钱，茯苓三钱，淡竹茹三钱，豆蔻壳一钱半，甘松一钱，枳壳一钱，新会白八分。2剂。二诊：酒湿伤胃，胸满气痞，遇食为甚，再守前法。瓦楞子四钱，枳椇子三钱，冬瓜子三钱，制香附三钱，炒薏苡仁三钱，姜半夏二钱，左金丸一钱半（包），葛花一钱，甘松一钱，豆蔻末四分拌滑石三钱。

本案患者嗜酒无度，湿热痰浊内生，受纳运化失常，以致食欲不振、胸脘痞满。治当以解酲和胃为法。方中枳椇子清湿热，利二便，解酒毒；葛花醒胃止渴，解酒毒。加香附、甘松疏肝利气，豆蔻、枳壳行气宽中，竹茹、冬瓜子清热利湿，茯苓、薏苡仁淡渗利湿,佩兰芳香化湿,陈皮利气苦温燥湿。

二、疗痢疾尤重舌诊,分期施方

痢疾古书称滞下。后世分赤痢、白痢,有赤属血分、白属气分之说。又有久不愈时瘥时甚者曰休息痢,色兼青黑者曰五色痢,饮食不入胃者曰噤口痢。多由外受湿热疫毒之气,内伤饮食不洁,秽浊由口而入所致。裘氏擅长治疗痢疾,"五十年来治痢已不计其数",曾谓:"初起邪实宜攻,日久元虚宜涩。俗有痛则宜通,不痛宜止之语,亦治痢之要诀也。"意即新感而实者可行通因通用之法,久病而虚者则需塞因塞用之计。

1. **四诊合参,详于望问**　在诊断痢疾之病情轻重时,裘氏往往四诊合参,而尤详于望诊和问诊,并且结合临床,有自己的独到方法。

(1) 望诊舌苔为要:裘氏治疗痢疾,望诊中尤为重视舌苔。结合多年临床经验,他总结到,初起苔厚不足为患,而攻下后苔不化者,邪盛症重。苔黄如火绒生根于舌全面者亦重。苔白腻或黄在后截者,一下即化。苔化虽痢重易愈。苔不化,痢即瘥而邪积未去。

(2) 问诊详察病程:裘氏问诊时,对患者的病程询问颇为详细。其深知患者"初起而不求医"的习惯,故于临诊时必详问患者之病已经历几日,由此判断病之深浅,等到"已见血或已见白,并可由问诊而知与切脉是否相符"。此外,患者此前服过何药亦须要查看,有助于处方用药,如有误用升散者可加重清降之品进行补救。

2. **病分四期,视机立方**　裘氏对痢疾的病程发展了然于胸,如云:"初起由水泻而渐即肠膜起炎,排白色黏液。进一步肠内膜侵蚀已深,即见脓血。迁延不治或治疗错误延为慢性者即休息无了。湿热轻者胃能食,重者或本夹食积之体,食思停止者,即饮食不入口也。滞下者,凡患痢必有里急后重,腹痛圊滞不畅,日夜数十次至百数次。过二周见脉细弱、肢冷、汗出,元虚不胜邪之状,必须防虚脱而死。"由此将痢疾分为四个阶段,并结合多年临证经验,归纳了治痢四方。

(1) 痢疾初起:症见脉象或数或弦,舌苔或黄厚(湿轻热重)或白腻(热轻湿重),或受暑身热,或夹食脘闷。初见水泻数次,后即不畅而滞。渐见腹痛里急后重,粪如鱼冻,夹白色黏液或即兼脓血者,日夜十余度。裘氏认为,痢疾初起或伴微寒身热头痛似有表证者忌用辛温发汗。曾谓:"无表妄汗,升提太过,不仅耗伤津液,且邪热上干,易致噤口。"只用藿香、佩兰、青蒿、香薷等轻清暑湿,则微寒身热头痛能除。治以清暑化湿、行气导滞为法。处方只要胃尚能食,不拘男女或孕妇，凡年壮者用。药用：香连丸一钱半，川朴一钱，青子芩一钱半，楂肉炭三钱，藿香梗一钱半，枳壳一钱，白槿花一钱半，青蒿梗一钱半，制茅术一钱，乌药一钱半。随症加减：夹食者加焦六曲二钱；夹暑者加香薷五分；热高者加夏枯花一钱半；腹痛甚者加延胡索三钱，有孕妇不用延胡索，加川楝子三钱；红多白少者加白头翁一钱；红少白多者加冬瓜子三钱。

（2）痢疾重症：症见苔厚，脉数，里急后重，腹痛，便脓血，日夜数十度至百数度。此为肠中湿热炽盛，治以润下导滞、凉血清肠为法。处方不拘男女（唯孕妇忌），凡年壮、病在十日内元气未虚者用。药用：木香槟榔丸三钱（包煎），山楂炭三钱，白头翁一钱半，青子芩一钱半，枳壳一钱半，川朴一钱，白槿花一钱半，延胡索三钱，乌药二钱，藿香梗一钱半，青蒿子一钱。随症加减：夹食者加莱菔子一钱半；里急后重者加制大黄一钱半；热高者加夏枯花一钱半；不食者加石莲肉三钱；孕妇除去木香槟榔丸，加香连丸二钱、油当归二钱、赤芍二钱、砂壳一钱。

（3）痢疾脱证：症见大便多度，血便如水，肢冷汗出，脉细，噤口不食。多见于痢疾已过2周或已20余日未有好转；或因治疗错误；或因失治致邪尚盛而元已虚。此为痢下元脱、阴亏液竭，治以扶元救急为法。药用：毛西参一钱，油当归三钱，油木香一钱，燕根（即燕窝根脚）一钱，赤芍二钱，淮小麦三钱，石莲肉三钱，北秦皮二钱，白槿花一钱半，山楂炭三钱，藕节四钱，陈仓米三钱。随症加减：腹不痛者加炒于术一钱以护脾；目眶陷下而汗出甚者加别直参一钱以救脱；红已无而便如污水或青黑色者，除油当归，加赤石脂三钱、炙甘草七分以涩肠。对多年不愈时瘥时甚之休息痢，虽无肢冷汗出、目眶陷下之危重症状亦可用此方。如服一二剂后而汗止肢温者，已有转机，即可加减继续服之。或用四君子汤加石莲肉、陈仓米、油当归、赤芍、油木香等为剂调摄之。

（4）痢疾坏证：痢疾因治疗不当而致坏证者，所见症状不一。用柴胡、荆芥、防风致津伤液涸者，症见舌不被苔、质色光绛而干燥；攻下太过者，症见排便连肠膜碎屑同粪水排出；亦有肛口下脱痛不可忍者，或排出秽臭如疮脓者。初起失下误用葛根、柴胡等升剂者，症见热高神昏兼呃逆。药用：鲜生地四钱，鲜芦根四钱，赤芍二钱，油当归四钱，石莲肉三钱，白头翁一钱半，鲜石斛三钱，青子芩一钱半，地榆炭三钱，楂肉炭三钱，乌梅肉四分。随症加减：肠膜碎屑随便排出者加小川连七分；肛口下脱者加赤石脂三钱；气臭秽而色如疮脓者加北槐米一钱半，血余炭三钱，藕节四钱；见呃逆者加柿蒂一钱半，刀豆炭四钱，枇杷叶六钱（去毛），鲜竹茹六钱。

对于以上四方，裘氏另注曰："四方在使用中如遇老人小孩，分量可酌减三分之一。"并言:"方中丸药必须包煎,勿沿旧俗吞服,因中国制丸,药中渣滓均不去掉。"指出用方时所要注意之事项,可见其用心之良苦。

3. 古方今用,取舍有度 对于古方以治今病,裘氏有自己的见解,认为方乃定方,病无常症,临床运用古方治疗痢疾,切忌胶柱鼓瑟,应视具体情况而用。

(1) 经方时方,非皆所宜:《伤寒论》之白头翁汤由白头翁、黄连、黄柏及秦皮四味药组成。裘氏有云:"仲师白头翁汤治痢,泄热则可,凡兼食积肠部窄瘪者,不是执古方以治今病,谓之按谱弈棋,亦非所宜。"认为白头翁汤功可泄热,治疗热毒痢疾则可,而对于兼有食积肠部窄瘪者,便非所宜。另外,清代倪涵初著有"疟痢三方",其根据疟疾、痢疾两病的发病规律和治疗原则对其各拟三方,介绍适应证与加减用法,处方平易有效。其中的治痢三方当时最为流行,常为医家所用。但裘氏认为是方对"积滞已甚之症,往往遭病重药轻之误",临证须谨慎用之。

(2) 效者丸方,应手用之:裘氏在临证治疗痢疾时,对于古方中一些确切有效的成药丸方青睐有加。香连丸、木香槟榔丸、枳实导滞丸等经常出现在其医案中。裘氏运用这些丸方可谓得心应手,常将其入汤剂包煎,以提高疗效。用香连丸清湿热,行气滞;木香槟榔丸行气化湿,泄热通便,导肠中积滞;枳实导滞丸消积导滞,清利湿热。具体疏通润下之选,痢下色白者多用枳实导滞丸,痢下色红者多用木香槟榔丸。

4. 饮食调摄,忌口为要 对于痢疾患者,日常饮食的调摄也颇为重要。饮食不当者,有可能会加重病情,抑或会使痢疾愈后复发。裘氏在治疗痢疾时,经常告诫患者务必要忌口。要忌食固定硬性不易消化之食物及油腻辛辣等物。凡吃水果,均须先用冷开水洗净,吃时吐渣。

【医案选析】

解酲和胃止吐血

黄某,男。

初诊 因酒伤胃,曾经吐血盈碗。晚旦未能戒除杯中物,吐血时有。脘腹胀闷,舌红,苔黄腻,脉滑数。宜解酲和胃。

鲜生地三钱,仙鹤草三钱,枳椇子三钱,瓦楞子四钱,鲜石斛一钱半,醋炒延胡索三钱,藕节四钱,白茅根四钱,侧柏炭三钱,甘松一钱,小蓟炭三钱。

2剂。

二诊 脉略和，吐血已止，脘腹尚感胀闷，食纳无味。宜利气消滞，解醒和胃。

前方去甘松、藕节、小蓟炭、白茅根，加制香附三钱，川楝子三钱，沉香曲二钱，炒谷芽一钱。

2剂。

三诊 脘腹胀满已瘥，食纳有增。予清热化湿，利气和胃。

鲜生地三钱，侧柏炭三钱，仙鹤草三钱，延胡索三钱，瓦楞子四钱，枳椇子三钱，甘松一钱半，制香附三钱，川楝子三钱，炒谷芽一钱半，生鸡内金四分，怀山药二钱。

3剂。

【赏析】《内经》曰："阳络伤则血外溢……肠胃之络伤，则血溢于肠外。"本案患者酷嗜杯中物，湿热蕴郁于胃，胃中积热，灼伤胃络，致时有吐血。胃失和降，食不得化，故脘腹胀闷。治宜清胃止血。以鲜生地清热凉血，鲜石斛养胃生津。侧柏炭、小蓟炭、仙鹤草、藕节、白茅根皆止血凉血。甘松、瓦楞子、延胡索行气止痛，而延胡索醋炒功偏止血。枳椇子清湿热解酒毒。共为清热解醒、凉血止血、滋阴和胃之治。2剂后血止，但脘腹仍感胀满。二诊加重利气和胃，俾中阳得运，气机通调，胀满自消。三诊诸恙悉瘥。

疏肝和胃散加减治肝阳犯胃胃痛

胡某，男。

初诊 食后脘痛吐酸，属肝阳犯胃，用平肝和胃法。

制香附三钱，甘松一钱，沉香曲三钱，薤白二钱，川楝子三钱，延胡索三钱，高良姜一钱，九香虫一钱，炒刺猬皮一钱，戊己丸一钱半（包），降香片一钱，甘蔗汁一杯（分冲）。

2剂。

二诊 脉渐和，肝阳犯胃，脘满作痛，得治已瘥，再守前法。

制香附三钱，甘松一钱半，沉香曲二钱，薤白二钱，延胡索三钱，九香虫一钱，高良姜一钱，炒刺猬皮一钱半，戊己丸一钱半（包），甘蔗汁一杯合鲜姜汁五滴（分冲）。

3剂。

三诊 肝气犯胃，脘满作痛，大见瘳瘥，当用清养法。

制香附三钱,延胡索三钱,瓦楞子四钱,怀山药二钱,甘松一钱半,白归身一钱半,戊己丸一钱半(包),九香虫一钱,生鸡内金四分,甘蔗汁一杯合鲜姜汁五滴(分冲)。

4剂。

【赏析】《内经》曰:"木郁之发,民病胃脘当心而痛。"忧思恼怒,气郁伤肝,肝失条达,横逆犯胃,气机阻塞,以致胃脘疼痛。泛吐酸水,亦为肝木犯胃所致。本案脘痛吐酸,显属肝气犯胃,故用平肝和胃法。处方为疏肝和胃散加高良姜、薤白温中祛寒。戊己丸为黄连、吴茱萸、白芍药,能养肝阴而平肝阳,泻肝火而健胃止呕。甘蔗汁合姜汁冲服健胃补脾,是裘氏治疗胃脘痛常用药。三诊改用清养法,加归身养血,以山药补脾健胃,配鸡内金健运消食。

玉枢丹合疏肝和胃散加减疗食积胃痛

李某,女。

初诊　胃脘当心而痛,属食滞中宫,用和胃消食法。

制香附三钱,川楝子三钱,延胡索三钱,焦六曲二钱,左金丸一钱半(包),甘松一钱半,乌药一钱半,佛手片一钱,陈皮一钱,玳玳花四分,玉枢丹二粒(先化服)。

2剂。

二诊　胃脘当心而痛,得治已瘥,食纳渐佳。守前法加减。

前方甘松、乌药均改为一钱,去玉枢丹,加炒谷芽一钱半。2剂。

【赏析】《内经》曰:"饮食自倍,肠胃乃伤。"食积于胃则气机壅滞,不通则痛,胃脘当心而痛。此外当有胸脘胀痛、嗳腐吞酸、不欲饮食、大便不畅、舌苔厚腻、脉弦而滑等症。治疗当以"滞"字着手,疏通气机为要。玉枢丹即紫金锭,能芳香辟秽、解毒开窍。先服玉枢丹者以芳香辟秽、疏通三焦。继服疏肝和胃散加减以理气止痛、消食和胃。

茵陈五苓散加味治湿热黄疸

冯某,女。

初诊　黄疸,面色目白皆黄,头重身困,胸脘痞满,舌苔厚腻,脉濡稍数。属湿热结郁脾胃,用清热化湿法。

西茵陈四钱,生薏苡仁四钱,冬瓜子三钱,猪苓一钱半,带皮茯苓三钱,泽泻

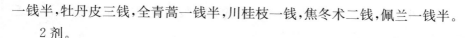

一钱半,牡丹皮三钱,全青蒿一钱半,川桂枝一钱,焦冬术二钱,佩兰一钱半。

2剂。

二诊 黄疸稍退,脘满纳钝,再守前法。

前方去牡丹皮、青蒿,加制香附三钱、生打广郁金一钱半、炒谷芽一钱半。

2剂。

三诊 黄疸诸状得治稍瘥,宗前法加减。

前方去桂枝、冬术、广郁金,加制茅术一钱半,陈皮一钱。3剂。

【赏析】本案黄疸虽面色目白皆黄,但头重身困,胸脘痞满,舌苔厚腻,为湿遏热伏,湿重于热,湿困脾胃,浊邪不化。治以利湿化浊佐以清热,茵陈五苓散加味治之。因脘满纳钝加用利气和胃之品。

七味白术散加减治脾虚泄泻

任某,男。

初诊 脾虚消化失司,患便泄多年,脉细弱,用扶中健脾法。

文元党参一钱半,焦冬术一钱半,茯苓三钱,炙甘草七分,煨木香一钱,煨干葛一钱,陈皮一钱,藿香梗一钱半,扁豆衣三钱,红枣二枚,姜一片。

2剂。

二诊 脾虚便泄,药后渐减,仍感腹胀,再宜健运。

文元党参一钱半,焦冬术一钱半,茯苓三钱,炙甘草七分,煨木香一钱,砂壳一钱半,煨干葛一钱,焦鸡内金一钱,扁豆衣三钱,陈皮一钱。

3剂。

三诊 泄泻已止,胃纳有增,夜有肠鸣,脉弦细。仍守前法。

前方去扁豆衣,加楂肉炭一钱半。3剂。

【赏析】泄泻缘因脾虚湿胜,所谓"湿胜则濡泄"。脾虚失运,水谷不化精微,湿浊内生,混杂而下,而致泄泻。《景岳全书》谓:"泄泻之本,无不由于脾胃。"治当健脾化湿,本案用七味白术散加减。裴氏尝谓:"余治脾虚泻恒用钱仲阳七味白术散,即人参、白术、茯苓、炙甘草、藿香、木香、葛根,或加姜、枣,夹食者加焦鸡内金,肝热者加白芍。"

香砂六君子汤加减止便血

平某,男。

初诊 患肠红多年,营养缺乏,致年已逾冠而发育不足。面色㿠白,神疲乏力,腹部胀满,脉象弦涩。用扶中清下法。

文元党参二钱,焦冬术一钱半,炙甘草七分,茯苓三钱,地榆炭三钱,北槐米一钱半,煨木香二钱,阳春砂一粒(杵),藕节四钱,仙鹤草三钱,小川连四分。

2剂。

二诊 肠红多年,影响全身营养,得治见瘥,前方加减为治。

文元党参二钱,焦冬术一钱半,炙甘草七分,茯苓三钱,地榆炭三钱,小川连四分,煨木香二钱,白头翁一钱,北槐米一钱,苦参炭一钱半,藕节四钱,侧柏炭三钱。

2剂。

三诊 脉渐和,肠红已除,大便尚滞,而见黏液,再守前法。

文元党参二钱,焦冬术一钱半,炙甘草七分,茯苓三钱,油木香一钱,小川连四分,砂壳一钱,地榆炭三钱,石莲肉三钱,秦皮一钱,乌药一钱半。

2剂。

四诊 脉和,肠红得治已瘥,再当扶中调气佐清下品。

文元党参二钱,焦冬术一钱半,炙甘草七分,茯苓二钱,地榆炭三钱,煨木香一钱,炒川连四分,北槐米一钱,怀山药二钱,生鸡内金四分,藕节四钱。

2剂。

【赏析】《景岳全书·血证》谓:"盖脾统血,脾气虚则不能收摄,脾化血,脾气虚则不能运化,是皆血无所主,因而脱陷妄行。"又谓:"动者多由于火,火盛则逼血妄行。"肠红便血,一因脾虚,统摄无权;一因血热,湿热蕴结大肠损伤阴络。本案之治,以扶中清下为法。方用香砂六君子汤健脾和胃,补气摄血;复以地榆、槐米、川连、藕节、仙鹤草清热燥湿,凉血止血。三诊肠红已除,而大便尚滞,见有黏液,加秦皮、石莲肉固涩止泄,加乌药疏通下焦,方臻瘳痊。

和中清下救治痢疾危症

尹孩。

初诊 暑邪化痢已月余,日夜百余度,身热,噤口不食,口燥脚肿。稚年久病,元虚邪炽,症势已重,姑用和中清下法救之。

香连丸一钱半(包),石莲肉三钱,槟榔一钱,白头翁一钱,山楂炭三钱,川朴七分,制茅术一钱,青子芩一钱半,北秦皮一钱半,青蒿梗一钱半,白槿花一钱半,荷梗一尺。

1剂。

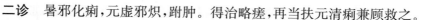

二诊 暑邪化痢,元虚邪炽,跗肿。得治略瘥,再当扶元清痢兼顾救之。

油木香一钱,白头翁一钱,石莲肉三钱,藿香梗一钱半,川朴一钱,乌药一钱半,青蒿梗一钱半,山楂炭三钱,北秦皮一钱,白槿花一钱半,青子芩一钱半,赤芍一钱半,川连四分。

1剂。

三诊 久痢水肿,脾虚邪滞,便排脓液虽瘥,胃口未动,肠部未清,再当扶中清下。

香连丸一钱半(包),小川连四分,石莲肉三钱,山楂炭三钱,北秦皮一钱,白槿花一钱半,川朴一钱,藿香梗一钱半,制茅术一钱,扁豆衣一钱,乌药一钱半,赤芍一钱半,青蒿梗一钱半。

1剂。

四诊 下痢已缓,水肿未退,再当扶中清下。

油木香一钱,川连四分,石莲肉三钱,北秦皮一钱半,大腹皮三钱,地骷髅三钱,葫芦壳四钱,扁豆衣三钱,乌药一钱半,山楂炭三钱,青蒿梗一钱,浙茯苓一钱半,制茅术一钱。

2剂。

五诊 脾虚水肿亦瘥,再当扶中退肿。

香连丸一钱半(包),桑白皮三钱,带皮茯苓三钱,大腹皮三钱,地骷髅三钱,葫芦壳四钱,五加皮三钱,扁豆衣三钱,石莲肉三钱,枳壳一钱,乌药一钱半,北秦皮一钱半,白槿花一钱半。

2剂。

【赏析】本案系痢疾危症。患儿暑湿蕴积肠部日久,元气亏虚而湿热炽盛。痢下日夜竟达百余度,且身热、噤口不食、口燥脚肿,症已危重。但邪去正始安,湿热能除则肠胃自复。故用和中清下法,重在清热导滞、健运化湿。3剂后下痢已瘥,但水肿未退。痢疾将愈,常有四肢水肿、胃纳不展等症,此为邪祛未尽,脾运未健。除清肠润下以尽余蕴外,裴氏常用茅术、扁豆衣、石莲肉等以健脾运;大腹皮、地骷髅、葫芦壳、桑白皮、茯苓皮等以利水湿。脾运复健,肢肿自消。又,裴氏曾谓:"治噤口痢除服正方按症配药外,可用怀山药半生半炒后研末二钱,米汤送下,米汤最好用陈仓米煮汤。"

扶元导滞凉血清肠挽治痢疾坏证

马某,男。

初诊 脉弦细,苔厚腻,下痢脓血已将二旬,日夜三四十摄氏度,肢冷汗出。邪盛元已虚,因经多医未免药杂。姑当先扶元气,得有转机再行祛邪清痢。

油当归四钱,赤芍三钱,燕脚一钱,西洋参一钱,石莲肉三钱,小川连四分,淮小麦三钱,油木香一钱,山楂炭三钱,益元散三钱(包)。

1剂。

二诊 赤痢元虚将脱,肢冷汗出,昨以扶元救急得以汗住肢温,唯里急后重腹痛痢脓如故,今当用清痢祛邪法。

木香槟榔丸三钱(包),白头翁一钱,川朴一钱,山楂炭三钱,石莲肉三钱,青子芩一钱半,乌药二钱,藿香梗一钱半,川楝子三钱,北秦皮一钱半,枳壳一钱。

1剂。

三诊 赤痢得治已瘥,脉渐和,苔亦化。今当用清理余邪法。

木香槟榔丸三钱(包),山楂炭三钱,乌药二钱,白头翁一钱半,石莲肉三钱,藿香梗一钱半,川朴一钱,白槿花一钱,青子芩一钱半,北秦皮一钱,赤芍三钱,油当归一钱半,地榆炭三钱。

1剂。

四诊 痢后余积未净,胃纳不食,再当和中开胃。

藿香梗二钱,川朴一钱,北秦皮一钱半,香连丸一钱半(包),石莲肉三钱,陈皮一钱,山楂炭三钱,佩兰一钱半,白檀末四分拌炒谷芽一钱半。

2剂。

【赏析】本案系痢疾坏证。患病日久,又屡失治,阴液已伤,正气亦匮,厥脱堪虞。症见肢冷汗出,急宜先扶元气,始有转机。方用西洋参、燕脚、淮小麦、益元散养阴生津,清心敛汗;当归、赤芍行血润燥;木香、川连清湿热,运气滞;山楂肉消积;石莲肉善治久痢。药贵对症,一剂得效,汗住肢温。但肠中湿热尚炽,二诊、三诊改用润下导滞,凉血清肠。至四诊痢下已瘥,胃钝纳少,当继肃余邪。予香连丸、北秦皮、石莲肉以清热消滞;藿香、佩兰、川朴以芳香化湿;山楂肉、陈皮、谷芽以健脾开胃。

【验方拾萃】

胃寒作痛方

处方:制香附 10 克,甘松 6 克,延胡索 6 克,降香片 3 克,九香虫 3 克,炒刺猬皮10克，瓦楞子15克，黄连5克，吴茱萸3克，沉香曲6克，生姜汁1匙，甘蔗汁1盅。功效：疏肝和胃，温中止痛。主治：胃脘作痛，反酸，胃部畏寒，大便较溏泄，脉弦，苔腻。

胃为中土，肝属木，木旺则克土，致肝胃不和，故必暖中则土安。盖木能生火，火生土也。方中香附、甘松、降香、沉香诸药以气胜，首顺其气；九香虫、延胡索则温中，余则止痛制酸。无九香虫者，可用淡附片6克，但胃部胀闷不用淡附片，而加砂仁2克，枳实12克，炒白术5克。若大便秘结者，可加枳壳、制大黄以健胃润下。

湿邪蕴结胃痛方

处方：制香附6克，广木香3克，炒白术6克，陈皮3克，川朴3克，法半夏5克，缩砂仁3克，白豆蔻2克，花槟榔10克，茯苓10克，冬瓜子10克。功效：化湿行气止痛。主治：面容黯涩，食欲毫无而口臭，胃脘作痛，脉滞或滑，舌苔厚腻。

湿邪泛滥，困阻中焦，以致脾失运化，胃不主纳，出现面容黯涩，食欲不振，胃脘作痛等症。治当以祛湿为先。此为治疗水泛土流之效方，药用茯苓、冬瓜子淡渗利湿，白术健脾化湿，余皆行气燥湿之品。

胃痛丸方

处方：没药0.2克，乳香0.2克，明雄1.5克，紫豆蔻10克，麝香0.25克，牙皂1.5克，陈皮0.25克，郁金6克，琥珀0.25克，巴豆霜0.8克，牛黄0.25克，胆南星6克，广木香0.14克。共研末，曲糊为丸，约绿豆大，朱砂为衣，成人每晨用乳香水送服4粒，3日后改为3粒，服至痊愈。功效：活血化瘀，行气祛痰。主治：痰瘀互结型胃痛，对痉挛性胃痛尤效。

此方为裴氏所立治胃痛之丸方，药用乳香、没药、郁金、琥珀活血化瘀止痛，明雄、紫豆蔻、麝香、牙皂、陈皮、巴豆霜、牛黄、胆南星、木香行气祛痰止痛，曲糊为丸，有护胃之功。俾瘀化痰去，则胃痛自消。

胃溃疡丸方

处方：五灵脂30克，延胡索30克，高良姜15克，莪术10克，当归30克，丹参30克，白檀香5克，砂仁10克。研末，水飞为丸，如绿豆大，饭前每服50粒，每日 3 次。功效：温中行气，活血止痛。主治：寒凝气滞血瘀型胃溃疡。

此方用于胃溃疡证属寒凝气滞血瘀者，方中五灵脂、延胡索、莪术、当归、丹参活血行气止痛，高良姜、白檀香、砂仁温中行气止痛。诸药合用，共奏温中行气、活血止痛之功。

黄疸方

处方：西茵陈 6 克，宣木瓜 10 克，川朴 3 克，小木通 3 克，炒车前子 10 克，陈皮 3 克，生鸡内金 5 克，断山药 12 克，生大黄 10 克，薏苡仁 10 克，玄明粉 12 克。功效：利湿去浊扶脾。主治：脾虚湿盛型黄疸、肝炎。

此方以泻利、去浊、宣泄、扶脾为功，用于脾虚湿盛型黄疸、肝炎有效。药以茵陈、木瓜、川朴、木通、车前、陈皮行气利水，鸡内金、山药、薏苡仁健胃扶脾，生大黄、玄明粉通便去浊。

泻痢简易方

处方：杏仁 71 粒（去皮尖、油再研），苍术 180 克（米泔水浸一昼夜，炒后研），羌活 120 克（炒后研），大黄 30 克（炒后研），草乌 30 克（面里煨熟，炒研）。五味共为细末，空腹服。水泻浓姜汤送服，赤痢灯心汤送服，白痢浓茶汤送服，赤白痢淡茶汤送服。4 岁以下每服 0.3 克，8 岁以上 0.45 克，15 岁以上 0.6 克，30 岁以上 0.75～10 克，年老者减为 0.45 克，孕妇忌用。功效：去积滞，化湿热。主治：水泻，痢疾。

此方载于《验方新编》，深得裘氏青睐，如云："水泻痢疾均治，百发百中。不可轻视。"裘氏曾将其修合送人，无不奏效。且费省力宏。裘氏认为是方去积滞与化湿热并进，一鼓成擒，使邪不久留，元气亦不受伤，故极力推荐。后学者可借鉴用之。

·············· 【主要参考文献】 ··············

[1] 裘诗庭.近代名医裘吉生医文集[M].北京：人民卫生出版社，2006.

[2] 裘诗庭.裘吉生临证医案[M].北京：中国中医药出版社，2008.

[3] 裘诗庭.民国奇人裘吉生史迹考[M].北京：中国古籍出版社，2015.

[4] 陈永灿.简易名方临证备要[M].北京：人民卫生出版社，2016.

叶熙春：
治脘痛察脏腑关联，医呕吐别外感内伤

················· 【名家简介】 ·················

　　叶熙春(1881—1968)，名其蓁，又字倚春，幼名锡祥，别署问苍山主人。浙江慈溪人，中医学家。由于叶氏生前忙于诊务，无暇著作。1964年，浙江省卫生厅成立了"名中医验案整理小组"，首先整理出《叶熙春医案》，曾经叶氏亲自审定，1965年由人民卫生出版社出版，评价甚高。1983年又出版了《叶熙春学术经验专辑》。叶氏不仅精于医，还长于文，能诗善词。1961年八十际自题七绝："相传末技历沧桑，服务精神未敢忘。六十余年如一日，何惧暴暑与寒霜。"表达了他生命不息，为人民服务不止的崇高思想情操。

　　叶氏天赋聪颖，自幼好学。弱冠从同邑莫尚古，勤奋学习，五年如一日，理论造诣颇深。学成后设诊于余杭木香弄。由于治病中肯，迭起沉疴，医德、医风深得病家一致赞扬，其医名与日俱增，蜚声浙北。1929年应聘去上海行医，慕名求诊者远达苏、浙、皖等省。至1948年返杭定居。中华人民共和国成立后，在党的中医政策鼓舞下，叶氏积极带头响应号召，于1952年集资创办浙江省第一个联合中医院——广兴中医院(今杭州市中医院前身)。1954年参加国家医疗机构，在杭州市中医门诊部、浙江省中医院任主任、顾问等职，同年被任命为浙江省卫生厅副厅长，并当选为浙江省第一届人民代表大会代表。1956年又当选为全国先进工作者，出席了全国先进生产者代表大会，此后又当选为第一、第二、第三届全国人民代表大会代表，担任政协浙江省委员会常委、中国农工民主党浙江省委员会副主委等职。

　　叶氏学识渊博，临床经验宏富，精通内科、妇科，对外感时症、内伤虚劳、痰饮等均有独到之处。叶氏习医伊始,悉心钻研《内经》《难经》《伤寒》《金匮》等经典医著,注重金元李东垣脾胃论,认为虚劳之源在于肾,其本在于胃,胃气不振,无从着手,此与叶天士"内伤必取法东垣"之说一脉相承。叶氏兼刘、张、李、朱之学,渊源汉唐,吸取明清诸贤之专长,化古创新,根据病情加以化裁和发展,灵活施治于临床。凡病至胃阴消涸者,叶氏用生地、麦冬、玄参、石斛、芦根、蔗汁等甘寒之味滋润胃阴,甘寒养液,如关格、咳嗽等病沿用之,其效甚佳。总之,叶氏博览群书,治学谨严,深得经典医著奥旨,对金元明清诸家学说亦兼收并蓄,融会贯通。

　　叶氏的学术思想及特色主要表现在五个方面:① 辨证识病,天人合一。人处自然之中,无时不受天时气候、地理环境的影响,中医学历来十分强调人与自然的统一性。正如《内经》云:"天有五行御五位……人有五脏化五气。""天地之间,六合之内,其气九州、九窍、五脏、十二节,皆通乎天气。"这种天人合一的整体观,长期有效地指导着中医学的理论和实践。叶氏遵循古训,辨证施治最重整体观念,治病必对地理、时运及人体禀质等各方面因素综合分析,而后给予恰当治疗。他常说:"习业中医,不但要熟悉中医的发展史略,更要重视了解地理的分布、气候的寒温及其对人体的影响。"告诫我们治病因时因地制宜,注意整体观念。② 四诊合参,各有侧重。中医诊病,依赖望闻问切四诊,而且特别强调四诊合参的重要意义。叶氏临证,悉心细致,四诊皆备,但有的放矢,抓住重点,又各有侧重,并在辨证论治方面有自己的独特体会。他不仅凭借娴熟的四诊技术,作出精确诊断,而且以实事求是的科学态度吸取及参考现代医学诊疗技术,取长补短,使学识经验益臻精湛。如"心下疼痛",辨证属肝木犯胃者,必借现代医学检查,明确是肝胆病,抑或肝胃病,而后或予清肝利胆为主,或是疏肝和胃为治,故而取得更大效验。③ 通常达变,出奇制胜。叶氏凭借精深的理论造诣和丰富的临床经验,处置疾病熟练灵巧,通常达变。盖病患者,六淫七情乘袭,气血阴阳逆乱,其理虽一,其变无穷。医者知其常,则能以常法治常病;达其变,则能以变法应变证。叶氏通常达变之特色体现在辨证和施治两个方面。其临证取法用药,常法中有变法,出奇以制胜。④ 大小制剂,不拘常规。中医处方用药,药味剂量很是有灵活性。病重药轻,则难以中的;病轻药重,则反生他变。叶氏治病既重视立法用药的精当,更注重药物剂量的配伍,尝谓:"审症求因,立法选方,这是治病的规法。"⑤ 以胃为本,倚重后天。脾胃是人之赖以为生者,是后天之本,气血生化之源。叶氏临证重视后天之本,治病强调顾护胃气,对《内经》关于"有胃气则生,无胃气则死""得强者生,失强者死"以及后人"人以胃气为本"的理论有深刻体会。他治温病能得心应手，调护胃气是其重要的经验之一。在杂病的调治中，叶氏也时时以调护胃气为原则，这渊源于他熟读《内经》等经典著作，又崇尚东垣之脾胃学说。

【学术经验】

叶氏临证自出机杼，别具一格，形成自己独特的辨证论治体系。现从胃病、肝胆病及痢疾等方面对其脾胃病临证经验作一论述，以飨同道。

一、胃病证治经验

1. 治脘痛，重脏腑关联，详辨气血 叶氏治疗胃脘痛颇具心得，不仅注重恢复胃腑本身的和降通达之性，而且还重视胃腑之外的脏腑与胃腑之间的关联和影响，同时对病之气分与血分的辨别亦强调有加。

（1）通降失司，因机有四：《素问·五脏别论》云"六腑者，传化物而不藏"。胃者属腑，以通为用，以降为顺。胃之通降功能，赖乎胃中阳气之温运，以及津液之涵养。若通降失司，则胀痛诸症作矣。叶氏认为，胃腑通降失常的因机治法主要有四。① 胃火炽盛者：胃火旺则消谷善饥、耗液，症见胃痛，口苦，嘈杂，善饥，呕酸等俱作，苔黄，脉数。热者清之。主用黄连、黄芩、蒲公英、金银花等苦寒之品清热，佐以石斛、天花粉、芦根等甘寒之品凉润，既可清胃家有余之火，又可濡阳明不足之液。热清津还，胃复和降，胃痛、呕酸等症自然而愈。叶氏治胃火过旺，重在运枢轴，复升降，调气化，用药阴阳相和，辛苦相济，寒热并用，或佐反取之。② 胃阳不足者：寒邪客胃，阳气被遏，气机阻滞，症见胃痛彻背，口淡不渴，恶寒喜暖，或喜热饮，呕吐清水，舌淡，苔薄白滑，脉沉紧。寒者温之。投以高良姜、川椒、甘松、干姜、荜澄茄辛通中阳，佐入行气止痛之品，如天仙藤、南木香、九香虫、娑罗子、生香附等。③ 燥土失润者：胃为燥土，宜柔宜润。胃中燥热，胃阴亏耗，胃失濡润，症见胃痛隐隐灼痛，口燥咽干，饥不欲食，五心烦热，口渴思饮，便干等症，舌红少津，苔薄燥或中剥，脉细数。燥者濡之，叶氏常用生地、麦冬、沙参、玉竹、石斛等甘寒濡润，佐入金银花、蒲公英、竹茹等微苦清热，共奏养阴清胃之效。呕酸者加海螵蛸、左金丸，胃酸缺乏者加乌梅、五味子等以酸补酸。④ 湿停于胃者：湿阻中焦，阳气不舒，症见胃痛，胸闷，口中黏腻，纳呆等症，脉濡缓，苔白腻。湿者除之，可用桂枝、姜半夏、干姜、茯苓、炒薏苡仁、苍术等辛燥淡渗，佐以香附、甘松、天仙藤等温中化气。见呕酸者,加白螺蛳壳。

（2）脏腑相关,各从其因:《素问·至真要大论》曰"谨守病机,各司其属,有者求之,无者求之"。叶氏据此认为,分析胃脘痛病机要重视其他脏腑对胃腑的影响,肝、脾、心、肾及大肠等都与胃腑联系甚密。

肝胃同居中焦,木土关系密切。《素问·宝命全形论》云:"土得木而达。"肝木疏泄适度,则脾胃枢运正常。叶氏认为,木能克土,亦能疏土。木横而克,或木郁不疏,都会对胃之通降造成影响,而致脘痛之病。此时当治肝为先。叶氏常用左金丸合川楝子散为主方,以黄连清胃热,川楝子泻肝热,吴茱萸散气结,延胡索行血滞。通过药量之轻重配伍,或以降为通,或开中寓泄。并以酸甘化阴柔肝之芍药甘草汤与之相合。此外,常取当归、枸杞子养血柔肝,绿萼梅、佛手柑疏肝达木,香附、郁金理气止痛,夏枯草、石决明凉肝散结,石斛、天花粉生津润燥。气郁太过致胀痛过剧者,加苏合香丸;土虚木贼致肝胃不和者,用四君子汤合芍药甘草汤。

脾胃同属中土,合为后天之本。二者患病常常相互累及,而致脾胃俱病,中宫不运,升降失司,清浊混淆,脘痛时作。如《素问·阴阳应象大论》云:"清气在下,则生飧泄;浊气在上,则生䐜胀。"治当温运中阳,以复腑运。方选建中汤合理中汤,以炮姜易干姜,取其色黑入肾,寓意补命门之火以暖中宫之土。并重用炮姜和炙甘草以甘缓温中,加入南木香、姜半夏以调气和胃,清炙黄芪、炒当归双补气血。姜之一物,叶氏用之颇为讲究,常取生姜和胃止呕,干姜温中止痛,炮姜暖肾止血;或取其性,以姜汁拌炒竹茹;或减其味,以淡姜渣之性温味淡调和胃气。

心肾之阳虚衰,君相之火不足,暖中生土乏力,以致胃阳式微,腑运失司,而现胃脘疼痛,呕吐清涎,胸闷心悸,肢冷畏寒等症。叶氏常言:"寒因虚起,宜补宜温;痛由寒生,宜辛宜通。"故治以辛热通阳、宣痹散结为法,方选桂枝加附子汤合瓜蒌薤白半夏汤,寒甚者加荜茇、良姜,络闭者加丹参、降香,脘胀者加天仙藤、娑罗子。

胃与大肠,俱为阳明,同属六腑,皆以通降为用。大便闭结,腑气不通,以致浊气中阻,胃气上逆;而现胃痛,腹胀,呕恶,嗳腐,口苦,厌食等症。叶氏遵循六腑宜通、胃气当降之理,治以通腑泄热,降逆和胃。以三黄泻心汤为主方,兼湿阻者,合用小承气汤、小陷胸汤;便结甚者,参以芒硝、厚朴助泻。叶氏遵长沙之意,导泻从不过剂,药后见溏便即止,改以蒲公英、金银花、石斛、芦根、陈皮、竹茹、白芍、甘草等清热养胃、和中降逆之剂为继。

（3）病之初久,辨以气血:叶氏曾说,病邪初起在气,病情经演变,由表传里,由经入络，由气及血。此在仲景《伤寒论》述之颇详，后世叶天士亦有"初病在气，久病入络"之说。另外，"气为血帅，气行则血行，气滞则血瘀"。故胃病者，虽有属虚属实之别，或寒或热之异，而病之初总属气机痹阻，不通而痛，病久气病及血，血因气成，气血俱病，络道不利，以致血瘀胃络。症见胃痛如刺，痛处固定不移，痛时持久，入夜尤甚，面色青晦，肌肤甲错，或见吐血黑便，舌色黯红或紫，舌边瘀斑，脉涩。呕血、便血，急宜止血。止血需防留瘀，以免遗留病根，酿成后患。故用药宜在蒲黄、五灵脂、墨旱莲、茜草、槐米等止血剂中，辨证施治地加入一些活血祛瘀之品。如偏热者佐以牡丹皮、红藤；偏寒者参入当归、姜炭；胃痛如刺，加用桃仁、苏木，使瘀散结开，则疼痛可止。亦有虽无出血而病久不已者，治气不愈，当治其血，或用桂枝、赤芍、当归、桃仁等温经活血，或以蒲黄、五灵脂、红花等化瘀散结。或在通治方中，参入血分之药。因此，其治法要义为：胃气痹阻者行之，络道瘀结者散之。

2. 医呕吐，别外感内伤，分型施治　叶氏医治呕吐，先别外感内伤，继则分型施治。呕吐由外感引起者以感受暑湿与吸入秽浊之气者为多。感受暑湿者，宜治以藿朴夏苓汤；吸入秽浊之气者，宜治以纯阳正气丸或玉枢丹之类。呕吐因内伤所致者则多涉及肝、肺、胃等脏腑。《外台秘要》曰："呕吐病有两种，一者积热在胃，呕逆不下食；一者积冷在胃，亦呕逆不下食，二事正反，须细察之。"叶氏深谙此理，分型立法处方多宗此说。肝热犯胃者，主用左金丸；胃中湿热者，治宜加减泻心汤；胃腑热结者，采用三黄泻心汤；胃中虚寒者，投以小半夏汤合理中汤；胃腑虚热者，方用橘皮竹茹汤；肺胃失降者，药以旋覆代赭汤。

如治金某，男，38岁。症见食入即吐，口干而苦，齿龈肿胀，心烦寐劣，大便不畅，小溲短赤，舌苔黄燥，脉象弦数。证属热郁中焦，胃失降和。治拟泻火降逆。处方：姜汁炒川连八分，炒黄芩二钱，制大黄一钱半，黑栀子三钱，姜汁炒竹茹二钱，盐水炒橘皮一钱半，淡吴茱萸四分，姜半夏二钱，炒枇杷叶三钱（包），生姜二片，原干扁斛四钱（劈，先煎）。二诊：前方服后，呕吐已止，大便畅通，口干咽燥不若前甚。仍守原法出入。处方：姜汁炒川连八分，黄芩一钱半，姜汁炒竹茹三钱，茯苓四钱，原干扁斛四钱（劈，先煎），黑栀子二钱，姜半夏二钱半，淡吴茱萸五分，盐水炒橘皮一钱半，生姜二片，麦冬三钱。

本例患者病机为热郁中焦，胃失降和。口苦、心烦、不寐、小溲短赤属心火，渴饮、牙龈肿痛为胃热。因热结膈脘，中焦脾胃升降失司，故症见食入即吐。治拟泻火降逆。治用泻心、左金、橘皮、竹茹等方苦辛开泄，寒热反佐，服后郁开热降，胃气得和。

3. 疗翻胃,宗王冰洁古,温脾暖肾　翻胃之病因,唐代王冰、金代张洁古均有所论述。清代李用粹在其所著的《证治汇补》中参二者之说,总结道:"王太仆曰,食入反出,是谓无火。张洁古曰,下焦吐者因于寒。合是两说而并衡之,其为真火衰微,不能腐熟水谷则一也。"叶氏论治翻胃,亦宗王冰、张洁古之论,认为翻胃多由真火衰微,胃中无火,水谷不能腐熟,升降失调而致。治以附子、肉桂、吴茱萸、炮姜等温脾暖肾,佐入公丁香、姜半夏、广陈皮等降气和胃,俾阳气伸展,中土得温,水谷得运,升降通调,则翻胃自止。

如治胡某,男,34 岁。症见食入脘闷作胀,朝食暮吐,宿谷不化,大便秘结,形寒恶冷,舌苔白润,按脉迟细。证属中土失运,肾阳亦衰,乃致水湿内停,上下失其通利。先拟温运通阳。处方:淡附子一钱半,肉桂心一钱半(研细,后下),吴茱萸八分,公丁香三分(杵,后下),姜半夏三钱,炮姜一钱八分,茯苓五钱,炒广陈皮二钱,炒建曲三钱,制苍术二钱,炒薏苡仁四钱,全瓜蒌五钱(杵),厚朴一钱半。二诊:阴霾满布,得阳光之煦而趋消散,水湿已行,胃得通降,吐止纳增,大便亦通,脉细较前有力,苔薄白。续予附子理中加减:淡附子一钱八分,东洋参一钱八分(先煎),炒冬术一钱八分,炮姜一钱八分,炒当归三钱,姜半夏二钱半,云茯苓五钱,新会皮二钱半,煨肉豆蔻一钱半,泡吴茱萸七分,炒薏苡仁三钱,建曲二钱半,红枣三枚。

据本案之脉症,病属中土失运,肾阳亦衰,乃致水湿内停,上下失其通利,症见朝食暮吐,宿谷不化,大便秘结,形寒恶冷。方中附子、肉桂以益火之源;吴茱萸、丁香、姜半夏、炮姜温中降逆止呕;茯苓、陈皮、建曲、苍术、薏苡仁、瓜蒌、厚朴健脾和胃,全方共奏温运通阳之功。后续予附子理中加减,使阳气伸展,升降通调,水谷得以运化耳。

二、肝胆病证治经验

1. 胁痛论病在肝胆　叶氏宗明代张景岳"胁痛之病本属肝胆二经,以二经之脉皆循胁肋故也"之说,认为胁痛之病多起于肝胆。盖肝胆俱为木行,胆属甲木为腑,腑气宜通宜降;肝属乙木为脏,性喜扶苏调达,通调失司则其病作矣。

(1)病在肝者,证型多样:叶氏认为,胁痛之病于肝者,因肝属厥阴而多寒热虚实之变化,故证型较为多样,常见的有肝气不疏、肝血不足、肝阴内虚、久病留瘀等。肝气不疏者,起于郁怒,而致肝失疏泄,气运失调。症见胸脘满闷,右胁胀痛,食欲不振,失眠多梦。叶氏宗《内经》"木郁达之"之法以治之,兼参以河间"五志易从火化"之说,用方以川楝子散为主,并加入白芍补肝体,柴胡复肝用,香附疏肝郁，娑罗子舒胃气。夹寒者，加桂枝、紫苏梗；夹热者，加牡丹皮、薄荷梗；夹瘀者，加当归须、川芎。肝血不足者，叶氏谓："肝血不足则肝气有余，而胁部胀痛乃作。"缘由肝藏血而主疏泄也。症见胁部作胀，伴有隐痛，绵绵不已，失眠多梦，女子常见月经不调而量少。治以养血疏肝为法，叶氏常用逍遥散去白术、甘草，合川楝子散，加丹参、桑椹等。气郁化火者，加牡丹皮、赤芍、栀子。肝阴内虚者，多为患病日久，耗伤肝阴，或素体肝阴不足。症见右胁或胀或痛，神倦乏力，腰腿酸痛，失眠多梦，男子或有梦遗。治以滋肝肾，疏木郁为法，寓乙癸同源之意。方用一贯煎合川楝子散，加入白芍、木瓜、刺蒺藜等。久病留瘀者，多见于病程冗长，或跌扑外伤。症见胁痛时轻时重，或因劳累、郁怒而加重，或兼肋下癥积，精神疲软，爪甲黯红。治以理气化瘀为法，药用香附、延胡索行气血之滞，青皮、山楂散气血之结，鳖甲、牡蛎软坚消积，当归、赤芍、莪术养血行瘀。瘀甚者，加三棱、䗪虫等破血之品；气虚者，加白术、党参等益气之属。

（2）病在胆者，实热为主：叶氏认为，胁痛之病于胆者，因胆属少阳，内寄相火，故见证多以实热为主，亦有兼夹胃热脾湿者。里热炽盛者，多由郁而不泄。症见右胁胀痛较剧，或痛引右背，往往反复发作，每多持续不减，兼有口苦咽干，脘胀纳呆，大便燥结，小便黄少，或伴恶寒、身热、自汗而热不因汗解。治宜和解通泄，清热利胆。方取大柴胡汤去姜枣，合川楝子散，并参入败酱草、金钱草、蜀红藤、扁石斛等。夹湿者，每见于黄疸之后，或黄疸尚未尽退，或其人素体脾湿较重。治宜湿热两清，疏泄肝胆。方用大柴胡汤合茵陈蒿汤，减大黄之量，加入郁金、鸡内金、海金砂、金钱草。此证若有大便溏泻者，属夹热利下，治宜通因通用。仍用上方减大黄剂量，加川连、黄芩苦以燥湿，并酌情佐滑石、通草等。待湿热清，胁痛止，改用逍遥散疏肝和血，并用黄芩、败酱草清其余热。

2. 黄疸辨证分阴阳 《医宗必读》云黄疸"多属太阴湿土，脾不能胜湿"，以致"郁而生黄"。叶氏意承此论，临床上辨治黄疸分阴阳，别寒热。

（1）阳黄者，湿热相合：叶氏认为，湿与热合而成阳黄，其中又有湿胜与热胜之别。热多于湿者，症见面目肌肤尽黄，小溲黄少，大便多秘，或曾有寒热，或兼懊侬神烦，常伴纳食锐减，甚者呕恶。治以清利导滞为法，并佐以芳化。方选茵陈蒿汤合二金汤（二金汤为吴鞠通《温病条辨》方）出入，药用茵陈、栀子、大黄、海金沙、鸡内金、黄柏、赤茯苓、郁金。热炽者，加黄芩、蒲公英；腹胀者，加枳实、川朴；呕恶者，加佩兰、姜半夏，栀子用姜汁拌炒，或与生姜二片合用。叶氏治疗热多于湿者，大黄应用时间较长，随着证情好转，剂量逐步减轻，至黄疸十去八九时即停用。

湿多于热者,症见面目、皮肤、小便皆黄,色鲜,脘宇作胀,四肢酸重,纳谷减少,或伴头胀如裹,大便或溏或结。治以苦辛淡渗,芳香开泄为法。方选茵陈四苓合二金汤加减,药用茵陈、茅术、猪苓、赤茯苓、海金沙、鸡内金、郁金、川朴。四肢酸重明显者,加秦艽、豆卷、五加皮;头胀如裹者,加晚蚕沙、草决明。叶氏治疗湿多于热者,主在渗利,慎用大黄,倘若用之,亦得便即止,迥异于热多于湿者之用法。他如栀子、黄芩之属,用之亦颇为谨慎,恐伤中焦之脾胃。

(2)阴黄者,寒湿为病:叶氏认为阴黄缘由寒客太阳膀胱,湿困太阴脾土,膀胱气化失利,脾土之湿不行,寒湿蕴遏,发为黄疸。症见面目、皮肤色黄晦黯,小溲量少,大便溏薄,四肢酸重,纳呆不渴,或伴骨节酸疼。治以温阳利湿为法。方选茵陈五苓合二金汤化裁,药用茵陈、桂枝、茅术、猪苓、茯苓、海金沙、鸡内金、泽泻。内寒甚者,改用茵陈五苓合平胃散加草果;素体阳虚甚者,参以附子,此即茵陈四逆之用法。

3. 蛔虫治法宗长沙　蛔虫一证,以腹痛或轻或重,止作无序,舌有朱点,面有虫斑为辨。叶氏治此,宗长沙之法,抓住蛔虫"得酸则静,得辛则伏,得苦则下"的特性,以安蛔丸为主方,酸苦甘辛之药并进,酸如乌梅,苦如百部、苦楝根皮,甘如甘草,辛如川椒、吴茱萸、干姜、桂枝,同时加入雷丸、鹤虱、槟榔、使君子、白芜荑等杀虫之药。对于腹痛剧烈,腹胀拒按者,叶氏常令患者服药前先饮生菜油一匙,通下救急,以增药效。虫驱之后,常以香砂六君等益气健脾、运中和胃之类作为善后。

如治胡某,男,6岁。周前曾下蛔虫,迩仍绕脐腹痛,痛无定时,纳谷不馨,便下溏薄,肢冷,面色㿠白,脉虚细,苔薄白。治以温中驱蛔。米炒上潞参三钱,炙黑甘草一钱半,炒香白术二钱,干姜一钱半,炒川椒一钱半,乌梅肉三钱,使君子三钱,淡吴茱萸六分,鹤虱三钱(包),雷丸四钱,茯苓四钱。二诊:前方服后,便中续下蛔虫,腹痛减轻,纳谷见增,肢冷不若前甚。再宗原法化裁。米炒上潞参三钱,炒白术二钱,炒黑甘草一钱半,炮姜一钱二分,乌梅肉三钱,雷丸四钱,炒川椒八分(包),苦楝根皮五钱,泡吴茱萸五分,炒当归二钱,鹤虱三钱(包),炒使君肉二钱。

三、痢疾证治经验

痢疾古称滞下,又名肠澼。以痢下赤白脓血,腹痛,里急后重为临床特征。叶氏治疗痢疾,根据病因病机的不同,治法选方各有侧重。

1. 湿热夹食,治以清热导滞　《证治汇补》云:"滞下者,谓气食滞于下焦;肠澼者，谓湿热积于肠中。"叶氏认为痢疾之急重症者，以实热证为多见，多由湿热食滞郁积于肠道而成，故治宜苦寒清热，佐以导滞。选方以白头翁、香连丸、黄芩汤为主，亦有三黄泻心通因通用者。

如治陈某，男，34岁。身热痢下脓血，里急后重，日夜三四十次之多，呕恶不思纳谷，小溲短赤，脉象滑数，舌苔黄腻。湿热内蕴，宿食停滞，治拟清热导滞。处方：清炙白头翁四钱，川连一钱，煨南木香一钱，川柏炭二钱，秦皮二钱，炙金银花三钱半，制大黄一钱，炙当归三钱，酒芍二钱半，槐米炭三钱，山楂炭三钱，炒枳实一钱二分。二诊：前方进5剂后，热退，脓血不存，便转正常，亦无里急后重，呕止，渐思纳食，脉滑，苔色薄黄。再以清湿化热，以和肠胃。处方：广木香一钱，炒川连六分，山楂炭二钱，广陈皮二钱，淡竹叶三钱，清水豆卷三钱，炒金银花三钱，炒谷芽五钱，炒薏苡仁三钱，炒枳壳一钱半，制川朴一钱半，鲜荷叶一角。

本案脉症两参，病机为湿热内蕴，宿食停滞，通降失司，酝酿成痢，红多白少，邪伤血分。治宜清热导滞。叶氏据刘河间"调气则后重自除，行血则便脓自愈"之说，治用白头翁汤（白头翁、黄连、黄柏、秦皮）清热化湿，佐以木香、当归、芍药调气和血，气调则后重自除，血和则便脓自止。

2. 暑热夹湿，治取消暑化湿　痢疾证属暑热夹湿者，伤于气分，暑为阳邪，湿为阴邪，两者相并，邪在少阳，于是寒热交作，头痛胸闷，腹痛滞下等症悉起交作。叶氏用少阳阳明之法，药用柴胡、葛根、黄芩、黄连等清理肠道，和解枢机，佐入木香、陈皮、芍药、枳实调气和肠。

如治方某，男，10岁。暑热夹湿，湿热互蕴，薄于阳明而成痢，窃据少阳而为疟，寒热交作，头痛胸闷，腹痛滞下不畅，舌苔厚黄，脉来弦滑而数。拟少阳阳明并治。处方：柴胡六分，煨葛根八分，炒黄芩一钱二分，上川连四分，炒薏苡仁三钱，淡竹叶二钱半，青蒿二钱，山楂炭三钱，飞滑石四钱（包），酒芍一钱半，炙青皮一钱，藕节三个，鲜莲子肉三钱。二诊：前方服后，寒热已解，胸闷见宽，唯腹痛滞下虽减未除，舌苔黄腻转薄，脉来滑数。再予以化湿清热。处方：山楂炭三钱，广木香一钱，炒川连四分，陈皮一钱半，炒枳壳一钱，淡竹叶二钱，炒白芍一钱半，黄芩炭一钱，炒谷芽三钱，鲜莲子肉三钱。

暑多夹湿，伤于气分，可见下痢白多赤少。又暑为阳邪，湿为阴邪，两者相并，邪在少阳则寒热交作，头痛胸闷；邪入阳明则腹痛滞下。疟痢并见，故治用柴葛芩连汤（柴胡、葛根、黄芩、黄连）和解枢机，清肠化湿，为少阳阳明同治之法也。

3. 脾胃素虚，治用扶元养胃　对于其人脾胃素虚，又复患痢，多日不已，而致津气两伤，脉细息微肢冷，行将厥脱者，宗本急治本之法，以扶元养胃为先，选用四君合麦门冬汤为主。用药如野山人参、白术、甘草、麦冬等,并用石莲子厚肠,炒白芍缓急,当归和血,乌梅兜涩,苁蓉补虚。虽然古人云痢无止法,但叶氏认为痢疾至行将厥脱者,不止其痢则难固其气,故止涩不在禁例,待证情缓解,津气来复以后,再以西洋参、白术、霍山石斛、川连、金银花、红藤等益津气、清邪热为继。

如治周某,男,56岁。平素气阴不足,夏日受暑夹湿,中宫先虚,湿遏热伏,入秋以来,又伤饮食,而成肠澼。腹痛后重,赤白相兼,日夜有数十次之多,绵延半月未已,不思纳谷,恶哕频作,四肢不温,舌尖边干绛,苔黄燥,脉象细弦,阴液已伤,正气亦匮,厥脱堪虞。亟拟扶元养胃,以冀胃气得苏,生机可望。处方:野山吉林参须三钱(先煎),清炙甘草一钱半,炒石莲子肉三钱(包),米炒麦冬三钱,白芍一钱半,炒当归二钱,土炒于术一钱半,乌梅一钱半,淡肉苁蓉二钱,鲜荷梗二尺,茯神五钱,炒秫米五钱(包),梗通草二钱。二诊:前方服后,痢下次数减少,腹痛里急亦瘥,唯肛门尚觉坠痛,四肢转暖,知饥思食,胃气有来复之渐。但神形委顿如故,动辄自汗,口渴喜饮,舌苔稍润。痢久气阴大伤,一时难复。处方:米炒西洋参三钱(先煎),米炒麦冬三钱,炙甘草一钱半,蛤粉炒阿胶三钱,川连四分,土炒江西术一钱半,炒秫米五钱(包),炒石莲肉三钱(杵,包),土炒杭芍二钱,忍冬藤四钱,淡苁蓉二钱。三诊:痢止,腹痛里急已除,自汗减少,口渴亦瘥,渐思进食,唯精神倦怠如故。再宗原法加减。处方:米炒西洋参二钱(先煎),米炒江西术一钱半,云茯苓三钱,米炒麦冬三钱,霍石斛一钱(先煎),炒杭芍一钱半,生谷芽五钱,橘白一钱半,炙甘草一钱半,穞豆衣三钱,炒薏苡仁三钱,红藤三钱。

叶氏常云:痢有三忌,高热、不食、下有恶臭,三者是也。又有五难治:一者腹痛如绞,痢下无度;二者下痢纯血,身热脉大;三者便下五色或如漏;四者下如脂膏;五者噤口呕逆。本案属噤口痢重症,属虚证。病机为中宫虚衰,湿遏热伏,绵延不已。虚者以扶元养胃生津为治。药用四君子汤加味,益气健脾,以冀胃气得苏,生机可望也。

【医案选析】

温摄脾阳治中焦虚寒胃脘痛

唐某,男,30岁。

初诊 胃脘痛起已多年,受凉易发,食入脘胀不舒,迩来更衣溏薄,夹有紫褐瘀块,肤色萎黄,寐况欠佳,舌淡红,苔白腻,脉象迟细。脉证两参,病属中焦虚寒,脾阳不运,胃气失和。治宜温摄脾阳。

炒于术 8 克,炮姜 5 克,炙黑甘草 8 克,煨南木香 5 克,姜半夏 9 克,炙新会皮 6 克,炒谷芽 12 克,炒秫米 12 克(包),红藤 12 克,墨旱莲 9 克,蒲公英 12 克,大枣 5 只。

二诊 前方服后,脾阳渐运,脘痛减轻,便中瘀块已少,精神亦较前为振。仍守原法出入。

炒于术 8 克,炙黑甘草 9 克,炮姜 5 克,炒赤芍 6 克,槐米炭 9 克,红藤 12 克,煨南木香 5 克,炒香谷芽 5 克,蒲公英 9 克,墨旱莲 9 克,大枣 5 只。

三诊 脘痛已止,胃纳见增,便色转黄。唯寐中尚多梦扰,乃胃气未和耳。

炒于术 9 克,姜半夏 9 克,炒秫米 12 克(包),炮姜 3 克,炒赤芍 6 克,清炙甘草 9 克,煨南木香 3 克,蒲公英 9 克,墨旱莲 12 克,红藤 12 克,槐米炭 12 克,红枣 5 只。

四诊 眠食二便如常,苔腻转薄,脉尚迟细无力。再予理中加味续进。

米炒上潞参 8 克,炒于术 6 克,炮姜 4 克,清炙甘草 8 克,红藤 12 克,新会皮 8 克,槐米 8 克,煨南木香 4 克,带壳春砂 3 克(杵,后下),蒲公英 9 克,云茯苓 12 克,红枣 5 只。

五诊 迭进温运,中寒已祛,脾阳得展,健运有权,诸恙消失,肤色亦转润泽,精神渐趋振作,舌净,脉缓。再当治本。

米炒上潞参 9 克,炒于术 8 克,清炙甘草 8 克,米炒怀山药 9 克,炒白芍 6 克,炙新会皮 5 克,姜半夏 9 克,红藤 12 克,焦麦芽 15 克,煨南木香 5 克,盐水炒娑罗子 9 克,红枣 7 只。

之后宗原意改用香砂六君子加减,续服 20 余剂而获愈。

【赏析】 本例患者因中焦虚寒,脾阳不运,胃气失和而致胃脘疼痛。脾主统血,虚则不能统血,而见便色紫黑。故前三诊以温摄脾阳为要,方中重用炮姜、炙黑甘草甘缓温中止血,芍药和营缓急止痛,木香、半夏调气和胃,服后脾阳得展,便色转黄,脘痛已止。后两诊,再予理中加味续进以固本。其后法宗原意,续用香砂六君子化裁治疗,使病得瘥。

温中理气治寒郁中宫胃脘胀痛

李某,男,成年。

初诊 胃脘胀痛,食后更甚,痛甚彻背,嗳气噫酸,便稀,形寒肢冷,苔白脉细。寒郁中宫,气滞不行,先予温中理气。

高良姜 8 克,四制香附 9 克,炒川椒 1.5 克,姜半夏 9 克,甘松 6 克,荜茇 4

克,炒九香虫9克,盐水炒娑罗子9克,煅白螺蛳壳18克,炒当归9克,威灵仙9克,大枣5只。

二诊 胃脘之痛已止,嗳气噫酸亦除。唯食入仍然作胀,仍守原法出入。

姜半夏8克,带壳春砂3克(杵,后下),甘松6克,荜澄茄5克,盐水炒娑罗子9克,沉香曲9克,煅海螵蛸12克,生香附9克,天仙藤9克,煅白螺蛳壳1.5克,红枣5只。

【赏析】本案为寒郁中宫,气滞不行,运化失权,故以温中理气为治。药用良附丸、川椒、姜半夏、甘松、荜茇、九香虫温中散寒,理气降逆,白螺蛳壳、海螵蛸制酸止痛。方中白螺蛳壳、海螵蛸两味,叶氏常用于胃痛泛酸,据辨证论治,属寒者合良附丸并用,属热者合左金丸并用,效果颇佳。

失笑散加味治湿热蕴郁气滞瘀阻中脘胀痛

王某,男,40岁。

初诊 嗜酒伤胃,湿热蕴郁,气滞瘀阻,中脘胀痛,痛处拒按,大便色如漆黑,舌紫绛,脉弦滑。失笑散加味。

酒炒蒲黄8克,五灵脂15克(包),桃仁6克(杵),赤芍6克,花蕊石5克,煅白螺蛳壳18克,四制香附9克,姜半夏8克,甘松8克,陈皮6克,盐水炒娑罗子9克。

二诊 前方服后积瘀渐化,气机得运,痛胀俱轻,唯大便尚带黑色。原法增减续进。

制大黄3克,桃仁6克,炒归尾8克,苏木屑9克(包),花蕊石15克,酒炒蒲黄8克,五灵脂15克(包),姜半夏8克,四制香附9克,煅白螺蛳壳18克,盐水炒娑罗子9克,赤芍6克。

【赏析】患者平素嗜酒,湿热蕴结于胃,久则气滞瘀阻,故症见脘痛拒按,便色漆黑。初诊拟用"瘀则宜消"之法,治用失笑散加桃仁、赤芍、花蕊石、香附等活血祛瘀,散结止痛。前方服后痛胀俱轻,而大便尚带黑色,说明积瘀未尽祛,二诊又增制大黄、归尾、苏木屑破积通瘀,推陈致新。积瘀尽祛,则病向安。

小建中汤加味治脾阳不振脘腹痛

董某,男,35岁。

初诊 脘腹作痛,有气攻鸣,大便不时溏薄,肢末作冷而多自汗,曾经吐血,脉细无力,舌苔薄白。脾阳不振,寒自内生,拟鼓动中阳,小建中加味。

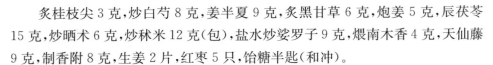

炙桂枝尖 3 克,炒白芍 8 克,姜半夏 9 克,炙黑甘草 6 克,炮姜 5 克,辰茯苓 15 克,炒晒术 6 克,炒秫米 12 克(包),盐水炒娑罗子 9 克,煨南木香 4 克,天仙藤 9 克,制香附 8 克,生姜 2 片,红枣 5 只,饴糖半匙(和冲)。

二诊 脘腹胀痛减轻,肠鸣已除,饮食略增,大便亦转正常,唯肢末依然作冷,动辄自汗,寐况欠佳。原法增减续进。

炙桂枝尖 1.5 克,炒晒术 6 克,茯苓 12 克,炙黑甘草 5 克,炒白芍 8 克,炮姜 5 克,煨南木香 4 克,天仙藤 9 克,夜交藤 12 克,炙黄芪 9 克,红枣 5 只,饴糖半匙(和冲)。

【赏析】本例患者曾经吐血,现脘腹作痛,大便溏薄,肢冷自汗,脉细无力,系属脾胃虚寒,卫阳不固,故初诊拟小建中汤(桂枝尖、炒白芍、生姜、炙甘草、红枣、饴糖)温补中焦,理气和胃,加炮姜以助温中散寒之力。服后中阳得运,气机通畅,胀痛减轻,唯肢冷自汗,故二诊以原法增黄芪益气固表。

温通法治胃气失和胃脘痛

孔某,男,38 岁。

初诊 嗜冷积食,气机不运,胃脘胀痛,食入不舒,大便不畅,肢冷,神疲乏力,苔白脉迟。治当温通。

高良姜 5 克,甘松 6 克,广木香 5 克,炙新会皮 6 克,四制香附 9 克,炒九香虫 9 克,焦枳壳 5 克,山楂炭 9 克,全瓜蒌 12 克(打),炙鸡内金 9 克,酒炙薤白 6 克。

二诊 前方服后,大便通润,气得运行,痛止胀减,唯形寒肢冷如故,阳气未布耳。

蜜炙桂枝 2.4 克,炒香麦芽 15 克,全瓜蒌 9 克(打),山楂炭 9 克,天仙藤 9 克,炮姜 5 克,四制香附 9 克,甘松 5 克,炒九香虫 9 克(包)。

【赏析】本例病由饮冷食滞,胃气失和而起。胃失通降,气机不运,阳气不得敷布,则见胃脘胀痛,大便不畅,肢冷。治当温通。前后两诊,药用姜、桂、薤白温中祛寒,木香、香附、甘松、九香虫健脾理气止痛,枳壳、瓜蒌、山楂消食导滞通肠。服后中阳得以敷布,腑气通调,诸恙悉减。

疏肝理气治肝木侮胃脘胁胀痛

王某,女,成年。

初诊 初起右胁胀痛,继而胃脘作痛,持续不止,痛甚呕恶泛酸,纳食减退,苔白脉弦。肝木侮胃之证,治宜疏肝理气。

左金丸 5 克(吞),麸炒枳壳 3 克,炒白芍 9 克,盐水炒娑罗子 9 克,豆蔻壳 6 克,盐水炒川楝子 9 克,夏枯草 9 克,炙青皮 6 克,广郁金 6 克,煅海螵蛸 15 克,鸡内金 15 克。

二诊 前方服后,呕恶泛酸虽止,唯气滞不运,脘胁尚觉隐痛,食入不舒如故。原方增减再进。

煅白螺蛳壳 18 克,炙青皮 5 克,煅海螵蛸 12 克,麸炒枳壳 4 克,制香附 8 克,盐水炒娑罗子 9 克,广郁金 6 克,炒白芍 8 克,蔻壳 6 克,盐水炒川楝子 9 克,绿萼梅 5 克,炙鸡内金 15 克,左金丸 3 克(另吞)。

三诊 右胁胃脘胀痛已除,饮食见增,仍拟肝胃并治。

盐水炒川楝子 9 克,炒白芍 8 克,广郁金 6 克,炙青皮 6 克,盐水炒娑罗子 9 克,炒香麦芽 15 克,煅海螵蛸 15 克,四制香附 9 克,青盐陈皮 5 克,炙鸡内金 9 克,姜半夏 8 克。

【赏析】 两胁为肝之分野,属肝,中脘主胃。肝气郁滞,气机不畅,肝气横逆侮胃而致脘胁胀痛。呕恶泛酸,纳食减退,为胃失和降。治宜疏肝理气。方用左金丸辛通苦降,泻心平木,佐以川楝子、青皮、郁金、香附等疏肝解郁、行气止痛,使木得条达而不横犯胃,则胃气自和耳,呕恶泛酸亦自止也。

疏肝和胃理气泄浊治肝胃失和浊阴不降胃脘痛

李某,女,49 岁。

初诊 忧思郁结已久,肝失疏泄,胃失降和,土德不振,脾轴失运,浊阴窃据中焦,阳气不得敷布,先有两胁刺疼,继而胃脘亦痛,呕酸、嗳气、口苦、食减,腹满便秘,小溲短少,舌苔白腻而厚,脉象左弦右濡。先予疏肝和胃,理气泄浊。

苏合香丸 1 粒(研吞),姜半夏 9 克,制茅术 6 克,制厚朴 6 克,茯苓 18 克,淡吴茱萸 0.6 克(炒),川连 1.8 克,旋覆花 9 克(包),代赭石 18 克,四制香附 9 克,青盐陈皮 5 克,广郁金 6 克,炙绿萼梅 5 克,炒白芍 6 克,盐水炒枳壳 6 克。

二诊 前方服后,脘胁胀痛已减,二便畅通,腹满得宽,呕酸嗳气不若前甚,苔腻转薄,渐思纳食而有馨味。仍予肝胃兼治。

姜半夏 9 克,橘络 5 克,茯苓 15 克,盐水炒枳壳 5 克,炒竹茹 9 克,四制香附 9 克,广郁金 9 克,炙佛手柑 9 克,煅瓦楞子 24 克,炙绿萼梅 5 克,炒白芍 8 克,旋覆花 8 克(包),制延胡索 6 克。

三诊 纳食复常,唯两胁胀痛迄未尽除,脉转小弦而滑,久痛入络。

仍予前方佐入当归 9 克，红花 5 克拌丝瓜络 9 克，以活血行瘀通络，续服 6 剂而愈。

【赏析】肝性升发，喜条达而恶郁滞。土居中焦，为一身气机升降之枢纽。忧思郁结，肝失疏泄，气机郁滞，故先见两胁刺疼；木郁乘土，肝气横逆犯胃而致胃脘作痛。脾胃功能失调，浊阴窃据中焦，清气不升，浊阴不降，清浊相干，而见泛酸、嗳气、口苦、食减，腹满便秘，小溲短少等症。叶氏治本病，善用疏肝理气，温脾和胃之法，使中枢运转，气得畅行，通则不痛。脾胃功能得复，清升浊降，泛酸、嗳气等症可止。苏合香丸为叶氏治疗气滞作痛所常用，疗效颇佳。

清热渗湿疏肝理气治黄疸退后两胁胀痛

吴某，男，29 岁。

初诊 黄疸退后，两胁持续胀痛，业近匝月。还且口苦咽干，纳减寐劣，头痛目糊，小溲黄少，苔黄，脉来弦滑。证属湿热久蕴，肝郁气滞。先以清热渗湿，疏肝理气。

茵陈 15 克，广郁金 9 克，姜汁炒黑栀子 9 克，柴胡 5 克，炒白芍 6 克，粉牡丹皮 5 克，淡竹叶 9 克，清水豆卷 15 克，扁石斛 9 克（劈，先煎），益元散 9 克（荷叶包），青皮 5 克，陈皮 5 克，制延胡索 9 克，盐水炒川楝子 9 克。

二诊 两胁胀痛见瘥，口苦咽干亦减，头疼，小溲尚黄，纳食未增。再步原法出入。

前方去益元散、黑栀子，加香谷芽 15 克、鲜藿香 9 克、泽泻 9 克。

三诊 湿热渐化，小溲转清，胁部痛胀续有减轻，口不苦干，纳谷略增，而寐况欠酣，苔薄白，脉小弦。再以疏肝和血继之。

鳖血炒柴胡 5 克，炒当归 9 克，炒丹参 12 克，炒白芍 6 克，甘草 2.4 克，制木瓜 8 克，广郁金 8 克，青皮 5 克，陈皮 5 克，绿萼梅 3 克，辰茯神 9 克，薄荷纯梗 5 克，枳实 2.4 克，炒竹茹 9 克，首乌藤 12 克。

药后两胁胀痛尽除，纳食复常。

【赏析】本案为黄疸退后，两胁胀痛，口苦，尿黄，缘由湿热未清，肝郁气滞。故先治以清热化湿、疏肝理气之品，待热清湿化，继投疏肝和血之剂，使血和气调，则病向愈。

疏肝理气通络治疗郁怒后右胁下胀痛

茹某，男，47 岁。

初诊 郁怒伤肝，肝失疏泄，始则胸脘满闷，继而右胁下胀疼，按之则痛更甚,为时已近2个月。近来食欲不振,精神倦懈,便秘尿少,肢冷,足筋抽掣,步履无力,舌苔中白边绛,脉弦。先以疏肝理气,温阳通络。

制延胡索6克,盐水炒川楝子9克,青皮5克,陈皮5克,绿萼梅5克,炒白芍6克,豆蔻花6克,四制香附9克,娑罗子9克,全瓜蒌12克,桂枝尖2.1克,制木瓜6克。

二诊 前方连服5剂,胸满与右胁下胀痛稍得轻减,但按之仍痛。大便虽下不多,肢冷足筋抽掣已瘥,舌脉如前。再予逍遥散加减。

柴胡6克,归须6克,炒晒术5克,云茯苓9克,炙甘草1.2克,绿萼梅6克拌炒白芍6克,青皮5克,陈皮5克,黄郁金6克,薄荷梗1.2克,佛手柑6克,瓜蒌皮12克,川芎1.2克。

三诊 前方连服10剂,胸闷已宽,右胁下胀疼已十去七八,按之亦不压痛,食欲见增,脉来弦缓,搏动比较有力,舌净如常。原法佐以和中益气之味。

柴胡5克,全当归9克,米炒西潞参9克,枳壳3克拌炒晒术6克,云茯苓9克,炙甘草1.8克,黄郁金6克,绿萼梅5克拌炒白芍6克,丹参9克,广陈皮6克,四制香附6克。

【赏析】患者胁痛起于郁怒,病位在肝,肝失疏泄,日久而致血滞。故立法处方意在疏肝理气,活血通络。俾肝气得疏,则血行始畅。

茵陈四苓散合二金汤加味治疗湿郁黄疸

陈某,男,28岁。

初诊 面目、皮肤、小溲皆黄,脘闷纳减,四肢酸重无力,舌苔薄黄,脉象濡滑。此湿蒸成黄之证,拟进渗利之剂。

绵茵陈18克,生茅术5克,猪苓8克,赤茯苓12克,五加皮9克,广郁金5克,炙鸡内金12克,大豆卷12克,白蒺藜9克,秦艽6克。

二诊 黄疸稍退,溲黄转淡,饮食略增,神疲乏力,舌苔白腻。湿化未尽,继守前法。

绵茵陈18克,生茅术6克,制豨莶草12克,猪苓6克,赤茯苓12克,炒薏苡仁12克,炙鸡内金12克,广郁金6克,秦艽6克,五加皮9克,白蒺藜9克,飞滑石12克(包)。

三诊 黄疸已退,小溲渐清,胃气亦苏,苔腻转薄。再清余湿。

生茅术5克,炒薏苡仁12克,猪苓6克,广郁金6克,炙鸡内金12克,五加皮9克,白蒺藜9克,飞滑石12克(包),陈皮5克。

【赏析】此案之证因于湿郁成黄，故叶氏用茵陈四苓散合二金汤加减治之，以淡渗利湿。湿去则黄疸自退，而获桴鼓之效。二金汤见于吴鞠通之《温病条辨》，药用鸡内金、海金沙、厚朴、大腹皮、猪苓、通草，用于治疗湿热黄疸，失治而为肿胀者。

温中利湿治寒湿内滞阴黄

潘某，女，35 岁。

初诊 寒在太阳膀胱，湿在太阴脾土，寒湿内滞，而成阴黄之证。面目、皮肤黄色晦黯，便溏溲少，骨节酸痛，脉象濡细，舌苔薄白。拟用温中利湿法。

炙桂枝 3 克，制茅术 6 克，猪苓 9 克，茯苓 12 克，制川朴 5 克，炙鸡内金 12 克，海金沙 15 克（包），秦艽 6 克，煨姜 4 片，红枣 4 只，炒泽泻 9 克，绵茵陈 12 克。

二诊 前方服后，小溲增多，便溏转干，皮肤之黄见退，脉舌如前。仍宗原方出入。

炙桂枝 3 克，制茅术 6 克，茯苓 9 克，制川朴 6 克，煨草果霜 5 克，枣儿槟榔 9 克（杵），秦艽 6 克，五加皮 9 克，清水豆卷 12 克，绵茵陈 12 克。

【赏析】脾为湿困，中阳乏运，膀胱失宣，气化不行，寒湿互蕴，以致阴黄之证。叶氏方用茵陈蒿汤、五苓散、二金汤化裁，以达温阳化气之效。患者服后寒湿得化，小便通利，肤黄渐退，诸症悉减。

仿白头翁汤加味治噤口痢

张某，男，48 岁。

初诊 身热痢下赤白，日夜数十次，腹痛里急后重，胸宇塞闷，饮食不进，形神倦怠，舌尖绛、中灰黄厚腻，脉来弦数。病属湿热壅滞，阳明通降失司。仿白头翁汤加味。

清炙白头翁 9 克，油当归 9 克，酒炒白芍 5 克，黄柏炭 6 克，炙青皮 5 克，川雅连 1.5 克，秦皮 6 克，冬瓜子 9 克，金银花 9 克，鲜荷梗 2 尺，鲜莲子肉 9 克，通草 3 克，生薏苡仁 9 克，熟薏苡仁 9 克。

二诊 热渐退，痢下次数日夜已减至七八次，腹痛里急后重亦轻，胸宇略宽，稍思进食，苔灰黄腻转薄。仍宗原意增损再进。

清炙白头翁 9 克，酒炒白芍 5 克，川连 1.5 克，金银花 9 克，炒谷芽 15 克，黄柏炭 6 克,广木香 5 克,秦皮 6 克,鲜莲子肉 9 克,丝通草 3 克,炒当归 6 克,鸡内金 9 克,陈皮 6 克。

【赏析】本例属噤口痢重症,属实证。病机为湿热壅滞,阳明通降失司。治予清热利湿导滞,调气和血。故拟方仿白头翁汤加味。白头翁汤功可清热解毒,凉血止痢,再佐以当归、芍药、木香等调气和血之品,气调则后重自除,血和则便脓自止。

当归赤小豆散加味治湿浊蕴郁化热之脏毒便血

商某,男,50 岁。

初诊 嗜酒啖肥,湿浊蓄积肠胃,蕴郁化热,迫血下注,圊红夹浊,少腹隐痛,纳食不思,肛门疼痛,脉弦而数,舌苔黄腻。此为脏毒,拟清解阳明郁热,宣化太阳蕴湿,当归赤小豆散加味。

赤小豆 15 克(包),炙当归 9 克,制苍术 5 克,酒炒淡子芩 5 克,荆芥炭 5 克,炒枳壳 5 克,蜀红藤 12 克,炙槐花 9 克,金银花炭 9 克,酒炒白芍 6 克,炒川连 2.4 克。

二诊 便血减少,而未尽止,腹痛减轻,食有馨味,脉弦数,苔薄黄。前方既效,原法出入。

炙当归 9 克,炒淡子芩 5 克,赤小豆 12 克(包),赤茯苓 9 克,蜀红藤 9 克,小青皮 5 克,炒川连 2.4 克,炒川柏 5 克,荆芥炭 5 克,炒枳壳 5 克,粉牡丹皮 6 克。

【赏析】古人治便血之近血有肠风、脏毒之别。许叔微云:"下清血色鲜者,肠风也;血浊而色黯者,脏毒也。"叶氏辨本病,血色不鲜,肠中隐痛者,认为病由积湿化热,系属脏毒,故予以当归赤小豆散加味治之。

【主要参考文献】

[1] 浙江省中医药学会.一代良医叶熙春[M].杭州:浙江科学技术出版社,2011.

[2] 浙江省中医药学会,浙江省中医研究所.叶熙春专辑[M].北京:人民卫生出版社,2006.

[3] 杨继荪.叶熙春[J].中国医药学报,1988,3(1):68.

[4] 李学铭.叶熙春[M].北京:中国中医药出版社,2004.

[5] 陈永灿.简易名方临证备要[M].北京:人民卫生出版社,2016.

陈无咎：
诊脾胃病衷中参西，制驱寇方能疗胃痛

……………………………【名家简介】……………………………

陈无咎(1884—1948)，原名瑞梯，字揽登。庠名绿绣，字兰澄，号汪如。又名淳白、易简，字茂弘，号无垢居士。民国后更名白，字无咎，号凤雏。浙江义乌黄山人。世居义乌黄山，村旁有黄山溪淙淙流过，行医多以"黄溪"为号。他是一位杰出的中医临床家、教育家，是医经学派的集大成者，同元代丹溪朱震亨、明代花溪虞天民，合称为"义乌三溪"。陈氏因治愈困扰他多年的顽疾疟疾而开始学医，曾师从周外翰、龚茂才、徐侍卿三位先生。他早年追随孙中山参加民主革命，后辞官行医，主要活动于上海、杭州、义乌等地。陈氏潜心医药研究，著作问世不断，将一生钻研心得及治病经验著成百余万言《黄溪医垒》丛书，包括《医量》《医轨》《脏腑通诠》《妇科难题》《伤寒论蜕》《伤寒实验方案》《黄溪方案》等，原计划分5辑出版，多数因兵燹未能付梓。临证之余，陈氏积极教书育人，于1925年在上海创办了我国早期的中医学校——汉医医院，并任"丹溪医科学社二十代总教"，努力培养中医人才。他曾任中央国医编审委员会主席，主持中医学名词的统一整理工作。

陈氏治学极具特色，浙江近代医家中可谓独树一帜。其论病说理必宗《内经》，并用以证诸实践为第一特色；其处方亦多自订，不轻用他人成方为第二特色。当代中医教育学家任应秋曾评价他："实具有河间、丹溪之遗绪，而驾于《拾遗方论》之上矣。"他虽宗《内经》却不迷信，对于一些观点敢于质疑，并提出自己的见解。而对于中国医学之弊端，他认识透彻，敢于批评，在《中国医学通论》的绪言中，其剖析可谓入木三分。他师古而不泥古，能将丹溪学说融入自己的学术体系中,且多具创见。如陈氏贬景岳之学,力陈"阳有余阴不足说",认为"吾人之肾阳容易发动,故阴精时见不足也";对于丹溪所云"白术、黄芩安胎之圣药",陈氏认为"利用白术之甘辛而止,黄芩之苦寒而达也",故"白术为主,黄芩为导",并对陈修园、张锡纯之言进行了驳斥,指出他们的论点错在黄芩的用量过大上,自成一家之言。

陈氏曾就读于两浙高级师范,西学基础扎实。他学贯中西,择善从之,将中西医学进行比较,分其优劣,取长补短。他借鉴西医解剖学,对中医一些含糊不清的问题进行了详尽的分析研究。如《脏腑通诠·补脑》提及:"本来中西医学之分程,西医是侧重生理解剖的,中医偏在心理哲学方面。"故二者互为羽翼,不可偏废。《脏腑通诠·明脏》亦曰:"盖先医之所说者为心理学,西医之所说者为物理学,一为精神学科,一为物质学科,此两种科学比诸飞鸟之两翼,折其一翼,即堕落而不能举。"因此,陈无咎治学"不主一家也,中善于西则执中,西长于中则从西",最终目的在于,令中医药得以迅速发展,屹立世界医学之林。

【学术经验】

陈氏论治脾胃病亦遵《内经》之理,参以丹溪、花溪之学,重视西学,依靠扎实的西学基础知识,衷中参西,取长补短。对脾胃病的病理解剖、病因病机论述详尽,治疗上遵古而不泥古,立法新颖,自创效方。下面介绍陈氏论治膈证、胃痛、反胃、胃胀、胆枯等的临证经验。

一、消食祛风治膈证

膈者,鬲也,隔也。谓食隔脾胃,而风恋膈膜,隔塞不通也。饮食入口过咽,透膈入胃。在中焦"沤"化腐熟,清阳上升过膈,归心归肺,在上焦开发成"雾",濡养全身;浊阴下降,剩余的糟粕由下窍排出。如《素问·阴阳应象大论》所言:"清气在下,则生飧泄;浊气在上,则生䐜胀。"膈之位,喜清虚通利,恶混浊邪扰。西医学中的胆汁反流性胃炎、食管裂孔疝、贲门失弛缓症等疾病的临床表现,就可理解为浊阴不降、清阳不升的膈间痞塞。

陈氏辨治膈证有其独特的经验,认为膈证,以小儿为最多见,因小儿喜"当风而食",故其称之为"风食相隔"。《素问·风论》曰:"脾风之状,身体怠惰,四肢不欲动,色薄微黄,不嗜食。胃风之状,食饮不下,鬲塞不通,腹善满。"即风食相隔之见证。《灵枢·上膈论》曰："气为上膈者，食饮入而还出；虫为下膈者，食晬时乃出。"而陈氏认为风食相隔的位置不在上膈或下膈，而是在中膈，在"脾胃之中，心肺之下"，与当今所说"膈证"大为不同。本证所表现出的脉象见脾胃脉洪弦，心肺脉数促，而肝肾脉反沉。故治疗本证，宜消食祛风，和中通膈为主。陈氏还指出，风食相隔的症状表现，有些容易误诊，如微热咳嗽症状与外感表证的症状相似，极易当成表证治疗，故治疗时需仔细辨证，避免失治误治。辨证要点在于症状的多变于否，《素问·风论》有云"风者，善行而数变"，若症状无所变化，其为伤食滞膈无疑。故治疗上主以消食和中通膈，食消而风去，中和而风亦去，及膈通而风亦去。立方时陈氏取钱仲阳"和中散"，李东垣"和中丸"而变化，制成通膈汤一方应对本病。药用：炒白芍，广陈皮，焦山楂，炒枳实，姜半夏，南木香，带皮茯苓，炒当归，柴胡，姜厚朴，甘草，瓜蒌仁。此方虽是陈氏为小儿而设，但他同时指出"大小男妇，亦皆可用"，故临床上只要辨证准确，可放胆使用。

如治李吴氏膈证。六脉左寸弦数，右寸虚芤，关尺代结，心虚火动，胆汁日枯，胃气日薄，肝气以津，肺气不扬，遂成为膈。饮食不消，哕气自逆，应平肝胆而扶脾胃，可还胆通膈汤加减：炒白芍，广陈皮，姜半夏，煨枳实，姜厚朴，炒当归，龙胆草，姜黄连，姜竹茹，南木香，黄木通。

二、消磨食积治胃痛

陈氏结合西学内容对胃痛病名及症状进行阐释，认为"胃痛亦曰胃疼，中西医病名相同"，又指出"食管与心包络中间为胃之内腔，中医名为胃脘，所以又称胃脘痛"。陈氏对胃痛的症状表现认识深刻，在《素问·六元正纪大论》"民病胃脘当心而痛，上支两胁，嗝咽不通，食饮不下"，《素问·气穴论》"背与心相控而痛，所治在天突与七椎及上纪"的基础上，结合中医临床及西医理论，认为"胃脉络肝，挟脐循腹，故胃痛往往牵连肝及腹，胃管上接食管，比近心脏，而心包络者，心脏之托瓣也，根附脊梁，所以胃痛又每每痛彻背脊"，可见其中西医知识之扎实，融会贯通，运用自如。

对于胃痛病因病机的认识，当时中西医众说纷纭，业界并无统一认识，陈氏认为胃痛多由饮食积滞胃中所致，其曰"胃痛者，乃食物积于胃中，胶黏胃肫厚膜，不能消化也"，将胃比喻为"犹釜亦犹鼎"，强调饮食疗法，曰"所以善养生者，不欲太饱，亦不可或饥。或饥饱无时，饮食失节，是铄釜叩鼎，徒令盗寇生心而已"。故陈氏辨治胃痛多从消磨食积考虑，言"治胃痛之正法，唯有用药消磨其食积，则痛自愈"，以其十年经验自制"驱寇方"（炒白芍，焦山楂，炒陈皮，姜半夏，九制香附,南木香,带皮茯苓,炒豆蔻,炙没药,制乳香,炒柴胡,醋灵芝,黑芥穗,伏龙肝,肉桂)以应对。国医大师何任曾说:"独黄溪陈无咎治胃脘痛特别注意饮食因素,制成驱寇方,获得较好疗效。"陈氏还认为寒痛、热痛、气痛皆会损伤胃的消磨功能,故在治疗此类胃痛时,在消磨食积的基础上,再进行辨证论治。试分述之。

1. **寒痛** 寒邪是胃痛最为多见的致病因素,陈氏曾言:"余治胃痛一症,名传海外,率皆寒痛居多。"与《素问·举痛论》"寒气十有三,热气只一"之意相合。陈氏以痛时喜按、天雨隐隐觉痛、喜热饮为辨证寒痛之要点。自制"驱寇方"专治各种胃痛,寒痛亦以此为基础方,加良姜、附片。

2. **热痛** 陈氏治疗胃痛热证较少,据其所述,仅一例,"余诊得热痛者,亦只族人陈镜明之配沈而已",但其仍强调"常人胃痛,虽云寒多热少,然不诊查分明,则反益其痛",可见其治学之严谨。陈氏以痛时不得按、天晴不快、喜凉饮为辨证寒痛之要点。治疗上在驱寇方的基础上,去肉桂,加黄连、郁金、黑栀子。

3. **气痛** 气痛多是肝胃气痛或心头气痛,前者因情志不遂、恼怒伤肝、肝气犯胃所致;后者因忧郁伤心包络所致,因胃"比邻于心",故相互影响。辨证时强调情志因素。张子和曰"诸痛皆属于气",陈氏认为"胃者,磨也,气伤则不能磨""误食一切生冷之物,积在胃脘,不能消化,往往成肝胃气痛之证",故气痛亦是胃消磨不力的一种原因,治疗时仍以驱寇方为基础。若病象不久,而患者尚记得系食某物所致,可以某物烧灰调醋服用治疗。陈氏认为此"因物以类聚,后之熟者,能引前之生者连带而下也"。另外,百草霜(杂草经燃烧后附于锅底或烟筒中所存的烟墨)具有止血消积、清毒散火的功效,亦为治疗胃痛之要药。

如治南洋华侨某君及其同伴某君,患肝胃气痛,系数年前结伴赴南洋,适遇飓风,轮漂荒岛,不得前行,粮绝无所得食,幸同舟之客,带有生梨多篓,分买充饥。如是七日,遂得此症。二君均由陈氏治愈。陈氏认为,肝胃气痛,实则胃痛;名为胃痛,实则胃寒。简而言之,生梨乃寒凉之品,多食则胃中生冷,食不消化也,不通则痛。肝胃气痛者,因胃脉络肝,挟脐循腹,故痛往往牵肝,有如锥刺,或痛连心包络,贯彻脊梁,且久痛伤胆,胆伤则肝亦伤,故治胃痛必带疏肝并需温胆,方为正治。因此,治虚寒胃痛一症,必先温胃散寒以治本,辅以消磨积食以治标,予驱寇方,则可见桴鼓之效。

三、实肠虚胃治反胃

反胃,又称呕逆,此病历代医家多认为由气虚或血虚产生,而气虚者居多。后世医家辨治反胃,多不出"气虚""血虚"之圈,以经典为宗,故所用方剂不外大半夏汤、小半夏汤、理中汤、参附汤、藿香安胃散、六君丁香饮之类。而陈氏征诸解剖认识到："胃腑之为物，如半个皮球形，左端大而右端略小，左端有管向上，上通食管，右端有管折下，下接小肠。"他结合西医知识进一步阐释反胃的病理："反胃之症，乃胃中腐谷，不从大小肠蠕化，翻向食管直行，是以名曰胃反，亦曰胃翻。但胃之为物，既由食管与小肠互相牵制，绝无翻面之理可知，全由胃之下口与小肠之上口，双方结合之间，有所阻隔，不能消纳也。"将中西医的理法与治疗相互比较，认为"中医治法优于西医，而学理反不及也"。陈氏通过钻研生理解剖，参考中西医各家学说，制通胃汤一方用于治疗反胃。药用：炒白芍，白茯苓，金石斛，炒当归，炒槟榔，白茯神，姜南星，陈皮，姜厚朴，炒木香，煨枳实，姜黄连，茜草根，砂仁，炙没药，六一散。本方具有和胃降逆、利水健脾、扶正通肠之功，取"实肠虚胃，通下正上"之意，即引胃中腐熟之食物下输于肠，使胃反病源得清，自可愈病。正如《素问·五脏别论》曰："水谷入胃，则胃实而肠虚，食下则肠实而胃虚。"全方共奏通下腑、正上纪之功。

如陈氏于光宣之交（1908 年），读书浙江优师（浙江两级师范学校就读优级师范选科），有一同学患反胃症，食后一二时即吐出，校医以西法治之无效，众医以中法治之亦无效，患者卒以辍学。用通胃汤，实肠虚胃，通下正上，嗣后在乡诊治，竟收殊功。

四、清补并用治胃胀

关于胃胀病名的认识，陈氏认为："胃大之症，西医名为胃扩张，日医谓之胃痕，或谓之胃部膨满，中医谓之胃胀。"与现代认知有相似之处。胃，为消化之釜，引起胃胀的原因很多，而陈氏认为饮酒过度是引起胃胀的主要原因，其曰"譬如善饮之人，常过其量，不善饮之人，或强饮之人，亦过其量，酒性发酵，胃为酒所逼，因而扩大，遂成此症"。《灵枢·论勇》云："酒者，水谷之精，熟谷之液也，其气剽悍，其入于胃中，则胃胀气上逆满于胸中，肝浮胆横。"脾主四肢、肌肉，而四肢、肌肉皆禀气于胃，故胃主肌，肌者，人体之精肉也。依据解剖，胃管上通食管，下接小肠，连类相及，因称肠胃。因此，陈氏认为："凡患胃大之人，胃中黄色厚膜，必以胃腑相离。"

关于胃胀的主症及兼症，陈氏叙述颇详，如"或食管涩恶，不思饮食，或饮食不为肌肤，而肌肉不仁，或食谷不腐，大便溏秘，甚至胃脉上循之处，如颐后颊边、耳前发际，连生瘰疬"，但在于治疗上，中西医皆稍显无力，陈氏说"中西医生，苦无治法。盖此症初起尚易，久则难图"，故治疗本病，不能就病论病，要找出病根所在，审因下药，才能药到病除，否则徒恃药力，是不能根本解决问题的。因此，陈氏自制缩胃饮(粉葛根,天花粉,金石斛,带皮茯苓,炒枳实,生白芍,缩砂仁,苏半夏,枯黄芩,白梅,黑豆,鹅肫皮)和清胃饮(天花粉,生薏苡仁,当归头,粉葛根,夏枯草,浙贝母,蒲公英,生赤芍,昆布,煅龙骨,木通,忍冬藤,甘菊花,生甘梢,石甘露藤)用于本病的治疗,颇有效验。此二方,前者为胃胀主症所设,后者为兼症"胃系生瘰疬"所制。《素问·脉要精微论》曰:"胃脉,实则胀,虚则泄。"又《灵枢·经脉》云:"气盛,则身以前皆热,其有余于胃,则消谷善饥,溺色黄;气不足,则身以前皆寒栗;胃中寒,则胀满。为此诸病,盛则泻之,虚则补之,热则疾之,寒则留之。"因此,以上二方,正符合清补并用之大法。

如治梨彦之兄,六脉肺胃虚芤,心肝细弦,饮酒过量,因而胃腑扩大,心包气泻,大气不举,背骨酸楚,肝浮胆横,治在天突与七椎及上纪。粉葛根二钱,生扁豆五钱,天花粉、丝瓜络、生白芍各四钱,煨益智仁、白豆蔻、藿香梗、金银花各一钱,胆远志、川黄连、蒸狗脊、小甘草各五七分。

五、清胆和胃治胆枯

关于胆枯病名,陈氏已有深刻的认识,综合了当时的西洋医学、东洋医学和中医学,并相互佐证:"胆枯一症,西医谓之胆石,日医谓之胆囊炎,中医谓之胆实热,又有胆蒸、胆瘅、胆黄、胆胀之名。"但是对于此中病名,陈氏认为"西医病名,含义太浅,中医病名,取义太泛",所以陈氏提出以"胆枯"命名。又因在解释胆的生理功能时,融会中西,一目了然,"胆居肝脏右侧,其形如囊,潴蓄胆汁。若胆汁不分泌,则脾脏消化停滞,而胃量失其功用也""胆,为中正之官;担也,能担当人类之生活,而使之生存也;能役使脾胃,使菁华化为精血,糟粕从大小便排泄而出",既指出了胆在人体的位置,又描述了其形状、生理作用及特点,将胆作为脾胃消化系重要的组成部分。并将胆汁视为"人身五脏精血津液所结晶""非胆汁分泌,则食物不能消化,所以胆汁之量更重要于脾胃之量也"。陈氏认为胆枯的发病原因主要与饮食相关,"饥饱无时,饮食失检",致使脾胃运化功能紊乱,胃呆肠闭,消化力弱,化源无力,津液亏虚,胆汁生成及储备枯竭,故成本病。即陈氏所言"脾胃失去其平亭(升降平衡),肠胃滞其输运,津液日竭,胆汁日漓"。胆枯日久,会更加影响五脏六腑功能,因"五脏无此胆汁,则五脏失其接济之力;六腑无此胆汁,则六腑失其传化之能",再一次强调突出胆汁对人体的重要性。

胆枯其症可见腹痛、便难、面黄肌瘦、失眠等。当时西医虽认识到胆的重要性,对于胆枯的治疗没有很好的方法,"苦无药以为剂""无法可施,针之不可,达之不至",甚为棘手。而中医治疗亦较为"肤浅",对此种病症研究不深,认识不到胆生理功能的重要性，虽有药但却不知如何使用，"任其呼号惨痛，莫之或救也"，即只能看着患者疼痛呼喊，而无能为力。陈氏有感于此，"殊令人失望"，于是他深研中西医理，认为治胆枯一病，恢复脾胃之功能，需处理好胆与肝、三焦、大小肠之间的关系，因诸脏腑皆与消化吸收有着密切的关系，相互协调，环环相扣。治疗难点在于准确辨证，取温胆、清胆、导胆之法，对证用药，则会应手奏功。陈氏取温胆汤、当归龙荟丸诸方，经其临床变化，制成还胆汤一方，将此方作为基础，加减变化以应对此病。组成如下：陈皮、炙没药、桔梗、姜半夏、柏子仁、佩兰、炒柴胡、火麻仁、茯苓、木香、炒当归、茯神、木通、石斛、茜草根、龙胆草、姜黄连。全方共奏清胆和胃、润肠通便之功。

对于还胆汤，陈氏释曰："西医无温胆（'温胆'意在复少阳胆气温和之常）之法，而中医有温胆之法，但温胆必须柔肝，如肝不柔则胆不能温也，又必须翼焦（三焦的功能正常），焦不翼则胆不温也，抑胆虽附属于肝，而为调和脾胃之螺旋。"同时指出，凡温胆又必须厚肠，"肠不厚则胆汁虽匀，而患大小肠交着，与患大肠脂薄者，过则冲墙到壁，不及则纠缠瘕闭，均非善治也。"用药上姜制厚朴、金钗石斛能补其阙，因"厚朴厚肠，石斛保肪"。强调"厚肠以润肠为要"，润肠则以当归为主。他认为："因当归之性可以活血，然其性亦可提气动气，盖血行而气亦随之忽上忽下。故善用当归者，用全、用身、用尾、用白、用油，故足以治一切病象。而柏子仁、火麻仁等，则起到相助的作用。皆其选矣。而最重要者，又莫如银柴胡。柴胡推陈出新，实当归得力先行也。"陈氏对方中当归与柴胡的用量比例关系，亦有独特的见解："不知当归之量，不能役当归，知当归之量，而不知遣柴胡之量，亦不足举当归也。当归四之，柴胡一之，其庶几矣。"

如治粤妪陈姥，患此症6个月，中西医治遍，都无寸效，二便五六日不通，苦不堪言，由其儿子扶来诊治。今六脉洪大，独右关弱小，舌苔厚黄，唇干口苦，面目熏黄，左腹胀痛，大便不通，小溲赤短，不能纳谷，纳亦不消。经闻声、望色、切脉、问苦，是为胆瘅，亦曰胆枯，宜还胆汤，清胆和胃，润肠通便。一剂而通之，大便2次，小便3次矣。

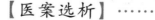

【医案选析】

运脾化滞治气滞食积胃脘痛

杨右，30岁。

病告：腹中作痛，饮食无味，胃下有如闭塞，气极其不舒，请求诊治。六脉弦急，右部为甚，舌苔厚黄，后白如霜。此为脾叶失其分析功能，致消化阻滞，法以运大络为推，所谓轮不展地也。

炒络石藤五钱，清竹茹四钱，炒香橼四钱，泽兰叶三钱，豆蔻花一钱，制菟丝子三钱，炒枳壳一钱。

【赏析】根据本案临床表现看，此应为上腹胃脘部疼痛，"舌苔厚黄，后白如霜"，可见脾胃运化力弱，食积胃中，气机不利，故治疗时以推运脾之大络，理气化滞为主，兼以升清降浊。

实肠虚胃治呕逆

米统领。

呕逆证，主脾肺。《素问·诊要经终论》曰："太阴终者，腹胀闭不得息，善噫、善呕，呕则逆，逆则面赤，不逆则上下不通，不通则面黑，皮毛焦而终矣。"《素问·举痛论》曰："寒气客于肠胃，厥逆上出，故痛而呕也。"《素问·脉解》曰："所谓食则呕者，物盛满而上溢，故呕也。"今六脉脾胃濡实，心肺弦濡，两尺濡缓，舌苔薄白，肺气不扬，病源于胃腑扩张，胃管缩小，致胃之下口与小肠上口窒而不通，呃逆出于关元（副症在十二指肠），应鼓肠以正胃，通胃以健两焦，使肺气得压迫大肠而化糟粕，宜通胃汤加减（参考《医轨》）。

炒白芍一两半，金石斛一两，白茯苓、炒扁豆各八钱，炒当归五钱，炙没药、炒橘皮、姜半夏各三钱，姜厚朴、鸡内金粉各一钱，高良姜五分，真肉桂三分，鹿尾巴二节。

【赏析】呕逆与反胃名异而证同，本例患者呕逆之病，其病机为胃肠虚寒，寒气上逆，肺失宣肃。胃气上逆，肺失肃降，肺与大肠相表里，故肠道不通，胃中腐谷不得下于肠道，上逆而呕。故以通胃汤实肠虚胃，通下正上。务使胃肠中间去其阻隔，以复消纳，通肠以正胃，逆流者令其顺流，上行者使其下导而收功。

清热解毒活血排脓治热盛胃痈

何检事。

胃痈证，主热。《素问·病能论》曰："人病胃脘痈者，诊当如何？岐伯对曰：诊此者，当候胃脉，其脉当沉细，沉细者气逆，逆者人迎甚盛，甚盛则热。人迎者，胃脉也，逆而盛，则热聚于胃口而不行，故胃脘为痈也。"王注：胃脉循喉咙而入缺盆，故云人迎者胃脉也。今六脉左寸洪大而右关沉细，舌苔黄糙，中有蚀点，舌为心苗，舌蚀为血液不清，胃痛不能食，并不饮引，饮亦倒流，吐痰如絮，兼有臭味，是胃脘生痈也，宜清胃汤。

生赤芍，白芷，天花粉，粉葛根，乳香，没药，甘草节，生地，金银花，浙贝母，槐蕊，生黄芪，当归尾，皂角刺。

【赏析】本案左寸洪大，舌有蚀点，苔黄糙，心火显著，再兼吐痰如絮，兼有臭味，且右关沉细，知病在胃中生痈。"诸痛痒疮，皆属于心。"《圣济总录》曰："胃脘痛者，由寒气隔阳，热聚胃口，寒热不调，故血肉腐败。"故治以清胃汤为要，清通并用。予天花粉、粉葛根清热养阴；乳香、没药理气化瘀，二者合用为治痈疮之良药；槐蕊、生地、生赤芍清热凉血；白芷、皂角刺解毒排脓；生黄芪、甘草节补中益气；金银花、浙贝母清热解毒散结；当归尾活血祛瘀。全方主以清热之品，佐以凉血活血，化痰消痈，益气养阴，方证对应，效如桴鼓。

还胆汤治肝胆湿热之胆枯证

陈姥。

胆瘅证，主热。《素问·奇病论》曰：口苦者病名为何？何以得之？曰：病名曰胆瘅。夫肝者，中之将也，取决于胆，咽之为使。此人者，数谋虑不决，故胆虚气上溢，而口为之苦。治之以胆募俞。募俞穴也，在前曰募，在背曰俞。今六脉洪大，独右关弱小，舌苔厚黄，唇干口苦，面目熏黄，左腹胀痛，大便不通，小溲赤短，不能纳谷，纳亦不消，是为胆瘅，亦曰胆枯，宜还胆汤。

炒当归，茯苓块，火麻仁，柏子仁，金石斛，盐陈皮，姜半夏，炙没药，龙胆草，姜黄连，木通，泽兰。

【赏析】本案属肝胆湿热，脾虚湿困之证。肝胆湿热，可见唇干口苦，面目熏黄，腹胀痛，大便不通，小溲赤短，脉洪大等症；肝木旺而克脾土，加之湿困脾运，胃腑消化功能减弱，故可见不能纳谷，纳亦不消，右关弱小等症。"腑以通为顺"，故治以还胆汤，清胆和胃，降逆通腑。

解肝汤治寒气客于厥阴之胁痛

陈杨氏。

胁痛证，主肝。《素问·举痛论》曰："寒气客于厥阴之脉，厥阴之脉者，络阴器，系于肝，寒气客于脉中，则血涩脉急，故胁肋与少腹相引痛矣。厥气客于阴股,寒气上及少腹,血涩在下相引,故腹痛引阴股。"《素问·厥论》曰:"厥阴之厥,则少腹肿痛,腹胀,泾溲不利,好卧屈膝,阴缩肿䏚,内热。"今六脉沉涩,左关尤甚,舌苔蓝薄,饮食不进,胁痛甚剧,少腹牵引如刺,腰断若斩,有时厥不知人,是为寒气客于厥阴,血脉凝涩,应解肝汤。

全当归一两,川芎、炙没药、制乳香、酒白芍各八钱,姜炒橘络、炒佛手各四钱,炒灵脂、炒香附各二钱,酒延胡索、川郁金、南木香各钱半,吴茱萸五分,炒柴胡一钱,煨姜五片。

【赏析】本例患者胁痛病机为肝寒气郁血瘀。两胁与少腹皆为肝经所过,故有胁痛甚剧,少腹牵引如刺;左关为肝之位;舌苔蓝为肝之色;饮食不进为肝木克土之象。故拟解肝汤温肝散寒,疏肝活血,通络止痛。全方以良附丸、吴茱萸温肝散寒以治本,佐以炒柴胡、酒延胡索、姜炒橘络、炒佛手、川郁金、南木香等行气止痛之品,再予全当归、川芎、炙没药、制乳香、炒五灵脂等活血止痛之药,诸症可愈。

清血救肝化痰保胆疗肝痈

丁君。

肝痈证,主血热。《素问·大奇论》曰:"肝满、肾满、肺满皆实,即为肿。""肝痈,两胁满,卧则惊,不得小便。"今六脉弦虚而左关独实,舌苔灰绛成条,口苦欲呕,两肱隐痛,绿痰如絮,吐之不尽,饥不欲食,食亦不消,此肝痈也。宜清血救肝,化痰保胆。

生白芍一两半,当归身、石甘露藤各一两,蒲公英、金银花、浙贝母、天花粉各五钱,佛手柑、生甘草各三钱,龙胆草、木通各一钱。

【赏析】本例肝痈患者为肝郁化火,痰火壅结于肝所致。肝郁化火,故见口苦欲呕,两肱隐痛;痰火壅结于肝,则绿痰如絮,吐之不尽;肝木克土,则饥不欲食,食亦不消。故治宜清血热以救肝,化痰气以保胆。

护心调胃勉疗腹鼓䐃胀

黄翁。

䐃胀证,主寒湿。《素问·阴阳应象大论》曰:"阳化气,阴成形,寒气生浊,浊气在上,则生䐃胀。"王注:寒气在上则气不散。《素问·阴阳别论》曰:"阴阳结斜,多阴少阳,曰石水,少腹肿。"又曰:"三阴结谓之水。"今六脉左部双弦而革,右部单弦亦革,舌剥无苔,舌为心苗,病由湿气上行,因治不得法,变为单腹鼓,应先护心及调和胃气，再议其他。

汉防己、丝瓜络、天花粉、炒薏苡仁各四五钱，乳香、没药、槐蕊、萆薢、佩兰、槟榔各钱半，木通二钱，姜黄连五分，肉桂三分。

【赏析】本案为失治误治演变而成的腹鼓膜胀，本为顽疾，脉现弦革，舌剥无苔，表明胃气已衰，阴血亏极，故应先以顾护心阴，存留胃气为治，待胃气苏，阴血复，方可进一步图治。

养液润肠治热盛津枯肠痛

王君。

肠痛证，主热。《素问·举痛论》曰：热气留于小肠，肠中痛，瘅热焦渴，则坚干不得出，故痛而闭不通矣。今六脉左弦实而右弦细，左尺尤甚，舌苔干糙，津液干枯，大肠爆焦，下焦气胀，所以不通，应生津挹液，和肠翼焦。

钗石斛、天花粉、生白芍、杭甘菊、柏子仁、火麻仁各四钱，炒枳实二钱，郁李仁、佛手柑各一钱半，木通一钱，淫羊藿。

【赏析】今患者肠中热盛，津液干枯，下焦功能失常，气胀不通，宜予生津挹液，和肠翼焦。方中以钗石斛、生白芍、杭甘菊、天花粉清热生津挹液治本，"腑以通为顺"，再佐以木通、郁李仁通利小便；柏子仁、大麻仁、炒枳实、佛手柑通大便；全方最妙在于反佐一味淫羊藿，肾司二便，故补肾以利二便，亦可用于反制诸多寒凉之药。

茯苓没药汤和肠正胃治术后腹痛

梁童，14 岁。

病告：腹中作痛，食亦痛，饮亦痛，坐亦痛，立亦痛，眠稍止，但仍痛。上月西医以为盲肠炎，虽经割治而愈，但近来身弱，因痛废读，请求诊治。六脉双弦，两尺虚缩，舌苔厚腻而无血色。病在肠不在脾，在胃不在肝，法以和肠正胃，尚须茯苓没药汤，以涤瑕荡秽，所治在支兰脏。

白茯苓块一两，土茯苓五钱，炙乳香、炙没药、泽兰各三钱，炒藿香梗一钱五分，干白芍、老桑枝各五钱。

【赏析】本案以腹痛为主，且疼痛剧烈，又经手术治疗，耗气伤血，瘀结肠胃，故用白茯苓、土茯苓通肠和胃，藿香梗、乳香、没药、泽兰行气祛瘀止痛，白芍、桑枝和血缓急通络。诸药合用，使气行瘀去而痛止。

煨肾厚肠治脾肾阳衰之飧泄

凌伯麟兄。

飧泄证,主肠薄。《素问·阴阳应象大论》曰:"寒极生热,热极生寒,热气主清,清气在下,则生飧泄。"《素问·脉要精微论》曰:"久风为飧泄。"今六脉迟缓,舌苔薄白微黄,脏寒腑热,肾阳失任,肠壁虚薄,脾胃相违,因而飧泄,所谓完谷不化者即此证也,应煨肾厚肠。

制菟丝子,煨益智仁,煨诃子,炒白芍,姜厚朴,南木香,炒扁豆,炒黄连,生姜。

【赏析】本案为脾肾阳衰所致之飧泄。据脉参症,故予温肾健脾止泻为主。以制菟丝子、煨益智仁、煨诃子煨肾涩肠止泻;生姜、姜厚朴、炒黄连、南木香、炒扁豆健脾祛湿止泻。全方炒黄连,去性取用,实为点睛之药。

厚肠巩胃治气虚腹痛下利

郑君。

肠辟证,主气虚。《素问·阴阳别论》曰:"阴阳虚,肠辟死。"王注:辟,阴也,胃气不留,肠开勿禁,阴中不廪,是真气竭绝,故死。按全元起本,"辟"作"澼",然此之肠辟,与《素问·生气通天论》所举肠澼为痔,病证不同,彼为澼洸,此为辟易也,不可不辨。霍乱愈后,肠胃未固,饮食不节,旧菌复活因而腹痛下利,一夜数十次,色红带热,应厚肠巩胃为守。

炒白芍二两,南木香、炒佛手各四钱,姜厚朴、樗白皮各二钱,姜黄连、金樱子、炒槟榔各一钱。

【赏析】《素问·脉要精微论》云:"仓廪不藏者,是门户不要也。得守者生,失守者死。"案中患者脾胃气虚,而又饮食不节,损伤脾肾,湿热蕴结肠腑,气血失调,传导失司,脂络受伤而致肠澼证。故拟芍药汤加减,厚肠固胃。方中炒白芍柔肝调血,缓急止痛;金樱子、樗白皮涩肠止利;姜厚朴、姜黄连清热燥湿;炒佛手、南木香、炒槟榔行气导滞。全方共奏清肠化湿、调气和胃、柔肝止利之功。

金莲十三饮治湿血挟风之便血

冯先生。

结阴证,主便血。《素问·阴阳别论》曰:"结阴者,便血一升,再结二升,三结三升。"王注:阴主血故,二盛谓之再结,三盛谓之三结。此与关阴病同而证异,治异而理同,所谓正负也,古之一升,合今一两七钱四分之则,便血一升,大约泻血半碗也。今六脉双弦而濡，左尺洪大，濡为湿，双弦为湿与血并行，洪大为湿血挟风，左尺为大肠部位，故见证为下血，宜金莲十三饮。

金钗石斛、石莲肉、炒当归、天花粉、生白芍、土茯苓、炒薏苡仁各五六钱，苦参二钱，煅龙骨，樗白皮、血余炭、金樱子各钱半，熟蒲黄五七分。

【赏析】此结阴证便血病机为湿热挟风。故宜金莲十三饮以清热除湿、祛风止血为主。药用金钗石斛、天花粉、苦参等清热之品以治本；佐以土茯苓、炒薏苡仁等药除湿；再参活血之生白芍、炒当归、血余炭、熟蒲黄，以宗"治风先治血，血行风自灭"之旨；最后辅以止血之品收功，则诸症皆平。

启肺通肠开肾导膀胱疗腹胀便秘

袁太太。

阴秘证，主气。《素问·生气通天论》曰："阳不胜其阴则五脏气争，九窍不通。"王注：九窍者，内属于脏，外设为官，故五脏气争则九窍不通。九窍，谓前阴后阴，不通，兼论上窍。今六脉左弦革而右弦软，左肾沉寒，妇人以左肾为命门，合大肠与膀胱，大肠失其蠕动，膀胱气化不行，其见症为额冷颧白，小腹前后胀，两便时秘，应启肺通肠，开肾导膀胱，非苦降之药所能治也（前医朱君专用苦降）。

制菟丝饼，生薏苡仁，火麻仁，川郁金，九节菖蒲，金石斛，白茯苓，炙没药，青桔梗，丝瓜络，黑芥穗，佩兰，升麻。加肉桂、葱白为引。

【赏析】肾司二便，肾阳虚衰，可见额冷颧白，小腹前后胀，两便时秘等症。而肺与大肠相表里，降肺气以通肠腑；肺属金，肾属水，金水相生，共奏通腑之用。故用药首选制菟丝饼，以肉桂、葱白为引以补肾；佐以青桔梗、黑芥穗助肺宣降；再以生薏苡仁、九节菖蒲、白茯苓、丝瓜络、佩兰等健脾利水；最后治标以大麻仁润肠通便。其中最妙在于升麻、石斛之用，用升麻上升之性与桔梗相应，共拟宣肺气之功；石斛可使利水而不伤阴，亦可增胃肠之津液，以助通便。

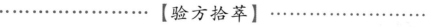

【验方拾萃】

通膈汤

处方：炒白芍五钱，广陈皮一钱五分，焦山楂一钱五分，炒枳实一钱，姜半夏一钱，南木香七分，带皮苓二钱，炒当归二钱，柴胡七分，姜厚朴三分，甘草一钱，瓜蒌仁五分。主治：风食相隔，症见四肢乏力，面色微黄，食欲不振，饮食不下，鬲塞不通，腹部胀满等。

本方主治风食相隔，食停脾胃，风恋膈膜之证。方中白芍、当归养血活血，陈皮、枳实、柴胡、木香、山楂、甘草健脾和中、行气消食，茯苓、厚朴、瓜蒌仁健脾鼓肠通膈，全方共奏消食和中通膈之功，虽无祛风药，但食消中和则风自去。

驱寇方

处方：（主）炒白芍，焦山楂；（从）炒陈皮，姜半夏，九制香附，南木香，带皮苓；（导）炒豆蔻，炙没药，制乳香，炒柴胡，醋灵芝；（引）黑芥穗，伏龙肝，肉桂。饭后即服用，服时加醋数滴。主治：胃痛，症见胃脘或两胁疼痛，饮食不消，甚或痛彻背脊。

本方通调脾胃，治各种胃痛。方中白芍、山楂养血活血消积，陈皮、半夏、香附、木香健脾行气止痛，带皮茯苓、豆蔻、没药、乳香、柴胡、灵芝祛湿行气止痛，黑芥穗、伏龙肝、肉桂祛风健脾暖胃。寒痛可加良姜、附片温中止痛；热痛去肉桂，加黄连、郁金、黑栀子清热止痛。

通胃汤

处方：炒白芍二两，白茯苓六钱，金石斛六钱，炒当归四钱，白茯神四钱，姜南星一钱，盐陈皮一钱，炒槟榔一钱，姜厚朴一钱，炒木香一钱，煨枳实一钱，姜黄连五分，茜草根五分，缩砂仁五分，炙没药、六一散各二钱。主治：反胃大症，症见胃部膨满，恶心多涎，不思饮食，肌肤消瘦，嗳腐吞酸，大便或溏或秘等。

本方用于治疗胃扩张引起的诸症。是方之效用，在于茯苓、石斛为"主"，当归、没药为"从"，而以白芍为"主中之主"。药以白茯苓鼓大小肠；以金石斛厚肠；以没药通盲肠；茯神、陈皮、木香、枳实、姜厚朴健脾理气；南星、砂仁温中止呕；重用白芍以和肠通胃。

还胆汤

处方：盐陈皮一钱五分，炙没药二钱，青桔梗七分，姜半夏一钱五分，柏子仁三钱，泽佩兰一钱五分，炒柴胡七分，火麻仁二钱，带皮茯苓六钱，南木香一钱，炒当归五钱，白茯神四钱，广木通一钱，金石斛四钱，茜草根五分，龙胆草五分，姜黄连三分。主治：胆枯，症见上腹疼痛，面黄肌瘦，失眠，便秘等。

本方取温胆汤、当归龙荟丸诸方变化而来，主治胆囊炎、胆汁分泌减少等。方中龙胆草、姜黄连、木通清肝胆湿热以治本；佐以健脾祛湿之二陈汤，益脾阴之金石斛；再辅以炒当归、火麻仁、柏子仁等通腑之品，全方共奏清胆和胃、降逆通腑之功。

.......................【主要参考文献】.......................

［1］ 义乌县志编纂委员会.义乌县志［M］.杭州：浙江人民出版社，1987.

［2］ 姜宏军，徐旻，任宏丽.陈无咎医学八书［M］.北京：中国中医药出版社，2010.

［3］ 杨奕望，陈丽云，吴鸿洲.揆度求奇恒，黄溪无止境——黄山名士陈无咎医学思想撷析
［J］.浙江中医药大学学报，2012，36（2）：126－128.

金慎之：
胃病虚寒温中为要，食热气滞随证通之

···················· 【名家简介】 ····················

金慎之（1887—1975），原名志康，字任之，浙江瑞安林垟人。金氏自幼庭训，熟谙经典，行医济世60年，颇有声望，为近代浙南一代名医。金氏先后就职于瑞安人民医院、温州医学院附属医院，曾担任温州医学院附属医院中医科负责人，工作期间，曾任浙江省政协委员、省人民代表大会代表。

金氏之父开设经营中药店，其少年随父习药，12岁读书于私塾，耳濡目染于医林之间，伯父儒而知医，并授《伤寒论》嘱背诵之，学医之志，已植根于此，18岁考取温州府学堂（即今浙江省温州中学），20岁丧父后家业凋零，遂师儒医、族兄金邂斋，从学六载，无书不读。立志不为良相，当为良医，学医之志更坚。此后又进温州利济医学堂深造，既读中医之典籍，又阅西医之译著，故有长足进展和良好基础。28岁金氏独立行医，足迹遍及瑞安、平阳、福鼎、温州、玉环、楚门等浙东、浙南一带。金氏历经清末民国军阀混战和废中医时期，中华人民共和国成立后，党的中医政策使其干劲倍增，精研学术，躬身临床，积极带教，1964年被确定为省名老中医抢救对象，孜孜不倦地为祖国中医药事业发展做贡献。

金氏学有渊源，潜心博采，主张崇古而不薄今，衷中而兼参西。其中医理论体系，主要以《伤寒论》《金匮要略》《备急千金要方》《外台秘要》为经，以刘完素、朱丹溪及王孟英、吴鞠通之学为纬，广览历代大家著作，同时提倡中西医结合。金氏常谓："学医之道，首重生理，生理不知，病理何有？西医精生理，中医长治疗，中西并进，庶能取长补短。"金氏遣方，偏重实用，临床擅长经方复方运用。其云学习方剂，不外从两途入手：一曰以方为纲，熟谙每一方之适应范围；一曰以病为纲，探究每一病有若干方可以选用。两者合参，临证俯拾即是。又循西医系统分类各列主方，如呼吸系统病以麻黄剂为主，肝胆病以柴胡剂为主，胃病以理中、泻心为主等，按病选用，多方复合，灵活化裁。金氏治病善于守方，用药擅长温热。临证时，往往对一病一证，恒守方连月不变，曾自释曰："治病用方，犹望风使舵，风不变则舵不转，证不变则方亦不转。此理甚明，毋庸置疑。若证未有变，方已屡更，是诚胸无定见，希图幸中耳。"用药方面，金氏喜用吴茱萸、桂枝、高良姜等温热之品，常获良效。曾曰："余用温热药源于前辈萧声珊先生，如萧先生用生姜捣汁，往往用至半斤；其水肿和胃寒重者，生吴茱萸、桂枝、麻黄之用量亦至重，未见有贻害者。"然金氏又善于以寒制热，如以黄连、黄芩、蒲公英等苦寒制桂枝、吴茱萸、高良姜之大辛热，或以麦冬、石斛滋阴润燥；或以生白术、红枣、甘草甘缓和中，力求调和寒温，平衡阴阳。金氏用药以温热见长，对寒热温凉药性的把握拿捏也十分精当，与其饱读医书的深厚功底和博采众长的谦逊治学不无联系。

【学术经验】

金氏临证治病涉及病种较为广泛，如对肾炎、高血压病、哮喘、神经衰弱、肝炎、呕吐、泻痢、血证、闭经、痛经等内、妇科病症的选方用药，均有自身经验。在脾胃病方面，金氏对胃病的辨治颇有心得，从虚寒论治，以温通为大法，特色鲜明。现具体介绍如下。

金氏认为：人之生也，莫不饮食，胃为饮食收纳之关，通降为顺，逾量失时，皆足致病。故凡饥饱失时，暴饮暴食，劳逸不调，寒冷所伤，嗜酒辛热及精神干扰等，皆能违反胃之消化常态，久而久之，则胃之功能紊乱。从而导致胃之器质发生变化，形成各种胃病。胃既有病，脾之运化亦受影响，盖脾之运化，实赖乎命门之火，火衰则水谷不能腐熟，精微不能运化。金氏临证所见慢性胃病虚寒为多，故治疗多重用辛温之品。同时，金氏指出，胃病虽以虚寒为多，非单呈虚寒一象，有因胃阳虚而气滞或积痰饮；或胃病由伤食所致；或表现为肝郁气滞；或气郁而化火而见实热之象等，对于兼夹症状，金氏主张随症治之，以保证临床疗效。

一、病多虚寒，温中为要

金氏认为患胃病者，多为火衰，且难速愈。并援引李东垣《脾胃胜衰论》："胃中元气盛,则能食而不伤,过时而不饥;脾胃俱旺,则能食而肥;脾胃俱虚,则不能食而瘦,或少食而肥,虽肥而四肢不举。"认为此所言脾胃盛衰,实即指脾胃"真火"之盛衰。脾胃火衰虚寒治当温中,然阳虚中寒,脾胃气机升降失调,水饮运化失司,易致气机阻滞或水饮停留,故金氏在治疗虚寒型胃病"温"的同时还兼顾"通",即理气、化饮。

1. 中寒气滞 中寒气滞者,症见胃痛多在饥时,得食能暂缓解;或痛甚彻背,食欲不振,面色苍黄,或呕吐清水或酸苦水及残食。舌苔白腻而滑,脉象沉细无力或弦细。用吴茱萸汤和旋覆代赭汤加减:生吴茱萸,生姜,党参,红枣,旋覆花,代赭石,姜半夏,厚朴,干姜,高良姜,甘松,白及,肉桂,延胡索,白蜜。痛甚者加丹参、檀香、砂仁,或酌用炙乌头、附子;呕吐重者加茯苓;大便隐血或粪黑发亮加侧柏炭、地榆炭、蒲黄炭、阿胶等;胃寒极者选用桂枝、荜茇、川椒、樟树梨等;兼有肾阳不足,小腹觉冷或下肢不温者加附子;血虚者加当归、熟地;食欲不振者加豆蔻仁、谷芽、麦芽等。

2. 单纯虚寒 单纯虚寒者,症见胃脘隐痛,喜温喜按,食欲不振,面色苍黄,舌淡苔白,脉象弦弱。方用大小建中合理中汤加味:党参,川椒,饴糖,生姜,桂枝,白芍,炙甘草,红枣,当归,炙黄芪,木香,炒薏苡仁,干姜,白术,陈皮。

3. 中寒饮停 中寒饮停者,症见脘痛绵绵,时吐清水,量极多,面色不荣,舌苔白厚腻滑,脉弦细。方用小半夏加茯苓汤加味:半夏,生姜,茯苓,生吴茱萸,川椒,细辛,高良姜,樟树梨,煅牡蛎。

二、食热气滞,随证通之

金氏指出,虽然胃病以虚寒证为主,但由于病因、禀赋、体质等不同,胃病患者并非均表现为虚寒之象。胃病初起,多表现为肝郁气滞证,气郁久而化热,会表现为实热证,由于饮食积滞引起的胃病表现为伤食之症。故治疗上应根据辨证情况变化治法,或理气解郁,或清热泻火,或消食化滞,随证通之。

1. 肝郁气滞 肝郁气滞者,症见脘痛引胁,胀甚于痛,嗳气、矢气能松,但无实满征象,脉弦,舌苔薄白。方用二金丹参饮:吴茱萸,黄连,川楝子,延胡索,丹参,砂仁,檀香。

2. 胃腑实热 胃腑实热者,可分为胃火炽盛和腑气燥实二型。

(1)胃火炽盛:症见胃痛,面赤,舌红,口渴,便干而呕血,色紫量多。方用三黄汤加味:黄连,黄芩,黄柏,牡丹皮,制大黄,鲜石斛,鲜生地,延胡索,川楝子。或加侧柏叶、地榆炭、蒲黄炭。

（2）腑气燥实：症见胃痛，脘腹胀满，大便秘结，舌苔黄厚，脉大而实者，方用三一承气汤加味：厚朴，枳实，生大黄，芒硝，柴胡，白芍，莱菔子，炙甘草。

3. 伤食湿阻　伤食湿阻者，症见胃痛，嗳腐，胀满，呕吐，泄泻，舌苔白厚而腻，脉洪实者。方用平胃散、越鞠丸合保和丸：厚朴，苍术，陈皮，六神曲，山楂，麦芽，鸡内金，莱菔子，茯苓，半夏，连翘，川芎，香附，炙甘草。

此外，金氏指出，对于慢性胃病，非一朝一夕所能治愈，要先坚定患者治疗信心，并注意用药方法。若胃病已重，犹如将烬之炭炉，欲旺其火，必渐加其炭，徐送以风，得一进二，得二进四。倘疾加其炭，必致火息，未尝有一添即旺之理。然用药治病，仅为愈疾之一端，如何巩固治疗，不使其复发，则需病者之善自将摄，诸病皆宜如此，胃病尤为重要。金氏所言，为临床积累所得，皆为经验之谈。

·························· 【医案选析】 ··························

温中散寒治胃十二指肠溃疡

潘某，男，31岁。

患者自13岁始胸脘经常反复出现隐痛，其痛常在食后3～4小时，得食可暂缓解，伴有泛酸、嗳气，服碱性药物能奏效。20岁后曾先后出现黑便及呕血3次，呈咖啡色。1959年年底，经X线摄片证实为十二指肠球部及胃幽门窦部溃疡。1962年10月9日因呕吐不止入院，诊断为幽门狭窄，心传导阻滞，经治疗疗效不显。于1962年10月13日邀请中医会诊。症见：患者连日呕吐不止，米粒不下已6日，形体消瘦，面色苍黄，四肢逆冷，舌质微紫，苔白如霜厚腻且滑，脉迟而结代。久病阴阳俱虚，寒气内盛。先以温中补虚，降逆散结为治。处方：

生吴茱萸三钱，党参四钱，生姜四钱，熟地四钱，旋覆花四钱，代赭石四钱，姜半夏四钱，桂枝二钱，荜茇二钱，川椒二钱，附子二钱，炙甘草二钱，茯苓六钱，干姜钱半，红枣六枚，白蜜二两。服药4剂，呕止肢温，脉律转匀。续服9剂，脘胀消失，食欲转佳，精神好转，脉迟律匀而出院。

【赏析】胃病日久，中寒饮停，胸阳受阻。金氏重用吴茱萸、生姜、桂枝、附子、川椒，集中大辛大热之品，温中散寒，扶阳驱饮，使胸阳振复，离照当空，阴霾自散。故药进4剂，呕止肢温，脉律转匀。原方出入再进9剂，即见精神好转，食欲转佳而出院。

二金丹参饮治急性胆囊炎胆石症合并化脓性胆管炎

刘某,男,28 岁。

患者以上腹部阵发性疼痛,伴畏寒发热,巩膜轻度黄染 5 日而来门诊,诊为急性胆囊炎、胆石症、化脓性胆管炎。于 1963 年 10 月 15 日入院治疗。经用抗生素、止痛、补液等治疗 1 周,因症状缓解较慢而邀金氏会诊。症见:心下偏右疼痛,寒热往来(体温 38.5 摄氏度),大便秘结,溲黄如浓茶样,苔灰白,脉弦数。此系中焦热郁,肝气横逆所致。拟清热泻肝,调气止痛为治。处方:

柴胡三钱,白芍三钱,茯苓三钱,当归一钱,白术二钱,甘草二钱,薄荷钱半,炒栀子三钱,丹参四钱,檀香一钱,砂仁一钱,延胡索三钱,川楝子三钱,左金丸二钱。

药后至夜痛缓,翌日仅诉心下隐隐微痛。再服痛止,灰苔已除,下午尚有低热,体温 37.7 摄氏度。原方继服 3 剂,热除,食欲转佳,腹软无压痛而出院。

【赏析】患者胆囊炎、胆石症合并化脓性胆管炎,病情颇为急重,且西药治疗效果不甚明显。金氏辨证为中焦热郁,肝气横逆,肝胃不和,故心下疼痛。治疗以二金丹参饮合四逆散疏肝理气,清热畅中,3 剂热退痛止,效如桴鼓。

宣窍肃肺祛痰治中毒性肠炎

王某,女,9 个月。

初诊 患儿发热腹泻 9 日,于 1964 年 8 月 26 日入院,诊断为中毒性肠炎。翌日又出现咳嗽气急,并发肺炎,病情重笃。金氏会诊时,患儿神识似明似昧,四肢麻木,以针刺之而不闻其痛叫,咳嗽气急痰多,大便 2 次、溏薄,苔薄白,指纹隐滞,体温 38.9 摄氏度(肛门)。此属痰热蒙蔽心神,肺失肃降,急拟祛痰宣窍,肃降肺气为主。处方:

麻黄五分,杏仁一钱,旋覆花钱半,浙贝母钱半,瓜蒌皮二钱,射干八分,桔梗八分,炒莱菔子一钱,厚朴六分,薤白六分,炙甘草六分。

二诊 服 1 剂,神识稍清,咳嗽痰多,大便 2 次,不欲进食。

原方加天葵子一钱,瓜蒌根钱半,薄荷八分,牛蒡子钱半。进 2 剂。

三诊 体温正常,咳嗽咯痰不多,食欲转佳,唇红。

改拟北沙参一钱,麦冬一钱,鲜生地三钱,牛蒡子一钱,玄参一钱,桔梗六分,杏仁六分,赤芍一钱,天花粉钱半,黄芩钱半,蝉蜕八分。

服 2 剂,咳嗽消失,体温及大便基本正常出院。

【赏析】患儿为中毒性肠炎，入院后又并发肺炎，肺与大肠相表里，治疗当以宣散与肃降并用。金氏以麻黄、射干、桔梗、薤白宣窍祛邪，以旋覆花、浙贝母、莱菔子肃降肺气，并以瓜蒌皮、厚朴化痰饮，药后神识稍清，后加天花粉、天葵子、牛蒡子增强化痰逐饮之效，薄荷辛凉透热，药后热即退。后以养阴润肺、化痰理气收功。

乌梅丸治妊娠蛔厥

杨某，女，25岁。

患者阵发性心下剧烈疼痛，呕吐蛔虫数条，四肢厥冷，大汗淋漓，西药治疗三日，未能控制，于1964年9月10日邀请金氏会诊。患者妊娠5个月，心下阵痛，发作时四肢厥冷，痛不可忍。舌苔白边布花点，脉滑搏指。病属蛔厥。拟乌梅丸加减。处方：

川椒二钱，乌梅四钱，干姜二钱，黄连钱半，细辛五分，生吴茱萸钱半，川柏二钱，白芍钱半，青皮钱半，党参三钱，丹参三钱，延胡索三钱，檀香一钱，砂仁一钱，川楝子五钱。

分四煎，每隔6小时服一煎。药后4小时，疼痛渐趋缓解。而心下仅留压痛，深呼吸时亦有牵引微痛。续服原方2剂，压痛消失，食欲好转出院。嘱忌食甜食3日，因蛔得酸则安而得甘则动矣。

【赏析】患者妊娠期间发蛔厥，剧痛难忍，西药治疗颇有难度。金氏着眼于蛔厥，以乌梅丸去桂枝、当归、附子升阳动血之品，加吴茱萸温中散寒，青皮、延胡索、川楝子疏肝和胃，丹参、檀香、砂仁化瘀行气止痛，白芍酸甘缓急。诸药合用，共奏安蛔救逆、理气止痛之效。

【验方拾萃】

二金丹参饮

处方：丹参四钱，檀香一钱，砂仁一钱，延胡索三钱，川楝子二钱，左金丸二钱。功效：疏肝利胆，和胃止痛。主治：肝气横逆之胃脘痛，如西医学之胃炎、胃溃疡、胆囊炎、胆石症、急性胰腺炎等，症见脘腹疼痛，舌黯脉弦。

本方系丹参饮与左金丸、金铃子散的合方。方以丹参饮活血行气，化瘀止痛,加左金丸疏肝泻热,金铃子散理气活血。本方对肝胃不和发展至肝气横逆导致气血不和的脘腹疼痛效力专宏。

呕吐通治方

处方:竹茹三钱至六钱,藿香梗钱半至二钱,橘红钱半至二钱,姜半夏二钱至三钱。功效:化痰理气。主治:各种寒、热、虚、实之呕吐。

本方为治呕吐简便验方。方中竹茹清热化痰,半夏辛散除浊,藿香梗、橘红理气和胃,诸药合用专事止呕。偏热者加黄连一钱至钱半;偏寒者加生姜二钱至三钱;偏虚证者加人参二钱至三钱,别直参二钱至三钱。

热性呕吐方

处方:鲜石斛三钱至五钱,炒栀子二钱至三钱,旋覆花四钱至五钱,黄连钱半至二钱,连翘三钱至四钱,煅牡蛎四钱至六钱,煨石膏四钱至八钱。功效:清热养阴,降逆止呕。主治:胃纳如常,入食即吐,口干燥,口苦,呕吐酸水或食物残渣,大便秘结或硬,脉滑实或洪滑。

本方主要针对热性呕吐。方中栀子、黄连、连翘、石膏清胃热,石斛、煅牡蛎养阴润下,旋覆花降气止呕。此方以凉润立法,为胃热炽盛型呕吐的效验方。

噎膈经验方

处方:当归三钱至四钱,生地一两至两半,麦冬四钱至八钱,生吴茱萸二钱至三钱,生姜四钱至八钱,干姜二钱至四钱,荜茇钱半至二钱,肉桂一钱至钱半,姜半夏六钱至八钱,旋覆花四钱至六钱,细辛六分至八分。功效:温中散寒,活血养阴。主治:因十二指肠梗阻出现的噎膈,食管癌、贲门癌用之亦可改善症状。

本方为金氏治疗十二指肠梗阻的特效方。方中生吴茱萸、干姜、生姜、荜茇、肉桂、细辛、半夏大队辛温之品,温中散寒,配伍旋覆花理气化痰散结,再用当归、生地活血养血,麦冬滋养胃阴,又可兼制前药辛散之性。本方突出温散,也是金氏治脾胃病善用温热药临证经验的具体体现。

慢性肝炎方

处方:柴胡三钱,当归二钱,白芍三钱,白术三钱,茯苓三钱,炙甘草二钱,延

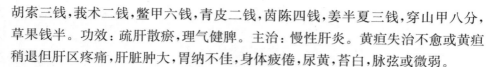

胡索三钱,莪术二钱,鳖甲六钱,青皮二钱,茵陈四钱,姜半夏三钱,穿山甲八分,草果钱半。功效：疏肝散瘀，理气健脾。主治：慢性肝炎。黄疸失治不愈或黄疸稍退但肝区疼痛，肝脏肿大，胃纳不佳，身体疲倦，尿黄，苔白，脉弦或微弱。

慢性肝炎湿热留恋，肝郁气滞，湿困脾虚，血运不畅，病程易缠绵。本方中茵陈、姜半夏、草果祛湿化浊；柴胡、白芍、延胡索、青皮疏肝理气；鳖甲、莪术、穿山甲、当归散结理气，活血养肝；白术、茯苓、甘草助脾健运。

慢性肝炎硬变趋势方

处方：潞党参五钱，黄芪八钱，熟地八钱，枸杞子五钱，肉桂一钱，鳖甲一两，阿胶四钱，怀山药六钱，山茱萸四钱，沉香一钱，当归三钱，白芍四钱，炙甘草二钱，龟甲胶三钱。功效：柔肝养阴，健脾养血。主治：肝炎迁延日久，肝肿未消，肝质较硬，胃纳不佳，脉弦弱无力，或有肝硬化趋势，或蜘蛛痣出现。

慢性肝炎若邪恋或体虚，容易演变为肝硬化。仲景云："见肝之病，知肝传脾，当先实脾。"方中党参、黄芪、怀山药健脾益气，培补中土；鳖甲、阿胶、龟甲胶、山茱萸、枸杞子滋阴柔肝；当归、肉桂、白芍、熟地荣养肝血；沉香行气疏肝，甘草调和诸药。此方调和肝脾，柔肝养血，对预防和逆转慢性肝炎向肝硬化转变有良好疗效。

【主要参考文献】

[1] 中华全国中医学会浙江分会,浙江省中医药研究所.医林荟萃：第十辑[G].杭州：浙江省卫生厅,1984.

[2] 浙江省温州地区卫生局.温州老中医临证经验选编：内儿科专辑[G].温州：温州市地区卫生局,1978.

史沛棠：
呃逆论治悉归三焦，附子疗泄每有奇效

·················· 【名家简介】 ··················

史沛棠（1892—1965），名维清，浙江武康人。史氏为人正直诚恳，朴实谦逊，行医50余年，学验俱丰，造诣精湛，乃中医内科一代大家。史氏曾任中国农工民主党浙江省委员会副主任委员、政协浙江省委常委、浙江省中医研究所所长、浙江中医学院（今浙江中医药大学）院长等，撰有《〈内经知要〉浅解》《〈伤寒论〉通俗注解》《感证辑要》《内妇儿常见病临床手册》《实用本草要诀》以及论述脉、舌、治法等专题讲稿多篇。

史氏出生于中医世家，幼承庭训，少年即随父参与医事活动。因目睹百姓贫病交困情景，立志以医济世。而后师从叶天士学派的世医姚耕山学习，除随诊抄方外，还诵读医籍经典，由于天资聪颖，学习勤奋，随从四载，尽得真传。1911年业成返乡，适逢家乡流行似痢非痢之疫症，时医以清热导滞法不应，史氏采用犀角地黄汤加味治疗，迅获良效。从此声名鹊起，求诊者络绎不绝。1939年起迁杭州开业，诊余严谨治学，总结经验，致力学术，用心古籍，汲取中西汇通派的新知，勇于创新，不断提高学术水平。1952年会同诸多中医名家共同创办了杭州广兴中医院（杭州市中医院前身），1958年被任命为浙江省中医研究所所长，1965年又被任命为浙江中医学院院长。史氏晚年虽兼多种行政职务，但始终坚持医疗服务、培养后学为首要任务，经常门诊、会诊、讲学，患病期间也从不推辞，其顽强奋斗，兢兢业业为中医事业无私奉献的精神，誉享学界。

在学术上，史氏渊源于叶天士学派，但不拘一家之言，对各家学说，乃至民间医道，能兼收并蓄，博采众长，择优而从。临床用方既长于时方，也善用古方，师古不泥，自出机杼。史氏精通医学理论，非常注重阴阳五行学说，常引用易学原理，探本究源，阐述阴阳对自然界万事万物的意义。史氏也十分讲究天人合一，注重五运六气学说在医学临床和预防保健的运用。在诊法上，重视四诊合参，治病必求其本，对于疑难重症，更是细心谨慎，反复揣摩，务求辨证精当。史氏诊治温病，医术虽续承叶氏学派，但对温病传变，病及经络、脏腑的规律，有自己独特见解；治疗上强调层层分别，尤以顾虑津液为要；用药主张微辛以宣表分之邪，清凉散阳热之邪，苦降通肺经之气，甘寒清热育阴润养阳明之津液。史氏治疗内科杂病上，认为脾肾为"立命之根，资生之本"，重视补脾扶运之法。对于临床慢性疾病，或老年人、虚弱之人的养生保健，史氏常以"补肾以固精，养胃以增源"为原则，尤在冬令封藏季节，采用膏方调理，滋补强身，这对患者增强体质、防病保健有重要意义。

【学术经验】

史氏业医五十余载，早年长期悬壶农村，临证每以温病居多，晚年专于杂症慢病，积累了丰厚的临床经验。在脾胃病诊治方面，考据医籍经典，参阅各家学说，兼收民间验方，不断亲身实践，记录临床医案，总结临证经验，疗效颇为显著，形成自身特色。现分别从胃病、泄泻、肝炎三个方面予以整理介绍。

一、胃病证治经验

史氏认为，胃是机体受纳、腐熟水谷的重要器官。脾与胃相表里，与脾共居中焦，胃属腑，以通为用，具有"传化物而不藏"的特点。胃，亦称胃脘，分上、中、下三部，上脘包括贲门，中脘即胃体，下脘包括幽门。胃三部调节顺畅，则胃的受纳、传化功能正常；若外邪侵袭、情志抑郁或饮食内伤等因素而致胃失通降，不仅影响食欲，重则导致胃病发生。胃病的主症有胃胀、脘痛、痞闷、嗳气、呃逆、恶心、呕吐、反酸、嘈杂等。临床诊治，当脉症合参，明辨虚实。

1. 脘痛辨治重分型　胃脘痛是指上腹心窝部之疼痛，可连及两胁及腰背部。史氏辨治胃脘痛分型颇为具体明确，依证立法处方，条理清晰，主要分为以下七型。

（1）食积气滞：常在饱食之后，突然发生脘部胀痛，嗳气腐臭，痛而拒按，按之痛甚，苔白，脉滑。治法宜消食化滞，和中安胃。处方：炒莱菔子三钱，炒枳实一钱五分,炒山楂三钱,炙鸡内金三钱,炙青皮一钱五分,制川朴一钱五分,焦六曲二钱,煨木香一钱五分,花槟榔三钱,炒麦芽四钱。如大便秘结,酌加玄明粉二钱(分冲),牵牛子(体虚者慎用)二钱;呕恶者,减木香,加姜半夏三钱,或玉枢丹二分。

(2) 肝木犯胃:因忿怒之后,或情志久郁不畅,以致胃脘胀痛,时有噫气痞塞,苔白,脉细弦或沉缓而涩。治宜疏肝解郁,理气和胃。处方:炒娑罗子三钱,郁金二钱,制延胡索三钱,炒九香虫二钱,沉香曲一钱五分,陈皮一钱五分,木蝴蝶十四对,绿萼梅一钱五分,炒白芍二钱,带壳砂仁一钱五分,苏合香丸(化吞)一粒。如阴分不足,肝阳偏旺者,兼有烦躁易怒,便秘少眠,舌燥质绛,脉弦数,则减九香虫、带壳砂仁、娑罗子,加左金丸七分(吞),姜汁炒栀子二钱,煅石决明八钱,川楝子三钱,金橘饼五只;有呕恶,加吴茱萸六分,炒川连四分,姜竹茹三钱;大便不通,加全瓜蒌四钱,火麻仁三钱;有痰泛酸,加煅瓦楞子八钱,姜半夏三钱。

(3) 阴寒内滞:平素嗜茶饮酒之人,多饮冷水及瓜果,或其他生冷之物,有伤及脾胃,胃脘作痛,痛势绵绵,并有清水上泛,喜用手按或热熨,大便通利,舌苔白滑,脉象沉细。治宜温中通阳,散寒止痛。处方:草豆蔻一钱,荜茇八分,高良姜六分,制川朴一钱,姜半夏三钱,桂木一钱,白豆蔻末六分(分冲),吴茱萸七分,炒川连五分。

(4) 脾胃两虚:症见胃脘隐隐作痛,饥时更甚,得食缓解,手按或食痛减,大便时溏,舌苔薄白,脉象沉小。治法宜健脾温胃,调气和血。处方:炒上潞党参三钱,炒白术二钱,炙甘草一钱,炒延胡索三钱,炒木香一钱五分,淡干姜八分,炒川椒六分,炒益智仁三钱,桂木一钱,当归身三钱,带壳砂仁一钱五分(杵)。如中满便闭,去党参、白术,加全瓜蒌三钱,煅五灵脂三钱;脘痛甚者,加苏合香丸一粒(化吞);有呕吐,加吴茱萸五分,炒川连五分,或左金丸一钱(吞)。

(5) 瘀血阻络:症见呕血,大便燥闭,粪色黑褐,胃脘硬痛,或因跌打损伤后,内有恶血停瘀,痛如锥刺而不能按,舌苔薄白,舌质红有青紫点,脉沉有力。治宜消瘀通络,和胃镇痛。处方:炒五灵脂三钱,炒蒲黄三钱,茜根炭三钱,参三七七分(研吞),郁金二钱,降香片八分,苏合香丸一粒(化吞)。如大便秘结,加脾约麻仁丸三钱,或加制大黄二钱,火麻仁三钱,全瓜蒌三钱。

(6) 阴虚肝旺:胃阴不足,肝气(火)偏旺,以致脉络不和。症见胃脘作痛,痛连两胁,痛时不能饮食,按之痛亦不减,伴有嗳气泛酸,或嘈杂烧灼感,口渴喜饮,大便难解,小溲黄少,舌绛苔黄,脉象弦细。治宜养阴柔肝,通络安胃。处方:原麦冬三钱,白芍三钱,炒归身三钱,炒柏子仁三钱,川石斛三钱,淡肉苁蓉三钱,制延胡索三钱，煅瓦楞子八钱，玫瑰花八分，炒谷芽三钱，炒川楝子三钱，佛手柑一钱五分，炒竹茹三钱。如酸水多者，加左金丸八分（吞），煅代赭石四钱。

（7）蛔虫上扰：无论成人或小儿，胃脘及腹部阵痛，痛时甚剧，时作时止，亦有大便内排出蛔虫，或从口中吐出，多突然发作，痛处拒按，频欲呕吐，甚则手足厥冷，舌苔白润，脉象沉伏。治宜温中安胃，兼以驱蛔。处方：淡干姜七分，炒川椒六分，乌梅一钱，甘草一钱，雷丸三钱，吴茱萸五分，炒川连四分，炒枳实一钱五分，小青皮一钱五分，使君子肉三钱，鹤虱三钱，川楝子三钱，芜荑一钱五分。

史氏治疗胃脘痛讲究四诊合参，辨证明确，临床运用灵活多变，兼证各异时，善用古方或成药治之，如左金丸、玉枢丹、苏合香丸、麻仁丸等。左金丸方出《丹溪心法》，原方剂量为黄连六两，吴茱萸一两。重用黄连为君，大苦大寒，入心泻火，心为肝之子，心火清则火不克金，金能制木，肝火自平，乃"实则泻其子"之法；吴茱萸辛热，能入厥阴肝经，行气解郁，又能引热下行，故以为反佐，一寒一热，寒者正治，热者从治，故能辛开苦降；两药合用，共收清泻肝火，降逆止呕之效。史氏在临床使用本方时灵活多变，常随肝胃二经，寒热多少之不同而有变化。如热多寒少者，黄连多于吴茱萸；寒多热少者，吴茱萸多于黄连，剂量配伍不为古方所拘泥。玉枢丹出自宋代王璆《百一选方》，本为暑令感受秽恶痰浊之邪而致脘腹胀闷疼痛、吐泻的常用方。临床选用除上述症状外，以舌象润而不燥，苔厚腻或浊腻，为辨治要点。苏合香丸出自《太平惠民和剂局方》，功效芳香开窍，行气止痛，是治疗心腹疼痛属气滞寒凝的有效方。史氏所用麻仁丸，出自《医略六书》卷二十五。处方：火麻仁三两，杏仁二两（去皮），桃仁二两，枳实一两半（炒），郁李仁三两，当归三两，大黄三两，厚朴一两半，白芍二两（酒炒）。制法上为末，炼蜜为丸。用法用量每服三钱，白汤送下。主治气滞于胃，血燥于肠，津液不得传送肠腑，故而见大便不通，小腹胀满等。

2. 呃逆探机归三焦　呃逆病位不一，有属上焦，有属中焦，亦有属下焦；病机则有实有虚及虚实相间之不同。病属上焦者，声高气壮，呃逆连声，属肺闭不宣，或痰气郁结，多属实证；病在中焦者，呃逆较缓，虚实参半，或是中阳不足，阴冷内滞，或是肝阳偏旺，木火扰胃，或宿食内积，中气膹郁，故有虚实寒热，饮食气滞之别；下焦呃逆，其气必从脐下上冲，断续作声，大都是虚候，每在大病危险期间，或老年下元衰竭时出现。须知脱证之呃逆，虽初起可见其声尚高，但切不可误以为实证。治疗呃逆，可从三焦。具体如下。

（1）治上焦如羽：突然感受风邪，肺气郁痹，气失通调，可见胸中气闷，或咽中不适，发为呃逆连声，或稍有咳嗽，或痰滞不咳，舌苔薄白，脉象小涩或沉弦滑。

辨证属上焦肺痹,气郁作呃,治宜宣肺开郁,理气化痰。处方:郁金二钱,川贝母二钱,杏仁三钱,炒香枇杷叶四钱,射干一钱五分,橘红一钱五分,甜葶苈子二钱,炒枳壳一钱五分,瓜蒌皮三钱。如伴形寒头痛,则可加荆芥一钱五分,薄荷一钱。

(2)治中焦如衡:饱食之后,宿食内积,先有嗳气,继而呃逆;或食后受寒,食滞气阻,发为呃逆。其人必有脘腹不舒,连声作呃,苔白或灰腻,脉沉滑有力。辨证属中焦食滞,气逆作呃。治宜导滞和中,理气消食。处方:莱菔子三钱,炒建曲三钱,炒山楂三钱,炒枳实一钱五分,青皮一钱五分,制川朴一钱五分,南木香一钱五分,乌药一钱五分,白豆蔻五分(研冲),炙鸡内金三钱,焦谷麦芽各三钱。如脘闷腹胀过甚者,可加牵牛子一钱五分,花槟榔二钱;若大便数日不通,可用脾约麻仁丸三钱,或加玄明粉一钱(冲入);若为寒滞挟食者,当加生姜三片,柿蒂七个,丁香十只。

大病瘥后,或经发汗攻下,中气虚寒,或体质虚弱,突发呃逆,呃声较低,发作有时,舌苔白滑或薄润,脉小数。辨证属胃中虚冷,阴凝阳滞。治宜温中和阳,理气降逆。处方:炒党参三钱,生姜三片,淡吴茱萸八分,姜半夏三钱,丁香十只,柿蒂七只,沉香片八分,白豆蔻六分。中阳过虚,有畏寒肢冷,脉细弱者,加别直参一钱五分,淡干姜八分,炒刀豆子四钱。

凡热病泻痢以后,大邪已去,舌见光绛,脉象小数,见呃逆突作。辨证当属胃阴不足,肝阳扰胃。治宜养阴和阳,柔肝安胃。处方:米炒麦冬三钱,北沙参三钱,石斛二钱,炒刀豆子三钱,炒白芍二钱,淡肉苁蓉二钱,燕根(燕窝)三钱,甘草八分,石莲肉四钱,乌梅八分。

(3)治下焦如权:大病久病之后,或年老阳气衰微,手足肢冷,体温偏低,言语无力,呃声低微,断断续续,舌苔白润,脉象细微,病甚危重。辨证属元阳衰微,阴霾上干。治宜温补元阳,以消阴霾。处方:淡附块二钱,炮姜八分,别直参一钱五分,煅代赭石五钱,茯苓四钱,清炙甘草八分,盐水炒刀豆子三钱,炒川连七分,黑沉香六分(磨汁冲饮)。如大便溏者,可加炒白术二钱,煨益智仁三钱。

呃逆危候,临床一般较为少见。偶见大病或久病后,突然发生呃逆,断续作声,自觉有气从少腹上冲,舌质绛,苔白,脉细数,不任重按。辨证属肝肾两亏,冲气上逆。治宜填补肝肾,和阳降逆。处方:熟地炭四钱,淡肉苁蓉三钱,山茱萸炭三钱,炒怀牛膝三钱,炙龟甲五钱,盐水炒刀豆子四钱,旋覆花三钱(包),煅代赭石八钱。

3. 呕吐证治分虚实 古人以有声有物称为呕,有物无声为吐,有声无物为哕,目前临床均以呕吐概之。呕吐有虚实之分,实证多因感受寒凉暑湿之气,或饮冷暴食,或有停痰积饮,或因邪犯少阳,致胃失和降而生;虚证多因中气虚寒致胃气失和,或胃阴不足而肝气横逆而致。临床常见医案多为外邪侵胃而发,如史氏治朱某案。

朱某,男,31岁。暑湿痧气郁滞中焦,气机闭塞,头重且痛,呕吐,胸闷,形寒洒淅,舌苔白腻。慎防内闭,速宜开泄。处方:行军散一分(先吞),制川朴一钱五分,广藿香一钱五分,陈皮一钱五分,姜半夏三钱,赤茯苓四钱,连翘三钱,鸡苏散三包(荷叶包),郁金三钱,炒枳壳一钱五分,白豆蔻八分,泽泻三钱。二诊:前方服后,寒热见除,胸闷亦瘥,呕吐已止,胃纳仍差,头重肢酸,舌苔白腻。再继化湿和中,清暑散邪为治。处方:鸡苏散三钱(荷叶包),广藿香一钱五分,陈皮二钱,姜半夏三钱,赤茯苓四钱,白豆蔻八分,川朴一钱五分,郁金二钱,连翘三钱。本案中呕吐发生,乃因外感暑湿、痧气所致,外邪郁于胃中,胃气失和。治当表里兼治,疏表和里,呕吐遂自消。

史氏临床对于呕吐急症的治疗,颇擅应用成方。如因食物中毒而呕者,可用玉枢丹五分至六分,研末开水送服。玉枢丹功效化痰开窍,辟秽解毒,消肿止痛。因夏令受暑热、秽浊而呕吐者,用行军散一分,温开水吞服。行军散功效辟瘟,解毒,开窍。因妇女多郁,肝气横逆而致呕吐者,以苏合香丸化吞。其功效芳香开窍,行气止痛。值得注意的是,上述三方中均含有麝香,因此孕妇当忌用。

二、泄泻证治经验

泄泻是指排便次数增多,粪便稀薄,或泻出如水样。古人将大便溏薄者称为"泄",大便如水注者称为"泻"。本病一年四季均可发生,但以夏秋两季多见。泄泻多见于西医学的急慢性肠炎、肠易激综合征、过敏性肠炎、溃疡性结肠炎等。本病病因病机较为复杂,由于病程不同,有急性泄泻和慢性泄泻的区别。

1. 病因病机探讨 《内经》所言之"泄",即是指大便水泄而言,其中虽有寒热虚实,内因外因的区别,总不脱离中焦湿盛为害。所以多有"湿多成五泄"之说法:飧泄的完谷不化,古人谓其湿邪兼风;溏泄的便烂热臭,为湿兼郁热;鹜泄的便清尿白,中有硬物,为湿兼寒滞;濡泄的水粪杂下,为湿邪自胜;滑泄的久下不禁,是湿胜气陷之故。明代张景岳更明确指出:"泄泻之本,无不由于脾胃,盖胃为水谷之海,而脾主运化,脾健胃和,则水谷腐熟而化气血以行营血……脾胃受伤,则水反为湿,谷反为滞,精华之气不能输布,乃致合污下降,而泻利作矣。"

急性泄泻,多因饮食不节,进食过度生冷之物,损伤脾胃,运化失常;或暑湿热邪,客于肠胃,脾受湿困,邪滞交阻,气机不利,肠胃运化及传导功能失调,以致清浊不分,水谷夹杂而下,发生泄泻。而慢性泄泻,多由脾胃素虚,久病气虚或外邪迁延日久,导致脾胃受纳、运化失职,水湿内停,清浊不分而下;或情志不调,肝失疏泄,横逆乘脾,运化失常,而成泄泻;或肾阳亏虚,命门火衰,不能温煦脾土,腐熟水谷,而致下泄。由此可知,脾失健运,水湿下注大肠而致泄泻,为泄泻病症的主要病机。但脾为阴土,有赖肾中命阳之温煦,才能腐熟水谷,促进肠胃消化吸收,即"火能生土"之意,故若久泻不已,由脾及肾,或年老体弱,肾阳虚衰,大便亦会溏泄不愈。

2. 治法效方举隅

(1) 和中逐湿取加味平胃散:内湿素盛,又伤于饮食,脾土失运,以致湿浊困中,胸腹胀满,口淡不渴,纳呆,或伴有恶心呕吐,大便溏泻,困倦嗜睡,舌不红,苔厚腻,脉濡。治宜和中逐湿,消滞健运,方用加味平胃散加减。若夏秋季节之泄泻,则当依据湿热程度选取葛根芩连汤或六一散等。

如治马某,男,60 岁。舌苔白腻,脉象沉缓,腹胀便溏,胃呆不欲食。此内湿素盛,又挟食滞,湿食互结,消化不良。拟当和中祛湿,佐以消滞,加味平胃散治之。处方:炒于术二钱,制川朴一钱五分,茯苓四钱,广藿香一钱五分,佩兰二钱,广木香一钱五分,炙鸡内金三钱,炒谷芽三钱,焦六曲三钱,白豆蔻(研,另冲)五分。二诊:大便转实,每日 1 次,腹胀亦轻,胃纳已增,苔薄白,微腻,脉沉缓。仍依原法:炒于术二钱,制川朴一钱五分,茯苓四钱,姜半夏二钱,陈皮一钱五分,带壳砂一钱五分,白豆蔻五分(冲),炒薏苡仁五钱,广藿香一钱五分,佩兰二钱,煨木香一钱五分,炒谷芽三钱。

(2) 健脾化湿取香砂六君子汤:脾胃虚弱,运化失健,食入难消,纳差腹胀,肠鸣便溏,小便清长或带黄,久泻后气血不足,面色萎黄,四肢乏力,舌苔薄白,脉象沉细。治宜健脾助运,理气化湿,方以香砂六君子汤或参苓白术散加减。若腹胀明显者加厚朴;大便次数多加茅术、煨肉豆蔻或益智仁;气虚下陷,大便滑泄者加黄芪、升麻、诃子肉。

如治徐某,男,38 岁。患者大便时溏时泄已半年余,脘腹时感胀满不舒,饮食少味,神疲消瘦,头昏乏力,面色萎黄,小便正常,舌苔薄白腻,脉细弱。此乃脾虚胃弱,运化失司,清浊不分,水湿停聚,下渗大肠而成泄泻。治拟健脾化湿,温中理气,以香砂六君子汤加减出入。处方:米炒上潞参三钱,土炒于术二钱,茯苓四钱,壳砂仁一钱五分,广木香一钱五分,陈皮一钱五分,炙鸡内金三钱,炒薏苡仁五钱,焦谷芽三钱,大腹皮三钱,煨红枣五枚。7 剂。二诊:前方服后便溏已瘥,腹胀亦减,舌苔仍较腻。脾运渐复,湿浊未清。再拟原方改于术为茅术,加川朴一钱五分。7剂。三诊：脘腹胀满消除,便溏泄泻显减,舌苔薄白而净,脉缓小,左软。原方加入益智仁三钱,煨肉豆蔻二钱。继服7剂。四诊：诸症全除,大便正常,嘱服香砂六君丸每次二钱,每日3次,服1个月,以资巩固。

(3) 温中化湿取理中汤：泄泻日久,日有多次,脘腹时隐痛,喜温喜按,得温则缓,手足欠温,纳差消瘦,面色㿠白,神倦乏力,小溲清长,舌淡胖,苔薄白,脉沉细而涩。治当健脾温中,助阳化湿。方用理中汤或理中汤合参苓白术散加减。如腹胀痛明显者加木香、砂仁、煨姜、红枣;大便稀挟有黏液,湿热不清者加黄连。

如治王某,女,41岁。患者便溏而稀已久,形体消瘦,精神疲乏,畏寒,冬季更甚,夜寐多梦,舌淡,苔薄白,脉细涩。证属脾胃虚寒,中阳不振,寒湿互蕴。治拟健脾温中,方以理中汤加减。处方：上潞党参三钱,于术三钱,辰拌茯苓四钱,炙甘草一钱,陈皮一钱五分,制川朴八分,谷芽、麦芽各四钱,煨姜三片,煨红枣五枚。10剂。二诊：大便次数已减少,但大便溏而稀薄如故,时有腹鸣,脘腹略胀,舌苔薄白,右脉细涩而缓。中阳不足,脾失健运,仍当温中散寒、健脾化湿为治,方以附子理中汤加减。处方：淡附块二钱,炒党参三钱,炒于术三钱,炙甘草一钱五分,辰拌茯苓四钱,炮姜二钱,广木香三钱,壳砂二钱五分,山楂炭四钱,制川朴一钱五分,煨红枣五枚。服10剂后,大便已干,诸症基本消失。

(4) 抑肝除湿取痛泻要方：久泻不已,每因情志恼怒或紧张,痛泻暴作,完谷不化,常有脘腹胀痛,嗳气吞酸,舌苔白糙,脉象弦滑。治宜抑肝健脾,散风除湿升阳,方以痛泻要方合升阳除湿汤加减。所拟方中升麻、柴胡、防风、羌活之类药,意欲并非祛风,而旨在鼓舞脾胃清阳之气,使其恢复健运之常,以免下陷成泻。

如治沈某,男,45岁。患慢性泄泻多年,每在工作紧张时尤甚,泻时腹内阵痛,泻下如稀水或夹不消化食物。平日经常脘胀胁疼,嗳气泛酸,口苦舌干,胃纳不佳,寐多梦扰,舌淡,苔薄白腻,脉小弦。此为肝脾不和,脾失健运,清气下陷,成为泄利,宜当抑肝健脾,升阳除湿为治。处方：米炒上潞参三钱,制茅术、白术各二钱,茯苓四钱,炙甘草一钱五分,陈皮二钱,炒防风三钱,煨升麻二钱,酒炒白芍三钱,煨木香一钱五分,红枣五枚,煨姜三片。7剂。二诊：腹痛腹泻均已减轻,但胃纳微增,夜寐仍欠安。再继原方去防风、升麻,加入炙鸡内金四钱,炒谷芽、炒麦芽各三钱,炒秫米三钱,姜半夏三钱。再服7剂。三诊：大便已正常,胃纳亦增,夜寐得安,嘱服香砂六君子丸二钱,每日2次,以健脾理气,巩固疗效。

(5) 温肾止泻取四神丸：便泄日久,每于黎明前腹鸣便泄,有时疼痛,泻出则安,或每次泻时来不及如厕即行漏出,甚至经常粪水下渗,不能自禁,便色淡黄,形寒肢冷,或下肢畏寒,舌淡,苔薄白,脉多沉细。常用四神丸、附子理中丸、参苓白术散三方加减,以温肾暖脾,固肠止泻为治。久泻元气虚衰明显者,可用别直参同煎服;大便滑泄严重者可加五味子、煅牡蛎、罂粟壳等,以敛肠固脱。

如治徐某,女,40岁。便泄已有多年,近来大便虽日行1次,便时仍有腹鸣腹痛,稍一受凉,大便溏泄,甚则四五次不等。形体消瘦,体重减轻,冬季畏寒,四肢不温,口淡无味,厌食油腻,舌苔薄白,脉沉而细,此即方书所谓戊癸少化火之权,命阳无蒸变之力,欲健脾胃,须培其母,拟以附子理中汤合参苓白术散加减。处方:黄附块一钱五分,炒党参三钱,炒白术三钱,煨肉豆蔻二钱,炒扁豆四钱,炙甘草一钱,煨木香一钱五分,壳砂仁一钱五分,辰拌茯苓四钱,陈皮一钱五分。7剂。二诊:前方服后,恶寒已减,腹泻、腹痛均瘥,大便日行1次,但仍溏薄,胃纳已增。再继原法加减:淡附块一钱五分,炒党参三钱,炒白术二钱,炙甘草一钱,煨肉豆蔻二钱,煨益智仁二钱,石莲子肉三钱,煨木香一钱五分,陈皮一钱五分,壳砂仁一钱五分,香荷蒂四只。7剂。三诊:肾中之火可以培土,肾中之水可以涵木。肾虚于下,水火失偶,以致土木失调,舌白,脉细,腹痛,腹胀,肠鸣,便泄,头昏,睡眠不安,前服温养脾土、平补心肾之剂后,诸症均见好转。仍以原法巩固治疗,佐以平肝之品:鹿角霜三钱,黄附块二钱,炒党参三钱,炒白术二钱,煨肉豆蔻二钱,炙甘草一钱,益智仁二钱,炒枣仁四钱,制远志一钱五分,辰茯苓四钱,石决明一两,带壳砂仁一钱五分,甘菊二钱,煨木香一钱五分。

3. 活用附子出奇效　附子为大温、大热之品,其性峻猛,能回阳补火,益火消阴,温中散寒。史氏擅用附子理中汤作为君药,专治脾肾阳衰之便溏便泄之症,应用得当,常获效桴鼓。但初服附子,为防其辛温刚燥,难以受纳,常以黄附块代之。黄附块系附子经黄连水炮制,其性较缓,若临床应用无黄附块,则可以附子、黄连同用,乃寒热并用之法,寓有热因寒用之意。对于脾胃虚寒,又兼有郁热而便溏挟有黏液之症,亦相当适用,疗效显著。

三、肝炎证治经验

史氏在长期临床实践中,诊治有大量肝炎患者,包括急性肝炎、慢性肝炎、肝硬化及腹水等,积累了丰富的临床经验。史氏认为急性肝炎又有黄疸和无黄疸的区别;慢性肝炎迁延反复,可导致肝硬化,甚至出现腹水,成为单腹鼓胀。

1. 急性肝炎者,首重分表里　急性黄疸型传染性肝炎,属中医学黄疸病的范畴。发生病机主要为病邪由表及里,袭伤太阳阳明,连及少阳,湿蒸郁热,胆热液泄所致。初起必有形寒发热,口苦,恶心,呕吐,烦闷,胁痛,脘胀等主要症状,其他如食欲减退、小溲短赤、夜寐不安、头昏头痛、眼白及周身肌肤发黄、瘙痒等亦必相继出现。其热重者，属阳黄，症见口渴引饮，舌苔黄腻，脉多弦滑数大，亦有弦细而数。其湿甚者，属阴黄，症见口不渴饮，舌苔白腻而滑，脉多缓涩而弦。临床诊治时首先必审其有无表邪，须知有一分恶寒，即有一分表邪，治必兼顾。其次当辨其有无宿食内结，如腹痛便闭，肠中定有宿食，须及时涤除。治表邪宜用仲景订立的麻黄连翘赤小豆汤以治表清里；治阳黄热重于湿者，可用茵陈蒿汤合栀子柏皮汤，清其胆热，由内排泄，直清其里；对于阴黄湿盛热微者，可用茵陈五苓散合平胃散加减，以和中逐湿，疏表退黄。

若黄疸迅速加深，湿热内闭，直逼营血，突然出现神昏烦躁，或吐血、衄血，或口噤不语、狂躁不安等，已属危症，急当用安宫牛黄丸2粒，分数次灌下。同时，辨其不同见症，配合汤药。

急性无黄疸型肝炎，虽无黄疸出现，但起病仍有畏寒发热，肢酸乏力，胃纳减退，或有泛恶，甚则呕吐，肝区隐痛。临床施治多以清利湿热为主。前人有谓"治湿不利小便，非其治也"，可选用景岳柴苓煎为主方治之。如伴胁痛，当加延胡索、郁金、赤芍、白芍等；恶心明显可加吴茱萸、川连、姜半夏、广藿香等；脘胀食少，可加川朴、陈皮、豆蔻仁、鸡内金、麦芽等。若舌苔白滑，湿重偏盛，当去黄芩、栀子、木通，加茅术、川朴、生姜。

2. 慢性肝炎者，侧重调肝脾　慢性肝炎大多由急性肝炎失于合理调养，肝损不恢复，逐渐发展而成，依据临床辨证，常与厥阴、太阴相关，因肝病易贼脾，木强必侮土。《内经》中关于肝脾调治有三大治则：辛散、酸泄、甘缓。即《内经》中谓"肝欲散，急食辛以散之""遂其性则补""肝苦急，急食甘以缓之"。由此可见，治肝病必以辛散疏肝，酸泄助肝，甘缓益肝。选方自当以朱丹溪之逍遥散为主方颇为符合。

慢性肝炎病变主因肝气郁滞，脾胃失调，血不畅行等，而逍遥散方中，当归辛温入血，行血补血；白芍酸寒，能养血敛阴，调和逆气；柴胡、薄荷辛散能疏气开郁醒木；肝木易克脾土而致胃肠功能失调，因而佐以白术芳香甘温，补脾以健胃，得茯苓之淡渗，和中化湿，使甘草缓急安中，生姜暖胃化水。全方共奏补血疏肝、理气和中之功，因而特别适用慢性肝炎的治疗。但若阴虚阳旺者，柴胡当少用或不用；胃中无水饮停积，去生姜；大便燥秘，去白术；脘闷欲呕，去甘草；表虚有寒去薄荷；恶心呕吐酸水，加姜半夏、海螵蛸、吴茱萸炒黄连、姜汁炒竹茹；头昏头痛，加甘菊、珍珠母、决明子、钩藤；便秘，加全瓜蒌、白蜜、火麻仁等；食欲不振，加谷芽、麦芽、陈皮、白豆蔻；中阳虚弱，加炮姜炭、益智仁、潞党参、肉豆蔻等。

3. 肝硬化腹水,旨在行气血 慢性肝炎日久不愈,或反复发作,由气滞逐渐发展成血瘀,以致肝痛不已,肝脏日渐硬化,即中医学谓之肝积、肝胀。早期肝硬化,可于逍遥散中加入行气活血软坚之品,如丹参、鳖甲、三七、赤芍、牡蛎等;后期,肝硬化程度加重,脾脏亦肿大,病情较重者,则需加入破瘀活血、软坚散结之品,如桃仁、红花、三棱、莪术、五灵脂、海藻、昆布等,可随症选用,但若伴呕血、衄血等出血征象,活血药又当慎用。

肝病日久,因肝硬化程度深重,出现腹水,肝血枯竭,脾肾元阳衰败,致阴枯阳竭,水饮停积,无以排泄,小溲短少,腹部膨大,青筋暴露,治当攻补兼施,培补元阳,以化积水,即扶阳消阴,可以方用真武汤合黄芪防己汤加减;若体质尚可,正气仍存,可以十枣汤或控涎丹速排积水以消胀满;若出现舌质红绛,小溲不利,大便干燥,此即阴亏血瘀之证,治疗颇为棘手,常以活血消瘀,养阴柔肝,理气导水并进,方用当归芍药散、失笑散合生脉散加减。

对于肝硬化腹水的诊治,首先需稳定症情,随症治之,切不可操之过急;其次,始终需要注意调整气血运行,症情缓解时,仍旧应当坚持长期调治,使腹水逐渐消失,并且要避免病情反复。

【医案选析】

理气开郁法治气郁呃逆

郑某,女,32岁。杭州。

患呃逆年余,身体并不见瘦,无其他症状,经过各种治疗无效,至史氏处诊治,听其呃逆声暂止暂作,昼夜不停,胸中气闷,良由情怀不畅,木气横逆,胃失通降。病起虽久,并非虚呃可比。处方:

伽南香六分(研吞),佛手柑三钱,郁金三钱,茯苓四钱,姜汁炒竹茹三钱,炒枳实二钱,陈皮二钱,甘草一钱,桂木一钱五分,炒白芍三钱,煅代赭石四钱,木蝴蝶二钱。

连服6剂,据云服2剂呃逆已稀,6剂后其呃全止。复方仍依原剂以期巩固,唯嘱其忌食油腻生冷及闭气等食,并不可郁怒,免再复发。

【赏析】 呃逆之症,当分上、中、下三焦论治,上焦属实,下焦多虚,唯中焦呃逆有虚有实,如食积、冷滞、气郁、火扰等皆属实。若中阳不足,或胃阴受伤,皆属虚也。本案呃逆年余,病由情怀不畅而起,以致木气横逆,胃失通降,呃逆频作,明显为气郁作祟，故治疗当理气开郁，温胃降逆，其呃逆即止。

平肝安胃治肝阳犯胃之脘痛

刘某，男，42岁。

初诊 中虚，肝阳犯胃，胃脘经常作痛，泛酸，大便正常，舌苔糙白，脉沉细而弦，拟苦辛通降法。处方：

川连六分拌炒吴茱萸八分，娑罗子三钱，姜半夏二钱，海螵蛸五钱，陈皮一钱五分，制延胡索二钱，沉香二钱，茯苓四钱，姜汁炒竹茹四钱，煅白螺蛳壳五钱，广藿香一钱五分，苏合定痛丸六粒（分吞）。

二诊 脘痛已轻，泛酸已止，大便正常，舌苔薄白，根尖微腻，脉缓小。再继原法巩固之。处方：

淡吴茱萸八分，姜半夏二钱，沉香片八分，陈皮一钱五分，佛手柑一钱五分，海螵蛸五钱，制延胡索二钱，制川朴一钱五分，娑罗子三钱，焦谷芽三钱，枳壳一钱五分，淡干姜六分，壳砂一钱五分，苏合定痛丸四粒（分吞）。

【赏析】 肝逆犯胃之胃痛，其痛而作胀，或呕吐泛酸。史氏治以苦辛通降，理气化滞，平肝安胃，常用左金丸、四七汤、温胆汤等方加减治之。若气滞胀痛明显者，可佐以沉香苏合香丸化吞。

和中逐湿兼苦辛温通治湿阻呕吐

王某，男，64岁。

湿为黏腻之邪，留滞胃中，清阳失展，形寒，呕吐，舌白而腻，脉沉且缓。拟当和中逐湿为主。处方：

制川朴二钱，陈皮二钱，广木香一钱二分，姜半夏三钱，炒柴胡六分，茯苓四钱，泽泻三钱，炒薏苡仁三钱，佛手柑一钱五分，白豆蔻一钱，炒枳壳一钱，荆芥穗二钱。

二诊 湿滞渐化，中阳自醒，诸恙均瘥，舌腻亦退。唯脉象仍见缓大，再拟原法出入。处方：

制川朴二钱，陈皮二钱，姜半夏三钱，白豆蔻壳四分，炒薏苡仁三钱，茯苓四钱，泽泻三钱，佩兰叶二钱，广藿香梗三钱，炒枳壳一钱五分，火麻仁三钱，生苍术一钱五分。

三诊 湿为黏腻之邪，不易化解，老年中虚，湿更内困，以致脾不为使，胃不为节，故诸恙虽减，饮食仍少，大便不畅，舌白根腻，脉象小缓。再拟苦辛温通，佐以渗下为治。处方：

制川朴一钱五分,白豆蔻壳四分,姜半夏一钱五分,广藿香二钱,炒薏苡仁四钱,泽泻二钱,带皮茯苓三钱,陈皮一钱五分,佩兰一钱五分,炒柴胡五分,制苍术一钱五分,鸡苏散三钱(包)。

【赏析】呕吐一症,有虚有实,虚者主要为脾胃之虚,实者常因外邪侵胃而发。案中患者乃因年老中虚,湿困中焦,胶结难消,故以苦辛温通,淡渗利湿,方才获愈。

茵陈蒿汤合平胃散治湿热黄疸

裔某,男,50岁。

初诊 湿热郁滞,两目巩膜及全身皮肤黄染已10余日,精神疲乏,右胁下胀而隐痛,小溲短赤,饮食少味,舌苔灰白腻,脉沉缓滞。治当清热化湿,行气消滞为主。处方：

茵陈一两,黑栀子三钱,制大黄一钱五分,制川朴一钱五分,猪苓、赤茯苓各三钱,飞滑石三钱(包),郁金二钱,炒枳实一钱五分,鸡内金三钱,延胡索一钱五分,炒川楝子三钱,苍术一钱五分。

二诊 黄疸渐退,小溲多而不甚黄,胃纳增加,舌苔薄黄腻。再继原法出入。处方：

茵陈一两,黑栀子三钱,制大黄一钱五分,郁金三钱,制苍术一钱五分,制川朴一钱五分,炒枳实一钱,炙鸡内金三钱,赤茯苓三钱,陈皮一钱五分,白豆蔻壳一钱,淡竹叶二钱。

三诊 黄疸基本退净,小溲淡黄,饮食一般,腹鸣脘痞偶有发生,舌苔薄白,脉缓小滞。继以清化湿热,佐以和中理气。处方：

茵陈五钱,黑栀子三钱五分,郁金三钱,炒枳实一钱五分,鸡内金三钱,白豆蔻壳一钱,制川朴一钱五分,冬瓜子、冬瓜皮各三钱,陈皮二钱。

【赏析】本案黄疸由湿热郁蒸而成。湿热并重,气机失利,故史氏拟用茵陈蒿汤合平胃散加减治疗。方中郁金、枳实同用,能理气开郁,直达肝经,疏通胆道,有助于消退黄疸,宽胀止痛。凡急性肝胆疾病,史氏常配合应用,颇有成效。

补肝益肾养血法治女劳疸

蒋某,女,33岁。

初诊 患者皮肤面目全黑，眼白不黄，月经自停，头痛，口淡，腹稍不舒，并不胀满，小溲虽少，大便正常，自起病至今已有 3 个月，医药并无见效，审视前方，概作阴黄治疗。舌苔薄白，脉沉而细。血检黄疸指数仅 4 毫摩尔/升。由此可见，此病古人虽列入黑疸，并非疸病可比，应属女劳疸。为肝肾两亏，血虚之候。治当补肝益肾，佐以养血为主。处方：

淡肉苁蓉三钱，当归身三钱，丹参四钱，炒杜仲四钱，巴戟天三钱，酒炒白芍三钱、制山茱萸三钱，枸杞子三钱，炒阿胶三钱，陈皮二钱，砂仁二钱，茯苓四钱。8 剂。

二诊 精神体力已有明显好转，寐食正常。

即以原方加鹿角霜三钱，党参四钱，黄芪皮四钱。去砂仁。12 剂。

三诊 前方续服 1 月余，自觉精神等明显好转，面部及全身皮肤之黑色亦见减退，寐食正常。

嘱可长期服用此方。

【赏析】本案为女劳疸，史氏指出：虽谓女劳疸，但与一般疸病不同，全身皮肤发黑，而眼白不黄，精神倦怠，月经不调，甚则经闭，是属肝肾亏损，肾阳不振，故治宜补肾柔肝，滋阴养血。方中鹿角霜、巴戟天、淡肉苁蓉、枸杞子补肾助阳，当归、白芍、阿胶、丹参养血柔肝，和一般黄疸病治从清热利湿法，完全不同，临诊察病，须仔细辨别。

攻下积滞法治宿食燥屎内结之腹痛

刘某，男，16 岁。

素有腹部隐痛之疾，西医诊为"慢性盲肠炎"，时发时止，并不服药治疗，此次突然腹中大痛，腹部按之胀急坚硬，中医有诊断为绞肠痧，但服药并无效，西医经放射检查，认为腹中有肿瘤，须以手术。患者终日哀号，全家惶恐。邀史氏诊治，诊得脉象沉滑有力而大，舌苔黄腻且厚，小溲短少，大便虽通不畅，腹部手不可按，按之痛剧。史氏以滑主痰食积滞，沉候见之知其内脏定有宿食燥屎内结，况舌苔黄浊而腻，中焦浊阻无疑。痛而拒按，实也。当泻之，即用承气汤再掺入消食利气行瘀之药施治。处方：

制川朴三钱，枳壳三钱，甘草一钱，生大黄三钱，玄明粉二钱（分冲），牵牛子一钱五分。

煎服第一汁约 2 小时后，腹中雷鸣，大便畅下黑粪，其痛大减，第二汁服后，腹痛完全消失，也可手按，次日复诊以养胃和中法调理而愈。

【赏析】史氏尝谓：腹痛当从喜按拒按而分虚实，实者有积，虚者无积。有积者当攻当消，无积者当温当行，虚实夹杂者当消补兼施，有虫积者首当驱虫，随不同病因而进行治疗。本案中患者腹痛拒按，乃因宿食燥屎内结而致，证属实证，治宜攻下积滞为主，用承气汤攻下，兼以消食、利气、行瘀，大便即畅下，腹痛即向愈。

温中化气驱虫法治虫积腹痛

孙某，女，27岁。

初诊 自去冬开始，脘痛及胁，现已下连腹部，病甚呕出蛔虫，大便亦有成虫排出，舌苔薄白，中厚而腻，脉象沉细而弦。中阳不足，气滞不畅，蛔结作痛，拟温中化气，佐以驱虫。处方：

淡干姜八分，川椒七分，清炙甘草一钱，乌梅八分，鹤虱三钱，川楝子三钱，芜荑三钱，川连三分炒淡吴茱萸六分，雷丸三钱，使君子肉三钱，广木香一钱五分，郁金二钱。

二诊 前方服后，排出蛔虫四条，脘腹之痛均瘥，舌苔薄白，脉象沉小。再依原法出入。处方：

淡干姜八分，炒川椒七分，清炙甘草一钱，乌梅八分，使君子肉三钱，雷丸三钱，鹤虱三钱，带壳枣儿槟榔三钱，郁金二钱，南木香一钱五分，炒枳实一钱五分，炙芜荑三钱。

【赏析】本案乃虫积腹痛，主因中阳不足，气滞不畅，故治宜温中化气，佐以驱虫，药后排出多条蛔虫，腹痛遂减。方中所用雷丸、芜荑、使君子、鹤虱、川楝子等药均具有较好的驱虫效果，临床可适当随症选用。伴气滞不畅，腹痛腹胀明显时，可佐以木香、槟榔、枳实等，行气消滞，止痛消胀，且有助于促使蛔虫排出，故驱虫方药中常常并用。

益肾温阳合养血润肠法治产后虚秘

茹某，女，32岁。

10年前产时外阴破裂，出现便闭，历年来大便干燥成栗难下，腹部时胀，按之有条索状，子宫下垂，小便频数，经来甚少，舌苔薄白，脉象濡细。气血大亏，阴不润肠，阳失运行。治当温补气血，佐以润肠为主。处方：

生地四钱，咸肉苁蓉四钱，炒当归三钱，炒党参三钱，蜜炙枳壳二钱，火麻仁三钱，炙龟甲六钱，全瓜蒌五钱(杵)，煨木香二钱，炙甘草一钱，制何首乌四钱，锁阳三钱，鹿角胶一钱五分，半硫丸一钱(分吞)，白蜜一两(分冲)。

二诊 前进温阳扶肾、养血理气、健中润肠之法后，大便秘结已有好转，腹胀已瘥，唯更衣时腹仍有胀痛，小溲频数亦减，脉濡细，舌苔薄白，再继原法。处方：

生地四钱，咸肉苁蓉二钱，炒当归三钱，煨木香三钱，炙龟甲四钱，紫河车一钱五分(吞)，瓜蒌仁三钱(杵)，锁阳三钱，鹿角胶一钱五分，炒丹参四钱，蜀红藤三钱，白蜜八钱(冲)，半硫丸一钱五分(吞)。

【赏析】大便闭结一症，实者大多为外感六淫，邪热内盛，阳明腑实，或饮食之后，食积胃肠而致大便不通者，宜攻宜泻；虚者为血虚肠燥，或阴虚火旺，大便燥结而闭者，宜补宜滋。亦有老年人命阳衰弱，阴寒凝滞，蠕动无力而便闭者，当扶阳通便。本案患者便闭从产后而起，时经多年，气血大亏，阴不润肠，阳失运行，与老年虚秘相似，故当益肾温阳，养血润肠为治。

脾肾双补合扶气养阴治久痢气阴俱伤

刘某，女，50岁。

初诊 自中秋患赤白痢，每日夜10余次，经中医治疗1月余，痢疾虽稀，每日仍七八次，腹痛里急后重依然如故，来杭医治。史氏见其形瘦肉削，午后有轻度发热，口苦喜热饮，痢出红白积垢如脓血夹杂之状，夜间少眠，有时不及登圊而污衣，舌苔糙白，根胖少苔，质色淡绛，脉象浮濡沉涩。此痢下已久，有形之血液自伤，无形之气化亦随之耗夺，不独脾虚失禁，其肾脏已失封固，故专治脾难以取效，清热化湿亦属隔靴搔痒。拟当脾肾双补，扶气养阴，不必见痢治痢。处方：

石莲子肉四钱，党参四钱，炒于术三钱，淡肉苁蓉三钱，炙龟甲三钱，扁石斛三钱，广木香一钱五分，炒当归三钱，炒白芍三钱，地榆炭三钱，炒槐花三钱，炒麦冬三钱，茯神三钱，大腹皮三钱。

该方服4剂，痢减一半，每餐已能进食稀饭一碗。

二诊 依原方去槐花、大腹皮，加炒川楝子三钱，陈皮二钱以理气止痛。再4剂后，每日夜痢下2次，腹痛亦止，便见黄粪。

三诊 再依原剂去地榆、木香，加生谷芽三钱，炒扁豆三钱。再服6剂。痢止，停药。

【赏析】痢疾是以腹痛、里急后重、下痢赤白脓血为其主症。常见为湿热下痢，亦有寒湿为痢者。临床诊治，一般湿热为痢者，治以清热逐湿，疏气化滞。寒湿为痢者，当用温中散寒，逐湿和中，均可治愈。唯久痢之后，伤及脾肾者，病情转为复杂,当随症变化而治之。本案中患者赤白痢,病延1月余未愈,每日下痢仍有七八次,形瘦肉削,且伴低热,舌淡脉濡。史氏认为此为痢久,不独脾虚失禁,肾脏亦失封固,故治当脾肾双补,扶气养阴,无须见痢治痢,如方中石莲、党参、于术以健脾,肉苁蓉、龟甲、石斛能补肾滋阴,更以当归、白芍补血,地榆、槐花止痢,佐麦冬、茯神以安神,木香、大腹皮以疏气。

活血化瘀法治单腹血臌

吴某,男,47岁。

初诊 患腹胀来杭求医,视其腹甚大,按之坚硬,青筋突露,无寒热气逆症状,大小便亦通畅,唯大便干燥,色带灰。平素并无痞块,据云自跌仆后,初起便血,呕血,服止血药后,血虽止,但腹部胀大日甚,现已半载,屡治无效,舌苔白质青紫,脉沉弦带滑。此证为瘀血内留为害,古人谓瘀血不去则新血不生,日积月累成为单腹血臌。治拟活血消瘀,佐行气利水。处方:

全当归三钱,赤芍三钱,桃仁二钱,泽兰二钱,失笑散三钱,茜根三钱,苏木三钱,大黄炭二钱,葫芦壳四钱,大腹皮三钱,小青皮二钱,枳壳二钱,带皮茯苓四钱。

4剂。

二诊 前方服后,大便泻黑便甚多,腹笥胀大明显减小。

原剂减去大黄、苏木一半用量,加参三七一钱、酒炒䗪虫二钱。

6剂。

三诊 大便仍下黑粪,腹胀又减。

原方减去青皮、枳壳、苏木、制大黄。另加陈香橼皮三钱、陈皮二钱、丹参四钱。8剂。

四诊 腹笥已不膨大,大便已无黑粪,饮食好转,四肢渐有力。

原方减失笑散、桃仁、䗪虫、参三七。另加牡丹皮炭三钱、八月札三钱、小蓟炭四钱、炒白芍三钱、制香附二钱。

10剂。

【赏析】 鼓胀者单腹肿大如鼓,故又名单鼓胀,大多因气、血、水相互瘀积腹内而成,与肝、脾、肾三脏密切相关。临床诊治必须分辨虚实两端,实者可攻可泻,虚者攻补兼施,或仅扶正为主。本案中患者从跌仆后,腹笥逐日增大,乃因肝脾失调,水气血积滞而成,而为血臌。故史氏治以活血消瘀,行气利水,如方中先后以失笑散、桃仁、赤芍、苏木、䗪虫等药活血化瘀,治后曾下多次黑便,腹笥即逐日减小，而日渐收效。

························ 【主要参考文献】 ························

[1] 浙江省中医研究所,浙江省嘉善县卫生局.现代著名老中医名著重刊丛书·史沛棠专辑[M].北京：人民卫生出版社,2006.

[2] 史奎钧,吕直,吴美倩.中国百年百名中医临床家丛书：史沛棠[M].北京：中国中医药出版社,2001.

[3] 陈永灿.简易名方临证备要[M].北京：人民卫生出版社,2016.

周兰若：
参"乙癸同源"创效方，尚峻药缓用愈鼓胀

周兰若(1896—1963)，字兆生，亦字兆祯，浙江嘉兴人。周氏为人敦厚谦逊，医德高尚，治学严谨，仁心仁术，行医40余年，学验俱丰。1956年周氏应朱春庐之邀，先后在嘉兴地区卫生干校、嘉兴县中医学校任教，并主持嘉兴第二医院中医科诊务，集医、教、研工作于一身，虽年近花甲，仍诲人不倦。周氏临证所得，常记述成医话，每有效案亦作摘录，但由于忙于诊务，生前无暇著述，散佚的遗案甚丰。所存遗案经其门人整理后有部分在期刊发表，1980年有《周兰若医案》刊行。

周氏幼习儒学，熟读经、史、子、籍等儒家经典。20岁时即跟随王店名医朱鹿宾习医，勤奋好学，刻苦钻研，从《内经》《难经》《伤寒》等经典医籍入手，博涉诸家之作，悉心研究，历时九载，寒窗苦读，手不释卷，故其医理精通，学识深翰，成为朱鹿宾的高徒。朱氏十分推崇清代柳宝诒的《柳选四家医案》，赞其"选案精当，说理简明，用药精炼，论析透彻"，是一部中医临床值得参考的好书。周氏对中医的医理、医术融会贯通，并有不少独到见解，亦受尤在泾、王旭高、王孟英等学术思想影响。学业有成悬壶行医，多次治愈沉疴宿疾，随即声名鹊起，求诊者门庭若市。周氏医德高尚，为病者甘愿废寝忘食，逢贫病交加者，常有接济药资，免其后顾之忧。周氏晚年，仍然坚持学习，堪称"白首之年，未尝释卷"，并在临床之余，肩负嘉兴地区中医教学工作，培养后生，不遗余力。

在学术上，周氏治学受其师影响，盛赞《柳选四家医案》，治时病悦服王孟英，但不拘于一家之言，临床重视经验积累，善用经方化裁，并依据医籍经典理论，汲

取前人先见，自创新方验方，广泛应用临床。诊断上，周氏明察四诊，详询病史，审因论证；治疗上，重虚实轻重，辨体质强弱，分在脏在腑，别寒热阴阳。周氏遵"正气存内，邪不可干""邪之所凑，其气必虚""脾胃为后天之本"之旨，临床辨治内科杂症，运用祛邪之法时，总不忘顾护脾胃之气。对于顽症痼疾治疗，亦擅临证发微，对于"鼓胀"一病，诸多医家主张峻剂攻泻，周氏认为"积水虽去，鼓胀形虽瘥，不旋踵而胀势复起，腹益膨大"，切不可图一时之快，而耗损元气，重竭阴津。对于此类患者论治，当扶正祛邪，攻泻之剂改用丸药，因丸剂易服，流弊较少，当缓缓图之。《内经》有乙癸同源之论，周氏宗《经》旨，参前贤，创"乙癸同源饮"，应用于内、妇诸疾之肝肾阴虚证。周氏十分重视历代医籍所载验案效方，若了然于胸，临证方可化裁应用。

······················· 【学术经验】 ·······················

周氏行医四十余载，长于时病、内妇杂病的临证治疗，积累了丰富的临证经验。在脾胃病诊治方面，考据医籍经典，参阅各家学说，汲取同道经验，不断躬身临床，总结医案效方，记述心得体会，临床疗效显著，形成自身特色。现据《周兰若医案》所载，分别从脘痛、痢疾、黄疸、鼓胀四个方面予以整理介绍。

一、脘痛证治经验

1. **辨外感内伤，以中虚为要** 胃是机体受纳、腐熟水谷的重要器官。胃属腑，居中焦，以通为用，具有"传化物而不藏"的特点。胃，亦称胃脘，分上、中、下三部，胃三部调节顺畅，则胃的受纳、传化功能正常；若寒邪、湿浊、痰（饮）、瘀血、食积、情志过极等邪气作祟，则脘痛发生。胃脘痛，病位在胃，但与肝、脾、肾有关。《沈氏尊生书》谓"胃痛，邪干胃脘也""壮者邪不能干，虚者着而为病……皆与真气相搏为痛"。周氏认为，究其病因虽多样，无非外感六淫或内伤七情，但总以正虚（尤其中虚）为主导，故脘痛者，当时时不忘顾护中气。

2. **明致痛之理，缘不通为主** 通则不痛，痛则不通，即致痛之理，皆由于"不通"所致。周氏认为，寒湿困阻，痹阻胃阳，可致脘痛形寒；水停饮聚，饮邪干胃，窒痹中阳，可致脘疼痰嗽；食滞中宫，清浊相淆，通降失司，可致脘痛纳呆；忧思不遂，情志不畅，木郁犯胃克脾，气机逆乱可致脘痛嗳气；肾水不足，肝木失荣，络脉不通，亦可致胃脘隐痛嘈杂；积寒者其人阳虚，尤以脾肾阳虚，则土寒火衰，中运不健,可致脘痛肢冷;郁热迫蒸阳明,胃络受损,可致脘痛呕血;络瘀深锢,按之有形,可致脘痛格食。故《医学真传》谓:"通则不痛,理也。但通之之法,各有不同。调气以和血,调血以和气,通也;上逆者使之下行,中结者使之旁达,亦通也;虚者助之使通;寒者温之使通;无非通之之法也。"

3.**遵辨证施治,当以通为法** 不通之因不同,治痛之法各异。故治疗胃脘痛,当从辨证出发,以通为用,但不得拘泥于一方一药,所以前人有"止痛无定方"之说。周氏深谙此理,现结合医案,举隅如次。

(1)寒湿阻遏,芳开疏利:周氏治左某,男,35岁。长夏酷热,贪凉饮冷,寒湿相结,抑遏胃阳,形寒头痛,脘疼身重,便溏溲短,渴不欲饮,脉浮缓,苔白腻。拟宣肌表之客邪,佐开中焦之壅结。处方:藿香10克,木香10克,卷朴6克,紫苏梗6克,陈皮6克,姜半夏6克,大豆卷12克,大腹皮12克,白豆蔻3克,薏苡仁15克,玉枢丹1.5克(吞)。本案长夏时节,天之暑气下迫,地之湿浊上蒸,人处气交之中,感邪则易犯中,因贪凉饮冷,致寒湿相结,困遏胃阳,故以藿香、白豆蔻、玉枢丹诸芳香之品行气化浊,合大腹皮、陈皮、半夏、卷朴辈宽中通阳。

(2)饮邪干胃,温胃通阳:周氏治罗某,男,65岁。嗜饮积湿,湿聚酿痰,咳嗽痰稠,胸臆瞀闷。饮停心下,窒痹中阳,胃脘疼痛,按之有形,脉弦滑,苔薄白。拟温胃通阳,涤浊化饮。处方:薤白头6克,新会皮6克,竹沥半夏6克,广木香6克,瓜蒌实15克,茯苓15克,白豆蔻3克,桂枝5克,卷朴5克,煨枳实12克,白术12克。本案属痰饮内聚,饮阻气机,中阳痹阻不宣,故胸臆瞀闷,取仲景瓜蒌薤白半夏汤、枳实薤白桂枝汤与二陈汤等合化,温胃通阳,涤痰化饮,宣畅气机。

(3)食滞脘痹,调中导滞:周氏治杨某,女,40岁。形体丰腴,中枢蕴湿,湿食交结,脘腹疼痛拒按,嗳腐便泄肛坠,脉细弦,苔黄腻。姑以升清涤浊,导滞和胃法。处方:煨葛根5克,黄芩10克,茵陈10克,炙鸡内金10克,白芷6克,白术6克,台乌药6克,淡吴茱萸2.5克,细川连2.5克,枳实导滞丸12克(吞)。本案食滞胃腑,六腑为阳,以通为补。方中黄芩、川连苦降,鸡内金、导滞丸消导通滞,茵陈利湿,皆属通降之品,合吴茱萸、乌药温中化湿,白术培补中阳,葛根升脾阳,白芷升胃阳。全方合用,通导积滞,升运脾胃阳气,取升降相合之意。

(4)肝木犯胃,抑木解郁:周氏治夏某,女,30岁。素性寡言,郁遏不欢,肝木犯胃,当脘剧痛,嗳气频频,胁胀口苦,恶心泛酸,脉细弦,苔薄糙。拟制肝和胃,健脾培中。处方:炙绵芪6克,川桂枝6克,乌梅肉6克,延胡索6克,白术12克,白芍12克,川楝子12克,越鞠丸12克(吞),枸橘李10克,制香附10克,炙甘草10克,细川连2.4克。《内经》有"木郁发之,民病胃脘当心而痛"之说,叶天士亦载"胃脘常痛，情志不适即发"之案，均说明忧思不遂，情志不畅，肝木犯胃，可发脘痛。本案中以乌梅、白芍之酸以柔肝，黄连之苦以泄肝，香附、枸橘李、越鞠丸等以解郁，疏达肝气，配黄芪、白术建中以培土。是方主以制肝木之胜，扶脾土之弱。

（5）肝肾阴虚，育阴理气：周氏治沈某，男，53 岁。脘痛经年，时轻时重，嘈食易怒，虚烦不寐，神疲腑窒，便艰溲赤，唇燥舌红，苔薄黄少津，脉细弦。拟育肾涵肝法。处方：枣杞子 12 克，南沙参 12 克，赤丹参 12 克，川楝子 12 克，生地 10 克，麦冬 10 克，女贞子 10 克，藏红花 1.5 克（后入），小茴香 1.5 克，生牡蛎 21 克。《内经》有乙癸同源之论，周氏从《经》旨创"乙癸同源饮"。本案以沙参、麦冬、生地、女贞子、牡蛎、枸杞子养阴滋肾水以涵肝木，当归、丹参、红花养血和血，川楝子、小茴香疏肝理气。全方即取乙癸同治之理，育阴涵肝，助通气血。

（6）脾肾阳虚，温通壮督：周氏治朱某，男，63 岁。脘痛纳少，喜按喜暖，腰酸脊凉，肢冷神困，久泄不已，脉沉微，舌淡苔薄。缘脾肾失温煦之力，中州乏坐镇之权。用益火消阴以温煦脾肾。处方：鹿角霜 12 克，米炒党参 12 克，巴戟天 12 克，怀山药 12 克，黑附块 5 克，炮姜炭 5 克，煨肉豆蔻 6 克，苍术 10 克，肉桂 1.5 克，沉香 1.5 克。周氏尝谓"督脉为阳脉之海，壮督阳则命火充，火能暖土"。故方中鹿角霜、附子、肉桂、沉香、肉豆蔻、炮姜皆为辛热温阳之品，壮督阳，温脾肾，散寒气，通胃气，佐党参、怀山药之培脾土，药专力宏。

（7）久病损络，辛润和络：周氏治王某，女，23 岁。脘痛三稔，恣服止痛之品，胃络失和。曾经吐血，色黯有块，血止则痛势更剧，食少形瘦，大便干黑，脉弦紧，舌青紫。用咸涩固创，辛润和络法。处方：煅瓦楞子 18 克，乌贝散 18 克（包），桃仁 12 克，赤芍 12 克，旋覆花 10 克（包），当归须 10 克，牡丹皮 6 克，香附 6 克，延胡索 6 克，桂枝 3 克，红花汁拌丝瓜络 4 寸。《临证指南医案》云"初病气结在经，久则血伤入络"。胃乃冲繁要道，热逼络损，血去阴耗，络损更增。方中瓦楞子、乌贝散咸寒固涩，清热消肿护创，旋覆花、丝瓜络、当归须、赤芍、牡丹皮、桃仁清热和络，活血养血，合桂枝、延胡索、香附辛润和络疏气。

（8）络瘀深锢，虫蚁搜剔：周氏治仲某，男，60 岁。体伟形魁，素质勤劳，3 年前负重远行，努力伤络，当时呕血二口，不治而已。其后常有胁脘疼痛，因未碍操作，并不介意。近年因气运欠健，血行日滞，络瘀深锢，脘痛格食，便艰涩，脘右按之有形似胡桃大，脉涩，舌有数点紫瘀，深恐延成癥积。取叶氏"虫蚁迅速飞走诸灵"，用丸以图之。处方：醋大黄 90 克，桃仁 90 克，桂枝 90 克，赤芍 90 克，威灵仙 90 克，海藻 90 克，蜣螂虫 90 克，归尾 180 克，党参 180 克，九香虫 45 克，䗪虫

45克,虻虫45克,水蛭45克。上药研末,以真上好米醋糊丸,如荔枝核大,每丸约重6克,每服1丸。晨、晚米汤送服。本案系宗叶天士治"瘀锢络隧"之法,用蜣螂虫、虻虫、䗪虫等飞走之品,俾"飞者升,走者降,气可宣通"。益桂枝、桃仁、大黄、当归等辛通苦润,海藻咸寒以软坚散结,威灵仙通络散积排恶血,佐党参益脾扶土健中,用醋糊丸者,乃使峻药以丸服,缓以图之,虫蚁搜剔,化瘀通络,并使正气毋伤也。

二、痢疾证治经验

痢疾一病,临床表现主要为腹痛、下利赤白脓血、里急后重等症状。古代医籍中常名为滞下与肠澼。滞下者,无积滞不为痢;肠澼者,登圊时排泄澼澼有声。隋代巢元方《诸病源候论》有"赤白痢""血痢""脓血痢""热痢"等20余种痢候记载,对本病的临床表现和病因、病机已有较深刻的认识。《丹溪心法》曰"时疫作痢,一方一家之内,上下传染相似",明确指出本病具有流行性、传染性。西医学之细菌性痢疾、阿米巴痢疾及溃疡性结肠炎等,与本病类似。周氏治疗痢疾,审因论治,辨证明确,治法多样,结合其医案总结如下。

1. **外感初痢,逆流挽舟** 痢疾初起,兼有恶寒、发热、头痛、身痛、无汗等表证者,周氏尝法喻嘉言予"逆流挽舟"之法。采用《活人书》之败毒散治疗外邪陷里而成之痢疾,意即疏散表邪,表气疏通,里滞亦除。如治张左,壬寅盛夏。便下白色黏液,日10余次,腹痛里急,形寒悠热,头痛肢楚,咽干燥咳,脉象浮数,舌苔薄白。肺蕴风热,肠间寒湿,肌表束寒,先以表散肺卫寒邪,佐涤肠间湿浊。荆芥6克,防风6克,银柴胡6克,陈蒿梗6克,杏仁12克,枣槟榔12克,薏苡仁12克,清水豆卷12克,南苏子10克,煨木香5克,黛蛤壳18克,玉枢丹0.6克(先吞)。

2. **寒湿凝结,温中化湿** 寒湿互凝致痢,多为寒湿痢,亦称太阴痢。多为痢下色白黏冻,腹痛里急,兼有胸闷乏味,头重身困,畏寒,口不渴,舌苔白润或白腻,脉缓、迟或濡。治宜温中化湿。周氏药用炮姜、厚朴、木香、枳壳、砂仁、薏苡仁等。如治冯左,辛丑年秋。贪凉饮冷,与时令之湿邪互凝,致成下痢,腹痛里急,后重矢气,便泻白色黏液,四肢不温,脉迟细,舌质淡,苔白。宜运脾土以化阴寒。桂枝木3克,炮姜3克,制川朴5克,陈皮6克,苍术10克,车前子10克,茯苓12克,泽泻12克,生薏苡仁12克,川楝子12克,小茴香1.2克,苏合香丸1粒。

3. **湿食阻滞,消食导滞** 饮食不节,邪从口入,与湿相合,滞于脾胃,积于肠腑,肠腑传导失司,气机阻滞而不利,肠中有滞而不通,不通则痛,故腹痛而欲大便则里急,大便次数增加,便又不爽则后重。腹痛腹泻,泻下物臭如败卵时,周氏认为不仅不能止泻痢，相反当以消食而导滞攻下，推荡积滞，使食积去而痢自止。此谓通因通用之法。如治陆右，辛丑夏月。脾胃湿食互滞，运化迟钝，下注肠间，酿积下痢，色赤带血，脘腹胀滞，气闷，舌苔白。姑以通因通用，导肠中积滞，化中枢蕴湿。枳实导滞丸 10 克（吞），炒泽泻 10 克，桑白皮 12 克，山楂 5 克，木香 5 克，青皮 5 克，陈皮 5 克，牡丹皮 6 克。

4. 湿热下痢，清化湿热 《景岳全书》云"痢疾之病，多病于夏秋之交，古法相传，皆谓炎暑大行，相火司令，酷热之毒蓄积为痢"。痢疾多发于夏秋之交，气候正值热郁湿蒸之际，湿热内侵人体，蕴于肠腑，是本病发生的重要因素。对于湿热蕴结之痢疾治疗，以清热化湿为主，兼以调畅气机。前人有"调气则后重自除"一说。若止涩过早，肠积毒热不能由下排出，反而逆上行清道，致粒谷不能进，频频欲作呕泛，下痢无度，酿成凶险之噤口痢。如周氏治周左，辛丑年秋。脾胃蕴湿，清气下陷，始则便泄，继转赤白下痢、里急后重，中脘胀闷，脉细数，舌苔黄腻。姑以升清降浊，清热利湿。处方：粉葛根 2.5 克，姜川连 2.5 克，黄芩 6 克，藿香 5 克，滑石 10 克，绿豆衣 10 克，泽泻 10 克，枳壳 5 克，白豆蔻 5 克，纯阳正气丸 12 克（吞）。又如治吴某，男，成人。夏秋暑湿下痢，治疗止涩太早，变成噤口痢，饮食不进，精神困惫，舌苔干而少液，频有空呕，脉虚数。姑以化暑湿以去积滞而苏醒为胃气。方以枳壳炭、黄芩炭、姜川连、焦麦芽、山楂、益元散（包）、石莲肉、原扁斛、炒金银花、白头翁。此方仿开噤散之意以清热解毒，化湿和胃。

5. 久痢不止，涩肠固脱 热伤阴，寒伤阳，下痢脓血必耗伤正气。痢疾日久不愈，又称"迁延痢"。多因脾肾虚弱，中气不足所致。一般久痢治疗当选涩肠固脱之法。方选真人养脏汤治疗。如治冯某，男。下痢纯血，腹不痛，血色紫黯，胃纳亦少，精神疲惫，姑以温煦脾肾。药用炒巴戟天、补骨脂、煨肉豆蔻、煨姜、东洋参、附片、赤石脂、当归炭、白芍炭、焦山楂、白术炭。张石顽曰："血色鲜紫浓厚者，信乎属热，若瘀晦稀淡，或如玛瑙色者，为阳虚不能制阴而下，非温理其气，则血不清。"此案依症状当属脾肾阳虚下痢无疑，治以温中补虚，涩肠固脱。

6. 休息间痢，扶元解毒 若素体虚弱，或治疗不彻底，或收涩过早，以致正虚邪恋，虚实互见，寒热错杂，从而导致病情迁延难愈，成为时发时止的休息痢。周氏对待休息痢的诊治，独有见解，尝曰休息痢"当以护正为首务，宜采洁古言，然涩剂之中，应佐解毒之品，俾痢止而无毒壅，脏连丸最佳"。如治黄叟，壬寅秋末。初秋患痢，蔓延失治，痢症时轻时重，乍作乍休，腹痛后重，大便下积，口淡而和，脉来沉细，舌苔薄白。有成休息痢之势，宜固涩下元为首务。乌梅肉 10 克，巴戟天 10 克，石榴皮 10 克，川朴 5 克，木香 5 克，炮姜炭 5 克，砂仁 1.5 克，益智仁12克,脏连丸6克(吞)。

三、黄疸证治经验

黄疸是临床常见病症,可见于多种疾病。黄疸的消退和加深,在一定程度上反映了疾病的轻重进退及预后的好坏。前贤有谓黄疸有五:一曰阳黄,一曰阴黄,一曰伤寒发黄,一曰胆黄,一曰瘀血发黄。实际临床,无止于此。周氏诊治黄疸特色明显,认为黄疸的病因固然不离湿热,但有热重于湿、湿重于热及标本缓急之差别,故治法有清泄、温宣、清营等各异。周氏诊治黄疸尤重调复脾胃功能,此系从"脾胃为后天之本""有胃气则生"等角度出发。对于黄疸的善后调治,每选自拟验方乙癸同源饮加减,乃因肝体阴而宜柔泄,黄疸易戕伐肝脏,肝阴受损。依据周氏治疗黄疸医案进行总结,其中包含了8种治疗黄疸的治法。

1. 湿热脾虚,清热利湿调中焦 《内经》云"湿热相交,民当病瘅"。周氏认为,湿热固为瘅症之因,但往往是脾胃先虚,中运不健,才会蕴湿化热而酿成黄疸。因此治疗上当祛邪为主,清利湿热,但亦应重视扶正培土,调理中焦,遵"脾宜升,胃宜降",用药注重调整气机。

如治陈女。脾胃位居中央,为仓廪之官。脾虚则中宫蕴湿,胃失和降而湿从热化,湿与热结,蒸郁发黄。肤目黄如金色,溺赤涩而便溏,纳谷不昌,胸闷腹胀,神疲肢楚,脉弦数,苔垢腻。法当清热利湿,升清降浊,俾脾运健,津液行,胃降和,水谷运。处方:葛根9克,瞿麦9克,车前子9克,炒六曲12克,白芍12克,通天草12克,苍术6克,黄芩6克,陈皮6克,清宁丸3克(包),淡吴茱萸3克,川连2.4克,砂仁2.4克。3剂。二诊:小溲畅行,疸色渐退,纳谷大增,胃气已苏,脾湿趋运,再宗原意出入。处方:葛根6克,清宁丸6克(包),瞿麦6克,黄芩6克,活水芦根15克,滑石15克,白术12克,白芍12克,茯苓12克,陈皮9克,川楝子9克,通天草9克。4剂。三诊:湿化热清,疸症已愈,纳谷颇馨,溲清不浊,唯脉来尚有弦象,苔布薄糙。处方:北沙参12克,生鳖甲12克,西党参12克,生地12克,枸杞子9克,麦冬9克,白芍9克,川楝子9克,白术15克,茯苓15克。

2. 湿热锢结,泌浊分清走下窍 湿热是致黄疸之因,故《金匮要略》谓"诸病黄家,但利其小便",喻嘉言亦提出"可见大法当利小便"。治湿不利小便,非其治也。但临床常有湿热胶结,利之不去者,周氏则用硝石矾石散加味治之,并谓此方有泌浊分清之功,治湿热锢结之黄疸有效(方中矾石,系明矾而非绿矾)。

如治葛女。《内经》明言湿热致疸,《金匮要略》乃立黄家利小便之法。黄疸经治已近二旬，曾进茵陈四苓、茵陈平胃辈，诸方皆善于疗疸，但均未效。鄙意非出辨证有误。究疸症发作之前已见右胁隐痛，少阳枢纽失利可知。至面目肌肤发黄，小溲黄而少腹胀，大便艰而色灰黯，非湿热胶结之象乎。其午后似热，但外又畏寒，切其六部脉弦而濡，舌苔黄腻中灰，但利小便难解已结之热。大凡湿热发黄当从下夺，硝石荡邪开结，禀咸寒之性而消逐瘀热之血，矾石用清肾及膀胱脏腑之热，并建消瘀除浊之功，拟宗其法选泌浊分清，投仲景硝石矾石散加味。方用明矾 1.5 克(研吞)，粉萆薢 12 克，王不留行 12 克，败酱草 12 克，茵陈 12 克，炙鸡内金 6 克，广郁金 6 克，石菖蒲 6 克，台乌药 6 克，玄明粉 9 克(烊入)，生薏苡仁 15 克，茯苓 15 克，苏合香丸 1 粒(吞)。4 剂后，胁痛腹胀已除，疸色消退，大便亦转黄而畅行，再拟疏泄以利气机。方用川楝子 12 克，茵陈 12 克，瓜蒌皮 12 克，玄明粉 6 克(烊入)，台乌药 6 克，广郁金 6 克，延胡索 9 克，广木香 9 克，白术 9 克，紫苏梗 9 克，茯苓 15 克，滑石 15 克，明矾 1.2 克(研吞)。服上方 3 剂后，诸恙均痊。

3. 疸色晦滞，理气行瘀化癥饮　营血瘀滞经络脏腑，气机运行痹阻，六淫邪气胶结，人之荣光失养，疸色必晦滞。周氏常以自拟化癥饮加减治疗，处方：丹参、党参、广木香、旋覆花、三棱、莪术、海藻、鸡谷袋(即鸡的食囊)。

如治罗男。面目黄，肌肤黄，溺色亦黄，谁不知曰黄疸。然黄疸一症，《金匮要略》分为 5 种，洁古又别阴阳之异，方书刊载要在临证揣摩。视黄色光明不晦者，阳黄也；诊脉关部偏滑者，谷疸也。湿为熏蒸之气，黄为蕴藏之色，疸症肇始原为湿热郁蒸所致。然要知人之华色，乃营血之标光，营血瘀滞兮，华光不布矣；络血瘀伤，凝痹内蓄，其疸色必晦滞，当予理气行瘀以消疸色。斯症起自蛊毒入络，胁下痞硬，数日前曾便下紫血盈碗，瘀凝蓄血诚已可知。刻下胁腹尚欠舒展，黄疸色晦滞无华，脉象细弦而涩，舌黯苔薄糙。参阅前投方药，可称长于疗疸，鄙意当参血药，投自拟化癥饮加减治之。处方：丹参 12 克，当归尾 12 克，党参 12 克，茵陈 12 克，三棱 6 克，莪术 6 克，广木香 6 克，旋覆花 9 克(包)，淡海藻 9 克，桃仁 9 克，参三七粉 3 克(吞)，醋制大黄 4.5 克，厚朴 4.5 克。3 剂后，便色转黄，疸色显退，胁下亦感宽畅，纳谷见增，未始不为佳象，前方既投，当可扩充。处方：丹参 12 克，桃仁 12 克，归尾 12 克，党参 12 克，三棱 6 克，莪术 6 克，广木香 6克，片姜黄 6 克，旋覆花 9 克(包)，海藻 9 克，茵陈 9 克，红花 9 克，紫苏梗 9 克，《金匮要略》鳖甲煎丸 9 克(吞)。

4. 胆热液泄，疏泄少阳小柴胡　《临证指南医案》谓"阳黄之作，湿从火化，瘀热在里，胆热液泄，与胃之浊气共并，上不得越，下不得泄"，此类治疗常取疏泄少阳。周氏在治黄疸兼口苦、呕逆、胁痛、脉弦等少阳兼证者,常宗喻嘉言"取用和表里之法和其上下"而投小柴胡加栀子汤,并重视解毒辟秽。尝谓:胆为清净之府,少阳乃三阳之枢纽,热客浊瘀,胆汁泛溢者,当时疏和通泄,更要解毒辟秽,万氏牛黄清心丸方药简洁,清解得力。

如治胡男。右胁隐痛业已2年,时缓时剧,乍休乍作,肝胆气机失于疏泄已知。迩来时届秋令,风燥烁津,郁而生热,若有寒热之象。口苦,呕逆,胁痛,脘胀,溺赤,身黄,面目更甚,脉来弦数,舌苔黄糙,此胆热液泄所成,仲景有"诸黄腹痛而呕者,有小柴胡汤"之说,投小柴胡加栀子汤疏泄为治。处方:炙柴胡6克,黑栀子6克,黄芩6克,半夏6克,党参9克,茯苓9克,川楝子9克,台乌药4.5克,片姜黄4.5克,原滑石12克,焦六曲12克,万氏牛黄清心丸1粒(吞)。4剂后,疸色消退,呕逆已除,唯胁痛未除,纳谷不香。前方去栀子、姜黄、滑石、六曲,加广郁金9克,砂仁4.5克(后下),益元散12克(包),大腹皮12克。又服4剂,黄疸退净,然疸症后,肝脏脏损受戕,肝体少血滋养,故脉现弦象,舌质偏红,苔布薄糙。善后之法,魏氏有一贯煎,余复采叶氏治肝郁之法,拟乙癸同源饮,从育肾涵肝法,以复脏阴、消体肿入手。处方:大生地12克,枸杞子12克,鳖甲12克,北沙参12克,川楝子9克,白芍9克,麦冬9克,清阿胶9克(烊入),当归9克,藏红花1.5克(后入),左牡蛎24克,姜川连12克,砂仁2.4克(杵)。

5. 肝胆火炽,清利肝胆投龙胆 周氏谓"目为肝窍,肝胆相表里,故胆热液泄则目必先黄",张山雷亦云"肝胆病多火少寒,泻肝泻胆,无所区别"。黄疸见胁痛,目深黄,急躁易怒,舌红苔黄,关脉洪数,小溲赤涩热痛者,乃属肝胆火炽,当投龙胆泻肝汤加味。

如治吴男。喜嗜辛热,肝胆火炽,时届长夏,湿浊弥漫,湿滞阻气,失于疏泄,湿火相得,助纣为虐,始则寒热往来,继而溺黄便坚,刻下目深黄,肌肤亦黄,右胁疼痛,易怒烦躁,小溲热赤涩痛。诊得脉弦左关洪数,舌红苔黄。宜投苦味直折厥阴实火,兼泻其子,导利水湿,龙胆泻肝汤最为合拍。处方:龙胆草6克,炙柴胡6克,潼木通6克,黄芩6克,甘草梢6克,黑栀子9克,泽泻9克,当归12克,生地12克,茵陈12克,甘露消毒丹15克(吞)。4剂后,溲畅疸退,脉来稍和,胁痛大减,但面赤颧红,舌仍红,苔薄黄。是湿火欲解,邪热羁恋,再宗原拟增损。处方:龙胆草6克,炙柴胡6克,瞿麦6克,潼木通6克,黄芩9克,黑栀子9克,通天草9克,泽泻9克,当归12克,茵陈12克,平地木12克,白芍4.5克,广郁金4.5克。3剂后,疸已退净,小溲清长,便亦畅行,唯尚有胁痛,脉弦,舌质红,苔薄糙。是疸后脏阴受戕,肝失柔润之故,投自拟乙癸同源饮加减。处方:当归12

克,白芍 12 克,北沙参 12 克,枸杞子 12 克,炙鳖甲 15 克,平地木 15 克,藏红花 1.5 克(后入),左牡蛎 21 克,麦冬 9 克,大生地 9 克,川楝子 9 克,制女贞子 6 克,生何首乌 6 克,善后调养。

6. 郁热发黄,宣散达表法仲景 黄疸有由外邪侵袭(特别是寒、湿二邪),宜表不表,或汗之不彻,邪从火化,热不得外越,郁热侵肺而致,治宜宣达。即《伤寒论》谓"伤寒瘀热在里,身必发黄,麻黄连翘赤小豆汤主之"。周氏存案有黄疸发热,肤痒,小便不利,脉偏浮数,经投麻黄连翘赤小豆汤加减而愈者,取宣肺气而利水道,开腠理以散郁热之意。

如治章女。肺主皮毛而司开合,冒雨而伤寒湿,始有寒热,并不介意,渐而身目俱黄,肌肤无汗,小溲不利,皮里瘙痒如有蚁行,纳谷锐减,头蒙,肢软,脉偏浮数,舌苔白糙。法当宣肺气以布治节,开腠理而达郁热。处方:净麻黄 6 克,前胡 6 克,杏仁 12 克,桑白皮 12 克,连翘 12 克,白术 9 克,佩兰叶 9 克,鸡苏散 15 克(包),赤小豆 15 克,桔梗 4.5 克,藿香正气散 9 克(吞)。投服上方,1 剂而汗出溲行,肤痒顿除,疸色稍退;3 剂后黄疸基本消失。可见仲景方法之效。病退药退,不可徒伤正气,拟益气培中之品,以健脾运。处方:杏仁 12 克,炙桑白皮 12 克,茯苓 12 克,党参 12 克,白术 12 克,连翘 12 克,焦六曲 12 克,佩兰叶 9 克,广郁金 9 克,前胡 6 克,桔梗 3 克。5 剂后全愈。

7. 暑湿发黄,清宫醒神救急症 《医学入门》谓"凡时行感冒,及伏暑未解,宿食未消,皆能发黄"。《沈氏尊生书》亦有"天行疫疬以致发黄者,俗为之温黄"。症势急骤,突然发黄,迅即可见昏瞀喘急等危急重症,即谓急黄、温黄。或因其人素有内热积于脾胃,复加客气热毒上冲,或因疫疬致黄。周氏有用清营汤合安宫牛黄丸治疸症昏瞀之存案。

如治黄男。日前发热,昨起遍体黄染而干燥,今晨神识乍清乍糊,胸前隐现红疹,齿衄量多,渴不欲饮,便下色黯;切脉寸关弦大而虚,舌绛,苔黄糙。证属暑湿发黄,亦系时疫疬气之气温黄,急拟清宫醒神,冀邪热转出气分,尚能出险入夷,以求一线生机。方用安宫牛黄丸 1 粒(急灌)。犀角 1.5 克,羚羊角 1.5 克(均浓煎徐服),金银花 12 克,连翘 12 克,生地 12 克,丹参 12 克,卷心竹叶 6 克,麦冬 6 克,川贝母 6 克,川连 3 克,茵陈 15 克。服药后次日,神识渐清,红疹显透,疸色稍减,便色转淡,小溲渐清。再进原方剂,脉已和,舌转淡红,疸色显退,红疹渐消,险境已脱,再清余热。处方:茵陈 15 克,滑石 15 克,泽泻 9 克,茯苓 9 克,醋大黄 9 克,延胡索 9 克,广郁金 9 克,丹参 12 克,金银花 12 克,连翘 12 克,万氏牛黄清心丸 1 粒(吞)。4 剂后,疸症已愈,纳谷亦增,二便正常,当以扶正以善后调治。

8. 寒湿阴黄，温通宣泄壮督阳　大凡其人素体阳虚，寒湿郁结发黄；或黄疸误下，中阳戕损，湿浊深锢，其疸色暗灰、肢冷、形肿，脉来沉细者，是谓阴黄。古籍素有茵陈四逆、茵陈附子干姜等方治疗。周氏以温阳宣通泄浊之法治，常用自拟温阳消黄汤（茵陈、干姜、附子、丹参、党参、鹿角霜、败酱草）。

如治陈女。素禀阳虚之质，督阳不振，脊凉带下，寒湿内蕴，神倦肢冷，自觉右胁隐痛，乍轻乍重，月来就肌肤渐黄，色如熏黄灰暗，纳谷式微，面浮跗肿，脉来沉细，舌胖而苔薄滑。督脉壮督一身之阳，为阳脉之海，督阳微则命火衰，脾阳因之亦微，中运所以不健，寒湿得以乘袭，蕴久则发黄，其色所以灰滞如烟熏无华，法当温通宣泄，拟温阳消黄汤加减。处方：茵陈15克，败酱草15克，党参9克，鹿角霜9克，丹参9克，苍术9克，淡附片3克，淡干姜3克，三棱6克，炙鸡内金6克，玉枢丹1.5克（吞）。4剂后，症情好转，纳谷增，疸色较泽，再宗原意出入，前方加葛根6克，清宁丸2.4克（包）。连服5剂，疸色减退，诸恙递减，原方去玉枢丹、三棱，加扁豆12克，茯苓12克，以扶脾善后。

四、鼓胀证治经验

鼓胀病名最早见于《内经》。《素问·腹中论》："黄帝问曰，有病心腹满，旦食则不能暮食，此为何病？岐伯对曰，名为鼓胀。"即腹部胀大如鼓的一类病症。临床以腹大胀满，绷急如鼓，皮色苍黄，脉络显露为特征，故名鼓胀。后世将此症与风、劳、膈合称四大症，甚为难治。此疾类似于西医学所指的肝硬化腹水，包括病毒性肝炎、血吸虫病、胆汁性、营养不良性等多种原因导致的肝硬化腹水。周氏诊治此类患者颇多，并把心得体会记述成医话。笔者试从以下方面予以总结。

1. 病因病机探赜　鼓胀之成因多样。《内经》谓"诸腹胀大，皆属于热""诸湿肿满，皆属于脾""脏寒生满病""浊气在上，则生䐜胀""少阴何以主肾，肾何以主水？曰肾者，至阴也；至阴者，盛水也。肺者，太阴也；少阴者，冬脉也。故其本在肾，其末在肺，皆积水也"。本病所涉及脏腑不外乎肺、脾、肾三脏为主。周氏认为"腹为太阴都会，水湿浊邪，终归于脾。饮食劳倦之伤，虫邪内侵之害，强者气行而已矣，弱者着而为病也"。病机主要由于脾胃虚弱，水谷精微转化失常，凝而为湿，且肾为胃之关，关门不利，湿浊之邪日久积累，脾肾真阳愈发受抑制，中土失伸，更乏温煦之力，则浊阴无阳以化，日渐腹形膨大而为臌。或外侵之虫，得以乘隙蟠踞，滋生繁殖，损伤血络，积瘀成热，动则甚见上下血溢，血多瘀紫，腹部青络外露，积瘀亦能化水，形体如槁，腹部膨隆，脉多现浮大、芤数。此多见于晚期血吸虫病。纵观其病因病机，总属本虚标实之证，本虚者，可有中气不足、肺脾两虚、脾肾阳虚等；标实者，亦有积水、湿热、痰瘀之不同。周氏论治特别重视"扶正"，即使运用攻伐之品时，亦不忘佐以一二味培元之品。

2. 治法效案举隅

（1）宣肺利水：肺者相傅之官，其合皮毛，而司开阖，主气，化精化水，出治节，通调水道。夫肺虚而外邪（六淫）乘袭，致使上焦壅塞，表里失和，湿浊不由大肠或膀胱排泄，水聚而成鼓胀。《金匮要略》指出："腰以上肿，当发汗；腰以下肿，当利小便。"治宜宣肺利水。方可选麻杏苡甘汤、葶苈丸等。如治章某，男，32岁，农民。寒郁肺卫，开阖不利，形寒咳呛，肢节酸楚，表里不和，水道失调，腹膨面浮，二便不畅，切寸关浮紧，尺脉沉实，舌淡苔白，宜宣开金气，泄利水湿。处方：浮萍草 18 克，瓜蒌皮 12 克，浙贝母 12 克，杏仁 12 克，薏苡仁 12 克，滑石 12 克，虫竹 12 克，桑白皮 9 克，葶苈子 9 克，净麻黄 2.4 克，蝉蜕 2.4 克。5 剂。二诊：投服前方，腹膨递减，咳减肿退，原方除葶苈子，继服 5 剂，诸恙悉瘥。

（2）温中行水：《内经》云"腹满䐜胀……过在足太阴、阳明""脾气实则腹胀，泾溲不利"。许叔微云"水病无不本之于胃"，盖脾胃居于中焦，乃后天生化之源，若脾胃受邪，经气不利，水精失布，土成卑监，清浊壅滞，水溢胀起，亦会导致鼓胀。宗喻嘉言之"脾执中央以灌四旁"，故治当温中行水。方可选防己黄芪汤、胃苓汤、参苓白术散等。如治陆某，女，38 岁，农民。脾升胃降，谷化之道，降不及而中运钝，纳呆脘闷；阳动阴静，物态之常，阳不足则阴寒盛，腹臌跗肿，脉至弦滑，二关沉实，舌淡苔白。当益胃之阳，降胃之阴。处方：白术 12 克，茯苓 12 克，党参 12 克，白芍 12 克，淡吴茱萸 1.5 克，煨木香 1.5 克，陈皮 6 克，半夏 6 克，砂仁 2.4 克，淡干姜 2.4 克。5 剂。二诊：脘闷除，纳谷增，矢气频转，腹臌日减，原方继服 15 剂，诸恙均瘥，乃更服香砂六君丸巩固之。

（3）益火消阴：肾为胃之关，关门不利，聚水从其类。陈士铎《石室秘录》有云"心得命门而神明有主"，盖命门之火亦即肾中真阳，故凡命门火衰，则肾之气化失常，脾胃亦失于温煦，故水聚不化四溢形成鼓胀。治遵益火消阴。方可选桂附八味汤、真武汤等。如治冯某，女，32 岁，农民。素质勤劳，禀元尚充，去岁难产手术，元气大伤，随之食少，肢冷，曾投温脾之中药，时愈时作。近则脘腹膨大，身重跗肿，腰脊酸楚，脉沉迟，舌胖嫩，苔白薄。系火不生土，土不制水，三焦不泻，枢纽失利使然。宗王太仆益火之源以消阴翳法。处方：黑附块 3 克，肉桂心 3 克，沉香 0.9 克，茯苓 12 克，怀山药 12 克，熟地 12 克，车前子 9 克，干蟾皮 9 克，泽泻 9 克，鸡内金 6 克。4 剂。二诊：药后诸恙递减，腹膨宽，肢温，便实。原方加香附 12 克,守服 15 剂,易服肾气丸达 3 个月而愈。

(4) 行瘀消臌:离经之血,谓之瘀血。其强者气行而血运,或初治得法,则瘀去自无后患;弱者瘀血留着,经络阻滞,气血失运,久则血热互结,积瘀化水,致成鼓胀。《经》云"留者行之,结者散之"。治当行瘀消臌。方可选桃核承气汤、血府逐瘀汤、己椒苈黄丸等。如治黄某,男,54 岁,农民。负重远行,络伤血瘀,厥阴经气失利,时感胁痛,加之嗜烟恣饮,致瘀热搏结,渐而纳减腹臌,心悸头晕,大便紫黯,唇口燥赤,溲短,脉左涩,右弦数,舌红苔黄。以行瘀通络,导水消臌。处方:制大黄 6 克,苦葶苈 6 克,潼木通 6 克,牡丹皮 6 克,玉蜀须 12 克,大腹皮 12 克,黑栀子 9 克,葫芦壳 15 克,汉防己 1.5 克,川椒目 1.5 克。4 剂。二诊:大腹胀势较减,小溲排泄增多,唯寐醒口中干苦,前方去栀子,加芒硝 12 克,服 10 剂,诸恙告瘳。

(5) 理气逐水:陈修园有"气滞水亦滞,气行水亦行"之论,说明气病则水亦能病,同样水停不化,气失肃降,而喘满随生者,即为水病气亦病。故鼓胀水湿停积,积水充实,脉证较实者,可参唐容川"治气即治水,治水即治气"。治予理气逐水。方可选控涎丹、禹功散等。如治王某,女,43 岁,农民。湿盛水停,气失流行,大腹膨隆,动辄喘满,食入膜胀,溲短口渴,脉滑实,苔厚腻。宜逐水开积,行气运滞。处方:控涎丹 2.4 克(吞),麸炒枳实 12 克,冬瓜子 12 克,冬瓜皮 12 克,莱菔子 15 克,白茯苓 15 克,白术 15 克,炙紫菀 6 克,商陆 6 克,鸡内金 6 克,干蟾皮 4.5 克,制川朴 4.5 克。3 剂。二诊:腹宽形瘪,喘满亦减,症愈大半。

(6) 磨化癥积:《诸病源候论》云"鼓胀之症,其腹内有结块,韧强在两胁间"。腹内两胁之结块乃"癥积"之属,即所谓唐容川所称其非凝痰,即裹血,治或攻痰,或破血。周氏集各家所长,创"磨化癥积"一法,并自订效方"化癥饮",合鳖甲煎丸治疗。如治徐某,男,63 岁,农民。高年气阴本亏,久处卑湿之处,气血痰胶结,阻滞三阴络气,始则乍寒乍热,近乎疟状,渐而胁下结块渐大,坚韧不移,脘胀腹臌,肌肤甲错,形瘦食减,脉至沉细,舌黯苔腻。欲攻其积,务虑伤正,拟补其正,恐其滞邪,乃用磨化癥积法治之。处方:漂海藻 12 克,西潞参 12 克,旋覆花 9 克,广木香 9 克,煨三棱 1.5 克,蓬莪术 1.5 克,赤丹参 18 克,谷芽 15 克,麦芽 15 克,鸡谷袋 2 具,每晨空腹米汤送鳖甲煎丸 9 克。

3. 峻药缓用有法 《内经》鼓胀治法,谓平治权衡,去宛陈莝,开鬼门,洁净府,宣布五阳,巨气乃平,此之谓也。又曰身半以上汗之,身半以下下之。周氏认为"下"之一字,非泻下之谓,是浊阴走下窍之谓。由此而见,治疗鼓胀当行综合治疗,权衡斟酌,即使对于邪胜之征象,亦不可过于运用峻剂攻泻。周氏在临床具体辨治过程中，如遇积水充实，生喘满，脉实证实者，亦是暂以控涎丹六分泻之。喘满势减，待五六日，再行续泻二三次。用峻药虑其适度为法。泻剂中亦选神佑丸、浚川散、禹功散、千金霜、巴豆霜、芫花等，服后反应较微。因制霜可缓和泻下作用，并降低毒性，方便入丸散。另丸散剂，量少简而易服，流弊较少。此乃周氏峻药缓用之法，对于应对正虚邪亦胜的鼓胀患者，值得借鉴。

【医案选析】

理气降逆治酒膈

王某，男，45岁。

酷嗜酒醴，内伤冲和之气，以致胃杳不食，延及1个月，大便秘结，关格之萌，未可轻视。处方：

薤白头，全瓜蒌，旋覆花，代赭石，炙火麻仁，广橘红，制半夏，乌药，川楝子，桃仁，柏子仁，鸡棋子，杵头糠。

【赏析】"关格"又指"噎膈"，噎膈系指吞咽梗阻，饮食难下，纳而反出的一类疾病。噎与膈在临床上常同时并见，难以严格区分。早在《内经》指出"三阳结，谓之膈"。究其成因，《景岳全书》云"噎膈一证，必以忧愁思虑、积劳、积郁，或酒色过度损伤而成"。本案为酒膈，酒性湿热，嗜酒过度，胃肠积热，炼津为痰，痰热内结，津伤血燥，以致瘀血停留，痰瘀阻滞食管、胃腑，气机不利，留着成疾。故治宜理气降逆、化痰行瘀。方可选旋覆代赭汤、瓜蒌薤白汤、葛花解醒汤等化裁。上案所用方中鸡棋子，为枳棋子的别名，能解酒毒，利小便，杵头糠功在助益胃气。

四七汤化裁治梅核气

沈某，女，50岁。

喉间有痰，粘连不豁，气郁所致。处方：

紫苏叶，厚朴，乌药，郁金，白芍，鸡血藤，桑寄生，橘红，制半夏。

【赏析】本案实为梅核气，《金匮要略》所载述"咽中如有炙脔"，当属此病。《古今医鉴·梅核气》："梅核气者，窒碍于咽喉之间，咯之不出，咽之不下，有如梅核之状是也。始因喜怒太过，积热蕴隆，乃成厉痰郁结，致斯疾耳。"多因情志郁结，痰气凝滞所致。治宜理气解郁化痰，方可选半夏厚朴汤、四七汤等。上案所用乃四七汤(由半夏、茯苓、紫苏叶、厚朴组成)化裁。

温中化痰治寒邪滞胃之脘痛

冯某,女,15 岁。

初诊 恣食冷物,胃阳受抑,脘腹疼痛,时缓时甚,便秘苔白,口淡。姑以温中助阳。处方:

淡吴茱萸,淡干姜,白豆蔻,姜半夏,广陈皮,荜澄茄,肉桂,制香附,焦枳壳,炙瓜蒌,广木香。

3 剂。

二诊 胃阳失振,寒饮内滞,中脘作痛,大便溏泄。处方:

制吴茱萸,淡干姜,高良姜,制香附,姜半夏,广陈皮,煨木香,带砂仁,焦山楂,荜澄茄,焦神曲。

3 剂。

三诊 脘痛已除,再以温中健脾。处方:

吴茱萸炒白芍,制香附,乌药,姜半夏,白豆蔻,带壳砂仁,焦山楂,焦神曲,广陈皮,焦扁豆。

4 剂。

【赏析】本案患者过度食冷,导致寒邪滞胃,胃阳被抑,气机阻滞,痰湿由生,不通则痛。初诊所用方药以温胃散寒为主,兼以理气化痰。二诊亦以良附丸加味,达温胃理气,兼以醒脾之功。三诊脘痛已除,则以温中健脾为法,以固本,防复作。

活血化瘀行气治腹痛

周某,女,31 岁。

初诊 少腹左侧,有时隆起,形若如拳,疼痛如刺,而致神昏如厥。据说昨日发过 3 次,腹痛如折,苔腻边紫,向有痛经史。处方:

紫丹参,酒炒当归,桃仁,川楝子,煨木香,酒炒延胡索,吴茱萸,赤芍,白芍,茺蔚子,青皮,陈皮,焦山楂,制香附。

3 剂。

二诊 服药后,余瘀得下,昏厥未见发现,腹部阵痛,舌边紫色渐退,苔色微腻。处方:

小茴香,酒炒当归,紫丹参,赤芍,白芍,益母草,酒炒延胡索,桃仁,制香附,焦山楂,广郁金。

3剂。

三诊　病情好转,食欲良好,少腹左侧,有时气聚、胀痛。处方:

米炒党参,焦于术,紫丹参,焦白芍,大熟地,川楝子,桑寄生,鸡血藤,青皮,陈皮,广郁金,枳壳,炙甘草。

3剂。

【赏析】腹内有肝、胆、脾、肾、大肠、小肠等诸多脏腑,且为足三阴、足少阳、手足阳明、冲、任、带等诸多经脉循行之处,故腹痛病因病机亦较为复杂。外邪六淫侵袭,饮食所伤,情志失调,跌仆损伤血瘀及气血不足,阳气虚弱等诸多因素,均可导致腹部脏腑气机不利,气血阻滞,脏腑经络失养,而发生腹痛。本案根据腹痛时有隆起、疼痛如刺、舌紫苔腻等征象,当辨为瘀阻腹痛无疑。血瘀气滞,气血结滞,阴阳气不相顺接而致痛厥。治法当取活血化瘀,行气止痛,瘀去痛自止。

肝肺络气失宣之胁痛

冯某,男,41岁。

初诊　左胁肋呼吸疼痛,不堪转侧,大便2日未解,脉苁缓,少神。证属肺肝络气窒滞。处方:

旋覆花,杏仁,广郁金,橘核,老瓜蒌,丝瓜络,滴乳香,赤芍,当归须,川楝子,橘红络。

二诊　胁肋疼痛渐除,肝肺络气失宣,左肋下尚有隐痛,胃气不振,脉虚苁。处方:

酒炒当归须,赤芍,滴乳香,制香附,酒炒延胡索,丝瓜络,厚朴花,焦谷芽,法半夏,广橘红。

【赏析】《张聿青医案》载:"夫日起于东,而光照于西;日沉于西,而光返于东,光者日之用也。于以知肝不必不在右,而其用终在于左;肺不必不在左,而其用终在于右。"肝升于左,肺降于右,今金木升降失常,"络气窒滞",而发胁痛。治当疏肝理肺,兼运脾胃。

制肝扶脾法治脾虚木郁之泄泻

杨左,辛丑年秋。

去年患痢,经治虽愈,然中阳因而受损,时时脘腹胀闷,迩来情志不遂,纳谷

223

不馨,大便日有三四次,每泻必腹中攻动不舒,脉弦苔薄白。拟制肝用酸,扶脾用甘之法。处方:

炒乌梅6克,炒陈皮6克,佛手柑6克,台乌药6克,焦山楂肉10克,白芍10克,茯苓10克,白术10克,焦六曲12克,川楝子12克,炙甘草3克。

【赏析】本案中阳脾气本虚,复因木郁。脾弱而肝旺,土虚则木贼。治乃从脾胃虚弱,肝气乘中施治,以酸苦甘辛法,所用方药仿痛泻要方之意,柔肝敛阴,和中疏气,以图肝畅气舒,脾升胃降,痛泄自除。

温中分利治脾虚湿盛之泄泻

朱某,女,64岁。

脉左右微细不应指,大便泄泻,舌苔白腻,胃困疲倦,老年气衰湿盛,尤宜加意。处方:

藿香,川朴,葛根,木香,山楂炭,带皮茯苓,带壳砂仁,制半夏,神曲,扁豆,车前子,陈皮。

【赏析】前贤有“湿多成五泻”之记载,张景岳云“凡泄泻之病,多由于水谷不分,故以利为上策”“治泻不利水,非其治也”。历代医家亦常从治湿来疗泄泻。本案患者年老体衰,脾胃虚弱,适逢湿盛,阻滞气机,分清泌浊功能失常,导致泄泻。周氏以温中健脾,分利湿浊之法治之。藿香、厚朴、制半夏、木香、陈皮温中化湿行气,葛根升清,茯苓、车前子淡渗以分利湿浊,山楂炭、带壳砂仁、神曲、扁豆健脾以化湿。

宣肺理肠治肺热移肠之痢疾

孟右,辛丑年秋。

始咳呛,继泄利,兜涩过早,延成下痢,色白,腹痛后重,溲短赤,脉细数,舌苔薄白。表里同病,拟清上焦化源,通下焦壅结。处方:

瓜蒌皮12克,炙桑白皮12克,杏仁12克,薏苡仁12克,茯苓12克,桔梗3克,黄芩5克,带子腹皮13克,甘露消毒丹10克(吞)。

【赏析】本案属误治成痢。因肺热移肠,兜涩过早,热壅气滞而成。治宜宣肺理肠之法,以桑白皮、桔梗宣发肺气,杏仁、瓜蒌皮、带子腹皮理肠降浊,茯苓、薏苡仁利湿化浊,黄芩、甘露消毒丹清降湿浊。全方奏宣发肺气,升清降浊之功。清升而浊降,气机和畅,则痢下可愈。

祛风清热治风热灼肠之便血

侯某，男，42岁。

风热逗留大肠，大便下血，头晕。处方：

荆芥炭，防风炭，椿根皮炭，侧柏炭，升麻炭，地榆炭，槐花炭，白芍炭，当归炭，杭白菊，左牡蛎。

【赏析】此案属风热逗留，邪从太阳传入阳明，协热下血。肝经血热，肝脉绕络后阴，渗入于肠则为肠风下血。便血之源各异，但病位总在肠。治以荆芥、防风祛风散邪，杭白菊、白芍、当归、牡蛎以清肝柔肝养血，地榆、槐花、椿根皮、侧柏清肠腑邪热，升麻一味取其"下者举之"升提之意，诸药炒炭实为增强收敛止血之用。

化瘀行气止血治积瘀腹膨

董某，男，35岁。

初诊　脉茫细，重按若无，脾之大络内伤，积瘀在里，曾经上吐下泻，都见瘀血，胃困不复，中脘胀满，腹形膨大，防其积瘀再溢，有虚脱之险。处方：

五灵脂，桃仁，牛膝炭，代赭石，郁金，厚朴，木香，枳壳，炒白术，茜根炭，当归炭。

3剂。

二诊　腹膨较宽，胀滞亦减，胃气未复，症宜加意。处方：

赤芍，白芍，当归炭，牛膝炭，桃仁，瓦楞子，茜根炭，广郁金，厚朴花，炒枳壳，焦谷芽。

3剂。

【赏析】本案患者曾有上吐下泻而见瘀血，脉象茫细，可知其脾之大络内伤而积瘀在里，瘀阻经络，气血失运，积瘀化水而现腹膨；吐泻后胃气亦伤，胃困不复，故见中脘胀满。因而治宜化瘀行气止血，以防积瘀再溢，气随血脱，而酿虚脱之危象。

益火消阴治肾虚肝旺之鼓胀

冯某，男，47岁，农民。

初诊　命火衰，肝木旺，脘腹膨大坚硬，土德薄，水湿留，食入肢冷跗肿，便时溏，溲涩短，脉沉迟细，舌胖苔白。法当益火之源，以消阴翳。处方：

茯苓12克，山药12克，熟地12克，车前子10克，干蟾皮10克，泽泻10克，黑附块3克，瑶桂3克，沉香1克，鸡内金6克。

4剂。

二诊 腹臌宽,诸恙减。

原方加香附 12 克,15 剂。后纯服肾气丸。注:随访 1 年无恙。

【赏析】《素问》云"脏寒生满病",本案鼓胀患者乃"命火衰,肝木旺",治当温下焦,益中州为主,少火生气,温煦脾土,元阳复而阴翳消,三焦有所禀命,决渎有权,水道得调,水湿去而腹臌宽。

【验方拾萃】

乙癸同源饮

处方:北沙参(米炒)、生地、生鳖甲、制何首乌各 12 克,麦冬、枸杞子、川楝子、生白芍各 9 克,酒炒当归 6 克,牡蛎 24 克,藏红花 1.5 克(后下)。功效:育肾涵肝。主治:右胁肿痛,症见胁脘督闷,噫嗳矢气,右胁痞硬有形,遇劳即疼,或按之压痛,纳少,神疲,溲时清时混,便时硬时溏,脉弦细或濡细,舌苔薄腻,或质红而苔白糙。

本方系根据《内经》"乙癸同源"之理,参合前贤学说,采用魏玉璜一贯煎,并取叶天士治肝郁之法,结合临证实践经验,从育肾水以涵肝木,消肝肿入手制订而成。方中北沙参、生地、麦冬、枸杞子滋肾阴;何首乌、白芍、当归养肝血;生鳖甲、牡蛎软坚潜阳;川楝子理肝气;配合红花、当归活血化瘀。诸药配伍为用,共奏滋肾养血、活血化瘀、软坚消肿之功。

化癥饮

处方:海藻 12 克,党参 12 克,旋覆花 9 克,广木香 9 克,三棱 4.5 克,莪术 4.5 克,丹参 18 克,鸡谷袋 2 具。功效:磨化癥积。主治:虚人癥积,症见胁下积块,坚韧不移,脘胀腹臌,或见黄疸色晦暗,肌肤甲错,脉沉细涩,舌黯苔腻。

化癥饮中海藻软坚散结,三棱、莪术、丹参活血化瘀,党参健脾益气,木香、旋覆花行气化痰。鸡谷袋,周氏谓之"磨化之力,莫强于鸡之谷袋,无论锐利坚韧之品,均难损其分毫,故采入化癥饮"。全方扶正祛邪,缓缓攻之,渐为磨化。

治慢性肝炎验方

处方:生白芍,炙鳖甲,川楝子,橘核,台乌药,柏子仁,合欢花,佛手柑。功效：柔肝调气。主治：慢性肝炎，症见不耐劳动，右胁胀，小溲清，体倦，脉细。

针对慢性肝炎，周氏认为总以柔肝调气为要，故方中生白芍柔肝养血止痛，敛肝阴；炙鳖甲滋肾潜阳，软坚散结；川楝子、橘核疏肝行气，散结止痛；柏子仁、合欢花养血润肠，解郁安神；乌药、佛手理气开胃，活络止痛。

温阳消黄汤

处方：茵陈，干姜，附子，丹参，党参，鹿角霜，败酱草。功效：温阳化湿，泄浊退黄。主治：素体阳虚，寒湿郁结发黄，或黄疸误下，中阳戕损，湿浊深锢，疸色暗灰，肢冷，形肿，脉来沉细，舌淡胖，苔薄滑。

方中茵陈、干姜、附子取《医学心悟》中茵陈术附汤之意，温阳化湿退黄，加鹿角霜更增其温阳之力；党参健脾益气，以助化湿之力；丹参活血化瘀；败酱草解毒祛瘀。全方合用，共奏温阳化湿、泄浊退黄之功。

治肠痈验方

处方：粗炒大黄4.5克，蛮虫8只，桃仁15粒，五灵脂6克，酒炒延胡索8克，炙穿山甲片6克，京三棱8克，炒蓬术8克，赤芍8克，当归尾8克，老瓜蒌15克，土贝母10克。功效：化瘀通腑，散结止痛。主治：阑尾炎穿孔腹膜炎，或手术以后余毒结块，按之坚硬，大便数日不下，舌苔粗腻，脉数。

本方中大黄、桃仁泻下攻积，清热逐瘀，泻火解毒；蛮虫、炙穿山甲片破血逐瘀，消痈溃坚；五灵脂、延胡索行血散瘀止痛；三棱、莪术活血化瘀散结；赤芍、当归活血养血润肠；瓜蒌、土贝母清热散结，滑肠通便。全方化瘀通腑、散结止痛之力较强。周氏指出，若体虚大便溏者，或脉象尪弱者，宜行斟酌。

·········· 【**主要参考文献**】··········

[1] 嘉兴中医院老中医学术经验整理小组.周兰若医案[G].浙江省嘉兴中医院,浙江省嘉兴县医药科技情报组,中华全国中医学会浙江省嘉兴县分会编印,1980.

[2] 陆文彬.简介周兰若先生治胃脘痛经验[J].辽宁中医杂志,1982(10)：27-29.

[3] 陆文彬.介绍周兰若先生治疗黄疸经验[J].浙江中医药,1977,3(2)：74-77.

[4] 陈永灿.简易名方临证备要[M].北京：人民卫生出版社,2016.

[5] 陈予舟,陆文彬.周兰若先生治疗鼓胀经验介绍[J].江苏中医,1966(3)：22-24.

张硕甫：
噎膈反胃诊治有法，滋阴温阳通润散结

张硕甫(1897—1970)，浙江杭州乔司人，乃杭城一代名医。先后于杭州广兴中医院(今杭州市中医院)、杭州市红十字会医院、杭州市第一人民医院等单位任职，历任中医科主任、副院长，多次被评为省市先进工作者，曾当选杭州市人大代表和政协委员。张氏为近代名医金子久嫡传弟子，早期行医于临平、笕桥，抗战时迁居杭州。据史籍记载，笕桥本是药市，开药铺的很多，张硕甫应颐和堂邀请坐诊，很多人都慕名而来，人们看病都半夜来排队。1952 年，张氏应浙江名医叶熙春邀请，与史沛棠等共同筹创杭州广兴中医院。张氏医德高尚，医术高超，深受群众爱戴。

张氏临证主张四诊合参，反对唯脉是从，擅于分析病因病机，辨证准确。他重视情志内伤对疾病的影响，临证主张对患者进行心理疏导。张氏临床经验丰富，不仅善用古方，更能灵活变通用药。尝谓：医者仁术，身心性命攸关，临证务必慎思明辨，切不可草率马虎。张氏治疗脾胃病积有丰富经验，尤其是对噎膈反胃诊治有其独到见解。但张氏忙于诊务，传世文字资料极少，今据王永钧等整理的《张硕甫医案》，整理介绍其噎膈反胃证治经验。

噎膈反胃以"饮食不下""食饮入而还出"为主症，多见于西医学中的贲门痉挛、食管癌等。张氏认为噎膈反胃病位在胃，病机总属中虚气逆，喜用旋覆代赭汤化痰理气，降逆止吐，体会单用旋覆、代赭、生姜、半夏之通降而不用人参以建立中气，往往效果不著。因为气之升降，往往赖脾胃之气斡旋于中，若不建中而纯用降气，则虚者益虚，于病无益，故张氏强调补益中焦的重要性。如何补中建中，尚有阴阳之分。张氏指出："古来噎膈治法，偏于阳结而阴寒者，宜通阳气；偏于阴结而阳衰者，宜滋津液。"可见，本病除痰浊留滞，气逆不降外，中虚是本，且阴损及阳，阳损及阴，阴阳损伤互为因果，临证施治时不能单纯补阳或滋阴，而应辨证分析，抓住主要矛盾，或滋阴为主，照顾温阳；或温阳为主，兼顾滋阴，目的是通润散结，提高临床疗效。

一、滋阴养血，和胃通幽

噎膈反胃乃本虚标实之证。若本虚表现为津伤血燥，阴液枯槁为主要方面时，张氏主张先滋阴液，再降逆气，滋阴善用五汁饮。如治章某，女，47岁。初诊：嗜酒吸烟，积热消烁，致津伤血燥，阴液枯槁，形体消瘦，动辄乏力，日久瘀热停留，贲门阻塞，食难下膈，但进汤水，迁延月余矣。近则病由贲门而及幽门，大便干结不通。脉象细弦，舌光苔少。治宜滋阴养血，和胃通幽。用五汁饮加减。处方：炒党参、麦冬、川石斛、郁李仁、茯神各三钱，姜半夏、广郁金各两钱，陈海蜇二两，牛乳一杯，白蜜四钱，韭汁二匙，鲜藕汁半杯。5剂。二诊：药后大便得通，但仍形瘦神怯，欲食难下，食则呕吐，脉象弦滑，舌苔薄白。治宜通和胃气，改用旋覆代赭汤加减。处方：旋覆花、半夏、炒党参、茯苓、炒白芍各三钱，生赭石、煅瓦楞子各四钱，陈皮、淡甘草各钱半，海蜇四两。5剂。三诊：前日起，已能稍进米粥，唯仍噫气不舒，呕吐酸水，脉象沉细，舌苔淡薄。再以益气和胃，润肠宣腑。处方：炒党参、麦冬、川石斛、广郁金各三钱，姜半夏、竹茹各两钱，淡甘草、陈枳壳各钱半，姜汁二匙，海蜇二两，白蜜五钱（冲），牛乳一杯。5剂。四诊：病情已有进步，能进少量软食，脉苔如前，仍用原方剂。5剂。患者起病月余，食物难下，但饮汤水，大便干结、旬日不通，且形体消瘦，肢软乏力，舌光苔少，脉象细弦。经检查确诊为贲门痉挛，经按气阴不足用五汁饮及旋覆代赭汤治疗后，病情日渐改善，四诊后已能进软食。旋覆代赭汤中降逆消痰与益气补脾之品同用，标本兼治，镇降逆气不伤胃，益气补中不助痰。辨证后考虑病津伤血燥，阴液枯槁，加上舌象脉象，给予其滋阴养血，和胃通幽。二诊后用旋覆代赭汤，着重和胃，循序渐进。日常遇到的患者病情大多不是单一的，诊病有循序渐进过程，先考虑主要矛盾，最重要的还是辨证准确。

二、通阳散结，开上润下

对于本病饮食难下，形瘦神倦，大便燥结，虽有阴涸于下，阴液不足，但主因仍在脾胃不振，浊饮留踞，气机阻滞，阳气不能布散，津液不得流行。故治疗当温通阳气，振奋脾胃，理气散结，祛浊化饮，开上而润下，张氏常用肉桂、干姜、半夏、姜汁、刀豆子、陈皮、茯苓等药。如治陈某，女，14岁。初诊：脾胃不振，浊饮内踞，阻滞气机。结阳于上，致津液不得输流，饮食难于下行，阴涸于下，致形瘦神倦，大便燥结，脉象细弦，舌苔淡白。法宜辛开苦降，先通阳络。处方：肉桂六分（饭丸），炒干姜八分，姜半夏二钱，刀豆子三钱（煨），茯苓、瓦楞子、生赭石各四钱，青盐制陈皮钱半，韭汁半杯，荸荠汁半杯，姜汁半匙另冲。5剂。二诊：古来噎膈治法，偏于阳结而阴寒者，宜通阳气；偏于阴结而阳衰者，宜滋津液。是症以脾胃无火，痰浊内留。始于阳结，气失流通，渐致阴衰，液涸肠燥，故饮食不能从上窍进，继而粪垢难从下窍出。治宜温脾化浊，通阳散结，开上润下。处方：茯苓四钱，炒黑干姜八分，姜半夏二钱，炒吴茱萸三分，川连五分，陈皮、陈枳壳各钱半，生赭石八钱，煨刀豆子、火麻仁各三钱，韭汁一匙，姜汁半匙。5剂。三诊：呕吐已缓，大便得通，唯形瘦面黄，神色倦怠，脉象细弱，左手带弦，舌苔淡黄、中间微白。宜再进原法。处方：炒党参、茯苓、炒白芍、火麻仁、姜半夏各三钱，炙甘草二钱，生赭石四钱，陈皮钱半，吴茱萸八分，韭汁半匙，姜汁半匙。5剂。患者病饮食下咽，片刻后便吐出，但汤水仍能下咽，如此迁延4年之久，致形瘦面黄，精神软弱，经食管钡餐检查：食管贲门部呈鹰嘴状，食管中下段扩张，有潴留液，食管边缘光滑，黏膜规则，钡剂潴留在食管贲门部未见进入胃底，上中段有逆蠕动，经注射阿托品0.5毫克后，15分钟仍未缓解，但1小时后进食，便能入胃，未有呕吐。此为贲门痉挛，经张氏用通阳散结，开上润下法后，病情得以缓解。

三、温中化饮，启膈开关

对于高年噎膈重症，若平素嗜茶多湿，痰湿体质，中阳不足，浊饮内留，阻塞胃口，气失通降，反致逆上。虽有津伤血燥之象，但苔厚白，脉沉细，当责气虚阳微，脾运不及。治以温中化饮为主，张氏常用瓜蒌薤白半夏汤加味，适时采用旋覆代赭汤降逆启膈，韭汁牛乳饮润燥通下，加用急性子等通滞开关，以缓解临床症状。如治柳某，男，74岁。初诊：脉象沉细，舌苔厚白，中脘痞满、作胀隐痛，食入则吐，呕吐清水，起已匝日。近数日来，隔拒不通，饮水难下，元气无水谷为之充养，则形体日益赢瘦矣。细查病原，因于高年中阳不振，平素嗜茶多湿，于是浊饮内踞，阻塞胃口，气失通降，旋复逆上，治以温通，以启胸膈。处方：薤白头、瓜蒌仁各三钱，姜半夏、姜竹茹各二钱，炒枳壳、陈皮、广郁金各钱半，茯苓四钱，炒黑干姜、上瑶桂（饭丸）各一钱，路路通七个。3剂。二诊：《经》曰"饮食不下，膈塞不通，邪在胃脘"，前进温中化浊，使湿痰不与气相阻，药后呕泛清水已止，唯脘部痞塞，饮食不下，面部㿠白，形寒气短，脉象沉细，舌苔白厚。考古论是证，虽以积热消阴、津伤血燥为多见，然阴阳气血本相依恋，由阴耗及阳者亦不少见，今症脉合参，气虚阳微，脾运不及显然，再温中化饮，借通上下：上瑶桂一钱（饭丸），薤白头、焦六神曲各三钱，全瓜蒌、茯苓各四钱，姜半夏、娑罗子、姜汁炒竹茹各二钱，干姜八分，陈皮、陈枳实各钱半。4剂。三诊：脘闷痞满，水饮难下，食入反出，呕吐清涎，虽屡进药石而效果不显，今更溲少便秘。上关下格，属阴阳乖离不得相荣，老年患此，最为可虑，脉转弦，苔白兼黄，舌边带腻。再拟温中搜饮，润燥通幽。处方：制吴茱萸四分，川连六分，上瑶桂（饭丸）、炒黑干姜各一钱，姜半夏、火麻仁各三钱，荜澄茄、姜汁、炒竹茹各二钱，枳实、陈皮各钱半，煅瓦楞子六钱，海螵蛸、茯苓各四钱。另用：韭汁冲牛乳，缓缓频服。3剂。四诊：前方药后病情虽无出入，而精神更形狼狈，以无粮之师不耐久战矣，今宗前法加入开关之品以承胃气下行，希冀纳谷为幸。姜半夏、火麻仁各三钱，炒吴茱萸五分，川连七分，上瑶桂（饭丸）、炒黑干姜各一钱，陈枳实、急性子、陈皮各钱半，荜澄茄二钱，生代赭石一两，茯苓四钱。另用：韭汁冲牛乳，缓缓频服。3剂。五诊：进前方启关格药后，呕吐清水已止，饮食稍能咽下，腑气得通，燥屎亦调，脉象弦滑而细，舌苔厚黄较退。再以温中和胃，宣气通腑。处方：薤白、姜半夏、旋覆花各三钱，全瓜蒌、茯苓各四钱，代赭石、煅瓦楞子各六钱，荜澄茄二钱，火麻仁五钱，炒吴茱萸四分，川连七分，西黄醒消丸一钱（吞）。5剂。六诊：胃能进食，食则作胀，大便得通，呕水亦治，然病延日久，胃必受伤，饮浊之邪未尽，阳气犹未犷达，脉象细滑，舌苔中黄。再以前法出入，然气结必致血结，宜稍佐破结行瘀之品。患者来张氏处治疗前，1个月来呕吐，食不得下症状日益加重，呈进行性趋向，曾经食管钡餐透视和摄片见食管下1/3处充盈缺损，诊断为食管癌。经过瓜蒌薤白汤、旋覆代赭汤、韭汁牛乳饮等，特别在加用急性子及加重代赭石后，使患者的症状得到一定程度的改善。张氏认为本病的发病与情志内伤、酒色过度有关。《素问·天元纪大论》曰："人有五脏化五气，以生喜怒悲忧恐。"《素问·举痛论篇》曰："百病生于气也，怒则气上，喜则气缓，悲则气消，恐则气下，惊则气乱，思则气结。"情志活动依赖脏腑精气的充盛及气血运行的畅达，脾胃为气血生化之源，气机升降之枢，情志失调则脾胃气机升降失常，运化失职出现相应的临床病症。服药的同时还要注意情绪调节。

······ 【医案选析】 ······

柔肝和胃通络法治胃溃疡出血

董某,女,20岁。

初诊 胃脘痛有年,屡次发病。今番痛引胁肋,嗳气不舒,动则心悸,夜难入眠,稍有感触,头昏面赤,苔薄微黄,脉细弦数,大便色黑,隐血阳性。良由血虚肝郁,日久化火,火性窘迫,犯胃伤络所致。夫肝为刚脏,非柔不可,故以柔肝为主,兼和胃通络法。处方:

黑栀子、炒白芍、牡丹皮、炒前胡、当归各二钱,川石斛四钱,茯神、川楝子各三钱,炙甘草一钱,陈枳壳、八月札各钱半,石决明一两。

2剂。

二诊 丹栀逍遥散合川楝子散加减。治疗肝郁化火,犯胃伤络,进药后2日,大便色泽转黄,隐血阴性,心悸不宁,头晕面红,均亦随之好转,唯胃脘作痛未已,心窝部有一点,按之即痛。此为瘀痛之根,宜酌加化瘀通药以消其瘀,然有形之瘀既滞,无形之气必阻,是以化瘀必有赖于理气,俾使气行则血亦行矣。处方:

川石斛、天仙藤各四钱,丹参、茯神各三钱,广郁金、白芍、牡丹皮各二钱,石决明八钱,八月札钱半,红花八分半,丝瓜络三钱,淡甘草一钱,三七一钱。

3剂。

三诊 药后获效,脘痛立止,唯苦于不寐,再宗原法加入安神之品。处方:

炒川连五分,赤芍、白芍、八月札、广郁金、牡丹皮各二钱,茯神三钱,丹参、枣仁、川石斛各四钱,降香八分,淡甘草八分。

4剂。

患者因溃疡病伴出血,阵发性室上性心动过速而入院,经中药治疗及住院休养后,胃痛出血均止,心悸好转出院。

【赏析】 溃疡病出血,张氏擅用柔肝和中化瘀法,获效较速,其认为,肝为刚脏,非柔不可,今血本虚,而肝郁化火,犯胃伤络,常留瘀滞,故治以柔肝为主,兼和胃通络。张氏治疗胃脘痛,常用娑罗子、天仙藤;治疗左胁痛,常用旋覆花、香附,右胁痛,则用白芥子、丝瓜络;如呕血、黑便者,加炒黑干姜、降香,或失笑散、海螵蛸、茜草等;若瘀血内阻,加三七、当归、赤芍。凡溃疡病出血,是先由气累血。若营血显现不足者，每以费伯雄养胃汤加减，党参、黄芪、白术、茯苓、山药、麦冬、炙甘草、当归、陈皮、白芍、红枣，有时亦用济生归脾汤增减，皆为病后而调理之。

辛苦酸法治蛔厥腹痛

贾某，女，51岁。

初诊　平素体肥多湿，今更伤于饮食，致脘腹呕吐频频不已，甚而吐蛔，已4日矣。昨起痛势阵阵加剧，佝偻难伸，转侧不宁，头有冒汗，伴有形寒微热，痛苦万分，甚则四肢厥冷，脉象细滑，舌苔白而带黄，舌边紫色。系蛔厥心痛（心痛即指胃痛《丹溪心法》），拟辛苦酸法治之。处方：

吴茱萸四分，川连、川椒炭各六分，乌梅、陈皮、枳壳、尖槟榔各钱半，娑罗子、姜半夏、使君子、制香附各三钱，延胡索、炒竹茹各二钱。

2剂。

二诊　进乌梅丸，温脏安蛔，痛势较减，形寒身热亦罢，唯今日饮食不节，致疼痛剧作，牵连胁肋，散布右肩，反复连绵不得安宁，苔现薄黄，切脉弦滑，按腹右胁坚硬拒按。是病由阳明累及少阳，因患者未同意住院治疗，故再按前法，合四逆散出入，以疏气缓急，安蛔定痛。处方：

吴茱萸五分，川连、川椒、淡甘草各六分，乌梅、枳壳各钱半，赤芍、川楝子、延胡索各三钱，柴胡八分，娑罗子二钱，神香苏合丸一粒（吞）。

1剂。

三诊　痛势得减。

原法不必更张，再进前方2剂。

四诊　痛厥已定，唯右胁按之仍有压痛，胃脘不舒，纳谷未振，泛泛欲呕，脉弦细滑，苔薄带腻。治宜疏通胃气，兼泄肝胆之法。处方：

吴茱萸五分，黄连一钱，姜半夏、广郁金各二钱，陈皮、延胡索、枳壳各钱半，制香附、采芸曲各三钱。

3剂。

【赏析】患者素体肥多湿，又伤于饮食，甚者吐蛔，又痛势加剧，伴形寒微热，四肢厥冷，舌苔白而带黄，病为蛔厥。此为湿热积滞，且寒热错杂，张氏以辛苦酸法治之。苦以燥其湿清其热，而蛔得辛则伏，得苦则下，得酸则静，同时用陈皮、枳壳、槟榔、姜半夏、炒竹茹等以理气消积，和胃止呕，标本兼顾。二诊进乌梅丸寒热并调，温脏安蛔。又因饮食不节诱发，病由阳明累及少阳，再合四逆散舒气缓急,安蛔定痛。痛厥定,右胁有压痛,胃脘不适,胃纳未振,泛泛欲吐,张氏以泄木安土治之。张氏对胆道蛔虫症常用乌梅丸、四逆散、川楝子散,如疼痛剧烈者,加用苏合香丸吞服,临床效果明显。同时又认为蛔虫为病,"轻则呕吐腹痛,重则贯心杀人",不能以蛔虫小疾而忽视之,故疼痛停止后,需用茵陈、苦楝根皮、使君子、鹤虱以驱虫,并应节饮食,忌食生冷等物。

••••••••••••••••••••••••••• 【主要参考文献】 •••••••••••••••••••••••••••

王永钧等整理.张硕甫医案[G].杭州市卫生局医药卫生科技情报站,1975.

魏长春：
治疗胃病开郁为先，自订验方精彩纷呈

魏长春（1898—1987），字文耀，浙江慈溪人。魏氏乃近代浙江中医界耆宿，是一代中医内科大家。魏氏曾任浙江省中医院主任医师、副院长，浙江省中医药学会副会长、顾问等，著有《魏长春临床经验选辑》《中医实践经验录》《魏长春临证经验集》等。

魏氏幼年就读私塾。16岁即在药店学习。由于痛念父病经多医治疗无效，自幼即萌发学医之愿。早年拜善用经方的姚精深医生和擅长时方的颜芝馨医生为师，悉心求教，颇得真传。20岁时在慈溪县城（今宁波慈城）卫生堂药店应诊，就诊患者日增。并遵先生"读书要留摘记，处方要留底方"的嘱咐，勤摘录，留底方，诊余进行总结，反复推敲，寻找不足之处。其临床经验日益丰富，学术水平不断提高。1956年，魏氏接受浙江省卫生厅聘任，赴杭州参加筹建浙江省中医院。翌年年初，魏氏被任命为副院长，时年虽已60岁，却迎来他从事中医工作新的春天，看病查房，带徒传技，著书立说，干劲冲天，持之以恒，成果丰硕，享誉学界。

在学术上，魏氏能博采众长，融会贯通，无门户偏见，唯善是从。在治疗上，认为应从整体出发，重视邪正关系，把握"万病不出乎虚实两端，治疗上不越乎补泻二法"，拟定治疗大法：当去其所本无，保其所固有，因势利导，引邪外出。临证时做到：重病不慌乱，轻病勿怠慢。救治危重病候，魏氏特别重视闭脱二证。调治杂病，则着重于两点，一是开郁，一是调理脾肾。认为处方用药，如量体裁衣，按锁配钥，既有尺度，又有方圆，医必有方，医不执方。处方用药必切合病证，有的放矢，绝不主观臆测，削足就履，以方候证。若运用成方，必先明了古人组方意图,依据病情、体质予以化裁加减,切忌庞杂,务求精当。历年来,魏氏在古方选用、加减、穿合、变通及创制效方等方面,积累丰富的实践经验。在康复保健方面,魏氏主张在一些疾病的初期和其基本痊愈之后,以及慢性病的后期,应以饮食调治,常谓老年病和慢性病要保全胃气,而保全胃气在食不在药。在养生方面,要因人而异,注意自身保健,强调平日就要劳逸结合,饮食适量,戒郁慎怒,这对于增强体质、延年益寿极为重要。

·························【学术经验】·························

魏氏早年长于时病急症,晚年专于杂症慢病,从医70余年来,积累厚实的临证经验。在脾胃病诊治方面,考据经典医籍,参阅各家学说,汲取师友经验,不断躬身实践,记录众多案例,总结效方验方,临床疗效卓著,形成自身特色。现分别从胃病、痢疾、肝炎和胆病四个方面予以整理介绍。

一、胃病证治经验

魏氏认为,胃是人体受纳、腐熟水谷的重要器官,与脾共居中焦,胃属腑,具有六腑"传化物而不藏"的共同特点,以通为用,以降为顺。胃体中空宽大,能伸能缩,两头狭小有贲、幽二门,可闭可开。如果情志抑郁、伤食停滞或外邪内陷,中焦气滞不畅,失于疏通,胃体伸缩异常,贲、幽二门开合失司,则胃病成矣。胃病的主症有胃胀、脘痛、痞闷、嘈杂、呕吐、泛酸、恶心等,可包括西医学的食管炎、胃食管反流病、浅表性胃炎、萎缩性胃炎、上腹饱胀综合征、胃下垂、胃切除术后综合征、胃十二指肠溃疡等。临床根据主症进行辨证论治。

1. **诊察首重望诊**　胃病的诊断辨证,魏氏主张望闻问切,四诊合参,尤其重视望诊,注意察看面容舌象。

(1) 首察面容颜色:若面容苍白,形体肥胖,是阳气不足。若面容萎黄而瘦,是中元虚馁。若形瘦,面容苍白,是肺肾阳虚。面容鲜艳,两颧高突,颜色红赤,是肺肾阴亏。两者均应遵循上下交病治其中的原则,着重扶养胃气。

(2) 必须细看舌象:凡舌质红润有液、苔滑者,可用疏气平肝药。若舌质青黯,宜用温热扶阳药。若舌中间光剥,脱液或舌红碎裂如刀割是胃器质病,宜用滋养药,忌用耗伤灼液的克削药。若舌苔黄厚黏满铺,常为标本同病,须注意有无外邪内陷或食积化燥,治疗时应注意疏化透达。若舌四边白厚,苔中间光剥脱液,是胃阴受伤,气化失司,运化无力,疗法宜芳香轻剂透达,忌单用寒凉药或重降药,以防发生喘、泻之危。

(3)问明饮食情况:要问明患者的食量多少,喜热喜寒及能食不能食等情况。如食后胃部反舒者是虚证,可用温暖补胃药。若食后胃部作痛加剧,为实证或虚中夹实证,疗法宜先进疏通气血药,再进调补药,切忌呆补或专用破性攻伐之品。治胃病要详查患者平时的食性与嗜好。食性的改变是胃病的先兆,临证时须予以注意。

(4)分辨胃脘作痛:胃脘疼痛是胃病的常见临床表现,临证时要仔细分辨。如脘痛绵绵不休,大便稀烂,手足厥冷,脉象沉细或迟弱,舌质淡,苔微白,喜饮温暖热汤,或喜用热手按摩,为虚寒之证。若脘痛时作时止,饭后脘腹作胀,吐酸苦水,尿赤,大便干燥或秘结,脉象洪大或弦滑,舌质深红,苔黄腻,口气臭,为实热之证。

(5)注意大便硬软:凡大便溏薄或软不成条或有黏液,是中气不足,治宜温暖和中。若大便颜色不正常呈青褐色与黑色者,要注意防治上消化道出血。若大便干燥闭结或肛门灼热,为胃有燥火。

2. 辨治宜分三类 魏氏辨治胃病,总体主张从整体着手,审证求因,注意患者体质,辨证论治。具体将胃病分为三个类型,并自订效方。纲目分辨,足资借鉴。

(1)分别体质,辨证论治:魏氏认为,辨治胃病,须从整体入手,注意分别患者的体质等情况,审证求因,辨证施治,综合施策。辨治胃病要注意胃与其他脏腑之间的关系,除胃痛主症以外,注意有无其他兼症,如失血、遗精、带下、失眠等。如同一种胃的疾患,由于患者体质、性情、环境各异,应该同病异治,区别对待,而按西医诊断不同的胃病,虽然临床症状各不相同,但如果按中医理论分析其病因病机相同者,又可以异病同治。凡热体燥体,性情急躁善怒,适用凉性润性药;若性情沉默寡言,容易悲郁不乐,属寒体湿体,则宜用温性燥性疏散药。

魏氏告诫,辨治胃病要遵循"去其所本无,保其所固有"的治疗大法,审证求因,一方面祛除本身不应有的外邪,如食积、滞气、瘀血及代谢废物;一方面调整胃腑气化功能,改善人体的体质,以促进局部病变的愈合。如果兼有六淫外感者,应用药予以外解;若兼有食积者,应予以消导通下;若兼有情志抑郁,气血阻滞者,应予以疏肝解郁,理气活血;若兼有内伤诸不足者,应予以固本扶元;若兼有其他旧疾者,应努力做到在治疗新疾时将其他的旧病亦一起治愈。如果不注意利弊和宜忌,单纯治疗胃病,就有顾此失彼,加剧旧病之虞。故辨治时既要仔细分析主因和本症,又要注意患者所现之兼症、变症,全面考虑,统筹兼顾。辨治胃病要分辨标本,掌握缓急。急则治其标,缓则治其本。若胃病而有上消化道大出血者,可以止血为先。一般均以治本为主,绝不能见痛止痛,见酸制酸,因为胃痛和泛酸仅仅是胃病的一种表现,是标不是本,如果单用香燥之品以止痛,介类重降以制酸,虽能缓解一时,但其疗效是不持久的、不彻底的。特别是香燥之品容易劫伤胃阴,重降之品容易导致胃气下陷,正气受损。如果滥用久用,必然会加重胃腑气化失调,影响胃腑消化功能,遗留后患。

脾胃互为表里,相互为用。脾升则健,胃降则和。脾喜温香燥湿之品,胃喜甘凉滋润之药,故选药须调和得宜,力求相辅相成。调治之时,应先审察病因,找出症结所在,依据脾胃生理病理特点,相其机宜,量其所需,对证下药,方有效验。临床上凡中焦虚馁之证,均须时时照顾胃气,审慎用药,缓以图功。重剂攻伐,或黏滞峻补,均有害无益。对虚中夹实之证,虽当以畅通腑气,因势利导,逐邪外出,但必须知利知弊,中病即止。若肠胃燥热,津液不足,大便燥结者,宜用润性药。若气滞纳呆、满闷、嗳气者,宜用芳香花类拨动气机药。肾为胃之关,胃病虚证常须温煦肾阳,鼓舞胃气。肝与胃乃抑制关系,肝病可以犯胃,尤其是情志与肝脏关系最为密切,所以治疗胃病常须同时治肝。肝为将军之官,性喜条达,肝病犯胃,则恶心干呕,脘痞不食,泛吐酸水,治疗须分辨阴阳虚实。若肝寒浊阴犯胃,用药则远柔用刚,可用吴茱萸、椒、桂泄肝,半夏、姜汁、香附、乌药、枳、朴通胃;若肝阴胃阴已虚,肝气郁结,化火犯胃,用药则忌刚用柔,用牡丹皮、决明子、刺蒺藜、白芍、丹参、木瓜清肝柔肝,用沙参、麦冬、无花果、秫米养胃。另外,乌梅安胃丸、逍遥散,或六君子加牡丹皮、桑叶、川楝子散等泄肝之品,则为刚柔并用平治之法。

治疗胃病须辨证立法,依法施治用药,切忌呆执成方,生搬硬套。就拿治疗胃病的纳呆来说,魏氏指出"应用开胃药物,需要辨证审因"。一般胃纳不佳,常用川石斛、谷芽、麦芽等作为开胃药。要知胃纳不佳,必有原因,去其病因,则病瘥而胃纳亦可以增加。

1)湿困中焦:凡觉胸满嗳气,得食腹胀,面容黯滞,多为湿困中焦,治须开郁消滞,使肝气疏达,脾胃健运,湿化食消,药用四逆散、平胃散、越鞠丸,去除重复及不合适药,增加对病体需要之品,煎服,能达到开胃进食的目的。

2)胃阴不足:若形瘦,舌绛而干燥乏津,胸痹胀痛嘈杂,或见干咳,大便干燥如羊屎,脉细数,下午或有蒸热,乃胃阴不足,血分有郁热,治以养胃阴、凉血热为主,使内热除,津液生,其胃自苏,药用三才汤、生脉散、叶氏养胃汤(《临证指南医案》方：北沙参、麦冬、鲜石斛、生玉竹、白扁豆、白粳米）及鲜梨汁、甘蔗汁等，按患者体质随症加减用药。

3）命门火衰：若因脾失健运，命门火衰，不能进食，面色苍白或萎黄，得食腹胀，大便溏薄，小便清长，脉迟或沉。治宜温暖命门，使脾得温煦，传送运化有力，药用桂、附、术、苓、白芍、干姜、吴茱萸、党参等，待脾肾阳气得以恢复，则胃苏自然能食。

4）腑气不降：若因肠燥，大便秘结，影响纳食，则见腹部胀满，口干，嗳气，或有头痛，脉象沉数，舌根苔黄而糙，乃属腑气不降，浊气上冲所致，可用调胃承气汤下之，待浊降便解，胃纳自苏。

5）肝火炽盛：若因肝火炽盛，便燥，胃呆，可用龙胆草、生白芍、蒲公英、胡黄连、淡竹茹、瓜蒌皮、瓜蒌仁等苦寒清火，使肝火平降，胃纳自苏。

6）气液并亏：久病羸弱，气液并亏，肠胃积滞，舌苔黄或白而厚腻满铺，脉象沉细无力。此为脾失健运，宜用孩儿参、无花果、玫瑰花、佛手花、厚朴花等轻可去实法，拨动胃机，待厚腻苔退，胃纳转苏，能进流汁，病可渐瘥。

（2）病分三类，自订效方：魏氏根据胃病病机，从辨证论治的原则出发，执简驭繁，将胃病从轻到重分为三类，并制订一些效方。

1）气化失调类：胃病初起，气化失调，运化失司，症见胃脘饱闷，嘈杂不舒，偶有短暂胃痛或嗳气泛酸，食欲不佳，晨起口苦，舌苔薄白，脉平和或稍弦，宜用轻剂宣通，忌用补涩恋邪。常用下列两方治疗。

瓜蒌薤白半夏汤合二陈汤：该方具有通阳宣气、和中降逆的功用。其中瓜蒌按习惯用瓜蒌皮、仁，如夹有风寒则加紫苏叶、防风；夹暑则加香薷、杜藿香；夹湿则加青木香、佩兰、厚朴；夹有燥火，则加焦栀子、淡竹茹。若兼湿困气滞，则合平胃散。若兼有胃热，则加蒲公英、胡黄连；若兼有胃寒，则加桂枝、吴茱萸；若夹食滞，则合保和丸。

五花芍草汤：该方系魏氏自订方。药用白扁豆花、厚朴花、玫瑰花、绿萼梅、佛手花、白芍、甘草。具有芳香行气、解郁醒胃、缓急止痛的功效。

2）功能受损类：胃病初起失治，病情加重，或病愈后复发，功能受损，升降失司，运化无力，气血阻滞，其病情较气化失调类为重。症见胃脘定时疼痛，痛引及背，经常发作，或得食稍安，或食后胀痛尤甚，食欲不佳，嗳气泛酸，吞腐频作，夜寐欠安，脉沉弦，舌苔薄白。若胃中有热，则自觉胃脘灼热，大便干结，心烦，咽干，口苦，舌红苔黄，脉弦数。若胃气下陷，则兼有气短懒言，食后腹胀，心下痞闷，大便溏薄，舌淡胖嫩，苔白滑或微黄，脉缓无力。治宜标本兼治，疏补并进。

其中,气滞型宜疏肝理气,温胃止痛;燥热型宜清胃润燥,和中止痛;气陷型宜补中益气,升清降浊。

胃病气滞型用丹参良附小金瓜散或加减乌梅安胃丸。丹参良附小金瓜散由《医宗金鉴》丹参饮、《良方集腋》良附丸及天津中医院验方小金瓜散加味而成。药用:丹参,檀香,砂仁,高良姜,香附,小青皮,瓜蒌皮,瓜蒌仁,鸡内金,乌药,姜半夏。具有疏肝理气、温胃止痛消食的功效。若腹胀者加厚朴、地骷髅。便秘者加火麻仁。若阳虚寒体可加半硫丸。若脘痛阵发成痉挛状加九香虫、八月札。若脘痛甚剧加川楝子、延胡索。个别泛酸多者,可酌加海螵蛸、浙贝母。若气滞血瘀而间断少量出血者,可加蒲黄、五灵脂、侧柏炭、山茶花、玫瑰花,以消瘀止血止痛。加减乌梅安胃丸从仲景《伤寒论》方化裁而来,药用乌梅、桂枝、干姜、川连、木瓜、生白芍、陈皮、炙甘草、吴茱萸、生麦芽。该方为酸苦甘辛合用,刚柔寒温协调之理气平治之剂,具有理肝和胃、醒胃降逆的功效,对萎缩性胃炎胃酸缺乏者最为适宜。

胃病燥热型用蒲乳清胃汤。该方系魏氏自订方。药用:蒲公英,羊乳参,无花果,玄参,白芍,炙甘草,生地,陈皮,竹茹,黄芩。具有清胃润燥、和中止痛的功用。兼燥热便秘者可加大黄或更衣丸;兼肝郁化热,口苦烦躁者加牡丹皮、决明子、钩藤,或胡黄连、龙胆草。若胃热而兼有呕血者或黑便干燥,可先用大黄黄连泻心汤清胃降下,凉血止血。

胃病气陷型用吴茱萸理中汤或升葛补中汤合清震汤。吴茱萸理中汤为《伤寒论》理中汤与吴茱萸汤之合方,具有温补中气、升提陷阳的功效,适用于气陷型偏于中寒的患者;升葛补中汤为李时珍方,清震汤为刘河间方,两方合用,药取升麻、葛根、白芍、炙甘草、西党参、苍术、茯苓、柴胡、黄芪、荷叶,具有补气举陷、和中化湿的功效,适用于气陷型偏于中虚的患者。

3) 器质病变类:胃病反复发作,迁延日久,胃腑器质发生明显病变,人体气血阴阳受到损害。临床主要表现为脘部胀痛,不易缓解,恶心呕吐剧烈频繁,食量稀少或食入即吐,面黄形瘦,四肢乏力,精神困倦,或兼有呕血便血,或兼有反胃噎膈。其中虚寒型,症见脘痛喜按、喜热,嗳气满闷,大便溏薄而青黑,兼有头昏目眩,肢冷自汗,脉沉微或弦细,舌淡红胖大,舌边有齿痕,或舌有横裂纹,苔白滞厚腻。虚热型,症见形体消瘦,脘痛持续,胃中嘈杂灼热,大便干燥或秘结,夜寐不安,烦躁易怒,颧赤,舌红或中有裂纹或光滑无苔,脉弦细或弦滑。血瘀癥瘕型,症见脘痛如刺,痛处固定不移,或可触及肿块,拒按,舌紫黯或有瘀斑,或有呕血、便血,形瘦肤干,纳钝或反胃噎膈,便秘,脉涩。治疗以补虚扶正为主,或佐以降逆止血，或佐以温中行气，或佐以清热润下，或佐以祛瘀通络。

胃病并发消化道出血，中医文献多在呕吐、便血中论治，两症均有轻重缓急、寒热虚实之别。一般实热证出血来势骤急，先有明显脘痛，出血后反觉脘部稍舒，舌唇色红，苔黄口臭，溺赤，脉象弦滑，虽经出血，但精神尚可，胃痛反减，出血亦能自止；若呕血则多为瘀块，便血则粪便色黑而干燥，治疗时出血量多者宜凉血止血，出血量少或出血后内有积瘀疼痛不止，固定不移拒按，大便艰，便色黑而干燥，舌紫黯，脉沉涩者，为内有积瘀，宜乘势利导，消瘀止痛。若出血来势较缓，而连续不止，面色苍白，肢冷神疲，唇色黯淡，舌淡嫩，苔白润，或紫黯有瘀斑，脉虚大或沉细，为中虚不能摄血，宜扶元止血为主，消瘀止血为佐。若出血不止或穿孔，症见面容苍白，肢冷汗出，脉微，腹剧痛，头昏眩或昏厥而有虚脱危险者，除请西医会诊抢救外，可用中药回阳救逆、固脱止血之剂。

胃病虚寒型用建理汤。该方为黄芪建中汤、当归建中汤、附子理中汤之合方，再加甘松、天仙藤而成，具有温中止痛、补气益血的功效。若出血断续不止，可用琥珀粉 3 克，参三七粉 6 克，用饴糖、白蜜各 30 克，冲汤吞粉送服，以扶元止血，消瘀止痛。若出血量多，肢冷，汗出，面白，舌淡，脉迟者，可用别直参 9 克，淡附子 6 克，参三七粉 3 克，或用茯苓四逆汤（茯苓、人参、淡附片、炮姜炭、炙甘草）加黑锡丹以回阳救逆，固脱止血。

胃病虚热型用加减沙参麦冬汤。该方由《温病条辨》增液汤、沙参麦冬汤和《金匮要略》芍药甘草汤、橘皮竹茹汤化裁而成。药用：玄参，麦冬，生地，沙参，无花果，白扁豆，炙甘草，白芍，陈皮，淡竹茹。具有养胃润燥、和中降逆的功效。临床上可加减运用，如加九香虫以止痛，或加火麻仁、白蜜以润肠，或加牡丹皮、木瓜、瓜蒌皮柔肝清肝。若兼有出血者，可选用陈远公壮水汤（大生地、大熟地、参三七、荆芥炭）滋阴纳气，补血止血。

胃病血瘀癥瘕型用大半夏合大黄甘草汤或加味旋覆代赭石汤。多用于反胃噎膈或幽门梗阻所致朝食暮吐、暮食朝吐的患者。大半夏合大黄甘草汤由《金匮要略》麦门冬汤、大半夏汤、大黄甘草汤变通化裁而成。药用：麦冬，生半夏，北沙参，生姜，炙甘草，白茅根，红枣，白蜜，生大黄，参三七粉。具有降逆止呕、通下逐瘀的功效。加味旋覆代赭石汤，药用：旋覆花，代赭石，生半夏，西党参，炙甘草，生姜，红枣，蒲黄，五灵脂，蜣螂虫，杜红花。具有扶中降逆、祛瘀消癥的功效。

3. 预防倡导食疗 对于胃病，治疗固然重要，但预防同样重要。魏氏强调"注重胃病的预防是一个十分重要的问题"。关于胃病的预防，魏氏认为"必须做到饮食有节，起居有常，外动内静，心情舒畅，劳逸得当，慎防药伤"。食物是供给人体营养的来源,胃是受纳腐熟水谷的重要器官。《素问·平人气象论》谓"人以水谷为本",《灵枢·五味》载"故谷不入半日则气衰,一日则气少矣",《素问·痹论》指出"饮食自倍,肠胃乃伤"。不仅要做到"食饮者,热无灼灼,寒无沧沧"(《灵枢·师传》),而且要做到"食饮有节",定时定量,切忌大吃大喝。从临床所见,苦寒败胃,生硬不化,辛辣助热,甘腻满中,对胃受纳运化的影响很大。因此,在饮食方面应该注意多种食物的合理搭配,切忌偏嗜偏食,贪求滋味,恣食膏粱之品,或酗酒嗜烟。

人体是一个统一的整体,一切药物都要通过人体的吸收运送才能发挥作用。脾胃为后天之本。"人有胃气则生,无胃气则死",因此,凡人体脾胃运化有力,纳谷如常,则病虽重尚可治;若脾胃受伤,纳谷不馨,运化失司,则病虽轻亦难治。所以运用药物治疗疾病时,必须时时注意保护人体的胃气。《潜斋医学丛书》中的裴兆期《言医》说:"长年病与老年患者,主要在保全胃气,保全胃气在食不在药。"又说:"食伤人易知,药伤医多不识。"为了预防胃病,必须慎防药伤。在用药时要取利避弊,中病即止。而在疾病基本痊愈之后,则应注意忌口,慎防食复,并可以采用中医传统的"无毒治病,十去其九,谷肉果菜,食养尽之"(《素问·五常政大论》),用饮食代药,巩固疗效,根除余恙。

魏氏在其晚年力作《中医实践经验录》中,专列"饮食治病"卷,撰有"食养疗法的起源,饮食代药的实践""安身之本,必资于食""注意饮食调理,运用食物治病""颜师治久病胃伤用饮食代药用药露代饮""胃肠不清者应忌食荤腥油腻""治疗胃病应以饮食为主药物为辅"等篇章,大力倡导饮食疗法,防治胃病强调饮食代药。认为采用食疗,可以调节体质,从而改善体质,防患于未然,预防胃病的发生;对于早期胃病轻症,进行食疗干预,可以防微杜渐,防止其发展变重;对于胃病重症或长期慢性胃病,采用食疗可以缓解病情,或慢慢调理,缓以图功;对于复发性胃病,病瘥之后,适当食疗,以饮食代药善后,可以减少复发,甚至消除病根。他指出:"长春从事中医临床已60余年,认识到人身是靠饮食来维持生命的,欲求健康和防治疾病,无不与食物有关。更有进者,食物不仅是日常不可缺少的东西,而且有助于防病治病,其功效有时胜于一般的药物。倘若患病之人,服药久而败胃,宁可停药以适合病体饮食调理之,使胃苏能食,再服药治病,能恢复健康。"

魏氏从临床经验和自身摄养实践认识到,预防胃病选择食物,必须从人的体质出发,如阳盛之体,一般多体格健壮,面容红赤,胃纳佳而喜冷食,大便干燥,口渴喜饮,舌红,苔微黄或微燥,脉大有力,病易热化,其平素饮食,则宜以蔬菜及海产品为主，如青菜、萝卜、菠菜、蚶子、海带、蛤蜊、海蜇、豆腐、豆芽、竹笋、茭白等，忌食酒、大葱、辣椒、生姜、羊肉；阳虚之体，一般多体格虚弱，面容苍白，胃纳较差，而喜热食，大便不坚实或溏薄，有时有胸满、嗳气，口不渴，有时有痰涎，舌淡白，苔白滑，脉软无力，病易寒化，其平素饮食，则宜多吃大蒜、辣椒、香椿芽、榨菜、薤白、芥辣、番茄、带鱼、黄鱼、牛肉、羊肉等，忌吃瓜果等生冷食物，及海带、海蜇、蚶子、蛤蜊等阴寒之物。对于胃肠病调治，魏氏也颇多体会，如伤酒呕吐，饮酱油汤；受寒发热腹痛，喝生姜汤；胃寒脘痛或反胃吐食，吃猪肚炖生姜；饮食油腻积滞泻利，喝苹果与绿茶煎汤；肠燥便秘或内痔出血，喝菠菜豆腐汤；习惯性大便秘结可吃香蕉以及麻油伴粥；反复大便溏泄，以焦米粥馒头片代饭等。

二、痢疾证治经验

痢疾古名"肠澼"，又称"滞下"。《伤寒杂病论》中就有"下利脓血便"等类似痢疾病症的记载，葛洪《肘后备急方》中言"天行诸痢"，说明痢疾具有一定传染流行的特性。魏长春诊治痢疾，考据先贤经验，慎思明辨病症，灵活处方运用，积累了丰富的临证经验。

1. 下痢脓血，色白亦属湿热 痢疾多起于夏秋湿热蒸郁之时，其发生与气候、传染、饮食和人体抵抗力的强弱有关。多由外感暑湿热邪，内伤饮食生冷，损及胃肠而致病，见症以痢下脓血、腹痛、里急后重为主，或兼有寒热不食、恶心、口渴等，变化多端。前人按其所见症状、体征以及病程等，分为赤痢、白痢、湿热痢、疫毒痢、虚寒痢、噤口痢、休息痢等。

痢疾以不发热，能食，利下有粪者为轻症；高热，不食，利下纯脓血者为重症；若利下五色，或如鱼脑、如猪肝、如匮漏水，或并见高热不休、气喘、呃逆、肢冷等为危症。

腹痛有拒按、喜按和好冷、喜暖的不同，可据此以分辨其虚实寒热。实热痛者，因于食滞者必拒按，因于火热者多畏热喜凉；虚寒痛者，则多喜揉按或暖熨。实证每多因气逆，故治痛以行气为主，食滞则佐以消导，火热则佐以清解；虚寒在中者以温脾为主，在下者则当以温肾为主。

下痢脓血，前人有以色赤者为热，色白者属寒的说法。魏氏从长期的临床实践所见，认为此说并非尽然，提出色白者亦多属于湿热，如疮疡痈肿之腐热而成脓；色赤者也有属于寒的，因血瘀凝涩而入肠。故不能仅根据便痢色泽的赤白而即分寒热，应根据症状、体征和脉舌等辨别之。

痢疾患者的里急后重常同时兼有，里急亦有虚实之分，虚者为营阴不足，实者为火邪有余;后重亦有虚实之殊,虚者为气虚下陷,实者为邪实壅滞。

2. 治疗痢疾,务使邪有出路 魏氏治疗痢疾,分标本,辨表里,别虚实,主张去其本无,务使邪有出路。当先辨其有无表邪,以及湿热孰轻孰重,伤气还是伤血,伤阴还是伤阳,体质之强弱,年龄之老少,病程之新久,随着所出现的不同证候,确定其治疗原则,使用不同的方药。《医宗必读》曰:"因于湿热者去其湿热,因于积滞者去其积滞,因于气者调之,因于血者和之,新感而实者,可以通因通用,久病而虚者,可以塞因塞用,是皆治痢常法。"一般来说,初痢宜通,久痢宜涩。因初期多属湿热、积滞、气血失调,故治疗当以清湿热、去积滞、调气血三者为主。下痢病因,多为湿热相争,故前人有"凉解分利,但使邪去"的说法,苦胜湿,寒清热,苦寒清利可使病邪从下焦外出。痢疾由食积气滞而来,"须先逐去积滞"(《证治要诀》),积去滞行,则症状即可好转。下痢脓血,里急后重,腹痛腹满,是血凝气滞之象。《病机气宜保命集》云:"行血则便脓自愈,理气则后重自除。"久痢则多为虚寒,其治疗原则是治本宜温、宜补,治标宜止、宜涩。因温可散寒,补可扶弱,涩可固脱。固正可以驱邪,同时当分补脾、补肾,适当加用止涩之品。

在临床治疗中,应对疾病过程中所出现的各种情况,魏氏告诫要进行具体、深入、细致、全面地分析,绝不能固守成规,拘泥常法。例如,初痢忌用补涩,是历代医家所经常强调的,但是患者平时体质虚弱,就不能按此常规处理。《丹溪心法》谓:"痢疾一二日间,以痢为法……不可使用参、术,然气虚者可用,胃虚者亦可用之。"痢疾不可能单纯使用温补止涩之剂,若有积滞亦当温补与攻逐并用。总之,要时时照顾人体正气、胃气,务使邪有出路,正胜病除。

3. 具体施治,知其常而达变 《医门法律》曾列治痢律有三:"一、凡治痢不分标本先后,概用苦寒者,医之罪也。二、凡治痢不审病情虚实,徒执常法,自恃专门者,医之罪也。三、凡治痢不分所受湿热多寡,辄投合成丸药误人者,医之罪也。"明确指出为医治痢的"三宗罪",也表明治疗必须慎思明辨,分别标本,权衡机宜,根据患者的不同病情,具体情况具体分析,辨证施治,知其常而达其变,灵活运用治法,提高临床疗效。对此魏氏深有体会,现结合案例,举隅如次。

(1)清热解毒,调气行血:魏氏治董某,女,60岁。高年血热火旺,伏暑酝酿成痢,口渴纳呆,腹痛,后重,昨日痢下20余次,色赤、白、黄、黑相杂,脉弦滑,舌苔白腻、根黑。拟清热解毒,调气行血:黄连3克,生甘草3克,枳壳3克,广木香3克,桂枝3克,黄芩9克,生大黄9克,桃仁9克,郁李仁肉9克,当归9克,槟榔9克,生白芍15克,赤砂糖30克(冲)。服2剂后,下痢次数已减,色转黄白,腹痛亦瘥。脉滑,舌边尖红,苔根黄厚,前方去当归、槟榔、木香、桂枝,枳壳增量为 9 克，加赤芍 9 克、杜红花 9 克、桔梗 6 克。又进 2 剂后，胃纳苏，脉缓，舌红，根苔薄黄，续予补中益气汤加黄芩、白芍、焦山楂、赤砂糖，调理数日而愈。

本案为里之积壅，故以通利气机、清涤肠内郁毒积滞为法。处方系洁古芍药汤加味。其中黄芩、黄连、大黄清热燥湿，合郁李仁、桃仁畅通腑气，白芍、桂枝和血，槟榔、枳实、木香调气，赤砂糖甘以培中，兼消瘀、缓中、止痛。三诊病瘥，虑其年老，乃以补中益气汤升清培中，以黄芩、白芍继续清伏湿，山楂消瘀化滞助运，与砂糖同用为民间治痢之单方。

（2）扶元解表，行气化湿：魏氏治任某，女，42 岁。素体中气不足，新感引动伏湿，湿与热合，痢下赤白，腹痛，里急后重，寒热口干，脉软，苔白腻。证系湿重热轻，兼有表邪。拟扶元解表，行气化湿。处方：西党参 6 克，枳实 6 克，羌活 3 克，防风 3 克，前胡 3 克，桔梗 3 克，陈皮 3 克，炙甘草 3 克，薏苡仁 24 克，莱菔子 24 克，厚朴 1.5 克。服 2 剂后，便痢减。腹仍胀痛，寒热未尽，脉缓，舌淡红，苔薄白。治拟扶元达邪：柴胡 6 克，黄芩 9 克，生白芍 9 克，制半夏 9 克，西党参 9 克，桂枝 3 克，炙甘草 3 克，生姜 3 克，红枣 4 枚。2 剂后，热退痢止，腹痛消，胃纳苏。

本案属痢疾初起，遵先表后里之原则，投以疏解之剂。所用处方系由人参败毒散加减而成。该方曾被清代名家喻嘉言誉为"逆流挽舟"之法，药后病情减轻。继用柴胡桂枝汤宣表和里，扶正祛邪，调和营卫，俟表里疏通，正气振，外邪祛，其痢自愈。

（3）清暑化湿，理气开郁：魏氏治殷某，女，50 岁。据述 4 个月来因故抑郁不乐，常感胸脘不舒，近来外感暑湿，加之饮食不慎，以至下痢赤白，里急后重，腹胀而痛，头胀，肢冷神倦乏力，咳痰欠爽，小便频数，脉濡，舌苔黄腻，面色滞黯，白而兼青。此气滞暑湿夹食下痢。治宜清暑化湿，理气开郁。处方：制香附 9 克，紫苏叶 6 克，生甘草 3 克，香薷 3 克，川厚朴 3 克，川黄连 3 克，白扁豆 9 克，青皮 3 克，陈皮 3 克。4 剂。二诊：药后，痢止，胸腹舒适，诸恙转瘥，唯感体倦乏力，脉缓，舌质淡红。续予开郁和胃。处方：紫苏叶 6 克，小青皮 6 克，炙甘草 3 克，制香附 9 克，银柴胡 9 克，炒枳壳 9 克，生白芍 9 克，玫瑰花 9 克。4 剂。药后，胃纳转佳，精神振作，予二陈汤加佛手、香附、木香、玫瑰花、丹参等善后。

本案患者面色滞钝是气机不调的征象，脉濡是伤暑的脉候，舌苔黄腻为胃肠伏湿的表现，因其外有表邪，加之浊气上升，所以兼有咳嗽。故诊断为气滞暑湿夹食下痢。治以解表驱邪，化湿清热，理气和中。方用《太平惠民和剂局方》香苏散合四味香薷饮，取紫苏叶、香薷之疏散解表，兼以和中行气，祛暑利湿；香附、青皮、陈皮、厚朴以理气畅中，燥湿消滞；白扁豆健脾和中；黄连清热止痢;甘草调和诸药。二诊痢止,胸腹舒适,脉缓,苔净,说明暑湿和积滞之邪已解,故除去四味香薷饮,仍用香苏散。合《伤寒论》四逆散加玫瑰花以调和气机,疏肝和胃。以后仍守原方调和气机以善后。本病虽属痢疾,但胃肠之间暑湿和积滞之邪不甚,所见症状主要是由于气滞宿根为患。故重点放在理气开郁,药后气机舒畅,诸恙随之得解。否则,如果见痢止痢,不仅气滞旧恙不能根治,痢疾新病亦恐难获速愈。

(4)升清化浊,清热解毒:魏氏治俞某,女,24岁。下痢已4月余,日三四次,腹胀,肛门坠热,头目晕眩,脉象弦细而迟,舌红,苔黄白腻。胃肠湿热内蕴。治以升清化浊,清热解毒。处方:升麻3克,荷叶9克,炒苍术6克,葛根9克,生白芍9克,黄芩6克,炙甘草3克,玫瑰花6克。5剂。药后痢止,诸恙亦愈。

本案患者上见头晕目眩,下则泄痢腹胀,是湿热病邪蕴伏胃肠,脾气受伤,以致清浊不分,升降失司。《素问·阴阳应象大论》云:"清气在下,则生飧泄;浊气在上,则生䐜胀。"由于湿邪内陷,浊阴上扰,故出现上逆病症。为此,采用了升清化浊、清热解毒法,方用《病机气宜保命集》清震汤合《阎氏小儿方论》升麻葛根汤加味。清震汤方,刘河间原系治雷头风、头脑雷鸣作响者。今用此以治夏秋间湿邪内陷,头脑昏重,神疲乏力,或有微热,或大便溏泄,面色萎黯,舌苔浊腻者。方中升麻能升举清阳,清热解毒,《本草纲目》载有"治阳陷眩晕""久泄,下痢后重"等,对于下痢后重肛坠,因积与气,可以此升消并用,如攻积之后仍后重者,系阳气不升,用此以升阳举陷,其重自去,但用时须谨慎,非下陷者切勿应用;苍术散风祛湿,健脾辟秽;荷叶解郁清暑,能清头目,助胃中清阳上行。三味合用,具有升清阳、祛风湿的作用,用于湿阻脾阳之证颇效。升麻葛根汤为透发麻疹方,常用于身热,头痛,兼有下痢之证。升麻、葛根合用以升发清阳,鼓舞脾胃阳气上升,有制止泄痢作用,白芍和营清热,甘草和中解毒,合用能理血和中缓急。加黄芩与白芍、甘草配合则成为治热痢腹痛后重的黄芩芍药汤。加玫瑰花以行气和血,《本草纲目拾遗》称可治噤口痢,取其具有芳香辟秽化浊的作用。药后清阳升,浊阴降,故眩晕除,泻痢止,而病获愈。

(5)温阳健脾,攻下寒积:魏氏治王某,男,36岁。患休息痢已逾十载,痢下黏液,日三四行,胃纳呆钝,食后不适,倦怠乏力,唇黯,少腹胀满,脉沉迟,苔根淡黄白腻。此乃久痢脾阳衰弱,运化无力,积滞未净之候。拟温阳健脾,攻下寒积法,并嘱节饮食,薄滋味以助药治。处方:淡附子6克,西党参9克,生大黄9克,干姜3克,炙甘草3克,苦参3克,焦山楂15克。2剂后大便一日2次,色泽转黄，尚有黏液，腹胀，按之反舒，脉迟，舌淡，根苔黄白而腻。拟前法续进，上方去甘草，减附子为 3 克，加桂枝 3 克，肉桂粉 1.5 克（吞）。2 剂后，痢止，腹软，大便日解一次，脉缓，舌淡苔腻。改以升清降浊，调中助运法善后：升麻 9 克，葛根 9 克，炒白芍 9 克，炙甘草 3 克，生姜 3 克，苍术 3 克，焦山楂 15 克，炒麦芽 15 克。4 剂。

休息痢，多因初起未予根治，病邪潜伏，留恋肠道，正气日虚而成。其所现之症，为中阳不足，阴虚内盛。故于温补佐导下去积，以《千金》温脾汤加苦参清余热，祛伏湿，山楂消食导滞化瘀。三诊病瘥，痢止，继用升麻葛根汤加味治之。其中升麻、葛根合用，能升发清阳，制止泄痢，白芍、甘草和营清热，缓急止痛，加姜、术、楂、麦芽燥湿化滞，温中和中以巩固治效。

（6）温肾益火，健脾助运：魏氏治俞某，男，42 岁。患慢性痢疾 6 年，乏力，畏寒，肢冷，大便夹有黏液，肠鸣，脉左沉细而右弦细，舌淡红，苔腻。久痢脾肾两虚，治以温肾益火，健脾助运。处方：甜肉苁蓉 9 克，霞天胶 9 克（烊冲），大熟地 9 克，鸡内金 9 克，淡附子 3 克，炮姜炭 3 克，别直参 3 克（研吞），煨肉豆蔻 6 克，茯苓 6 克，五味子 1.5 克。3 剂后，诸症略有好转，拟前法再进。上方去别直参、炮姜炭、熟地、五味子，加鹿角胶 2 克，补骨脂 9 克，益智仁 9 克，炒于术 9 克，炒白芍 9 克。5 剂。三诊：大便溏而不爽，黏液已减。盗汗，矢气，脉迟，舌淡红，苔薄腻。肾虚脾失健运，仍以温肾为主：肉苁蓉 9 克，霞天胶 9 克（烊冲），鹿角胶 9 克（烊冲），煨肉豆蔻 9 克，补骨脂 9 克，茯苓 9 克，炒于术 9 克，益智仁 9 克，淫羊藿 9 克，仙茅 6 克，炙黄芪 15 克。5 剂。

本案痢久，中虚损肾，故《医宗必读》谓："在脾病浅，在肾病深。""未有久痢而肾不损者，故治痢不知补肾，非其治也。"故治以肉苁蓉、别直参、姜、附温肾益火健脾，熟地益肾补血，五味子、肉豆蔻涩肠固脱，茯苓健脾渗湿。霞天胶系用黄牛肉煎汁澄清收熬成胶，具有补中益气、健脾开胃之功。续诊继以温补脾肾固涩。俟肾阳振奋，脾复健运，而久痢渐愈。

三、肝炎证治经验

魏氏在长期的临床实践中，诊治有大量肝炎患者，包括肝炎急性初期、慢性迁延期和晚期重症等，积累了丰富的证治经验。魏氏认为，肝炎的辨证论治应根据急性或慢性而遣方选药。急性肝炎以宣表、清热、化湿为法，使邪从外解。慢性肝炎以调和肝脾气血为主。如邪伏血分而致病情缠绵难愈者，则以透达伏湿、清解血分郁热为先。如病久而致肝硬化腹水者，应扶正祛邪并进。此外，肝炎的治疗也要着眼于人体固有的抗病能力，须时时注重保护脾胃，用药宜清灵，既不可呆补滞中，也忌用苦寒克削，以防损伤脾胃，而致肝病乘虚传脾。除了用药调治，魏氏尤推崇喻嘉言"养肝戒忿是摄生之切要"的说法，临证常告诫患者要外动内静，心情愉快，少生闷气，切勿忧郁。现从肝炎急性期、肝炎慢性期和肝硬化腹水分别介绍魏氏肝炎证治经验。

1. **肝炎急性期，从表里论治**　肝炎急性期又称急性肝炎，包括急性传染性肝炎，临床以实证居多，以外邪由表入里，先伤气分，再及血分而致气血同病。魏氏从表里辨证论治，主张攘外安内，以汗、下、和解为法，使邪从外解。

邪在表者，症见发热恶寒，无汗，头痛身重，面目皮肤色黄，舌红，苔白滑或微黄，脉浮数。治当从汗解。用麻黄连翘赤小豆汤（麻黄，连翘，赤小豆，生梓白皮，杏仁，甘草，生姜，大枣）加味。

若夹有里湿，纳呆欲呕，溲赤，胁痛，舌红，苔白腻或黄腻。宜解表清热化湿，用豆卷连翘茵陈汤（自订验方：大豆卷，连翘，茵陈，赤小豆，桑白皮，栀子，生姜，防风，白茅根）。

邪在表里之间，症见发热，恶风，头痛，腹胀，胸胁刺痛，纳钝欲呕，大便溏薄，舌淡红，苔薄白，脉滑。治当芳化宣透，用藿香正气散（藿香，紫苏，白芷，桔梗，白术，厚朴，半夏曲，大腹皮，茯苓，橘皮，甘草，大枣，生姜）加减。如湿已化热，加甘露消毒丹 9 克，吞服。

如寒热往来如疟，口苦，呕吐，胸胁胀满，便秘，溲赤，身黄目黄，舌深红，苔黄腻，脉弦数。此为少阳阳明合病。宜用大柴胡汤（柴胡、黄芩、半夏、枳实、白芍、大黄、生姜、大枣）合茵陈蒿汤（茵陈、大黄、栀子）清解表里。

邪在里者，多先伤气分，继则累及血分而致气血同病。症见胸腹痞满，口腻不渴，小便不利，倦怠畏寒，肤色黄而不鲜，苔白滑或兼灰，脉沉。为湿遏脾土。治当健脾化湿，用万密斋茵陈胃苓汤（茵陈，陈皮，苍术，白术，厚朴，生甘草，桂枝，猪苓，茯苓，泽泻）。其中桂枝用量宜小，一般 1 克左右，借以通阳化湿。

如头胀头痛，胁痛较甚，烦躁易怒，大便干结，面目全身皆黄，舌边紫黯，苔黄腻。此为肝火夹瘀。治当疏肝开郁，凉血通络。用四逆散（柴胡、白芍、枳壳、甘草）、金铃子散（川楝子、延胡索）合更衣丸（芦荟、朱砂）。

如素体阴虚，头昏目眩，口苦，寐劣，舌红苔少。治宜清肝降火滋阴。用吴崑《医方考》新定龙胆泻肝汤（龙胆草，黄连，生甘草，黄芩，柴胡，孩儿参，炒栀子，知母，天冬，麦冬，五味子）。

如魏氏治杜某，女，18岁。面黄目黄尿黄，四肢无力，微咳有痰，舌苔微黄，脉缓。肝功能检查：谷丙转氨酶270单位/升，黄疸指数20毫摩尔/升，麝香草酚浊度试验22.5单位，硫酸锌浊度试验28单位。诊为急性黄疸型肝炎。治拟宣表清热化湿。处方：生麻黄1克，连翘9克，车前子9克，焦栀子9克，泽泻9克，杏仁9克，茵陈30克，赤小豆30克，白茅根30克，带皮茯苓12克。5剂后原方去麻黄，加大豆卷12克。又5剂后，黄疸消退，尿色亦清，微有发热，舌红，脉滑，原方略作加减。7剂后，黄疸退净，黄疸指数3毫摩尔/升，谷丙转氨酶45单位/升，舌红润，脉滑。再拟化湿。处方：大豆卷15克，赤小豆15克，连翘9克，桑白皮9克，车前子9克，香附9克，茵陈30克，白茅根30克，秦艽3克。上方连服半个月后，肝功能复查正常，于原方加减，再服半个月以善后。

2. 肝炎慢性期，从虚实论治　肝炎慢性期又称慢性肝炎、迁延性肝炎，临床以虚中夹实者居多，因邪热伏湿逗留血分，湿热滞留，气血失于畅行，肝脾失和，有虚有实。魏氏从虚实论治，主张以透达余邪，疏通气血，或养肝阴，或健脾气，调和肝脾为法。

邪伏血分，症见肝区作痛，绵绵不休，脘腹胀满，胃纳不馨，心烦易怒，溲少色黄，偶有低热，舌红或舌边尖有红点，脉滑。治宜凉血解毒，透达郁热伏湿。用清肝饮（自订验方：金银花，野菊花，夏枯草，青蒿，蒲公英，紫花地丁，桑枝，白茅根）。

如病久形瘦，情志抑郁，肝区刺痛，皮肤灼热，脘腹不舒，舌红或舌边青黯，苔白。此为气滞血瘀，阴分不足。治宜和肝脾，调气血。用疏滞养肝汤（自订验方：柴胡，赤芍，白芍，生甘草，枳壳，香附，山茱萸，瓜蒌皮，瓜蒌仁，丹参）。

如病久血虚，肝失所养，症见形瘦神疲，烦躁不安，夜寐梦多，纳谷不馨，胁痛阵作，舌淡红，脉弦细。治宜养血润肝。用滑伯仁补肝散（当归，山茱萸，怀山药，枣仁，川芎，地黄，木瓜，独活，五味子）。

如肝病日久，脾土受损，纳少便溏，肠鸣阵作，动则汗出，倦怠乏力，脉大而虚，舌胖色淡。治拟培中化湿以制肝木。用参苓白术散（人参，白术，茯苓，山药，莲子肉，薏苡仁，砂仁，桔梗，白扁豆，炙甘草）。

如魏氏治董某，女，11岁。患无黄疸型肝炎已数年，肝功能检查长期异常，近来肝功能检查：谷丙转氨酶113单位/升。诊时精神不佳，胃纳呆钝，舌深红，起小红点，脉沉涩。此乃郁热湿毒逗留血分所致，治拟清透。处方：金银花9克，菊花9克，夏枯草9克，青蒿9克，蒲公英12克，紫花地丁12克，桑枝15克，白茅根30克。14剂后，精神转佳，纳增，但腰酸，夜间磨牙，舌红，脉细。治拟清肝消积,活血益阴:原方加干蟾皮6克,丹参12克,制何首乌9克。7剂后,肝功能检查已正常,胃纳佳,二便调,舌红有小红点,脉缓。原方加孩儿参、生地等巩固疗效。

3. 肝硬化腹水,从气血论治　肝炎迁延不愈,反复发作,至晚期出现肝硬化腹水,病情危重。中医认为,肝病日久,气滞血瘀,水湿内泛导致鼓胀。魏氏则按《金匮要略》所言气分、血分辨证,温阳运气,活血利水,扶正祛邪,散积消臌治之。

病在气分,症见腹部胀满,按之坚硬,动则气促,畏寒尿少,胃纳呆钝,舌淡红,苔白滑,脉沉细。可用桂枝去芍药加麻黄细辛附子汤(桂枝、炙甘草、生姜、生麻黄、红枣、细辛、淡附子),温阳气,通三焦,运水湿,消肿胀。

病在血分,症见腹膨大坚硬,上有青筋,形瘦,纳呆,胸闷,动则气急,舌深红或紫黯,脉沉涩或弦细。可用消臌利水汤(自订验方:过路黄,白茅根,白毛藤,路路通),加赤芍、丹参、牡丹皮、木贼草、马鞭草、干蟾皮、麦芽等,活血利水,清热通络。

如肝脾肿大,两胁胀痛,面容黯滞,脘痞纳少,心烦神倦,形瘦,更衣不畅,可用四逆越鞠川楝子散加味。药用:柴胡,枳实,赤芍,白芍,炙甘草,川芎,苍术,香附,神曲,炒栀子,延胡索,川楝子,瓜蒌皮,瓜蒌仁,杜红花。具有解郁行气、活血止痛之功。若肝脾肿大明显,按之硬者,再加用金匮鳖甲煎丸9克,吞服。

肝病日久,正气已衰,脏腑失调,腹膨大胀痛,时有潮热,齿衄,小便不畅,腹中有水,舌深红,苔少,脉弦细。可用五参五皮饮。药用:丹参,党参,玄参,苦参,北沙参,桑白皮,牡丹皮,青皮,生黄芪皮,地骨皮。具有调和内脏、理气活血、扶正祛邪、利血消臌之功,腹水多者,可加大腹皮、茯苓皮等。

如魏氏治俞某,男,40岁。患肝病5年余。腹部逐渐膨大如鼓,脐突,腹露青筋,胸闷气急,腿部疼痛,胃纳尚可,大便溏薄,脉弦,舌红,苔白腻。此乃气滞血瘀,肝强脾弱,水湿内停之证。治宜疏肝和脾,消胀利水。处方:过路黄30克,白茅根30克,白毛藤30克,路路通30克,厚朴6克,青皮9克,蒲黄9克,五灵脂9克,茜草9克,鸡内金9克,玉米须30克,马鞭草30克。5剂。二诊:尿量增多,腹胀宽,按之软,大便仍溏,目睛微黄。上方去青皮,加苍术9克,陈皮9克,香橼皮9克。共服19剂。三诊:腹部明显缩小,气平胸宽,胃纳增,尿量多,大便正常,尚感头昏,脉弦滑,舌红,苔薄。治拟健脾温肾,利尿消胀,标本兼顾。处方:过路黄30克,白茅根30克,白毛藤30克,路路通30克,车前子9克,泽泻9克,白术9克,茯苓9克,狗脊9克,麦冬9克,淡附子6克。5剂。上方共服25

剂后,来信述经某医院检查腹水退尽,胃纳佳,二便正常。原方去麦冬、狗脊、附子,加失笑散 9 克(包)、鸡内金 9 克、茜草 9 克。再服 10 剂。

四、胆病证治经验

胆病主要指胆囊炎、胆石症而言。胆囊炎、胆石症是临床常见疾病之一。其主要症状为右上腹疼痛,恶心呕吐,发热及黄疸。中医学虽无此病名,但早有类似本病的证候记载。如《灵枢·胀论》谓"胆胀者,胁下胀痛"。《伤寒论》中"结胸发黄"的描述与本病十分相似。其他医籍在有关胁痛、黄疸、寒热、呕吐等门类中,均有有关本病证候、治疗的论述,可供借鉴。

胆为六腑之一,附于肝下,肝胆相互联系,胆以通降下行为顺,它既具有传而不藏、实而不满等各腑所具的普遍性,但又和其他各腑不同,具有不储藏或转输水谷糟粕以及粪溺等浊物的特殊性,是异乎寻常的腑,故称之为"奇恒之腑",胆汁清净不浊,故又称为"中清之腑"。故胆腑受邪患病,变化较多,影响颇广,应及时治疗。

胆囊炎、胆石症常易反复发作,而胆石的大小、性质和分布范围又各不相同。尤其是肝内胆管结石,依靠单纯的手术方法,常难取得理想的治效;而结石范围广泛的病例,手术中亦易忽略遗漏,致使结石残留常致再发和再次手术。魏氏认为,中医学从增强机体自身的抗病能力,调整人体脏腑功能出发,能促进炎症消退,结石排出或缩小。不仅能缓解症状,减少发病次数,且能使部分患者得到彻底痊愈。

1. **病因病机探讨** 胆囊炎、胆石症的病因多端。凡情志不畅,寒温不适,饮食不节,过食油腻或虫积等均可导致肝胆气滞、湿热壅阻,影响肝脏的疏泄和胆腑的通降功能,使胆汁排泄不畅,不通则痛;湿热熏蒸,发生黄疸。气血郁结,热结不散则化为脓。如湿热长期不化,胆汁凝结,可成为砂石。胆囊的炎症和结石常同时并存,互为因果,且与饮食和蛔虫等有关,因此,在治疗时往往难以截然分开。一般治疗方法不外乎:通里攻下,清热解毒,燥湿泻火,疏肝利胆,理气开郁,行气活血,降逆止呕,健脾和胃,安蛔止痛,补气养血,温中散寒。

从临床症状分析,胆病以湿热气滞居多,见症除有口苦、咽干、头晕、不思饮食等少阳经症状外,湿热者,多有寒热往来,面目或全身出现黄疸,右上腹持续胀痛或偶有阵发性疼痛,大便秘结,小便黄浊或赤涩,脉象弦滑或滑数,舌红,苔黄腻或厚,治宜清热利湿,通下,疏肝利胆;气滞者,平素性情急躁,善怒,一般无寒热和黄疸出现,右上腹胀痛、绞痛或阵发性窜痛,常因郁怒诱发致痛势加重,小便清利或微黄,脉象沉涩或弦细,舌尖微红,苔薄白或微黄,治宜疏肝利胆,缓急止痛。

2. 治法效方举隅

(1) 通腑泄热取大柴胡汤:"六腑以通为用",按照"痛随利减"的规律,在胆病急性期间,一般以和解少阳、疏肝利胆、通里攻下为法,用大柴胡汤加郁金、广木香、金钱草。若湿热重者,加苦参、滑石;实火者,加龙胆草、生栀子;气滞者,加香附、青皮;血瘀者,加当归、赤芍、红花、丹参;痛剧者,加川楝子、延胡索;出现黄疸者,加茵陈、白鲜皮、秦艽;呕吐者,加橘皮、竹茹;有食滞者,加焦六曲、焦山楂、乌药;平素嗜酒者,酌加葛花、枳椇子、红豆蔻。

如魏氏治邱某,男,30岁。2周来右胁下持续剧烈胀痛,口苦,纳钝,大便干结,失眠,脉弦滑,舌质红,苔黄糙。经 X 线造影摄片诊断为胆囊炎、胆石症。证属少阳、阳明合病,热郁胆胃,热邪壅盛,腑气不畅。以大柴胡汤加减治之。处方:柴胡9克,黄芩9克,生白芍9克,生大黄9克,玄明粉6克(冲),天花粉6克,金钱草30克,广郁金9克。3剂后,大便通顺,日解软粪2次,胃纳转佳,右胁胀痛减轻,夜寐易醒,舌红,苔薄黄,脉弦滑。前方减生大黄为6克,玄明粉为3克,加焦栀子9克、淡豆豉9克。续进5剂,右胁痛止,大便软、日解1次,纳佳,夜眠稍安,舌红,苔净,脉弦滑。仍拟清解。处方:柴胡9克,黄芩9克,生白芍9克,焦栀子9克,天花粉6克,金钱草30克,广郁金9克,蒲公英15克,竹茹15克。5剂后,病瘥,改以轻剂善后:用玉米须30克,蒲公英15克,泡茶代饮。

(2) 疏肝利胆取金钱开郁散:本病慢性患者出现腑实证的机会较少,即使兼有时,其症亦较轻,故治疗时较少应用攻里泻下剂。魏氏临床上常以自订验方金钱开郁散为主,药用金钱草、柴胡、枳实、白芍、生甘草、郁金、海螵蛸、浙贝母。该方取四逆散疏达肝胆郁气,乌贝散化滞散结,金钱草清湿热、化结石,郁金行气活血、利胆止痛。若兼有脘痛者,加蒲公英、甘松、天仙藤;若阴虚血热,烦躁,头晕头痛,舌质红绛者,则去柴胡,加焦栀子、决明子、墨旱莲。

如魏氏治沈某,男,50岁。右上腹部疼痛,反复发作已30余年,2日来剑突下绞痛,阵发性加剧,痛连右侧肩背,伴呕逆,脉弦,舌红;X 线摄片:胆囊内有大石1块,小石5块。病久体弱,金钱开郁散加减治之。处方:金钱草60克,柴胡9克,枳实6克,炒白芍9克,浙贝母9克,广郁金9克,玫瑰花9克,蒲公英15克。服5剂,疼痛未作,续以原方加减调治,或佐当归、川芎、丹参以活血,或加厚朴花、天仙藤以调气,并根据时令兼症随症酌加桑叶、菊花、茯苓、滑石、谷精草、忍冬藤、海螵蛸、冬葵子、夜交藤、枣仁。经治9个半月，共服药129剂，连续3次X线摄片，胆石由逐渐缩小而至全部消失。

（3）柔润调气取三花芍草小金栀散：如胆病患者属阴虚之体，又性情急躁之人，症见右上腹胀痛，面黄神疲，失眠，脉弦，舌质干燥、边红、中剥脱液，苔微黄者，魏氏喜取自订验方三花芍草小金栀散。药用：玫瑰花，厚朴花，佛手花，小青皮，鸡内金，瓜蒌皮仁，柴胡，生白芍，生甘草，白蜜。具有芳香柔润、调中益气的功效。

如魏氏治许某，女，76岁。脘腹间歇作痛已30年，时作时止，经确诊为慢性胆囊炎，近半年来加剧，心烦，失眠，面黄，神倦，脉弦，舌红、中剥脱液，苔微黄干燥。老年气液并亏。治拟柔以克刚，轻以去实法。处方：玫瑰花9克，厚朴花9克，佛手花9克，生白芍9克，生甘草1.5克，小青皮6克，鸡内金9克，瓜蒌皮9克，柴胡9克，白蜜15克（冲）。5剂后痛止，舌苔转润，脉缓。原方去白蜜，续进5剂，告愈。

（4）温通气血取当归四逆汤：对于胆囊炎、胆石症患者右上腹部疼痛或疼痛不显著，形瘦，肢冷，素体虚弱，舌淡，脉细者，此为寒凝气滞，血脉不和，可取《伤寒论》当归四逆汤加减。药用：当归，桂枝，生白芍，炙甘草，细辛，干姜，吴茱萸，柴胡，郁金。具有温中散寒、行气活血的功效。

如魏氏治李某，女，41岁。右上腹部疼痛，经X线摄片诊断为胆囊炎，头昏，腰酸，面色苍白，脉细，舌淡红。证属寒凝气滞血瘀。处方：当归9克，桂枝1.5克，白芍9克，炙甘草3克，生姜3克，红枣6枚，吴茱萸1.5克，党参6克，柴胡6克。5剂后，腹痛止，胃纳增，头昏瘥，脉软，舌淡红，苔薄。原方去党参，加细辛0.9克、通草3克、鸡内金9克。服5剂后，去鸡内金，加附子、茯苓、党参温阳补气，川芎、香附理气活血，疏补并进，以巩固治效。

（5）理气止痛取乌梅丸槟榔丸合剂：胆病夹食滞、郁怒，或残石未尽，剧痛不止者，或胆病术后，大便秘结者，或兼慢性肝炎，消化不良，舌苔白厚腻者。此时当肝胆并治，通腑导滞，理气止痛，魏氏常用乌梅安胃丸、木香槟榔丸合白蜜，用滚开水泡汁服用，取效颇佳。

如魏氏治昌某，女，30岁。胆囊炎、胆石症，已做手术治疗，但术后胁痛时作，近日胀痛尤甚，大便秘结，舌苔白厚，脉象沉弦。拟理气止痛法。处方：乌梅安胃丸30克，木香槟榔丸15克，捣碎，白蜜60克。用滚开水冲丸蜜饮服。1剂后，便解，痛止，但胀闷未消，脉迟，舌淡，苔如白粉满布，再以四逆散、川楝子散加厚朴、蒲公英肝胆并治。药后痛止，恢复健康。

·················· 【医案选析】 ·······················

大承气汤加味治热体呃逆

毕某,男,20 岁,住桂花厅。

初诊[辛未(1931 年)十月十三日] 素体强壮,大便艰滞,近服补药,热遏气壅。呃逆连声,气从腹升,潮热,便闭,脉滑,舌红。此肠胃热蕴,误补气滞成呃之实热证也。切忌泥于冷呃之说而用温降,否则无异抱薪救火。法当降热化积,大承气汤加味治之。处方:

生大黄 9 克,玄明粉 9 克,莱菔子 9 克,竹茹 9 克,枳实 3 克,川朴 3 克,橘皮 3 克,乌梅 3 克,川连 3 克。

二诊(十月十四日) 便解,热退,呃止,脘满,脉弦,舌色淡红。气机仍未调畅。治以苦辛降逆,和中平肝法。处方:

橘皮 3 克,公丁香 3 克,川连 3 克,吴茱萸 3 克,竹茹 9 克,刀豆子 9 克,炒白芍 9 克,柿蒂 5 个,枇杷叶 5 片。

服后,气调,胃苏,病痊。

【赏析】 呃逆一般从虚实论治。魏氏先辨体质,本案患者显属热体,且肠胃燥结实证,再因误补而成呃逆,故用大承气汤降火通腑,是釜底抽薪之法,俾下气得通,上闭壅热可解,佐莱菔子解补药壅滞之气,橘皮、竹茹降胃逆之气,乌梅、黄连平肝逆之气,二诊以轻剂和中平肝降逆善后。

小柴胡汤加味治体虚呃逆

凌某,男,52 岁,住十字桥。

初诊[乙亥(1935 年)三月二十七日] 素体虚弱,旧有胸痹、咯血、便血宿恙,近由常州归来,途次舟车劳顿,感受寒邪。现呃逆,自汗,寒热,肢冷,面黄,泄泻,神疲,脉象虚数,舌绛边裂,苔灰。此乃中虚湿聚,消化不良,受寒致病,冲气上逆,故呃逆,自汗;寒湿下陷,故肢冷,泄泻。证属内伤夹外感,邪少虚多之候。法当和中达表,纳气降逆。处方:

柴胡 3 克,炙甘草 3 克,生姜 3 克,黄芩 6 克,党参 9 克,制半夏 9 克,红枣 4 个,化龙骨 12 克,生牡蛎 12 克,天花粉 12 克。

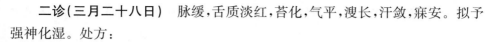

二诊（三月二十八日） 脉缓，舌质淡红，苔化，气平，溲长，汗敛，寐安。拟予强神化湿。处方：

化龙骨 12 克，生牡蛎 12 克，茯神 12 克，桂枝 2.4 克，生白芍 9 克，制半夏 9 克，酸枣仁 9 克，远志 9 克，天花粉 9 克，炙甘草 3 克，陈皮 3 克。

三诊（四月初二日） 呃止气平，泄泻亦止，消化不良，纳食寥寥，耳窍失聪，心悸不宁，脉软，舌色淡红。其病将瘥，当用和剂调理。处方：

酸枣仁 9 克，远志 9 克，制半夏 9 克，茯苓 9 克，生白芍 9 克，陈皮 3 克，炙甘草 3 克，桂枝 2.4 克，砂仁 1.5 克（研冲）。

药后，病愈，身体恢复如前。

【赏析】案中患者素体虚弱，且有宿疾旧恙，近又旅途奔波，感受寒邪，以致冲气上逆，寒湿下陷，而成呃逆等症。故先治用小柴胡汤以和中达表，加龙骨、牡蛎以纳气降逆。药后呃止气平，再予以强神化湿以及和解之剂调理而病愈。

养胃润燥中药泡服愈呕吐 7 个月

魏某，女，40 岁。

初诊（1965 年 1 月 2 日） 呕吐 7 个月，治久效果不著，唇深红，舌红糙、有细裂纹，脉细。经闭 1 年。拟养胃润燥，以止吐逆。处方：

天冬 9 克，大熟地 12 克，党参 9 克，白蜜 30 克（冲）。用滚开水泡服。3 剂。

二诊 呕吐虽止，但运化无力，夜寐欠佳，脉舌如前。

前方加百合，仍用滚开水泡汁饮服。5 剂。

三诊 脘舒，眠安，纳增，大便干燥，舌深红，脉缓。仍以前法治之。处方：

柴胡 9 克，百合 9 克，天冬 9 克，熟地 12 克，党参 9 克，白蜜 30 克（冲）。

滚开水泡汁饮服。5 剂。药后呕吐已除，纳谷亦馨。前方再进 4 剂。

【赏析】本案唇深红，舌红有裂纹，脉细，是阴虚胃燥、津液不足之证，理应用甘润养胃。但患者呕吐，又忌甘腻，故魏氏用参、地、冬泡汁冲白蜜服，取其味薄，既能滋阴润燥，又不碍胃，此为通权达变之法也。

降逆行瘀凉血清热治肝热吐血

戴某，男，49 岁。住竹林桥。

初诊[丙寅(1926年)五月初十日]　平素嗜酒善怒,肝胆郁火蕴伏,络热血溢咯吐色紫,胸中刺痛,烦热,脉弦滑大,舌红。乃肝火炽盛,血热妄行之候也。治用苦寒,降逆行瘀,凉血清热。处方:

醋炒大黄9克,玄明粉9克,桃仁9克,牡丹皮炭9克,黄芩炭9克,墨旱莲9克,焦甘草3克,藕节6克,天花粉12克,焦栀子12克,鲜生地24克。

二诊(五月十五日)　药后,烦热退,胸痛止,咯血减而未弭,脉滑,舌红。治拟清肝肺之火。处方:

鲜芦根24克,生薏苡仁24克,鲜生地24克,苦杏仁9克,瓜蒌皮9克,白茅根9克,紫菀9克,淡竹茹9克,黄芩9克,焦栀子9克,天花粉9克,枇杷叶5片。

服上清泄方药2剂后,血止,停药告愈。

【赏析】素喜饮酒,常善发怒,以致肝胆郁火蕴伏,久而肝火炽盛,络热血溢,乃现咯吐色紫,胸中刺痛,烦热之症。治当用苦寒之剂直折火热,降逆行瘀,凉血清热。药后,热退痛止,咯血虽减未息,缘由肝火上炎灼肺,故治以清肝泻肺之法,亦含清金制木之意。服药2剂后,血止告愈。

旋覆代赭汤加味治噎膈

赵某,男,48岁。

初诊　自觉吞咽困难,食管梗阻不顺,时时作噎。左脉迟弱,右脉弦滑,察舌中有裂纹,苔白腻,中医病名噎膈。处方:

旋覆花9克(包煎),代赭石9克,孩儿参9克,姜半夏9克,炙甘草3克,生姜3克,红枣4枚,薤白头9克,瓜蒌皮9克,瓜蒌仁9克,蜣螂虫9克。

此方连服半个月。

二诊　脉转缓,舌转润。

原方加吴茱萸1.5克,又服9剂。

三诊　吞咽通顺,胃纳如常。

原方加麦冬9克,续服20余剂,病愈停药。

【赏析】此案是《伤寒论》旋覆代赭汤合《金匮要略》瓜蒌薤白白酒汤加减而成。方中旋覆花下气消痰,代赭石重镇降逆,蜣螂虫消瘀散结,薤白辛温通阳,瓜蒌甘寒滑润,合用具降逆散结、开膈化痰作用,配参、草、枣扶脾益胃以治虚,夏、姜降逆化痰以散结,同奏扶正气降逆气、和中散结之效。

五花芍草汤加味治十载不愈之胃痛

诸某，男，45岁。

初诊 胃痛缠绵，十载不愈，反复发作，愈演愈甚，近3个月来，胸脘隐痛不休，遂不堪纳食，而以奶糊之类充饥。形体渐瘦，精神萎靡，忧心忡忡。四处求治，均投以香燥疏肝解郁之品，法虽对证，病却不见转机，反添口苦咽干而痛、大便干结之症。嗣后慕名至魏氏处求诊。魏氏据其病史，察其体征，舌质较红，边有齿印，苔薄微黄，脉细。诊为久病气阴两亏，肝胃气机不畅。治拟轻疏理气，凉润和胃。处方：

玫瑰花9克，佛手花9克，绿萼梅9克，白扁豆花9克，厚朴花9克，芍药9克，甘草6克，蒲公英30克，北沙参9克，鲜生地12克，白蜜30克（冲）。

5剂。

二诊 胸脘疼痛明显好转，咽痛已除，能食稀饭，脉舌如前。

原法有效，再投7剂。

三诊 胸脘隐痛若失，纳食增进，精神舒爽，舌转红润，苔薄白，脉细。

治守原意，上方加天花粉12克，当归9克。又进7剂巩固疗效。

【赏析】此病由于经久不愈，又因忧心忡忡，且屡用香燥之品克伐，肝胃之阴俱伤，失于疏泄条达，气机郁滞，故胸胁隐痛不休。郁气化火，上冲则口苦咽痛；阴伤津燥，大肠失调则大便干结难行，苔薄黄。终日不得饱食，元气无从充养，故精神萎靡，舌边齿印，脉细。究其病根是肝胃阴虚，气滞不疏，郁而化热之象。此案虚实并见，症情复杂。补其阴，养其液，恐更滞其气；疏其气，解其郁，恐更伤其阴。魏氏投五花芍草汤轻剂调气，加北沙参、鲜生地养液涵木，蒲公英清泻郁火，寓养阴于轻疏之中，使肝得疏达而郁解，胃得柔养而平和。

小建中汤加味治胃脘隐痛

钱某，男，67岁。

初诊 有胃病史已12年以上，近半年感胃脘部隐隐疼痛，按之痛减，得温则缓，食后则舒，头昏，面色少华，神疲肢软，胃纳差，大便溏薄，舌质淡红，苔薄白，脉沉细。治宜温中健脾，益气养血。当归建中汤加味。处方：

桂枝6克，炒白芍12克，干姜6克，红枣6枚，饴糖30克，炙甘草3克，西党参9克，无花果9克，当归9克。

5剂。

二诊 疼痛转轻,诸症渐安,唯略感胃脘不舒,纳谷不香,再拟前法出入。处方:

当归9克,桂枝6克,炒白芍12克,炙甘草3克,干姜6克,红枣6枚,饴糖30克,无花果9克,木香3克,焦六曲9克。

7剂。

药后痛止,胃纳渐馨,精神转佳,效不更方,原方再进7剂,以资巩固。

【赏析】胃病日久,中阳不足,脾胃虚寒,故用小建中汤温中补益,缓急止痛。方中以干姜易生姜加强温中散寒之功,而党参补中益气健脾,当归配白芍养血和血,木香、无花果和胃行气,诸药合用使中阳得温,脾胃得养,气机调畅而痛止。

祛瘀降逆补虚养阴治溃疡病

何某,男,33岁。

患溃疡病10余年,时发时止,近2个月来食后腹胀泛酸呕吐,吐后方舒,大便秘结,形体消瘦,舌淡红,苔黄腻,脉弦滑。X线摄片显示:幽门不完全性梗阻。"胃痛久而屡发,必有凝痰聚瘀",体虽虚而病属实。治当攻中寓补,于祛瘀降逆之中参入补虚养阴、软坚润燥之品。处方:

生大黄粉6克(吞),参三七粉3克(吞),龟甲胶15克(烊冲),白蜜60克(冲),鲜梨1个,苹果1个煎服。

药后,大便连解10余次,随之呕吐泛酸好转,胸腹宽畅,继服原方加减14剂。X线复查显示:钡剂通过顺利,诸症消失。

【赏析】叶天士曾曰:"胃痛久而屡发,必有凝痰聚瘀。"遵此用祛瘀降逆之法而奏效。尤妙在全方通中有涩,泻中有补,药食并用,既祛瘀又扶正,确系匠心独具,圆机活法。

温中扶脾治胃溃疡出血

任某,男,43岁。

患胃溃疡病已20年,先后曾出血4次。近日又解柏油样便,量多,头昏目眩,四肢逆冷,脉微细无力,舌淡红,苔微黄而燥。证属脾阳不足,内伤留瘀。治拟温中扶脾为主。处方:

生黄芪15克,当归9克,桂枝3克,白芍15克,炙甘草6克,生姜3克,红枣4枚,淡附子3克,党参9克,冬术9克,炮姜3克,饴糖30克(冲)。服12剂后,诸症均瘥。

【赏析】《三因极一病证方论》曾指出："理中汤能止伤胃吐血，以其方最理中焦，分别阴阳，安定血脉。""血得冷而凝，不归经络而妄行者，其血必黯黑，其色必白而夭，其脉必微迟，其身必清凉，不用姜桂，而用凉血之剂殆矣。"本案即属此例，而合《金匮》之黄芪建中汤、当归建中汤，复加附子则回阳温中止血之功益著。

凉润之品治脘痛腹胀

颜某，女，42 岁。

胸脘疼痛，呕吐腹胀，夜寐不安多梦，大便干结，脉细，舌质光绛。证属操劳过度，营阴素亏，肝木犯胃，津液被劫。治宜平肝润燥，滋阴通腑。处方：

麦冬 6 克，竹茹 9 克，生白芍 9 克，炙甘草 3 克，牡丹皮 6 克，桑叶 6 克，全瓜蒌 12 克，火麻仁 12 克，茯神 12 克，川连 3 克。

4 剂。

改用一贯煎合芍药甘草汤加玫瑰花、怀牛膝、制半夏治疗。又服药 12 剂后，胸腹痛解，唯尚感烦热口干，继以原法调治而愈。

【赏析】《内经》曰："阳气者，烦劳则张，精绝……"劳心劳力过度肝木亢盛，郁火内炽，犯胃则致脘痛，灼阴则使胃燥。胃喜润而恶燥，今以凉润之品治之，针对病机，故能获此速效。

附子理中汤加味治溃疡病并出血

徐某，男，50 岁。

初诊（1959 年 5 月 30 日）　胃病 3～4 年，时有嗳气泛酸，今晨骤感腹痛欲便，大便量多，状如柏油，继而呕吐紫血约 2 碗，面色苍白，脘腹微痛，精神疲倦，脉来沉迟，舌质淡白，血压低。西医诊断为溃疡病并出血。除输血外，以中药治疗，扶元温中止血。处方：

淡附子 9 克，党参 24 克，炒于术 9 克，炮姜炭 9 克，炙甘草 9 克，阿胶珠 9 克（烊冲），参三七片 3 克。

1 剂。

二诊　经输血及服中药，血压恢复正常，余症如前。

原方加怀山药、炒白芍，再进 3 剂。

三诊　病情好转，呕吐未作，大便未解，形体消瘦，小腹隐痛，脉弦，舌淡中有裂纹。治守原意。处方：

淡附子9克,党参24克,炒于术9克,炮姜炭9克,炙甘草9克,阿胶珠9克(烊冲),参三七片3克,生姜3克,红枣4只,饴糖30克(冲),当归6克。

2剂。

四诊 今日更衣,粪色黑而不泽,旧有牙痛,今又复发,脉滑,舌红,苔微黄。治以调肝胃,清风火,止齿痛。处方：

炒白芍9克,炙甘草3克,怀山药12克,白扁豆衣9克,珠儿参3克,空沙参9克,桑椹12克。

2剂。

【赏析】 治疗失血所引起之阳虚欲脱,常以"血脱益气""扶阳存阴"立法,本案初诊魏氏以附子理中汤加参三七、阿胶珠温阳益气,固脱止血,即本于此。理中汤是古人治虚冷血证常用之方,《三因极一病证方论》曾指出："理中汤能止伤胃吐血,以其功最理中脘,分利阴阳,安定血脉。"今再加附子温肾救逆,参三七扶元止血,阿胶补血止血,其效益彰。

扶元滋阴凉血止血治肥大性胃炎并出血

沈某,男,37岁。

初诊(1959年1月15日) 劳累之后,骤感上腹疼痛,呕吐紫血,便解黑屎,先后昏厥3次。入院后曾输血400毫升,输液1000毫升。现面色苍白,头昏目眩。血压112/70毫米汞柱。脉沉微,舌红燥。证属邪热伏于血分,灼伤脉络所致。治宜扶元滋阴,凉血止血。处方：

党参15克,仙鹤草30克,炙甘草9克,炒白芍15克,大生地24克。

1剂。

二诊 吐血未作,解柏油便少量,精神尚可,脉软,舌红燥。

原方加墨旱莲30克,再服1剂。

三诊 昨晚发热(37.8摄氏度),脉象由阴转阳,而呈弦滑,舌红燥。病有转机,治拟清热凉血养阴。处方：

冬桑叶9克,枇杷叶9克(刷去毛),墨旱莲15克,仙鹤草15克,生薏苡仁12克,柴胡6克,白茅根15克,桑白皮9克。

2剂。

四诊 热退,腹部微痛,脉缓,舌红润。仍用前法出入。处方：

桑叶9克,黄菊花9克,墨旱莲15克,仙鹤草15克,生薏苡仁12克,柴胡9

克,白茅根 15 克,桑白皮 9 克,地骨皮 9 克,天仙藤 9 克,黄芩 3 克,白芍 6 克。

3 剂。

五诊 小腹微痛,脉缓,舌红润。X 线钡餐摄片示:胃黏膜肥大增生性改变,未见壁龛。治拟调和脾胃。处方:

天仙藤 9 克,大腹皮 9 克,桂枝 1.5 克,炒白芍 15 克,炙甘草 6 克,炮姜炭 3 克,红枣 6 只,饴糖 30 克(冲),茯苓 12 克,厚朴花 3 克。

3 剂。

六诊 便色黄,食欲可,脉缓,舌润。以建理汤疏补并进,调和中州。处方:

生黄芪 9 克,当归 9 克,桂枝 3 克,炒白芍 9 克,炙甘草 3 克,生姜 3 克,红枣 4 只,饴糖 30 克(冲),甘松 6 克,天仙藤 9 克,党参 9 克。

3 剂。

【赏析】此案吐血便血,从中医辨证分析属劳倦之体,热伏血分之证,与一般中焦虚寒之胃病、吐血便血各异。初诊脉虽沉微,而舌红干燥,次日入夜发热,脉转弦滑,则为血分郁热之证无疑,故先用扶元滋阴、凉血止血为法,继用调中之剂善后。

扶元消积治溃疡病并出血

童某,男,67 岁。

初诊(1975 年 8 月 22 日) 素有胃病,嗜好饮酒,近 4 日来上腹部痛,呕吐不能进食,大便色黑似柏油,脉弦,舌根苔黄腻。虚中夹实,拟扶元消积法。处方:

参三七粉 3 克(吞),琥珀粉 3 克(吞),白蜜 30 克,饴糖 30 克。

温开水冲服。3 剂。

二诊 药后呕吐止,腹痛减,胃纳增,大便色泽转淡,次数减少,脉弦滑,舌淡红、根苔薄。用归芪建中汤加味,以健脾理气和血。处方:

当归 9 克,生黄芪 12 克,桂枝 6 克,生白芍 9 克,炙甘草 3 克,炮姜炭 3 克,红枣 4 只,无花果 15 克,饴糖 30 克(冲)。

5 剂。

【赏析】此案虚中夹实,治以标本兼顾,补虚不留邪,祛邪不伤正。方用三七、琥珀祛瘀生新,活血止血;白蜜、饴糖补脾。此为魏氏治溃疡病出血虚中夹实证之验方。

五花汤合生脉散治胃癌手术后胃肠功能紊乱

王某,男,77 岁。

初诊(1980 年 3 月 1 日) 秉体阴虚,曾患肺痨,忧郁心烦,肝阳素旺,血压偏高。旬日前曾因胃癌做过手术。术后 3 日肠鸣矢气,腹胀已消,但呃逆频作,大便溏泄如水样,始则 1 日 4～5 次,继则大便失禁。5 日来曾服矽碳银、复方樟脑酊等药,诸症未减,纳钝。舌红,苔根黄腻,脉弦滑,术后气机失调。法宜柔剂扶元益气,轻灵调中。处方:

玫瑰花 9 克,佛手花 9 克,绿萼梅 9 克,白扁豆花 9 克,厚朴花 9 克,党参 9 克,麦冬 9 克,五味子 3 克。

3 剂。

二诊 药后大便次数显减,胃纳略馨,能食薄粥少许。舌红润,苔净,脉滑。

效不更方,前方加茯神 12 克,糯稻根 15 克。4 剂。

【赏析】 本案系术后脾气下陷之虚证。但因胃虚不纳,脾虚不运,阴液受损,不宜温补。"清气在下,则生飧泄"。五花轻灵芳香,调气升清,对气阴俱虚、运化失司之证堪称相宜。"夫肺主一身之气,肺气旺,则四脏之气皆旺"。故合生脉散益气扶元。由于方证合拍,药后泄利即减。续进 4 剂告安。

健脾和中化湿方疗脾虚夹湿泄泻

张某,男,2 岁,住大桥头。

初诊[癸酉(1933 年)六月初八日] 杂食成疳,脾虚湿火内蕴,满头湿疹,日久不愈。新感暑湿,旬日来泄泻,潮热,多汗,渴饮,脉滑数,指纹青,舌红,形神疲惫。乃实中夹虚之候,不宜用寒凉清火,或甘温止涩之法,当以健脾和中化湿方治疗。处方:

鲜藿香 3 克,炙甘草 3 克,广木香 1.5 克,葛根 9 克,白术 9 克,茯苓 9 克,连翘 9 克,焦楂肉 9 克,党参 6 克,金银花 6 克。

二诊(六月初十日) 泻止,汗减,热轻,唯渴饮,气短,满头湿疹未除。仍步前法,标本兼顾。处方:

前方去金银花、连翘、山楂,加莱菔子 9 克、枳壳 2.4 克、天花粉 6 克、鲜荷叶 1 角。

服后,泻止,热退,病瘥。因小儿畏药,改用绿豆薏苡仁汤常服,清热化湿以善后。

【赏析】患儿旧有疳积湿疹未愈，近又新感暑湿而成泄泻。既有湿热内蕴，又有脾气虚弱，乃实中夹虚之证。治当标本兼顾，以健脾和中化湿为法，俾脾气健，则湿自化。绿豆、薏苡仁为药食两用之品，功可清热化湿，因小儿不喜服药，故用之煮汤常服以善其后。

附子理中汤加味治婴儿泄泻

金某，女婴，9个月。

初诊 泄泻1星期，日夜清水泻约10次，四肢冷，吮乳如常，啼哭有泪，手纹青色，脉软，舌淡。防成慢惊风，治以附子理中汤加味。处方：

淡附子3克，西党参9克，白术9克，干姜3克，炙甘草3克，公丁香1克，炒麦芽9克。

1剂。

二诊 汗出量多，泄泻未止，尿少，舌淡，苔薄白，手关纹淡。拟保元汤温补为主。处方：

生黄芪12克，西党参9克，炙甘草6克，肉桂3克，公丁香1克，肉豆蔻9克，补骨脂6克，吴茱萸1克，红枣4枚。

2剂。

三诊 泄泻减，每日3次，四肢温和，小便增多，关纹已隐，夜不安眠易醒，啼哭有泪。治宜调气和中。处方：

生黄芪9克，西党参9克，白术9克，茯苓9克，炙甘草3克，红枣4枚，防风3克，麦冬6克。

3剂。

四诊 泻止，大便解软粪每日2次，舌红润有津液，脉缓，啼哭有眼泪。前法踵进，巩固疗效。处方：

生黄芪6克，西党参9克，茯苓9克，炙甘草3克，白术9克，红枣9枚，白扁豆花9克，防风3克，南沙参3克，桑枝9克。

4剂。

【赏析】下利清水，指端冷，关纹青，舌淡脉软，太阴、少阴合病，故初诊即以附子理中汤加味，温补脾肾，但乳婴脏腑未坚，加之下利1周，肠胃受损，摄纳无权，故二诊以温补固涩并进，以保元汤合四神丸治之，药后病减肢暖，以补中消滞善后。

黄连阿胶汤加味治阴虚体暑热赤痢

冯某,女,40 岁。

初诊 下痢赤色,日数十次,腹痛,里急后重,身热,口渴,神疲,沉睡。素患热淋证,阴液不足体虚,新感暑湿,脉数,舌光鲜红。病日久不愈,伤阴化燥。治用黄连阿胶汤加味。处方:

黄连 3 克,阿胶 9 克(烊化冲),黄芩 6 克,生白芍 12 克,鸡子黄 2 枚(冲),北沙参 9 克,鲜石斛 12 克。

1 剂。

二诊 脉左弦、右滑实,舌赤光亮,苔白花,渴饮,内热,便痢未已。加猪苓汤养阴清化暑湿。处方:

黄连 3 克,生白芍 12 克,北沙参 9 克,鲜石斛 12 克,阿胶 12 克(另烊冲服),猪苓 9 克,茯苓 9 克,泽泻 9 克,飞滑石 12 克。

2 剂。

三诊 舌转红润,口润不渴,便痢已减,思纳。此佳兆也,用清燥救肺汤加减治之。处方:

桑叶 9 克,枇杷叶 5 片,北沙参 9 克,麦冬 9 克,鲜生地 12 克,鲜石斛 9 克,生甘草 3 克,生牡蛎 24 克,阿胶 9 克(另烊冲)。

服 2 剂,药后痢止,病愈。

【赏析】患者阴虚体质,素患热淋证,加之暑热伤阴,热在血分,故舌质光而鲜红,身热口渴,此时如果给予止涩,则有变成噤口痢不食的危险,处方以黄连阿胶汤加北沙参、鲜石斛,方中由于有了甘寒育阴之品,苦寒药物才不致化燥,此即所谓"苦甘化阴"之义,二诊从旧有淋证考虑,参用猪苓汤于扶正养阴之中兼化暑湿,三诊病已转机,续进清润调理善后。

活血通肠解毒排脓治盲肠痈

周某,男,41 岁,业商,住西桥头。

初诊[癸酉(1933 年)正月二十五日] 饱食之后,遽作剧烈劳动,致食物侵入盲肠,积久不运腐败,酿成肠痈。少腹疼痛,已将 1 个月,近日加剧,有红肿发热之象,按之极痛,右腿不能屈伸,脚胫红肿,形寒壮热,吐泻不纳,盗汗,面白,脉数,舌质淡白。乃真虚邪实之候。治宜活血通肠,解毒排脓为主。处方:

当归 9 克,生白芍 9 克,冬瓜仁 9 克,桃仁 9 克,金银花 9 克,杜红花 9 克,生

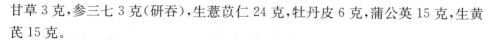

甘草 3 克,参三七 3 克(研吞),生薏苡仁 24 克,牡丹皮 6 克,蒲公英 15 克,生黄芪 15 克。

二诊(正月二十六日) 二便通调,腹痛未已,潮热略退,昨寐尚安,足胫酸软,脉缓,舌红。仍宗前意加减。处方:

上方去三七、冬瓜仁、薏苡仁,加枳壳 3 克、怀牛膝 9 克,白芍易赤芍,当归用尾。

三诊(正月二十七日) 脉缓,舌红,热减,胃强,腹痛略瘥,腿胫屈伸已利,脚面溃烂。毒从外泄,病势减轻。治以扶元败毒。处方:

生黄芪 15 克,防风 3 克,生甘草 3 克,炒白术 9 克,当归 9 克,川牛膝 9 克,金银花 9 克,杜红花 9 克,生薏苡仁 24 克,牡丹皮 6 克,白芷 6 克,木瓜 6 克。

四诊(正月二十九日) 寒热未尽,脚面溃烂流脓,胸腹满痛,脉舌如前。肠道传送失职,积滞未清。用宣通法。处方:

陈皮 3 克,生甘草 3 克,参三七 3 克,制半夏 9 克,川楝子 9 克,延胡索 9 克,炒白芍 9 克,泽泻 9 克,当归 9 克,带皮茯苓 12 克,制香附 6 克。

服后,寒热退,脚面脓水减少。休养渐瘥。

【赏析】少腹疼痛缘由食入盲肠,酿腐成脓,瘀毒内蕴,久而化热。邪气亢盛,正气亦虚。先治以活血通肠、解毒排脓之品去其邪实。药后二便虽调,腹痛未已,故宗原意略作加减,加强活血行气之力。三诊时,腹痛略减,脚面溃烂,为毒从外泄之象,继治以扶元败毒之剂益气活血解毒。四诊尚有寒热未尽,胸腹满痛,为传导之官失职,积滞未清,乃治以宣通法而收功。

清火润肠治肠热痔血

冯某,女,30 余岁,住顺水弄。

初诊[庚午(1930 年)五月初九日] 痔疾出血,初起恶寒发热,前医诊为伤寒,屡进表散药物,以致增剧。现外痔剧痛,便血,发热,脉数,舌绛,苔黄。乃肠热湿火,下注为痔,病属外疡,而根于内,法宜内外并治。内进清火润肠方药。处方:

槐角 9 克,油当归 9 克,升麻 3 克,苦参子 20 粒(去壳吞),生白芍 15 克,瓜蒌仁 15 克,火麻仁 12 克,生大黄 6 克,龟甲胶 24 克(另烊冲)。

外用铜绿 6 克,冰片 0.6 克,研细和匀,敷于肛门。

二诊(五月十一日) 痔疾已瘥,热减。仿麻仁丸法润之。处方:

生大黄 12 克,槐米 12 克,苦杏仁 12 克,生白芍 15 克,火麻仁 15 克,瓜蒌仁

15克,油当归9克,黄芩9克,桔梗9克,蜜炙枳实6克。

三诊(五月十三日)　痔痛已愈,便实,脉缓,舌红。湿火未尽,用润肠疗痔法。处方:

槐米12克,生大黄12克,咸肉苁蓉12克,玄明粉9克,桔梗9克,枳实6克,防风3克,瓜蒌仁15克。

服后,便畅,热清,病愈。

【赏析】痔疾出血,本为肠热湿火下注,前医误以为伤寒,而进表散之药,故致病剧。此虽为外痔,然实根于内,故当内外并治。内进清火润肠之方,外用清热敛疮之药。待病势渐去,即仿麻仁丸法增液润肠疗痔,俟便畅热清,则病瘥也。

升阳除湿愈湿热便血

冯某,男,40岁。住八角冯家。

初诊[壬戌(1922年)二月二十一日]　上年秋暮,湿热转疟,疟久变痢,经治痢止,但湿热未清,1个月多前下注便血,迄今未止,并见盗汗、咳嗽,口干发黏不欲饮水,时或头痛,小便短数,脉象左沉弦实、右滑数,舌红,苔黄腻。此乃湿热蕴留大肠,中气下陷之候。治当清解肠中湿毒,兼以升达清阳。处方:

葛根9克,当归9克,白芍9克,槐米9克,地榆炭9克,金银花9克,黄芩6克,柴胡6克,黄连3克,炙甘草3克,桔梗3克。

二诊(二月二十八日)　湿热伏邪渐化,中气下陷未升。脉左弦、右缓弱,舌红中剥,苔黄,便前腹痛如刮,便后肛门空痛,日下三四次,解时脱肛,良久始收,夜不安寐,小溲短少。治用扶元升清,清湿降浊法。处方:

生黄芪12克,地榆炭12克,西党参9克,白术9克,茯苓9克,当归9克,生白芍9克,槐米9克,葛根9克,金银花9克,黄芩9克,炙甘草3克,陈皮3克,牡丹皮6克。

三诊(十月初四日)　春季便血,经治已愈。今秋复患伤寒痰喘,肺热下遗大肠,便血因之重发,日解3次,咳喘痰多白黏,胸脘痞闷,脉象左沉软、右滑大,舌边尖淡红,苔薄黄白滑。治拟清肺降气,和中清肠。处方:

旋覆花9克,生白芍9克,苦杏仁9克,桑白皮9克,代赭石30克,西党参12克,制半夏12克,生薏苡仁12克,炙甘草3克,陈皮3克,黄芩6克。

服旋覆代赭合黄芩汤加减后,血止,气平,痰化,病瘥,续用补中益气丸、脏连丸吞服治疗旬日,告愈。

【赏析】旧疾湿热未清,下注而成便血,又因病久体虚,而致中气下陷。治宜清解湿毒为先，兼以升达清阳。药后，湿热渐去，中气未升，故治以扶元升清为先，兼以清湿降浊。以此告愈。至是年秋，复因伤寒痰喘，便血重发。缘由肺热下遗大肠，故治以清肺降气、和中清肠之品，方用旋覆代赭汤合黄芩汤加减。待血止气平痰化，续用补中益气、清肠止血之丸剂调养告愈。

五苓散加味治嗜酒夹湿热

蒋某，男，54岁。

胸脘满闷饱胀，纳差，饭后乏力、胸腹更感不舒适，小便黄赤，舌淡紫黯红，苔白腻，面黄，脉滑。患者平日嗜好饮酒，且昔日有肝病，新近天气炎热，外感暑湿，引动内伏酒湿为患。治方以五苓散为主，解表里湿热，加清暑化湿解酒为佐。处方：

带皮茯苓15克，猪苓9克，泽泻9克，桂枝3克，白术9克，鲜荷叶1角，厚朴花9克，佩兰叶9克，葛花9克，枳椇子9克。

5剂。

【赏析】患者自认为体虚欲进补，魏氏认为该病是湿热为患，故用五苓散加味方治疗，清除昔日肝病伏湿及嗜酒内伏之湿热。内部清化自然体健，若滋补气血反而助湿加病，并嘱戒酒和多食冬瓜蔬菜淡渗之品。

真武汤治虚寒腹痛

林某，男，26岁。住槐花树门头。

初诊[甲子(1924年)二月二十三日] 肝郁犯脾腹痛，病起多日，曾在沪就医，所服皆破瘀通气药物，如香附、郁金、檀香、木香、砂仁、白豆蔻、柴胡、当归、丹参、六曲之类，腹痛反剧。现腹痛连脐，泛漾欲呕，大便溏薄，面色白而微青，脉象软弱无力，舌质淡红，苔白厚腻。乃过投攻伐，真元大伤，肝病传脾之虚寒证也。治当温煦脾肾。处方：

淡附子6克，生姜6克，炒白术12克，茯苓12克，炒白芍9克。

二诊(二月二十五日) 药后腹痛连脐略减，便结，唯食后胸脘作酸，脉左软缓无力、右虚大，舌淡红，苔白腻。治予温中。处方：

桂枝3克，炙甘草3克，生姜3克，生白芍9克，茯苓9克，西党参6克，吴茱萸2.4克，红枣4个。

三诊(二月二十九日) 胃纳稍苏，腹仍隐痛，胸满，脉左软缓、右滑，舌苔薄黄。拟归芪建中汤加味。处方：

当归9克,党参9克,制半夏9克,生黄芪12克,生白芍12克,桂枝6克,生姜6克,炙甘草3克,红枣8枚,饴糖30克(冲)。

【赏析】凡病皆有虚实,此病原因是抑郁不乐,以致肝气犯脾作痛,但面白兼微青,大便溏薄,是阳气衰弱夹有虚寒的表现,故宜温药治疗,扶元神,和内脏而见效。

当归四逆汤合排脓散法治肠粘连腹痛

方某,女,25岁。

初诊 6年前曾因阑尾炎穿孔引起腹膜炎,行手术治疗,但常有腹痛,今因感寒邪,腹痛又作,恶心呕吐,脉濡,舌淡苔白。此乃手术后留瘀为患,西医诊为肠粘连,拟活血疏滞。治用当归四逆汤合排脓散。处方：

当归6克,桂枝3克,白芍9克,炙甘草3克,红枣6枚,细辛1克,通草3克,枳实3克,桔梗3克。

2剂。

二诊 腹痛未止,脉迟,舌淡苔白。处方：

当归9克,桂枝3克,生白芍9克,炙甘草3克,生姜3克,红枣6枚,细辛1.5克,吴茱萸1.5克,桔梗1.5克。

2剂。

三诊 腹痛减轻,精神好转,脉缓,舌质淡红,苔薄白。

二诊方加枳实3克,再服3剂。

四诊 腹痛大减,脉弦,舌红苔黄。上方再服4剂。

五诊 腹痛止,胃纳与睡眠正常,微有腹胀,脉缓,舌润苔退。前方再进,巩固疗效。

【赏析】此证从古人理论,寒者热之、通则不痛的治则,以温通为法,用《伤寒论》当归四逆加吴茱萸生姜汤和《金匮要略》排脓散加减治之,方中当归辛香行气活血,善走血分,止心腹痛;桂枝汤温经散寒,调和营卫;吴茱萸、细辛温肝脾散寒结;排脓散中的桔梗上能开肺气,下能消肠积。诸药合用能使气血畅行,腑气通调,寒凝散,瘀结解,呕恶止,腹痛除。

豆卷连翘茵陈汤加味治急性黄疸型肝炎

周某,男,47岁。

近月来自觉食欲减退，厌食油腻，口苦，时有恶心，尿黄短赤，白睛黄染。体检：巩膜和皮肤黄染，肝于剑突下 4.5 厘米，质软、压痛，脾未触及。诊断为急性黄疸型肝炎。诊查：患者身目黄如橘子色，头晕，少寐多梦，性情急躁，纳呆，大便秘结，2 日 1 行，小便短赤，舌苔黄腻，脉弦滑。证属阳黄。治宜清热化湿，利水退黄。治拟豆卷连翘茵陈汤加减。处方：

大豆卷 12 克，连翘 12 克，茵陈 20 克，白茅根 15 克，赤小豆 15 克，滑石 15 克，泽泻 10 克，郁金 10 克，黄芩 10 克，茯苓 10 克，栀子 10 克，甘草 3 克。

6 剂。

药后小便量多色黄，身目色黄渐退，大便仍秘，苔薄腻，脉弦滑。仍守上方加大黄 10 克（后下）。再服药 6 剂，二便通利，黄疸基本退尽。于上方去大黄加陈皮、鸡内金、薏苡仁。连服药 2 周，诸症均瘥，肝功恢复正常，病渐向愈。

【赏析】急性黄疸型肝炎，隶属于"黄疸"范畴，且以阳黄居多，其治疗关键在于小便清利与否。根据古今医理，结合数十年临证经验，魏氏自拟豆卷连翘茵陈汤治疗黄疸型肝炎数十例，疗效甚佳。方中以疏表逐湿、通利经络之大豆卷为君；合连翘、茵陈、栀子清利肝胆湿热为臣；佐以清热利水之白茅根、泽泻、赤小豆，用茯苓以健脾利湿；湿清则黄退，脾健则湿化。若大便秘结者加大黄；小便短赤者加滑石；烦躁不安者加黄芩；消化不良者加谷芽、麦芽、鸡内金；呕恶者加陈皮、砂仁；肝压痛甚者加川楝子、延胡索、丹参、桃仁。

龙胆泻肝汤加减治慢性肝炎

张某，男，34 岁。

初诊 因患慢性肝炎，谷丙转氨酶持续在 200 单位/升左右，至魏氏处就诊。精神萎靡不振，不思饮食，脘闷，夜寐不安，口苦，心中郁闷不乐，善太息，大便秘结，解则黏腻不畅，无黄疸，但尿色黄，量不多，苔黄腻，脉弦数，右上腹疼痛不适。湿热久留，肝胆之气郁结。拟清热渗湿，疏肝利胆。处方：

龙胆草 6 克，郁金 9 克，炒栀子 5 克，黄连 5 克，黄芩 10 克，茵陈 16 克，泽泻 9 克，车前子 6 克，生薏苡仁 12 克，生麦芽 30 克。

二诊 上方连服 20 余剂，诸症明显好转，胁痛已除，纳食增，无脘闷，大便正常，尿转清，舌腻已化，仍有薄黄苔，脉略弦，谷丙转氨酶已正常。处方：

龙胆草 3 克，郁金 6 克，茵陈 9 克，车前子 6 克，炒泽泻 6 克，藿香 5 克，生麦芽 30 克。

三诊 患者症状消失。

原方去龙胆草加麦冬、五味子续服 10 剂后停药。复查肝功正常。

【赏析】本案以龙胆泻肝汤加减清利肝胆湿热,其中麦芽宜生用,既能开胃消食又能养肝扶中。

桂甘姜枣麻辛附子汤加味治鼓胀

黄某,男,59 岁。

初诊(1971 年 11 月 13 日)　全身水肿,腹大尿少,反复发作 4 年。近半月加剧,于 1971 年 9 月 16 日入院。体检:面部水肿,心肺无殊,腹膨大,腹围 90 厘米,肝脾触诊不满意,两下肢明显凹陷性水肿。血检:总蛋白 65 克/升,白蛋白 26 克/升,球蛋白 39 克/升,麝香草酚浊度试验 4 单位,硫酸锌浊度试验 7 单位,血红蛋白 90 克/升,白细胞计数 6.0×10^9/升,中性粒细胞 63%,淋巴细胞 37%,尿检:蛋白(++),红细胞(++),白细胞(+),清洁中段尿培养阴性;胸透:心肺无殊,横膈抬高,两肺底位于第八肋间。腹水常规:白细胞数 50/立方毫米,浆膜黏蛋白定性试验弱阳性,比重 1.012。经用中西药利尿效果不显,腹水逐日增多,邀请会诊。

腹膨大坚硬起亮光,心悸气急,不能平卧,肢冷,溲少便溏,下肢肿胀,脉沉弦,舌红。此属脾肾阳虚,以致大气不行,水湿泛滥。治宜温运三焦。处方:

桂枝 6 克,炙甘草 6 克,生姜 6 克,红枣 15 克,生麻黄 3 克,细辛 1.5 克,淡附片 6 克,党参 12 克,茯苓 12 克,益欢散 3 克(吞),镇坎散 3 克(吞)。

4 剂。

二诊　服药后尿量明显增多,每日 2 000 毫升以上,腹部已转柔软,心悸、气急亦瘥,能平卧。连续服原方 20 剂后,腹水基本退净,下肢水肿亦消,精神佳,胃纳增,脉弦滑,舌淡红。尿检:蛋白痕迹,红细胞(+++),白细胞少数。再拟肺、脾、肾三脏并治。处方:

桂枝 6 克,炙甘草 6 克,干姜 3 克,红枣 9 克,生麻黄 1.5 克,北细辛 3 克,淡附子 6 克,生黄芪 12 克,防己 6 克,生白术 9 克,茯苓 15 克,地骷髅 12 克,大蓟 30 克,小蓟 30 克。

上方服 1 个月。尿检:蛋白痕迹,红细胞 0~3,白细胞少数;血检:总蛋白 49 克/升,白蛋白 32 克/升,球蛋白 17 克/升。乃以防己黄芪汤、六味地黄汤加减调理,好转出院。

【赏析】人身气血贵于流通,一有阻滞,百病丛生。患者曾用利尿之剂未效,此因元气虚弱,气血升降失调所致。魏氏用《金匮》桂甘姜枣麻辛附子汤加党参、茯苓,运大气,通三焦。大气一转,气血通调,气运水行,肿胀自消。方中桂、麻、细辛温经宣肺;参、苓、甘草益气健脾;附子温肾散寒;姜、枣调和营卫;又加益欢散(活蟾蜍剖腹入砂仁,泥封煅存性)、镇坎散(西瓜、大蒜泥封煅存性)消胀利尿。最后以六味地黄汤加黄芪、白术等健脾益肾,巩固疗效。

健脾行水法消肝硬化腹水

吕某,男,56 岁。

腹部胀大,两胁隐痛,下肢水肿已 1 月余。纳少嗳气,脘腹痞闷,神倦乏力,大便稀溏,小溲量少。腹部叩诊有移动性浊音,两下肢呈重度凹陷性水肿,腹围84 厘米,体重 60 千克。苔薄黄微腻,脉细弦。此为鼓胀。证属肝病传脾,脾失健运,水湿停聚。处方:

太子参 12 克,茯苓 12 克,炒白术 6 克,青皮 6 克,陈皮 6 克,紫丹参 12 克,泽泻 12 克,马鞭草 12 克,半枝莲 12 克,鳖甲 12 克(先煎),车前子 10 克。

服药 3 月余,精神好转,腹胀消失,腹围减小至 70 厘米,体重 52 千克,小便增多,下肢水肿消退,大便正常,腹部叩诊移动性浊音消失。

【赏析】肝硬化腹水的主要病机是脾土虚弱、运化失职、升降失衡、清浊相混、水湿停聚、壅滞中焦所致,如动辄用攻下逐水之剂,不仅腹水难消,而且易损伤肝功能,导致肝昏迷,故采用健脾行水法从根本上治疗的方法是可取的。

四逆散合旋覆代赭汤治慢性胆囊炎并胆囊结石

沈某,男,63 岁。

初诊 近半年来,胸胁肩背作痛,走窜不定,时作时休,胃脘胀满,嗳气颇多,自觉有气上冲。曾在解放军某医院做 X 线造影,提示"慢性胆囊炎""胆结石"。曾用耳针治疗,但症状如故,苔黄,脉沉小。证属肝气横逆,木土不和。治宜疏肝理气,行气消胀。处方:

柴胡 10 克,枳壳 10 克,郁金 10 克,白芍 12 克,甘草 10 克,青皮 8 克,陈皮 8 克,香橼皮 8 克,厚朴花 10 克,炒栀子 10 克,旋覆花 10 克,代赭石 10 克,法半夏 10 克,全瓜蒌 12 克,荷梗 3 克(片),姜黄 10 克。

二诊 上方服 12 剂,诸症近平。舌黄已退,脉仍同前。

续进上方药,巩固疗效。

【赏析】此例脘胁胀满而走窜作痛,气逆上冲乃为风木之象,正所谓肝为起病之源,胃为受邪之地。故治疗当以疏肝为主。盖肝主疏泄,性喜条达而恶抑郁,虽有横逆,乃本于郁滞,故方以四逆散、青皮、陈皮、香橼皮、片姜黄疏其气血,令其条达,再以旋覆花、代赭石平其冲逆,则郁滞得舒,气循常道,不复横逆。更用瓜蒌、栀子解其郁热,厚朴花、荷梗升降气机,故诸症得平矣。

清肝利胆理气化湿消除胆囊结石

余某,男,64 岁。

经常感觉右胁下隐痛,满闷不舒。每于进食油腻制品、奶制品或蛋类而加重,痛剧时向右肩背放散,并常引起恶心、呕吐,往往需注射哌替啶止痛。经 X 线胆囊造影显示:胆囊内充满结石,状如石榴子,脂餐试验胆囊几无收缩,遂诊断为"胆囊结石",欲予手术治疗,但患者因惧怕手术而至魏氏处就诊。脉弦紧,苔黄腻。此为肝胆湿热,疏泄失司,不通则痛。治宜清肝利胆,理气化湿。处方:

柴胡 10 克,清半夏 10 克,青皮 10 克,瓜蒌仁 16 克,虎杖根 10 克,广木香 5 克,枳壳 10 克,生大黄 10 克,玄明粉 5 克,海金砂 20 克,金钱草 20 克,白芍 16 克。

服药至 20 剂时,除疼痛稍轻外,余无著变。服至 50 剂时,胸胁胀满感觉顿失。此后,胁痛仅发数次,病势极微,试食前述奶制品等食物亦未见发作,故继服前方药数剂而作罢。1 年后,再次去医院检查,经 X 线复查,胆囊结石已荡然无存,胆囊收缩及排空功能良好。

【赏析】胁痛一症,古今多有论述,早在《内经》中就已明确其发生多由肝胆为患,其因不外情志不遂,饮食失调,痰积血凝,虚劳病损,致发气郁、血瘀、湿热、阴虚等诸变。胆结石一病即属此范畴,且非单一因素所致,临床见症亦多复杂。古人治肝胆病喜用柴胡、青皮,二者入肝胆经,散邪理气实为良药,然此二药久用有耗气耗血之虞,需佐以白芍。仲景善用白芍治疗拘挛诸疾,所设方剂甚多,诸家本草对白芍亦多详述,既养血柔肝,又泻肝缓急,实乃治肝胆病之圣药。大金钱草清热化湿并解毒消肿;海金砂甘寒下行并清热解毒;虎杖根利湿活血并通络止痛。三药配伍,利胆排石甚佳。同时取清半夏、瓜蒌仁、木香、枳壳以行气宽中,散结消痞;取玄明粉、大黄以助海金砂下行之力。诸药合用,以奏全功。

茯苓四逆汤合乌梅丸缓解急性胆囊炎右胁剧痛

某女。

右胁下剧痛4日。曾发热恶寒，有胁痛病史。症见：神疲，形瘦，面黄，头痛，夜寐不安，大便4日未行，四肢清冷，体温偏低，虚里跃动。舌淡，苔黄腻，脉沉微。西医诊断为急性胆囊炎。证属厥阴寒盛。治拟温阳壮神为主，酸甘辛苦疏泄为辅，茯苓四逆汤合乌梅丸(乌梅,细辛,干姜,黄连,附子,当归,黄柏,桂枝,人参,川椒)加减。处方：

茯苓9克，党参9克，淡附子9克，干姜3克，炙甘草3克，川椒3克，桂枝3克，乌梅6克，黄连3克，白芍6克。

服上药1剂后胁痛缓解，3剂后疼痛不作，脉转和缓，四肢已温，病情缓解。继用利胆通腑、清热化湿、健脾和胃法，调治10日而愈。

【赏析】本案看似"急性炎症"，从大便未行、苔黄腻看，确有湿热滞留之象。但患者剧痛、肢冷、脉微、舌淡、虚里跃动，属本元不足，阳气已衰，阴寒内盛无疑，当务之急是温阳救逆，故用附子、干姜、川椒、桂枝温阳散寒，党参、茯苓益气壮神，乌梅、黄连通降泄热，白芍、甘草缓急止痛。阳气来复，疼已缓解，病情稳定，再图祛邪清利。

【验方拾萃】

五花芍草汤

处方：玫瑰花9克，佛手花9克，绿萼梅9克，白扁豆花9克，厚朴花9克，生白芍9克，炙甘草3克。功效：开郁行气，缓急止痛。主治：胃脘疼痛时作，嗳气，腹部胀满，纳食稀少，形瘦，面黄，夜不安眠，脉象弦细，舌质淡红，苔薄等虚体气郁、肝胃失调之症。

此方是治情志抑郁，肝气失调犯胃作痛，由于体虚而气机郁滞，内脏气血失于流通成病。此方以五花芳香开郁，调和内脏矛盾，疏通气机，以归于平为主，佐以芍药、甘草和肝脾，治腹痛，助五花开郁达滞。五花可以根据患者不同禀体灵活加减之。如嗳气频频欲吐，可用旋覆花；头痛目赤，可用滁菊花。

蒲乳清胃汤

处方：蒲公英15克，羊乳15克，无花果15克，玄参9克，白芍9克，炙甘草3克，陈皮6克，竹茹9克，黄芩6克，生地12克。功效：清胃润燥，和中降逆。

主治：慢性浅表性胃炎，脘部嘈杂，灼热疼痛，口干口苦，嗳气阵作，大便偏干，舌红，脉弦细。

慢性浅表性胃炎为临床常见病症。除有胃热之症外，常有胃气上逆及热灼阴伤之象。故治法当以清胃理气、养阴润燥并进。本方以黄芩、蒲公英清热，其中蒲公英微苦微寒，清热而不伤正，为治疗胃炎常用之品；羊乳（即山海螺，又名四叶参）多汁，清中兼润；芍药甘草汤缓急止痛；陈皮、竹茹和胃降逆；玄参、生地增液润肠，无花果养胃。全方性味平和，颇合于慢性浅表性胃炎之病机。

丹参良附小金瓜散

处方：丹参 12 克，檀香 6 克（后下），砂仁 3 克（后下），高良姜 6 克，香附 9 克，小青皮 9 克，瓜蒌皮 12 克，瓜蒌仁 12 克，鸡内金 9 克，乌药 10 克，制半夏 12 克，九香虫 9 克。功效：温中理气止痛。主治：脘痛喜温，胸闷，嗳气不畅，更衣不爽，或有呕恶，纳谷不香，脉弦，舌淡，苔薄白。

本方适于气滞胃寒之脘痛。以丹参饮行气活血，开胸膈；良附丸及九香虫温中通阳，行气止痛；小青皮、乌药行气散结；半夏降逆止呕；鸡内金助运消食。

养胃止痛汤

处方：北沙参 9 克，川楝子 9 克，枸杞子 9 克，当归 9 克，淡竹茹 9 克，瓜蒌皮 9 克，川黄连 1.5 克，九香虫 6 克。功效：养胃止痛。主治：阴虚体或有肺结核患者，患胃脘痛数年不止，舌绛无苔，脉细。

此方系一贯煎去麦冬、生地，再加味而成。以沙参、枸杞子滋阴养血；当归活血养肝；川楝子行气止痛；瓜蒌皮润燥，开胸膈；九香虫止痛；少量黄连既能清热，又能馨胃。使全方润而不腻，既养阴润燥，又和中止痛。

加减乌梅汤

处方：乌梅 10 克，桂枝 10 克，川椒 3 克，干姜 3 克，黄连 3 克，木瓜 6 克，白芍 12 克，炙甘草 3 克，陈皮 6 克，吴茱萸 1.5 克，生麦芽 12 克。功效：理气醒胃，和中降逆。主治：萎缩性胃炎、慢性胃炎、胃酸缺乏者，胃纳呆钝，食后脘腹痞满，嗳气不畅。

本方系《伤寒论》乌梅丸化裁而来，为酸苦甘辛，刚柔寒温并用的平治之剂。其中桂枝、干姜温胃散寒；川椒、吴茱萸暖肝；黄连清热健胃；陈皮理气消胀；乌

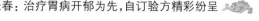

梅、木瓜生津开胃；芍药、甘草缓急止痛；生麦芽消食助运。

三才白蜜养胃饮

处方：天冬 9 克，大熟地 12 克，党参 9 克，白蜜 30 克。用法：上三味用滚开水泡汁，再分次冲入白蜜饮服。功效：养胃润燥。主治：久病或高年体虚，呕吐反复发作数月，时轻时重，服汤药效果不著，且恶闻药气，唇深红。

本方以天冬养肺金，生肾水；熟地补肾阴，养血；以党参易人参，益气和中；再加白蜜增液润肠，助肠胃之气下降。凡阴虚胃燥，津液不足之证，理当以甘润养胃为法，但呕者多恶甘腻，故用药物泡服，取其味薄，既滋阴润燥，又不碍胃。

理中吴茱萸汤

处方：淡附子 6 克，西党参 9 克，白术 9 克，炮姜 3 克，炙甘草 3 克，吴茱萸 1.5 克，生姜 6 克，红枣 4 枚。功效：温阳补中。主治：虚寒体质，形瘦，面色青白，脉迟，舌质淡红，胃下垂，腹部胀痛。

此为附子理中汤与吴茱萸汤合方。以附子温肾壮元阳；吴茱萸温肝，助生发之气；党参、白术、炮姜、甘草温暖脾阳；生姜、红枣温卫阳，调脾胃。营卫调和，中气巩固，自无胃下垂腹部胀痛之苦。

麦冬半夏大黄汤

处方：麦冬 6 克，北沙参 9 克，生半夏 6 克，生姜 9 克，炙甘草 6 克，白茅根 30 克，红枣 6 枚，白蜜 30 克，生大黄 6 克，参三七粉 3 克。用法：前七药用水久煎，分 2 次冲入白蜜后，分次吞服参三七粉。功效：养胃降逆，散结止呕。主治：噎膈，食物难以下咽，食后作吐，肌肤瘦弱，脉弦细，舌红光滑。

此方据《金匮要略》麦门冬汤、大半夏汤、大黄甘草汤变通化裁。以麦冬、北沙参养胃润燥为君；生半夏降逆止呕散结；生姜降逆和胃，白蜜润燥，两者皆能解生半夏之毒。红枣、炙甘草和中益气；白茅根生津止血；生大黄泻热散瘀，通利关格；参三七扶正消瘀止血。

蜣螂旋覆代赭汤

处方：旋覆花 10 克（包），代赭石 15 克，姜半夏 12 克，党参 12 克，生姜 6 克，红枣 15 克,炙甘草 3 克,蜣螂虫 12 克,杜红花 6 克,蒲黄 6 克,五灵脂 12 克。功效:和中降逆,化瘀消癥。主治:噎膈,食物难以下咽,嗳气吞腐,或反胃呕吐宿食,形瘦神疲,脉沉,舌淡。

本方以旋覆代赭汤和胃降逆;蜣螂虫寒有小毒,化瘀散结,为推陈致新之良药;红花、五灵脂活血止痛,蒲黄化瘀止血。若大便秘结者可加生大黄。魏氏用此方治疗幽门梗阻或食管癌晚期无法手术者有一定的临床疗效。

建理汤

处方:生黄芪 9 克,当归 9 克,桂枝 3 克,炒白芍 6 克,炙甘草 6 克,干姜 3 克,红枣 8 枚,淡附子 3 克,西党参 9 克,饴糖 30 克,甘松 9 克,天仙藤 6 克。用法:水煎服分二汁,分次冲入饴糖。功效:益气和中,养血止痛。主治:面苍白少血色,脉象沉迟或虚大,舌质淡白少苔,脘痛畏寒,曾解黑便。

黄芪治久败疮疡;当归祛瘀生新;合桂枝、白芍、甘草、姜、枣、饴糖即归芪建中汤,治虚弱性肠胃病有卓效。加入参、附温脾肾之阳;甘松、天仙藤芳香调气止痛。合成气血并补,补中兼疏,并能收敛溃疡,制止出血,调气止痛之剂。

三七二黄汤

处方:参三七 3 克,生大黄 12 克,鲜生地 30 克。功效:凉血清热止血。主治:肺胃热炽,呕血,远血,咯血,脉数,舌红或绛。

《内经》谓"阳络伤则溢血",而络伤多因热灼所致。此方以大黄清热凉血泻下,使瘀热从下而泄;生地养阴凉血止血;参三七扶正化瘀止血。三味合用,既止血又养血,既清热又化瘀,能标本兼顾,无留瘀之弊。对上消化道、呼吸道出血有良好的效果。

琥七蜜饴饮

处方:参三七粉 3 克,琥珀粉 3 克,白蜜 30 克,饴糖 30 克。服法:用开水冲白蜜、饴糖后,吞服粉剂。一日内可重复应用数次。功效:养胃止血。主治:上腹疼痛,嗳气,呕吐,胃纳呆钝,大便色黑如柏油,脉弦。

此为标本兼顾之方。其中三七、琥珀祛瘀生新,止血扶元;白蜜、饴糖温润补中。适用于溃疡病虚中夹实之证。

胶七附子理中汤

处方：阿胶珠9克，参三七粉3克，淡附子6克，西党参15克，炒白术9克，炮姜炭6克，炙甘草3克。用法：前五药用水煎，分两次吞服三七粉。功效：温中益气止血。主治：患胃病日久，形瘦神倦，面色苍白，四肢不温，脘腹隐痛，喜温喜按，呕血色紫黯，大便色黑，脉沉迟或虚大，舌淡红。

《三因极一病证方论》曾曰："理中汤能止伤胃吐血，其功最理中脘，分利阴阳，安定血脉。"今以炮姜易干姜，则止血之功尤佳。加附子温肾救逆，参三七扶元止血，阿胶珠补血止血，则其效益彰。

三花二香胃苓汤

处方：玫瑰花3克，厚朴花3克，白扁豆花3克，陈皮3克，桂枝3克，广木香3克，炙甘草3克，苍术9克，茯苓9克，制香附6克，泽泻6克。功效：行气化湿，开郁和中。主治：素体脾胃虚弱，消化不良，或湿滞中焦，兼夹食滞，腹痛便溏，呕吐胸满，舌淡，苔黄稍腻，脉软。

此方以平胃散燥湿和中，五苓散通阳利水。加香附行气开郁，广木香行气化湿止痛；白扁豆花升清止泻，清暑热；玫瑰花调肝脾，和气血。亦可用于夏秋湿困脾阳，低热困倦之症。

醉乡玉屑散

处方：苍术9克，厚朴6克，陈皮6克，炙甘草3克，鸡内金9克，砂仁粉1.5克（吞），公丁香1.5克。功效：和中消滞。主治：大人及小儿多食瓜果成病，久利不愈，时发时止，腹胀，纳差，脉迟，舌淡红，苔白。

此方中之苍术、厚朴、陈皮、甘草即平胃散，能健脾燥湿，理气化滞，加鸡内金消食助运；公丁香温暖脾胃，散寒消胀；砂仁温中止泻。用于寒湿内停之下利。

升葛调中汤

处方：升麻3克，葛根9克，白芍6克，炙甘草3克，党参9克，苍术9克，茯苓9克，柴胡3克，生黄芪9克，枳壳6克。功效：益气健脾化湿。主治：中虚湿阻，心情抑郁，胸胁隐痛，便溏，肛门胀坠，神倦乏力。

此方由补中益气汤化裁而来，去当归、陈皮、白术，加苍术、茯苓、葛根、枳壳理气，健脾，化湿，升清；加白芍合柴胡调和肝脾，解郁缓急。与东垣原方比较，其补中益气之功未逊,但开郁化湿、调和肝脾之力则增强,故中虚兼有气郁湿滞者尤为适宜。

升葛解毒汤

处方:升麻3克,葛根3克,炒白芍3克,生甘草3克,黄连3克,黄柏6克,黄芩6克,焦栀子9克。功效:清热止泻。主治:热泻,暴注下迫或有呕吐,脉数,舌红,苔黄。

此为升麻葛根汤与黄连解毒汤之合方。既能清解肠热,又能升清降浊。若呕吐甚者,加制半夏9克。

生化白术汤

处方:藿香3克,木香3克,葛根6克,党参9克,苍术3克(炒),带皮茯苓9克,生甘草3克,苦参3克,三七粉4.5克(吞),白芍9克(炒),金银花9克,地榆炭15克。功效:清肠化湿,扶正祛邪。主治:痢疾反复发作,便下赤白,腹痛,里急后重,面色不华,神倦乏力,胃纳呆钝,脉沉弦,舌淡红,苔白而糙。

本方系由钱仲阳七味白术散与张锡纯解毒生化丹化裁而成。前方原治中虚食少,腹痛腹泻,今以苍术易白术,增强燥湿理气之功;后方由金银花、甘草、三七、白芍、鸦胆子组成,今因鸦胆子味至苦易伤中,易令人作呕,而改用清肠凉血兼涩肠之地榆炭。适用于积滞未净,脾气已虚之慢性痢疾或结肠炎。

加味温脾汤

处方:淡附子6克,西党参9克,干姜3克,炙甘草3克,生大黄9克,苦参3克,焦山楂12克。功效:温阳健脾,攻下寒积。主治:患休息痢日久,便下黏液,少腹胀满,纳呆,食后不适,倦怠乏力,脉沉迟,苔白黄腻。

休息痢多因初起未予根治,病邪潜伏留恋肠道,正气日虚而成。其所现之症为中阳不足,寒积内停,故以参、附、姜、草温补中阳,大黄通下导滞,复加苦参清余热,祛伏湿,山楂消食导滞,化瘀。民间常用山楂加红糖作治痢之单方。

豆卷连翘茵陈汤

处方:大豆卷12克,连翘9克,茵陈24克,生姜3克,赤小豆12克,桑白皮9克,防风3克,生栀子9克,白茅根30克。功效:解表清里,化湿退黄。主治:

适用于传染性肝炎，目黄，肤黄，尿黄，恶寒发热，肝区胀痛，胃呆，欲呕，脉弦滑或浮数，舌红，苔白黏或黄腻者。

凡黄疸有表证、瘀热、肝郁气滞者，根据魏氏经验，应以解表为主，清里和中化湿为辅。其中大豆卷善于疏表逐湿，通利经络，合防风、生姜、连翘使湿热从汗而解；桑白皮、白茅根、赤小豆清热利尿，使湿热从下而出；茵陈、栀子清肝胆，化湿退黄。

清肝消炎汤

处方：茵陈30克，生大黄9克，栀子9克，黄柏9克，金银花9克，连翘9克，蒲公英24克，白茅根30克，飞滑石9克（包）。功效：清肝化湿退黄。主治：黄疸型肝炎，肤黄，目黄，尿黄，肝区胀痛，发热便闭，舌深红，苔黄。

此方由《伤寒论》茵陈蒿汤、栀子柏皮汤加减而成。与上方主治有别，系针对邪伏于里，热入血分而设。其中黄柏、栀子、大黄为清泄血分湿热之主药；蒲公英、金银花、连翘清热解毒；茵陈疏肝胆，清湿热；白茅根、滑石清热利尿，使湿热从小便而泄。

清肝饮

处方：金银花9克，蒲公英15克，野菊花9克，紫花地丁15克，夏枯草9克，青蒿梗9克，桑枝30克，白茅根30克。主治：适用于慢性或迁延性肝炎，肝功能长期异常，体倦乏力，右胁胀痛，烦躁易怒，或有低热者。

凡急性肝炎变成慢性者，多因邪伏于内，或郁火，或伏湿，或积瘀，从而导致病情缠绵不解。本方由五味消毒饮加减而成。其中金银花、野菊、蒲公英、紫花地丁虽属寒凉之品，但质轻味薄，味辛甘，能祛无形之热毒而无劫阴伐胃伤正之弊；白茅根凉血利尿；青蒿梗芳香透络，从少阳领邪外出；桑枝逐湿通络；夏枯草清肝散结。诸药合用，具有清热凉血、透达肝经伏湿之功。

疏滞养肝汤

处方：柴胡9克，枳壳9克，白芍9克，赤芍9克，生甘草3克，香附9克，山茱萸9克，瓜蒌皮9克，瓜蒌仁9克，丹参15克。功效：疏肝行气，活血止痛。主治：适用于慢性肝炎、迁延性肝炎及慢性胆囊炎、胆石症等气滞血瘀之右胁胀痛，胃纳不佳，腹部胀满，或肝脾肿大，或黄疸未净，舌红，苔微黄者。

本方由四逆散加味而成。其中柴胡开郁消滞,疏利肝胆;白芍柔肝缓急;枳壳行气破积;甘草和中;赤芍活血凉血;香附解郁行气,除胸腹胁胀痛;山茱萸柔肝补肾;瓜蒌皮、瓜蒌仁润燥缓急,宽胸胁;丹参养血祛瘀。

柔肝消炎汤

处方:生牡蛎 15 克,参三七 3 克,茯苓 9 克,炙甘草 3 克,当归 9 克,生白芍 9 克,海螵蛸 9 克,玫瑰花 9 克,川芎 1.5 克,香附 6 克,银柴胡 6 克。功效:行气活血,柔肝止痛。主治:形瘦体热,肝区作痛,常有发热,烦躁,脉弦,舌红,妇女月经不调。

生牡蛎散结软坚;参三七消瘀止痛;茯苓、甘草调和中焦;当归、芍药养血柔肝;海螵蛸调女子月经,祛瘀止痛;玫瑰花疏肝活血;川芎活血散郁;香附调气郁;银柴胡养阴退低热。

加味二金汤

处方:鸡内金 15 克,海金沙 15 克,厚朴 9 克,大腹皮 9 克,猪苓 9 克,通草 6 克,白茅根 30 克,白鲜皮 9 克。功效:清利湿热,理气消胀。主治:夏秋湿热黄疸,小便短少黄赤,腹部胀满如肿。

此方由《温病条辨》二金汤加白茅根、白鲜皮二味而成。其中鸡内金助脾胃,消积滞,佐以厚朴下气消胀;海金沙既清湿热,又能利尿解毒;猪苓利水消胀退肿;通草宣肺利尿;大腹皮疏气道,利水消肿;白茅根甘寒凉血,清热利尿退肿,善治黄疸;白鲜皮为治黄疸专药,能治热黄、酒黄、急黄、谷疸、劳黄。全方疏调脾气,宽胀消肿,化湿利尿,为预防黄疸变臌良方。

消臌利水汤

处方:过路黄 30 克,白毛藤 30 克,白茅根 30 克,路路通 30 克。功效:清热利水消胀。主治:肝硬化腹水,腹膨大坚硬,起青筋,胸闷,动则气急,形体消瘦,脉弦或弦细,舌色深红,胃纳不佳,心情郁闷不乐。

本方药性平和,无伤正之害,能缓以建功。其中过路黄又名对座草,能清热化湿,退黄消胀;白毛藤清血解毒化湿;白茅根凉血止血利尿;路路通逐伏水,消肿胀。

疏肝散黄汤

处方：过路黄 15 克，白毛藤 15 克，蒲公英 15 克，丹参 15 克，绵茵陈 30 克，白茅根 30 克，路路通 15 克，柴胡 6 克，枳实 3 克，炒白芍 9 克，鸡内金 9 克，生黄芪 9 克。功效：疏肝消胀，化湿退黄，扶元达邪。主治：黄疸变臌，全身面目皮肤黯黄，腹胀硬大，小便短黄，大便溏薄。

此为消臌利水汤加味方。加柴、枳、芍疏肝理气；茵陈化湿退黄；蒲公英清热解毒；鸡内金醒胃消食，软坚散结；黄芪益气扶元；丹参一味功同四物，养血活血。神志异常者可加神犀丹 1 粒，研末分吞。

加味运大气方

处方：桂枝 6 克，炙甘草 6 克，生姜 6 克，红枣 15 枚，生麻黄 3 克，细辛 1.5 克，淡附片 6 克，党参 12 克，茯苓 12 克，益欢散 3 克，镇坎散 3 克。用法：前九药用水煎二汁，分吞后二散。功效：温阳健脾，利水消胀。主治：鼓胀、肝硬化腹水，腹膨大坚硬起亮光，脾肾阳虚，心悸气急，肢冷便溏，胃纳不振，小便量少，下肢肿胀，脉沉弦。

此为《金匮要略》桂枝去芍药加麻黄细辛附子汤加味。因原方被后人称誉为运大气方，故定名为加味运大气方。方中桂、麻、细辛温经宣肺；参、苓、甘草益气健脾；附子温肾散寒通阳；姜、枣调和营卫。益欢散（活蟾蜍剖腹入砂仁，泥封煅存性）、镇坎散（西瓜大蒜泥煅存性）消胀利尿。全方运大气，通三焦。大气一转，气血通调，气运水行，肿胀自消。凡鼓胀、水肿因元气虚弱，气血升降失调所致者，用此方治疗，常获奇效。

五参五皮饮

处方：丹参 9 克，党参 9 克，北沙参 9 克，苦参 3 克，玄参 12 克，牡丹皮 6 克，生黄芪皮 9 克，桑白皮 9 克，青皮 3 克，地骨皮 9 克。功效：扶正祛邪，理气活血，利水消胀。主治：适用于久病体虚之结核性腹膜炎、肝硬化腹水等，腹膨胀痛，时有潮热，脉弦细，舌深红者。

本方具调和内脏，扶正祛邪，理气活血，利水消胀之功。其中丹参、牡丹皮入心，祛瘀活血清热；北沙参、桑白皮入肺，养阴生津退热；党参、黄芪皮入脾，补气健脾扶元；玄参、地骨皮入肾，补肾增液退蒸；苦参、青皮入肝，疏肝化湿消积。

软坚消胀汤

处方：木贼草 9 克，马鞭草 9 克，生麦芽 9 克，红枣 10 枚，绵茵陈 15 克，对座草 15 克，白毛藤 15 克，白茅根 15 克，路路通 15 克。功效：软坚消胀。主治：肝脾肿大，面黄肌瘦，脉缓，舌淡，苔薄，大便有时溏薄。

此方亦为消臌利水汤之加味方。其中木贼草软坚消胀；马鞭草破瘀坚，杀虫；绵茵陈清热，化湿，除黄；红枣健脾养胃补血；生麦芽消心腹胀满，疏补脾胃。合消臌利水汤四药而成以治实为主，兼顾其虚之剂，适合于虚体夹实证。

瞿鞭四逆散

处方：瞿麦 15 克，马鞭草 9 克，生白芍 15 克，柴胡 6 克，枳壳 3 克，鸡内金 9 克，镇坎散 30 克，虫笋 15 克，小金葫壶 15 克，茜草 9 克。用法：水煎服，分吞镇坎散。功效：柔肝杀虫，利水消胀。主治：晚期血吸虫病肝硬化腹水症（虫臌），腹大坚硬，小溲短少，脉软，舌淡。

瞿麦同马鞭草、茜草三药，用于消除体内血吸虫有一定疗效；白芍、柴胡、枳壳是四逆散去甘草，能调和肝胆气滞；镇坎散是单方，用西瓜、大蒜配制善治鼓胀，能消腹水；虫笋、小金葫壶有宽胀排水利尿之功；鸡内金消脾胀，去积滞。若小金葫壶无货，可用蒲种壳替代。

金钱开郁散

处方：金钱草 30 克，柴胡 9 克，枳实 9 克，白芍 9 克，海螵蛸 9 克，浙贝母 9 克，郁金 9 克，炙甘草 3 克。功效：疏肝散结消石。主治：慢性胆囊炎、胆石症，上腹部间歇作痛，右胁疼痛尤著，或呕吐苦水。

柴胡、枳实、白芍、甘草即四逆散，能疏透肝胆，使郁气外达；海螵蛸合浙贝母是乌贝散，有止痛、化滞、散结作用；金钱草清湿热，化结石；郁金行气活血，利胆止痛。

•••••••••••••••••••• 【主要参考文献】••••••••••••••••••••

[1] 魏长春.中医实践经验录[M].北京：人民卫生出版社，2012.

[2] 浙江省中医院.魏长春临床经验选辑[M].杭州：浙江科学技术出版社，1984.

［3］　魏长春.魏长春临证经验集［M］.上海：上海科学技术出版社,2001.

［4］　王真.魏长春［M］.北京：中国中医药出版社,2004.

［5］　陈永灿,魏睦森.魏长春运用茯苓四逆汤验案四则［J］.中医文献杂志,1999(4)：33－34.

张宗良：
呕吐胁痛消积通络，肠病证治自出机杼

　　张宗良(1909—1983)，浙江嘉善魏塘人，早年师承其父张吉旋，潜心研读历代中医名著。民国十九年(1930年)设诊所于县城魏塘东门，1958年参加联合诊所，1959年调至嘉兴第三医院中医科，1961年调回嘉善县第一人民医院中医科。他凭着"一个小枕头，三个手指头"号脉诊病，治愈了成千上万的重病患者。

　　张氏勤奋治学，立志献身于中医学。张氏执业中医五十寒暑，继承其父张吉旋的传授，苦学颖悟，或有所感，以实践于临诊。平日诊务繁忙，诊暇之余，仍摘录点滴临证心得，后因环境动乱，旧稿荡然无存。张氏在古稀之年对所存治疗记录，朝夕检阅，选择临床效果确切，理法方药俱备，创新上有可取之处的医案，分门整理得423例，有内科、外科、耳鼻喉科等，在其传人的协助下，编撰完成《张宗良医案》，其中处方脉案，概依原拟，务求简约恳切，一语中的。张氏在自序中说："若能稍稍有裨益于后学者，为医学现代化贡献菲薄之力，则愿已偿矣。"

　　张氏看病问诊，一丝不苟，把患者放在心中。不少被西医回绝的患者，在张氏父子这里起死回生，声名远播。张氏治病严谨，每案令徒弟抄方三份，一份给患者，一份取药，一份自己留，以便观察患者疗效和分析病例。因患者较多，已过中午他坚持把患者看完，从不回绝患者，特别是对四乡赶来的农民。张氏遣方用药，主张辨证施治，开方药味少而准，少则六七味，多则十味左右，力求简便验廉。如张氏擅用肥儿丸随症辨治疳积，患者均发病幼年，他处屡治乏效，经张氏治后，收效迅速，患者甚为感激。另有患者胃痛多年，外出就医不见效，经张氏中药调理后好转未复发，患者称赞："张医师不但医术高超，而且态度和蔼，有时上午求诊轮不到，下午就约他们到张医师家里去看，去的人也很多，患者知道他的脾气，要感激他，连送点青菜他也婉拒，纯属免费的家庭门诊。"

·················· 【学术经验】 ··················

张氏长于临床，擅于观其脉证，从而知犯何逆，并随证治之。对于急症、重症、难症常不厌其烦，为方便观病情变化，做到随证加减，用药精练，量少力专，一次三五剂，密切观察。而对于慢病一次给予10日及以上药量，或用丸药，方便病患长期服用。张氏识病之准，用药之精让人拍案叫绝。在脾胃病诊治方面，张氏有独到经验，兹介绍如下。

一、胃痛证治经验

张氏认为"胃痛为常见病，患者众多，日遇数起，此病有虚有实，有寒有热，痰瘀食积郁于中，七情九气触于内，皆能致成胃痛"。治疗首当辨别虚实寒热，再查痰瘀食积、七情九气之分，分别投治。张氏治胃痛，在肝气郁结者投以疏肝理气，但在其他病因诸如血瘀、寒凝，亦或脾胃虚寒者中，均佐以理气之品。《景岳全书·心腹痛》云："胃脘痛证，多有因食，因寒，因气不顺者，然因食因寒，亦无不皆关于气。盖食停则气滞，寒留则气凝。所以治痛之要，但察其果属实邪，皆当以理气为主。"下面通过几则医案介绍张氏治疗胃痛之法。

1. **疏肝理气法** 百病生于气，诸痛皆因于气。理气和胃止痛是张氏治疗胃痛的常用治法。如治钱某。初诊：脘痛5日，住本院观察室治疗，用止痛药后仍未定，苔薄，脉弦小，时嗳，病起神志不怡，拟疏肝理气为法。处方：川楝子10克，炒延胡索10克，生香附10克，白豆蔻3克（后入），温郁金10克，厚朴6克，官桂5克，炒当归10克，柴胡5克，佛手片6克，黄连片10片（吞），紫苏梗10克。5剂。二诊：脘痛已定，4日未见再发，心情舒畅，愁眉顿消，苔脉如前，再以疏理。处方：新会皮5克，生香附10克，厚朴6克，紫苏梗10克，白豆蔻3克（后入），焦六曲12克，广木香6克，柴胡5克，当归10克。5剂。

患者长期情志不舒，以致肝气郁结，不得疏泄，横逆而犯胃，治肝可以安胃。本方有金铃子散配四逆散之意，疏肝和胃。川楝子、炒延胡索疏肝泄热，活血止痛；柴胡、生香附、白豆蔻、温郁金、佛手片、紫苏梗疏肝理气，开郁降逆；黄连片即左金丸泻火止痛；炒当归、官桂、厚朴有当归厚朴汤之意，去高良姜温热之性，柔养肝经,调畅肝气。诸药合用,肝气条达,胃不受侮。

2.温中和里法 张氏认为"得食痛定,此属虚证,即西医所谓之胃溃疡病,每予以小建中汤为治,投之必效。"如治张某,胃痛已数载。初诊:病势不甚亦不解,伴嗳气,得食稍有缓解,经西医造影诊断为胃溃疡。苔薄舌淡,脉弦大,此乃脾胃虚寒,治拟温中和理,小建中汤治之。处方:生白芍15克,上肉桂3克,高良姜2克,炙甘草3克,广木香6克,青皮6克,陈皮6克,大枣12克,川楝子10克,厚朴6克。5剂。药后已见动静,病已数年,胃痛大减。二诊:再以效方进之。三诊:中脘之痛已定,嗳气泛水亦止。处方:生白芍15克,炒当归10克,上肉桂3克,高良姜3克,炒甘草3克,陈皮6克,佛手片6克,玉竹12克,大枣15克。7剂。四诊:脘痛已止,半月余未见再发,苔薄,再以前法巩固之。

本案胃痛绵绵不休,得食则缓,苔薄舌淡,为脾胃虚寒,治疗首当温中和里;兼见嗳气,脉弦大,为肝气郁结,横逆犯胃,兼投以疏肝理气。生白芍、上肉桂、高良姜、大枣、炙甘草小建中阳散寒;广木香、青皮、陈皮、厚朴、川楝子疏肝理气止痛。三诊脾阳已振,胃寒亦除,再加当归、玉竹等辛润之品,温中润燥。如此脾阳得振,肝气得舒,胃痛得止。

3.活血止痛法 一般胃痛,以疏气为急。疏气之药,莫若砂仁、白豆蔻之类,疏之不应,则宗叶氏"初痛在经,久痛入络"之说,张氏改用理瘀之品,每见奇效。如治钱某。初诊:胃痛拒按,口吐黄水,苔薄,食滞于中,拟以疏胃。处方:炒莪术10克,炒三棱10克,山楂12克,广木香6克,紫苏梗10克,厚朴6克,佛手片6克,高良姜3克,槟榔片12克,上肉桂3克。3剂。二诊:胃痛已止,效果显著,拟与前方加减。处方:高良姜3克,厚朴6克,青皮6克,陈皮6克,生香附10克,焦山楂12克,上官桂5克,紫苏梗10克,广郁金10克,广木香6克。4剂。

本案伤食瘀滞,因有拒按吐黄水症状,所谓拒按为实者是也。治当活血散瘀,消食理气,药后胃痛顿止,见效显著。

二、噎膈反胃证治经验

噎膈是指饮食不下或食入即吐的病症。反胃指饮食入胃,停滞不化,良久反出的病症。丹溪谓噎膈、反胃"名虽不同,病出一体"。凡饮食之际,气息阻塞,饮食原可下咽,如有物梗阻之状者,名曰噎。饥不能食,或食到喉间,不能下者,名曰膈。食下良久复出,或隔宿吐出者,名曰反胃。噎膈病位在食管,属胃气所主,又与肝、脾、肾密切相关。唐代王太仆云"食不得食,是有火也;食入反出,是无火也"。张氏认为"噎膈系食管间病，反胃系胃中间病"，治疗总以通降为主，治噎膈偏重祛浊导滞，治反胃强调温中降逆。

1. 祛浊导滞治噎膈

（1）化痰降气：噎膈常因痰气交阻于食管而见饮食不下或食入即吐，治疗当以化痰降气。如治葛某，男。初诊：进食后梗梗似噎，胸膈及胃区隐痛，甚则泛恶吐出，病已 3 周，苔浮黄，脉小。拟旋覆代赭汤加减。处方：旋覆花 12 克（包），煅赭石 18 克，法半夏 6 克，广陈皮 6 克，紫苏叶 6 克，淡吴茱萸 2 克，乌药 6 克，厚朴 6 克，薤白头 6 克，竹沥汁 2 支（冲）。5 剂。二诊：食后胸膈梗痛，泛恶吐出，依然不止，苔心黄厚，拟以通降。处方：降香 6 克，紫苏梗 10 克，广郁金 10 克，旋覆花 10 克（包），淡吴茱萸 2 克，广藿香 10 克，法半夏 6 克，乌药 6 克，煅赭石 18 克。5 剂。三诊：连服 10 剂后，胸膈见舒，已减大半，苔黄递薄，时嗳气。再以原方加减之。处方：降香 6 克，紫苏梗 10 克，广陈皮 6 克，淡吴茱萸 2 克，煅代赭石 18 克，乌药 6 克，沉香曲 12 克，厚朴 6 克，旋覆花 10 克（包），竹沥汁 2 支（冲）。5 剂。四诊：连服连效，食下递舒，时嗳气，苔黄，脉弦。治以原法。处方：丁香 3 克，吴茱萸 2 克，白芍 10 克，沉香曲 12 克，乌药 5 克，槟榔片 10 克，旋覆花 10 克（包），煅代赭石 18 克，紫苏梗 10 克，厚朴 5 克，竹沥汁 1 支（冲）。5 剂。五诊：经医院钡剂拍片，未发现异常，嗳气已少，纳食亦进，唯脘次仍有隐痛，拟理胃气为主。处方：佛手片 6 克，乌药 6 克，白豆蔻 3 克，厚朴 6 克，上官桂 5 克，紫苏梗 10 克，香橼皮 10 克，淡吴茱萸 2 克，生白芍 10 克，川楝子 10 克，川连 2 克。5 剂。六诊：吞咽如常，不吐不痛，嗳气亦疏，舌之前半有灰黑之苔，便不正常，胃浊未蠲。治以芳化。处方：藿香 10 克，佩兰 10 克，法半夏 6 克，薤白头 6 克，白豆蔻 3 克（后入），紫苏梗 10 克，大腹皮 10 克，厚朴 5 克，黄连 2 克，佛手 6 克。5 剂。

本案为胃气应降而不降，不降则上逆而吐，脘膈隐痛，泛恶吐出，且舌苔黄厚，显属痰气相阻，投以化痰降气之品，首诊以旋覆代赭汤去姜、枣、草甘温之品，旋覆花苦辛性温，下气化痰，降逆止呃；代赭石甘寒质重，降逆下气，助旋覆花化痰止呃；加广陈皮、紫苏叶、厚朴、竹沥汁降气化痰；薤白头理气祛痰；淡吴茱萸、乌药行气止痛。二诊食后胸膈梗痛，泛恶吐出，依然不止，张氏投以降香、藿香、紫苏梗、郁金，加强行气降逆功效。后经历三诊、四诊直至六诊，随症加减，症情逐渐减轻，以至痊愈。

又治张某，女。初诊：纳谷不振，已有数月，时泛，甚或呕吐，近来自觉食管有梗阻感，食管钡透未见异影，脉小苔光。张氏认为其"年老之体，气阴两亏，形体不充,食管枯涩",拟辛润通降治之。以鲜竹沥汁 1 瓶(冲)润燥化痰降气为君药,辅以旋覆代赭汤加减,竹二青即为淡竹茹,清热化痰,麦冬滋阴润燥,配槟榔下行而破气滞。故二诊泛吐已定,纳谷稍增,胃气已降。张氏也注重平时饮食调理,强调"年逾古稀,须改以软食,自慎为要"。

(2)破结行瘀:如噎膈因气滞痰阻,瘀血结聚所致。治疗当破结行瘀,化痰理气。张氏治钱某,女。初诊:气闷吐脓痰,吞咽时食管梗阻不适,西医拍片为食管上中段有三个憩室。纳一般,脉弦小,拟软坚散结,和中理气。处方:薤白头 6 克,瓜蒌皮 12 克,炙僵蚕 12 克,黄药子 10 克,制乳香 6 克,制没药 6 克,广郁金 10 克,海藻 12 克,海浮石 12 克,昆布 12 克,桃仁 10 克,炒三棱 10 克,炒莪术 10 克,海蛤粉 18 克。7 剂。二诊:前方服后,食管梗阻见好,已去二分之一,唯夜寐不安,舌苔前半光剥,后半黄腻,再以前方加减。处方:薤白头 6 克,瓜蒌皮 12 克,海藻 18 克,昆布 18 克,黄药子 12 克,广郁金 10 克,炒莪术 10 克,炒三棱 10 克,桃仁 10 克,桔梗 5 克,白胆南星 5 克,珍珠母 18 克,石菖蒲 6 克。5 剂。三诊:食管有憩室,经药后吞咽已近正常,苔如前,寐已安,便干,前法既效,率由旧章。处方:薤白头 6 克,瓜蒌皮 12 克,桃仁 10 克,桔梗 6 克,黄药子 10 克,广郁金 10 克,海藻 18 克,昆布 10 克,玄参 12 克,板蓝根 12 克。5 剂。四诊:食管有憩室,经药后吞咽已近正常,苔如前,寐已安,便干,前法奏效,率由旧章。前方稍作增减再进 5 剂。

本案肝失疏泄,则胃失和降,气机郁滞,气滞血瘀;脾失健运,聚湿生痰,痰瘀互结于食管,引起狭窄。治疗以通幽汤化裁加减。方中桃仁、乳香、没药、三棱、莪术活血祛瘀,破结行血;黄药子凉血降火,消瘿解毒散结;炙僵蚕,此处功为化痰散结;海藻、海浮石、昆布、海蛤粉、玄参化痰软坚;薤白、瓜蒌皮宽胸化痰;桔梗、胆南星、石菖蒲、郁金化痰降气。诸药合用,共奏破结行瘀、化痰软坚之功。

2. 温中降逆治反胃　反胃者,病更重也。食入而吐,胃中无火也。脾胃虚寒,无以暖土以腐谷,胃气郁而上逆,治疗当温中而降逆。张氏治陆某,女。初诊:连吃二只柿子,出现脘部不舒,继则泛吐 4 次,脉滑苔糙。从丁香柿蒂汤化裁之。处方:公丁香 3 克,柿蒂 3 枚,淡干姜 2 克,淡吴茱萸 2 克,法半夏 6 克,紫苏梗 9 克,厚朴 6 克,新会皮 6 克,焦六曲 12 克,炒枳实 6 克。2 剂。二诊:药后呕吐即定。胃逆虽平,而心悸发作,苔糙满舌,脉如前,胃不和则卧不安也,半夏秫米汤加味治之。处方:北秫米 12 克,法半夏 9 克,新会皮 9 克,石菖蒲 6 克,温郁金 9 克,炙远志 6 克,生龙骨 24 克,辰茯苓 12 克,珍珠母 18 克。5 剂。

本案患者食用生冷之物,伤及胃腑之阳,升降违常。丁香柿蒂汤,温中益气,降逆止反，主治胃气虚寒证。方中丁香温胃散寒，降逆止反，为治胃寒反胃呕吐呃逆之要药；柿蒂苦平，长于降逆止呕，两药相配，温胃散寒，降逆止呕，共为君药。干姜温胃散寒止呕，与君药相合，增强温胃降逆之功；淡吴茱萸、法半夏、紫苏梗、厚朴、新会皮、炒枳实温中降逆；焦六曲醒脾化食。全方温中健脾，降气和胃。二诊患者出现失眠，痰浊内阻，胃气不和，夜不得卧，即"胃不和则卧不安"，张氏投以半夏秫米汤化裁，方中以半夏和胃，秫米化浊，胃和浊去则卧安；辰茯苓、新会皮、石菖蒲、温郁金、炙远志化痰安神；生龙骨、珍珠母重镇安神。

三、呕吐证治经验

1. **消积和胃止呕**　呕吐者胃之病也。有外邪犯胃，有积食停滞，有肝郁胃逆，有病后脾胃虚弱等，不一而足。如食积停滞致呕吐者，张氏采用消积和胃法。如治夏某，女。食鳗之后，积食中宫，泛泛呕吐，音低，苔腻，脉弦大，大便坚艰。脾不升而胃不降，拟以苦辛消积，参辟瘟丹法。处方：山楂 12 克，紫苏叶 6 克，法半夏 6 克，新会皮 5 克，辟瘟丹 2 片（研冲），淡干姜 2 克，黄连 2 克，厚朴 5 克，焦六曲 10 克，槟榔片 12 克。3 剂。二诊：积食之后，泛吐已定，唯大便不解，胃通而肠未通也。处方：槟榔片 10 克，新会皮 6 克，焦山楂 12 克，厚朴 6 克，焦六曲 12 克，大腹皮 12 克，制香附 10 克，瓜蒌仁 12 克，枳实导滞丸 10 克（吞）。3 剂。

本案因食鳗伤胃而呕吐，病情明确，欲止其呕吐，先降其胃，欲降其胃，先消其积食。积食之种类不同，消食之药亦不同，今伤鳗鲤，拔之以辟瘟丹辟秽解浊，辅以降逆和胃之品，则呕吐即定，别创一格。

2. **苦辛酸法降逆**　对于肝气横逆，胃气上冲，寒热错杂致呕吐者，张氏常用苦辛酸法，辛开苦降，收敛肝逆。如治任某，女。初诊：呕吐 2 月余，伴嗳气泛酸，胸满隐痛，苔薄腻，脉弦。曾在他处服药 17 剂无效，今拟苦辛酸法。处方：黄连 2 克，黄芩 6 克，竹茹 10 克，橘皮 6 克，法半夏 6 克，淡干姜 2 克，淡吴茱萸 1 克，白芍 10 克，乌梅 6 克，旋覆花 10 克（包），煅赭石 18 克。5 剂。二诊：药到病除，呕吐即定，苔薄糙。以原方制小其剂。处方：黄连 2 克，吴茱萸 2 克，竹二青 10 克，法半夏 6 克，橘皮 6 克，白芍 10 克，煅乌梅 5 克，淡干姜 2 克，紫苏梗 10 克。4 剂。

本案症乃肝气横逆而犯胃，胃气上逆，则吐不止。肝木犯胃，胃气不降。《灵枢·经脉》谓足厥阴"是肝所生病者，胸满呕逆飧泄"。可见胃逆呕吐，可以从肝论治。今用苦辛酸之法，仲景之乌梅丸化裁，酸味药重用乌梅；苦味药为黄连、黄芩,分入上下焦;辛味药半夏、干姜、吴茱萸,分主上、中、下三焦,缓肝调中,清上温下;厥阴上冲,辅以半夏竹茹汤之意(竹茹、半夏、旋覆花、煅赭石)和胃降逆,可以一隅三反也。

四、胁痛证治经验

《医宗金鉴》指出:"其两侧自腋而下,至肋骨之尽处,统名曰胁。"胁痛是以一侧或两侧胁肋部疼痛为主要表现的病证。张氏认为"胁痛一症,多属少阳、厥阴二经。以肝脉布胁,胆脉循胁。偏右胁痛,痛有定处者,大多属于胆病,西医分胆囊炎、胆石症"。张氏擅用行血通瘀之法,川楝子散配三棱、莪术、桃仁活血行气止痛,再佐以理气之品,如香附、郁金、木香、佛手加强行气止痛,对于气滞血瘀型胁痛屡收良效。若是痰气阻滞,络脉不通之胁痛,则取化痰通络法。

1. 行血通瘀 张氏治翁某。初诊:右胁下剧痛,身热,有形拒按,两目微黄,不食不便,痛苦面容,脉弦涩,苔黄腻。处方:川楝子9克,炒延胡索9克,桃仁9克,牵牛子5克,槟榔6克,京三棱9克,五灵脂9克,煨莪术6克,大号苏合香丸1粒(研冲)。此方先服1剂,痛即减缓,再服3剂,热退痛定。

胆附于肝,同居胁下,经脉布于两胁,此患者属气阻胁络,气滞血瘀所致,三棱、莪术、桃仁活血行气止痛,气行则血行;苏合香丸芳香开窍,加强行气止痛之功;川楝子、炒延胡索、五灵脂活血止痛,慎防痛厥。牵牛子、槟榔有驱虫之功。全方体现张氏诊病思虑缜密,不排除胆道蛔虫病。

2. 化痰通络 张氏治陆某。初诊:左胁引痛,呼吸更甚,苔薄,脉弦,痰阻之也。处方:旋覆花12克(包),广郁金9克,瓜蒌皮12克,当归9克,红花9克,桔梗5克,丝瓜络9克,白蒺藜12克,煅瓦楞子18克,炙穿山甲片6克,葱须2克(自加)。药1剂后,即觉痛减,3剂后痛去十之八。二诊:仍以原法进,以撤其根。处方:旋覆花12克(包),丝瓜络9克,当归9克,炙穿山甲片6克,煅瓦楞子18克,红花9克,广郁金9克,白蒺藜9克,白芥子5克,桔梗5克,葱须2克(自加)。5剂。

本案为络气痹阻,不通则痛。偏左胁痛,系痰阻于络,络气痹阻,欲止其痛,先通其络,欲通其络,先行其痰。方中旋覆花、广郁金常见于张氏方药中,旋覆花苦辛咸微温,归肺、脾、胃大肠经,消痰利水,降气止呕;广郁金辛苦寒,归心、肺、肝、胆经,体轻走窜,入气分能行气解郁,达血分可凉血破瘀,为行气祛瘀止痛要药,可疗气滞血瘀所致的胁痛、胃痛、腹痛、胸痛等症。两者配伍,一温一寒,一降一散,共奏行痰通络之功。瓜蒌皮、丝瓜络、桔梗、葱须化痰理气宽胸;当归、红花

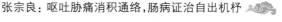

活血化瘀；白蒺藜平肝解郁；煅瓦楞子、炙穿山甲片消痰化瘀，软坚散结。诸药合用，见效甚著。

五、腹痛证治经验

腹痛指胃脘以下、耻骨毛际以上部位发生疼痛为主要表现的病症，多由脏腑气机不利，经脉失养而成。张石顽曰"小腹病满有三，皆为内有留着，非虚气也"，徐灵胎曰"腹痛总不离于肠胃"。旨哉斯言也。仲景提出"病者腹满，按之不痛为虚，痛者为实"，张氏认为腹痛需细分部位，治法须首辨寒、热、虚、实，病因不一，用药不同。下面通过五个病案分而述之。

1. 清肠通滞　如治林某。初诊：腹痛便闭，已历多日，苔糙，脉弦。此肠中有积滞，以通为用。处方：青皮5克，陈皮5克，焦山楂12克，生香附10克，厚朴6克，广木香6克，紫苏梗10克，法半夏6克，藿香梗10克，木香槟榔丸12克（吞）。3剂。二诊：药后便通，痛止，近唯脘中窒满，纳食少进，苔腻满布。投以藿香10克，青蒿梗10克，紫苏梗10克，佩兰10克，桔梗6克，厚朴5克，白豆蔻3克（次入），法半夏6克，新会皮6克，石菖蒲6克。5剂。

本案属于肠中积滞，用通滞之法，所谓通则不痛也。首诊以半夏厚朴汤之意，厚朴行气开郁，下气除满；半夏散结降逆，木香槟榔丸行气导滞，攻积泄热；青皮、陈皮、木香、香附行气宽中，紫苏梗宽中止痛，藿香梗化湿和胃。药后胃中积滞消，但湿热未清，二诊再与清理湿热，投以青蒿、豆蔻仁、佩兰、石菖蒲等，则药到病除。

2. 杀虫止痛　如治何某。腹痛猝然而发，截然而止，面有白斑，形瘦，苔薄，脉紧，拟从虫治。处方：炒莪术10克，炒三棱6克，槟榔片12克，青皮5克，桃仁10克，白芜荑5克，生大黄6克，贯众10克，苦楝皮6克。5剂。二诊：腹痛稍解，大便转泄，此由药物所致，无须顾虑。处方：苦楝皮10克，炒三棱6克，炒莪术6克，厚朴5克，青皮5克，陈皮5克，白芜荑5克，槟榔片12克，鹤虱5克。5剂。三诊：腹痛已止，大便转坚。处方：苦楝皮10克，郁李仁10克，瓜蒌仁10克，槟榔片10克，炒枳壳6克，大麻仁10克，炒莪术6克，新会皮5克，小青皮5克。4剂。

张氏认为，如腹痛猝然而发，截然而止，面有白斑，为虫痛，确认蛔虫肆扰而痛，用杀虫攻逐之剂而痛定。槟榔片、白芜荑、苦楝皮、贯众、鹤虱清热解毒，杀虫止痛，炒莪术、炒三棱、桃仁活血破瘀止痛，生大黄、厚朴泄下虫积，青皮、陈皮助理气导下。三诊虫势已杀，但大便偏干，再投以郁李仁、瓜蒌仁、火麻仁、炒枳壳润肠通便。

3. 温中行气 如治俞某。初诊：当脐隐痛已半年多，时作时止，喜热恶冷，苔白腻，纳略减，头眩，脉小。此属中阳不振，寒湿停留，当予温通。处方：肉桂3克，熟附子6克，小茴香5克，肉苁蓉12克，当归10克，白芍10克，广陈皮6克，乌药6克，砂仁3克（次入）。5剂。二诊：当脐仍隐痛未已，脉弦小。再以原方加强，去熟附子、乌药、广陈皮、砂仁，加菟丝子12克、补骨脂12克、木香6克、川楝子10克。5剂。三诊：脐周围之痛，缓而未止，治以原法加强。处方：肉桂3克，小茴香5克，肉苁蓉12克，广木香6克，川芎6克，川楝子10克，广郁金10克，佛手片6克，小青皮5克。5剂。四诊：脐周痛连服三方，痛减十之八九。上方减佛手片、小青皮，加生香附10克，生白芍10克。7剂。

本案"喜热恶冷""苔白腻""脉小"，为辨证要点，病属寒证，寒者温之。首诊以肉桂、附子为主药，辅以小茴香、乌药散寒止痛；广陈皮、砂仁温中行气；当归、白芍养血活血止痛；木香、川楝子、佛手、青皮等行气止痛。二诊、三诊时张氏加投肉苁蓉、菟丝子、补骨脂等温补肾阳之品，肾阳乃阳气之根本，肾阳足则可上温中阳，亦谓审证求因矣。

4. 滋阴润肠 如治陈某。初诊：阑尾炎手术后，腹痛隐隐不休，大便亦不顺畅，舌碎，苔黄。西医诊断为肠粘连者是也。处方：火麻仁12克，生地12克，麦冬12克，川石斛10克，枳壳6克，香附10克，砂仁3克，大腹皮10克，小青皮5克，郁金10克。4剂。二诊：大便已畅，腹痛亦定，通则不痛也。前方去石斛、郁金，加焦山楂12克。4剂。

本案因阑尾炎术后而引起，西医谓肠粘连腹痛，阴亏而气滞，张氏言"中医属虚痛是也"。方中用生地、麦冬、石斛、火麻仁等滋润为主，参入枳壳、香附、砂仁、大腹皮、小青皮、郁金等理气之药，润肠理气，即见效机。

5. 理气通络 张氏认为"小腹之痛，均偏于左，且梗而有形，便出不畅，粪形扁细，患者以农民为多，由于体内血吸虫卵的排泄，日积月累，黏蚀刺激肠壁，引起肠壁增粗发炎，不通则痛，西医称之谓结肠炎"，治疗多用温通，理气通络。而今因血吸虫导致的结肠炎已经少见，但临床溃疡性结肠炎、克罗恩病等确也多见，张氏诊治思路亦可借鉴。

如治冯某。初诊：左少腹耕痛，便坚涩，多嗳气，少矢气，苔薄糙，脉弦细。用通法。处方：薤白头6克，瓜蒌皮12克，延胡索9克，广木香6克，槟榔12克，炒莪术9克，炒三棱9克，桃仁6克，肉桂5克，贯众9克，小青皮6克，焦山楂12克。7剂。二诊：结肠炎痛减其半，病起2个月，拟从前法。处方：川楝子9克，延胡索9克,小青皮6克,厚朴6克,广木香6克,炒莪术9克,炒三棱9克,桃仁9克,上官桂5克,贯众6克。7剂。三诊：左少腹之痛已定,便转正常,病起2个月,即来就治,所以其效甚著。再拟效法加减。处方：薤白头6克,瓜蒌12克,川楝子9克,延胡索9克,炒三棱9克,炒莪术9克,贯众9克,官桂5克,木香6克,青皮5克,陈皮5克。7剂。

本案患者青壮年,"以年龄而论,元气犹充,非大举进攻,难以取胜",所以用薤白、瓜蒌润肠引导为主,再参入木香、槟榔、枳实导滞丸等攻坚之品；川楝子、延胡索理气止痛；莪术、炒三棱、桃仁破血消癥通络；肉桂温中止痛；贯众性凉,以制热性,清热解毒,凉血杀虫。张氏言"由于病症的难度不同,因此服药的时间长短不等,但均得满意的效果,诚为可喜之治"。

六、痢疾证治经验

痢疾古称滞下,欲下而滞于下也,是因外感时行疫毒,内伤饮食而致邪蕴肠腑,气血壅滞,传导失司,以腹痛腹泻,里急后重,排赤白脓血便为主要临床表现的具有传染性的外感疾病。张氏言"赤者当用血分药,白痢当用气分药,赤者重而白者轻,腹痛里急后重则一也"。

1. **消积导滞,清利湿热**　痢者责之湿热与积滞蕴结于肠,初起之候,以攻消为先。张氏擅以枳实导滞丸为主药。治如沈某。初诊：里急后重,便下赤白并见,有黏液,苔薄,唇燥,治以通消。处方：黄连2克,焦六曲12克,焦山楂12克,厚朴5克,砂仁8克,广陈皮5克,广木香5克,瓜蒌仁12克,赤芍10克,天花粉12克,枳实导滞丸10克。3剂。二诊：痢下赤白,大有好转,黏液仍多,纳一般,舌边齿形,苔粗,唇燥,脉弦,饮食不节,肠中积滞。仍以原法通消。三诊：腹痛已止,便中见粪,肠滞已清,再为理中。处方：党参12克,赤芍6克,白芍6克,焦六曲12克,厚朴6克,广陈皮6克,泽泻10克,茯苓12克,大腹皮12克,砂仁3克,焦山楂12克。5剂。

本案患者因饮食不节,肠中积滞,里急后重,急则治其标,以枳实导滞丸通消湿热积滞,气血得畅,传导恢复,则滞下自消。予以枳实导滞丸(枳实、大黄、黄连、黄芩、六神曲、白术、茯苓、泽泻)消积导滞,清利湿热。厚朴、砂仁、陈皮、木香行气宽中除秽,天花粉、瓜蒌仁、赤芍养血生津润燥,防下利太过津亏。三诊腹痛定,但病后脾气亏虚,投以党参、茯苓益气健脾；焦六曲、陈皮、砂仁、赤芍、白芍行气开胃；厚朴、泽泻、大腹皮续以通利以巩固之。

2. **温补脾肾,收涩固脱**　对于久痢不愈,元气已伤,或痢后复发,脾肾阳虚者,当温补脾肾阳气为主。张氏治沈某。初诊:10年前患阿米巴痢疾,在部队医院治疗之后,大便经常稀薄,西医治疗无效,大便孵化及直肠镜检查,均未找到血吸虫卵。但大便挟有白色黏液,每日三四次,腹部隐隐作痛,头晕目眩,夜寐不安,纳食呆少。治拟温运中州。处方:熟附块5克,炮姜炭2克,潞党参12克,苍术5克,白术5克,焦六曲12克,砂仁3克,木香5克,煨肉豆蔻5克,煨诃子5克,云茯苓12克,防风炭5克,焦山楂12克,炒甘草3克。上药5倍量配料,研末水泛为丸,如绿豆大,每日2次,每次9克,开水送服。二诊:大便已有好转,久痢已愈其半,唯纳食尚少,苔薄腻,脉弦小,仍用丸剂,以收全功。前方去木香、山楂,投以厚朴5克,新会皮5克,木瓜10克,赤茯苓6克。服法同前。三诊:便痢基本痊愈,唯经春节,多进油腻之后,大便仍较稀薄,苔脉如前,用原法出入。处方:熟附块5克,潞党参12克,苍术5克,白术5克,防风炭5克,肉豆蔻5克,砂仁末3克,新会皮5克,沉香曲12克,桔梗6克,厚朴5克,炒山药12克,炒木瓜10克。上药7倍量配料,研末水泛为丸,如绿豆大,每日2次,每次10克。

本案久痢元气已伤,肠胃虚寒,运化失司,方中用附子理中汤法:熟附块、炮姜炭温补脾肾之阳,党参、苍术、白术、云茯苓、炒甘草益气健脾,煨肉豆蔻、煨诃子收涩固脱,焦六曲、焦山楂、砂仁、木香宽中醒脾,防风炭、木瓜顺气止痢。诸药合用,温补脾肾,益气健脾,收涩固脱。配成丸剂,持续服用,所谓"丸者,缓也",使药效缓和持久。

3. **调气化滞,益肾养血** 休息痢在初痢、暴痢后迁延不愈,时发时止。张氏认为"多因兜涩太早,湿热未清,或因饮食不节,遂令漫无止期",所以治疗当深究其因,除久痢之外,切不可予止涩之品,仍应清肠调气化滞,以免弄巧成拙。并且"痛从痢起,单治其痛,非治之全法",注意固护脾肾之阳,并养血生津,防痢久津血亏虚,且投调气化滞之品,乃为顺治。如治张某。初诊:休息痢时发,尾骶骨痛,苔花,拟理肠滞。处方:上官桂5克,厚朴6克,砂仁3克,广木香6克,当归10克,赤芍5克,白芍5克,焦山楂12克,金狗脊12克,鹿角片10克,羌活6克,独活6克。5剂。二诊:休息痢情况略好,已无白黏之物,再以原方出入。处方:上官桂5克,赤芍5克,白芍5克,炮姜炭2克,焦山楂12克,青皮5克,陈皮5克,广木香6克,槟榔片12克,厚朴6克,驻车丸10克,当归10克。5剂。三诊:大便正常,唯尾骶骨之痛,迄未消除,今再温理。处方:上官桂5克,炮姜炭2克,青皮5克,陈皮5克,羌活6克,独活6克,防风炭6克,桑寄生12克,驻车丸10克,焦山楂12克,焦六曲12克,当归10克。5剂。四诊:病将痊愈,纳常,痢止,骶骨痛亦定。处方:党参12克,白术10克,云茯苓12克,新会皮6克,焦六曲 12 克,焦山楂 12 克,炮姜炭 2 克,青皮 6 克,砂仁末 3 克,白芍 10 克。5 剂。

五诊:诸恙均止,纳食也增,可断药矣。

本案患者尾骶骨之痛,乃兼见肾虚之故,张氏在官桂基础上加金狗脊、鹿角片以温补肾阳,肾阳足则可温煦脾阳。厚朴、砂仁、木香调气行滞,焦山楂消食化积,行气散瘀,当归、赤芍、白芍养血活血润下,羌活、独活祛风胜湿止痛。二诊投以驻车丸(黄连、炮姜、当归、阿胶),久痢耗伤阴血,辅以滋阴养血润肠。四诊痢止痛定,张氏则以四君子之意,益气健脾。

七、泄泻证治经验

泄和泻,意不同,泄者大便溏薄,或作或止;泻者大便直下,水去如注。但泄泻总属脾伤,脾受湿而不能渗,泄伤幽门之元气,分利无权,并入大肠,遂成泄泻。有因热者,有因寒者,有因食滞者,有因痰者,分别病情,而以升、酸、甘、涩、温、消、补、清、利九法,随症而施,自无不愈。

具体而言,伤暑热、湿热以及伤食滞者较多,有表证当先解表清热,张氏善用葛根芩连汤化裁;湿热已成,表证已去,则可投以连朴饮之意,清热化湿,理气和中。积食伤中,疏通肠滞,张氏以枳实导滞丸加减。见脾虚者,以香砂六君子之意,行气健脾化湿。久泄有延长至三五年以上者,大多腹不作痛,初起治疗不当,渐至脾肾阳虚,治脾不应,须治其肾,以振命门之火,火生土,土旺则脾固。凡遇此症,张氏每以附子理中汤为主方,随症加入佐使之品,无不收效。张氏曰:"唯有一些胆小之人,一见方中有附、桂等热药,面露畏惧犹豫之色,为医者必须剖切说明,以坚其信心,方奏全功,予遇之屡矣。"下面通过几个病案分而论之。

1. 清理湿热,以消积滞 张氏治疗急性泄泻,强调要重视病因,往往湿热实证为主,应以驱邪为先。如治朱某。初诊:时值六月,便泄腹痛 5 日,急如水柱,心烦口渴,苔黄腻。葛根芩连汤加味。处方:煨葛根 12 克,炒黄芩 6 克,黄连 2 克,广木香 6 克,砂仁 3 克,炒白术 10 克,焦六曲 12 克,炒山楂 12 克,厚朴 6 克,生薏苡仁 12 克,防风炭 5 克,泽泻 10 克。5 剂。二诊:便泄已止,苔黄大化,肠胃渐调,再与启胃。处方:藿香梗 10 克,佩兰 10 克,法半夏 6 克,厚朴 6 克,砂仁 3 克(后入),广陈皮 6 克,大腹皮 10 克,茯苓 12 克,生薏苡仁 12 克,炒黄芩 6 克。5 剂。

患者泄泻"急如水柱,苔黄腻",首辨实证,以湿热为主,重用化湿清热,病在六月,挟有暑邪,佐以解表清暑。方中煨葛根解肌清热,升清止泻;炒黄芩、黄连清热燥湿,木香、砂仁、厚朴、炒白术、生薏苡仁健脾行气化湿,焦六曲、炒山楂消食和胃,防风炭胜湿止泻,泽泻泄热利水渗湿。二诊便泄止,苔黄大化。投以藿梗、佩兰芳香化湿,法半夏、厚朴、砂仁、广陈皮、大腹皮、茯苓、生薏苡仁行气化湿,炒黄芩兼清里热。暴泻不可骤用补涩,以免关门留寇。

如表证已解,湿热羁留,伤及肠胃,运化失常,治疗当以清热化湿,理气和中。如治俞某。初诊:便泄腹痛,苔薄腻,投以连朴饮加味。以黄连清热燥湿;厚朴理气祛湿;木香、砂仁、陈皮、佛手行气宽中,助运大肠;大腹皮行气导滞利水;焦山楂、焦六曲消积和胃;藿香、佩兰芳香化湿;投以桔梗性散上行,开肺气,肺与大肠相表里,有"提壶揭盖"之意,如舟船载之上浮,又能引苦泄导滞。

2. 伤食泄泻,疏通肠滞 因积食伤中,脾不健运,治疗以"通因通用",因势利导。张氏治蔡某。初诊:前日不慎伤食,嗳腐,腹痛,便泄,苔黄腻而厚。治宜疏通肠滞。处方:槟榔片12克,广木香8克,砂仁3克(后入),厚朴6克,青皮5克,陈皮5克,大腹皮12克,焦山楂12克,焦六曲12克,枳实导滞丸10克(吞)。5剂。二诊:痛泄较定,尚未痊愈,苔满布,积食渐消,脾运复常,再从前法。处方:砂仁3克(后入),广陈皮6克,广木香6克,焦六曲12克,焦山楂12克,厚朴6克,桔梗3克,防风炭6克,炒白术10克,枳实6克。5剂。三诊:泄定痛止,苔转薄腻。

本案伤食泄泻,投以槟榔片、木香、青皮、陈皮、砂仁、厚朴、大腹皮行气消滞,焦山楂、焦六曲消食行气和胃,枳实导滞丸加强消积导滞之功。脾运健,食积消,泄泻止。

3. 健脾和胃,涩肠止泄 脾胃虚弱,运化失常,清气不升,化生内湿,清气在下,以致大便久泻不已,治疗首当补脾健胃,方能涩肠止泄。如治屠某。初诊:腹微痛大便溏泄4月余,日二三次,食欲不振,乏力,舌淡苔腻,脉小。治以补脾健胃。处方:炒白术10克,茯苓10克,砂仁末3克(冲),广木香5克,煨肉豆蔻5克,新会皮6克,扁豆衣10克,煨诃子5克,炮姜炭2克。7剂。二诊:便犹泄,腹微隐痛,苔腻。治以前方去新会皮、扁豆衣、煨诃子、炮姜炭,加木瓜10克、白芍10克、厚朴5克、焦山楂12克、焦六曲12克。4剂。三诊:腹痛虽微,便泄已止,苔糙,脉小。治守前法。处方:诃子肉5克,粟壳6克,炮姜炭2克,赤石脂12克(包),炒白术10克,焦六曲12克,砂仁3克,广陈皮5克,焦白芍10克。5剂。四诊:前方颇应,毋庸更张。前方去焦白芍一味,加赤茯苓12克、白茯苓12克。5剂。

本案以香砂六君子之意,木香、砂仁、白术、茯苓、陈皮、扁豆衣健脾和胃化湿;焦山楂、焦六曲健胃行气消食;煨肉豆蔻、煨诃子、炮姜炭、赤石脂、粟壳温中

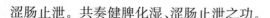

涩肠止泄。共奏健脾化湿、涩肠止泄之功。

4.温补脾肾,固涩止泄　脾胃之运化与肾阳之温煦有关,脾肾之阳两伤,肾阳火衰,不能煦脾,脾气不能升发,运化无权,张氏曰"治此症非单单健脾药可愈,拟温补脾肾"。拟四君四神为法。并且擅用丸药,旨在取丸药缓和持久的药性。如治艾某。初诊:便泄4年之久,腹胀且鸣,纳食不振,肢软,苔薄,脉濡滑。便泄每在上午晨起之时,治宜温补脾肾,固涩止泄。处方:四神丸12克(吞),炮姜炭3克,诃子肉10克,煅乌梅10克,砂仁3克(后入),广木香6克,党参18克,苍术6克,白术6克,炙升麻5克,厚朴6克,炒甘草3克。7剂。二诊:腹鸣带痛,便薄,脉濡,拟附子理中汤意。处方:四神丸12克,熟附子10克,上肉桂3克,炮姜炭2克,赤石脂12克(包),诃子肉6克,苍术6克,白术6克,潞党参18克,炙升麻5克,焦建曲12克,广木香6克,炒甘草5克。7剂。三诊:腹痛全止,且有嗳气,纳已增,多矢气,健脾温肾之法,已见效机。上方去一味炙升麻,加补骨脂12克,菟丝子10克。7剂。四诊:大便已实,食后饱满感,病已大愈,继续前进,走向胜利,药基本同前,再进7剂。五诊:大便日一次,脘腹胀满,矢气不畅,脾阳不足,肝脾气滞。拟和阳以运气机,气机动而胀自消也。处方:煨肉豆蔻6克,厚朴6克,上官桂6克,砂仁末3克(冲),广木香6克,熟附块10克,白豆蔻3克(后入),胡芦巴10克,淡吴茱萸2克,焦山楂12克。7剂。六诊:情况大好,已近正常,一切饮食起居,仍须谨慎,以防反复。

暴泄属脾,久泄属肾。本案以四神丸、胡芦巴、炮姜炭、诃子肉、赤石脂等温补肾阳,固涩止泄;又有香砂六君之意(砂仁、木香、党参、苍术、炒甘草)益气健脾和胃;煅乌梅清上温下;升麻升阳举陷止泄。二诊取附子理中汤之意温补脾肾之阳。诸药合用,层层推进,肾阳重振,脾阳得煦,久泄得止。

八、便血证治经验

1.清化湿热　便血系胃、肠脉络受损,出现血液随大便而下,或大便呈柏油样为主要临床表现的病症。《济生方·下痢》:"大便下血,血清而色鲜者,肠风也;浊而色黯者,脏毒也。"肠风血清而色鲜,多在粪前,自大肠气分而来的便血。临床所见多为实证,因风热客于肠胃或湿热蕴积肠胃,久而损伤阴络,致大便时出血。《景岳全书·杂证谟》云:"大便下血,多由肠胃之火。便血与痔血,饮酒、嗜辣之人易患之。"治疗常以清化湿热,凉血止血,张氏擅用槐花散、地榆散化裁。如治沈某。初诊:平日嗜酒,粪中见血,苔黄,脉小。治以清泄为法。处方:黄芩6克,黄连3克,白头翁6克,秦皮6克,槐花炭10克,地榆炭12克,枳椇子12

克,赤芍 5 克,白芍 5 克,金银花炭 12 克,脏连丸 10 克(吞)。5 剂。二诊:药后便血大减,再以原方加减。处方:黄连 2 克,黄芩 6 克,槐花 10 克,荆芥炭 10 克,鸡冠花 12 克,白头翁 6 克,牡丹皮炭 10 克,金银花炭 10 克,地榆炭 12 克。5 剂。三诊:便血止。

酒性辛热,患者嗜酒,胃肠蕴积湿热,下迫大肠,损伤阴络而见便血。治以黄芩汤、白头翁汤清热燥湿,泻火解毒;槐花炭、地榆炭、金银花炭泻热清肠,凉血止血;脏连丸加强清肠止血之功。枳椇子在《本草纲目》载"其枝、叶,止呕逆,解酒毒、辟虫毒"。《世医得效方》载枳椇子丸可治"饮酒多发积,为酷热蒸熏,五脏津液枯燥,血泣小便并多,肌肉消烁",故在此有解酒毒之功。

2. 消积通滞　肝气郁结,食滞内停,不通则痛;瘀血阻滞,血不循经致便中带血。积滞瘀阻而血难循其经,则出血难止。如投止血药,如"火上浇油",积滞更积,瘀血更瘀,药当消积通滞,活血化瘀,积消瘀去则血自归经,便血自止。如治章某。初诊:脐下疼痛,天明较甚,粪中间带红色,历时半年,治疗无效,苔薄糙,脉弦小,肠中有积滞,通因通用法。处方:广木香 6 克,槟榔片 12 克,上肉桂 3 克,厚朴 6 克,炒莪术 10 克,炒三棱 10 克,炒枳壳 6 克,煨肉豆蔻 6 克,砂仁 5 克(后入),生香附 10 克,川楝子 10 克。7 剂。二诊:脐下腹痛,依然如故,病起半年,时缓时甚,肠滞未消,仍用通法。炒川楝子 10 克,炒延胡索 10 克,炒当归 10 克,炒白芍 10 克,煨肉豆蔻 6 克,上官桂 5 克,大腹皮 12 克,青皮 6 克,陈皮 6 克,广木香 6 克,淡吴茱萸 2 克,木香槟榔丸 10 克(吞)。5 剂。三诊:粪血已止,腹痛未定,寅卯为木旺之时,肝木肆旺,结肠被扰,再为疏泄通解之法。上方去白芍改赤芍;去肉豆蔻、大腹皮、青皮、陈皮及木香槟榔丸,加香附 10 克,并加莪术 10 克、三棱 10 克破血逐瘀。四诊:腹痛大定,粪血虽止,便下黏沫,再以前方出入。去香附、炒赤芍,加炒厚朴 6 克,肉豆蔻 6 克,炮姜炭 2 克。五诊:腹痛全定,粪下量多,再理肠滞。处方:炒莪术 10 克,炒三棱 10 克,上官桂 5 克,炮姜炭 2 克,广木香 6 克,小茴香 5 克,煨肉豆蔻 6 克,炒厚朴 6 克,淡吴茱萸 2 克,佛手片 6 克,砂仁 3 克(后入)。7 剂。

本案苔糙则多为实证,脉弦则病位在肝。脐下痛,肝胆之经循行,寅卯为木旺之时,肝木肆旺,结肠被扰。便中带血,迁延半年,想必之前多辨虚证,投以补益、止血之品,则积瘀血更甚,故必治疗无效。张氏通因通用,以槟榔、木香、厚朴、香附、炒枳壳、川楝子、砂仁、肉豆蔻疏肝行气,消食导滞,莪术、三棱破血活血,积滞消,瘀血除,则血自行脉中。二诊加用木香槟榔丸加强清肠消滞之功,后多以疏泄通解之法加减,三诊粪血止,五诊腹痛全定,迁延半年的病症迎刃而解。

3. 温中补虚　对胃溃疡引起的大便出血,若脾胃虚寒者,张氏主张建中为先,温补中焦,健脾摄血。如治徐某。初诊:2日来脘痛,且便下色紫,量较多,原有胃病史,曾造影提示为胃溃疡病,苔薄,脉小。拟小建中汤意。处方:白芍 15克,当归 10克,党参 12克,炮姜炭 2克,香附炭 10克,焦山楂 12克,佛手片 6克,炒甘草 3克,红枣 5个,地榆炭 12克,干荷蒂 3枚,广木香 6克。5剂。二诊:便紫、脘痛未止,显属溃疡出血,尚未愈合,苔糙,去当归、红枣、山楂,加川芎和侧柏炭。三诊:大便转黄,脘痛未定,多嗳,苔薄。处方:香砂养胃丸 2包(吞),生香附 10克,青皮 6克,陈皮 6克,广木香 6克,厚朴 6克,赤芍 6克,白芍 6克,乌药 6克,佛手片 6克,广郁金 10克。5剂。四诊:痛已定,便下感艰涩,症状属痊愈。处方:薤白头 6克,瓜蒌仁 12克,郁李仁 12克,广郁金 10克,乌药 6克,广木香 6克,佛手片 6克,紫苏梗 10克,枳壳 6克。5剂。

本案脘痛为寒凝气滞,便血色多偏紫暗,脉小,为脾胃虚寒,中气衰弱,脾不统血所致。治以温中补虚,缓急止痛,养血止血。党参温中益气摄血,当归、红枣养血,炮姜炭、香附炭、地榆炭温中止血,白芍、甘草缓急止痛,焦山楂、佛手片、广木香健脾理气止痛。《本草纲目拾遗》载干荷蒂能治血痢。三诊血止,但嗳气,乃土中有木,胃气失和,治以疏泄,以香砂养胃丸之意加减。四诊痛定,投以通润腑气之品。

九、便秘证治经验

《内经》云"大肠者,传导之官,变化出也"。便秘之症,乃大肠之病,是大肠传导功能失常,原因颇多,有津液不足,失其通润;有肠腑热积,燥屎内结;有气虚肠呆,推动乏力等。张氏基于丰富的临床经验,治疗便秘,善于变法,如从风滞论治,大便通解;从养血入手,大便自利。

1. 疏风通腑　张氏治杭某。初诊:大便干结难解,腹部胀满,初用开塞露、灌肠,粪便未出,脉沉弦,苔糙,治以通润。处方:皂角刺 6克,生大黄 9克(次入),厚朴 9克,枳壳 9克,火麻仁 12克,当归 9克,桃仁 9克,红花 6克,羌活 3克,防风 5克,秦艽 10克,更衣丸 5克(吞)。3剂。二诊:服药 3剂,得解硬粪 1次,腹胀得舒,肠腑有通顺之象,病有好转之机,再与上方去皂角刺、生大黄、厚朴、枳壳、火麻仁,加郁李仁 12克。3剂。三诊:大便日行 1次,不溏软,仍须努力,而且同时小便有白物进出,此乃努力伤气所致,大便如能照常通解,白物自无,不必顾虑也。处方:生大黄 6克,瓜蒌仁 18克,火麻仁 12克,当归尾 6克,郁李仁 12克,更衣丸 5克(吞),防风 6克,羌活 6克,秦艽 10克。4剂。

本案一是热秘,二是风秘。《景岳全书·秘结》曰:"阳结证,必因邪火有余,以致津液干燥。"患者经西医6次灌肠后,大便仍秘结不下,说明大肠积热较重,故在小承气汤(生大黄、厚朴、枳壳)中,佐入火麻仁、当归、桃仁、红花、皂角刺,攻下积热。更衣丸由朱砂、芦荟组成,泻火通便,古人入厕必更衣,故名"更衣丸"。张氏另投防风、羌活、秦艽,针对风秘而设,疏风通便,别具新意。诚如张景岳言"凡云风秘者,盖风未必秘,但风胜则燥,而燥必由火,热则生风"。风散则热去,肠道通润,大便自然通利。

2. **养血润燥** 张氏治张某。初诊:大便经常干结难解,脉细,苔薄舌淡,拟与养血润燥以通便。处方:生地12克,火麻仁12克,当归12克,瓜蒌仁18克,桃仁9克,郁李仁12克,枳壳9克,秦艽9克,生大黄9克。5剂。二诊:大便通而不畅。小腹在晨起为胀,越时乃松,仍与原法以进。处方:生地15克,当归9克,生何首乌12克,瓜蒌仁18克,麦冬12克,玄参12克,桃仁9克,羌活6克,生大黄6克。5剂。三诊:大便逐渐正常,唯小腹晨起为胀,越时乃松,前方既效,仍与原法加减。处方:麦冬12克,当归12克,玄参12克,炒枳壳6克,青皮6克,郁李仁12克,瓜蒌仁18克,小茴香5克,羌活10克。5剂。

此属血虚津少,不能润滑肠道。俗话说"冰冻三尺,非一日之寒",其来亦渐,其去亦缓也。究其病因,系由于血虚津少,不能下润大肠所致。故治疗亦应着重养血而润燥。方中当归、生地、麦冬滋阴养血,火麻仁、桃仁、瓜蒌仁、郁李仁润肠通便,生大黄、枳壳通下行滞。秦艽、羌活风药属木,"风气通于肝",顺肝升发之性,味辛疏散,宣畅肝之气机,行肠中之滞。本例所用风药与上案"疏风散热"之意有所区别,故虚实不同,药理有异。

························ 【医案选析】 ························

清胃散反佐肉桂治口疮

陆某,48岁。

初诊 口腔溃疡,病根起已8年,顷苔黄,时值暑令,暑热伤胃,标本并顾,参以反佐之法。处方:

黄连2克,升麻5克,牡丹皮6克,炒生地12克,板蓝根12克,白薇9克,黄连上清丸9克(吞),木通3克,肉桂2克。

7剂。

二诊 用反佐之法后，口腔溃疡竟得大减，阳明暑热未清。

宗效方去上清丸，加生石膏24克、制大黄9克。再进5剂。

三诊 口腔溃疡已得痊愈，续方以根除之。处方：

黄连2克，生石膏18克，白薇9克，板蓝根12克，制大黄5克，玄参12克，牡丹皮6克，生地12克，淡竹叶5克，肉桂2克。

5剂。

【赏析】胃与大肠之脉，皆挟于口，所以口病多属阳明经。至于口疮一症，有实火、虚火之分。实则正治，寒冷之剂是也。虚则从治，温热之剂是也。本案用清胃散清胃凉血。方中黄连苦寒为君，直泻胃阳明之火；升麻为臣，清热解毒，升而能散，火郁发之；黄连、升麻相配，泻火而无凉遏，散火而无升焰；牡丹皮、生地清热凉血；板蓝根、白薇清热解毒；黄连上清丸清热通便止痛；木通引药下行。本处方特色在于清热药中，加入肉桂反佐之品，张氏曰"试之果效，此前人之不我欺也"。

行气化痰治梅核气

陈某，男。

初诊 喉间似觉有物梗塞，时太息以为快，嗜杯中酒，苔薄，脉弦滑。宜化痰消滞。处方：

龙胆草5克，枳椇子10克，厚朴6克，黄连2克，紫苏梗10克，玄明粉10克（冲），枇杷叶12克，海蛤粉12克，瓜蒌皮12克，薤白头6克。

5剂。

二诊 前方服后，喉梗即舒，又因不戒于酒，病复起，苔黄。仍以原法加减。处方：

枳椇子12克，龙胆草5克，厚朴6克，玄明粉10克（冲），枇杷叶12克，黛蛤粉18克，薤白头5克，全瓜蒌12克，黄柏6克，桔梗5克。

5剂。

【赏析】张氏认为梅核气为"肺胃有火，与痰涎交滞而成"，痰气互结，停聚于咽。本案患者嗜酒，湿热中阻，酒能伤肝，肝气郁滞，气郁痰凝，故"酒之为害大"。病位上焦在肺，中焦在肝胃，下焦在大肠。方取四七汤之类。治宜化痰行气，清解湿热。黛蛤粉、枇杷叶清肺化痰降气，清解上焦；玄明粉配黄连、厚朴、紫苏梗行气化痰，清解中焦和下焦；三焦得通，气化得复，痰气得化；加龙胆草、枳椇子清消酒热；薤白头、全瓜蒌温通化痰，又防上药过寒伤胃。二诊喉梗已舒，原方去黄连、紫苏梗,加黄柏苦寒沉降,清热燥湿,桔梗利咽祛痰。

旋覆代赭合丁香柿蒂止呃逆

陈某,男。

初诊 呃逆3日未定,咳呛痰黏不豁,脉弦滑,苔薄腻而黏。治以和胃降气平呃。处方:

旋覆花9克(包),煅代赭石18克,紫苏子、紫苏梗(各半)12克,法半夏9克,新会皮6克,乌药6克,槟榔12克,紫石英18克,公丁香5克,柿蒂3枚。

3剂。

【赏析】呃逆古名为哕,系气逆上冲,喉间呃呃连声,声短而频,不能自制。其病在胃,其因乃气,故《内经》有"胃为气逆为哕"之称。《金匮要略》从寒、热、虚论治。肺胃之气,宜降而不宜升,降则肺行通调之职,胃行纳化之权,升降出入有常。本案患者咳呛,苔厚腻,显属挟有痰湿,以旋覆代赭合丁香柿蒂复方加减,旋覆花、煅代赭石理气降逆;公丁香、柿蒂降逆止呃;紫苏子、紫苏梗、半夏、新会皮、槟榔、乌药行气导滞;紫石英重镇降逆。诸药合用,患者"药服一剂呃即定"。

旋覆代赭汤治胃病噫气频作

章某,男。

初诊 素有胃病,脘胀且痛,有时觉气上升,噫气频作,脉弦兼滑。苔糙罩灰,与每日吃"何济功药粉"有关,从旋覆代赭汤意治之。处方:

旋覆花9克(包),煅代赭石18克,老紫苏梗9克,厚朴9克,台乌药6克,广郁金9克,炒白芍9克,檀香片3克,炒枳壳9克,淡吴茱萸2克。

5剂。

二诊 煎用疏降之法,胀意已减过半,肝气有舒畅之象,气升,脉仍弦滑,苔转糙腻,治从前法。处方:

旋覆花9克(包),煅代赭石24克,台乌药6克,檀香片3克,广郁金9克,老紫苏梗9克,佛手片9克,法半夏6克,降香片5克,炒枳壳9克。

5剂。

【赏析】张氏尝曰:"方书谓上升之气自肝而出,此随属胃病,实因肝失疏泄之职,横逆犯胃所致。"又说:"肝为风木之脏,相火内寄,体阴用阳,其性刚,主升,全赖肾水以涵之,血液以濡之,肺金肃降以平之,中土气以培之,则刚劲之质,得为柔和之体,遂其条达畅化性,否则肝病出矣。"肝气致病,治宜理气、降气、舒郁为主。以旋覆花苦辛性温,煅代赭石甘寒质重,两者平降肝胃之气;紫苏梗、厚朴、广郁金、炒枳壳,助旋覆花降逆止呕噫;台乌药、炒白芍、檀香片、淡吴茱萸温中止痛。二诊胀痛止,噫气减,去炒白芍、淡吴茱萸,加佛手片、法半夏、降香片续以化痰降气。肝气得降,胀痛自消。

通腑降逆治反胃

裴某,女。

初诊 胃痛宿疾也。7日来得食痛加,呕出及安,便行不畅,脉弦觉沉,苔薄。胃气不降,及腑气不通故也,降逆和胃通腑为治。处方:

旋覆花 12 克(包),煅代赭石 18 克,公丁香 3 克,煅瓦楞子 18 克,降香片 6克,法半夏 6 克,台乌药 9 克,槟榔 12 克,枳实 9 克,紫苏梗 10 克。

7 剂。

二诊 嗳止痛定,苔脉如前,拟再苦辛以善其后。处方:

法半夏 6 克,新会皮 6 克,旋覆梗 12 克,淡吴茱萸 2 克,台乌药 6 克,槟榔 6克,黄连 2 克,紫苏梗 6 克。

5 剂。

【赏析】宿谷不化,积滞胃肠,中焦气机阻滞,不通则痛。张氏投以旋覆花、煅代赭石、公丁香、法半夏降气和胃;煅瓦楞子消痰化瘀,制酸止痛;台乌药行气止痛;槟榔、枳实、紫苏梗、降香通腑下气。二诊去枳实、降香,投以左金丸泄肝和胃。宿食得去,腑气得顺,呕痛自瘥。

理气疏肝治胃痛

艾某,男。

初诊 胃痛时发,嗳气,苔薄白,脉弦。处方:

紫苏梗 10 克,厚朴 6 克,黄连片 10 片(吞),青皮、陈皮各 5 克,白豆蔻 3 克(后入),官桂 5 克,生香附 10 克,焦山楂 12 克,佛手片 6 克,炒延胡索 10 克,川楝子 10 克。

5 剂。前方服后颇效,不来复诊。

二诊 胃痛又作,脉数,苔薄腻,胃气不和。处方:

再投前方 5 剂,调胃气,药后胃痛即定。

三诊 唯有心悸感觉,时嗳气,仍与原法。处方:

紫苏梗 10 克,萸连片 10 片(吞),官桂 5 克,青皮、陈皮各 6 克,佛手片 6 克,生香附 10 克,白豆蔻 3 克(后入),生白芍 10 克,川楝子 10 克。

5 剂。

【赏析】本案为胃气阻滞,气滞为痛,张氏强调"忌用补药",防补药碍气。方中紫苏梗、厚朴、青皮、陈皮、佛手片、生香附理气疏肝;炒延胡索、川楝子理气止痛;白豆蔻、焦山楂化湿健脾,以助脾运复健;患者苔白可见寒象,佐以官桂温中止痛。诸药合用,共奏理气疏肝、和胃止痛的功效。

活血化瘀治脘痛

陈某,女。

初诊 脘痛已久,病自咯血而起,食后作痛,痛有定处,苔黄腻。治以活血止痛。处方:

薤白头 6 克,全瓜蒌 12 克,炙穿山甲片 5 克,五灵脂 10 克,刘寄奴 5 克,降香片 6 克,红花 6 克,焦山楂 12 克,制乳香 6 克,制没药 6 克,紫苏梗 10 克。

5 剂。

二诊 脘痛减半,尚未全定,苔转薄。再拟化瘀止痛之法。处方:

薤白头 6 克,瓜蒌皮 10 克,降香片 6 克,制乳香、制没药各 6 克,煅瓦楞子 18 克,红花 6 克,焦山楂 12 克,炙穿山甲片 6 克,苏木片 5 克。

5 剂。

三诊 胸梗已疏,脘痛已定。拟前方制小其剂以巩固之。处方:

焦山楂 12 克,佛手片 6 克,红花 6 克,新会皮 6 克,降香片 5 克,炒当归 10 克,苏木片 10 克,煅瓦楞子 12 克。

5 剂。

【赏析】痛有定处乃有形之血痛,血络受伤,瘀血内留,阻而不通,不通则痛。治疗当以活血化瘀,和胃止痛。五灵脂、制乳香、制没药、刘寄奴、降香片、红花活血化瘀,行气止痛;炙穿山甲片活血破瘀;薤白头、全瓜蒌温中通阳散结;方中在活血中佐以焦山楂、紫苏梗畅调中焦之气。气血相辅相成,气滞则血瘀,气行则血行。

疏利气机治中脘胀痛

徐某,女。

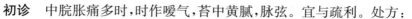

初诊 中脘胀痛多时,时作嗳气,苔中黄腻,脉弦。宜与疏利。处方:

制川朴6克,佛手片6克,紫苏梗9克,广郁金9克,枳壳9克,当归9克,白芍9克,焦山楂12克,白豆蔻3克(后入),淡吴茱萸2克。

7剂。

二诊 中脘依然胀满且痛,气闷,苔见薄。拟疏肝和胃。处方:

沉香片3克,槟榔12克,乌药6克,薤白头6克,肉苁蓉12克,上官桂5克,香橼皮9克,紫苏梗9克,枳壳9克,莪术9克,佛手片9克。

7剂。

三诊 第二方服后,大见效机,治法从前。处方:

上药中去乌药、枳壳,易以台香片5克,生香附9克,再服7剂以求巩固。

【赏析】本案为肝胃不协,胃失和降。肝属木,胃属土。肝旺侮其所胜,气机阻滞则成胀,立法以疏利为主,处方以辛香为首。投以四磨方意(沉香、槟榔、乌药、木香)破滞降逆,辅以佛手、郁金疏肝理气;薤白、香橼皮、香附理气降逆,宽中化痰;肉苁蓉、紫苏梗、枳壳、莪术行气导滞。共奏疏肝行气、消胀和胃之功。

杀虫通滞缓解胆道蛔虫症绞痛

王某。

持续性心窝部绞痛3日,阵发加剧1日,加剧时打滚,冷汗,恶心呕吐2次,伴腹泻,大便排出过蛔虫。脘痛拒按,体温38摄氏度,西医诊断胆道蛔虫症,用解痉止痛、驱蛔抗菌无效,灌肠后便少不畅。中医拟从虫治。处方:

川楝子9克,莪术6克,三棱6克(炒),使君子9克,贯众6克,芜荑6克,牵牛子5克,槟榔9克,青皮5克,生大黄5克。

服1剂后,病情即好转,疼痛所剩极微,再服2剂,疼痛完全消失,体温正常。

【赏析】方中使君子、贯众、芜荑、牵牛子、槟榔驱虫杀虫;川楝子、莪术、三棱活血行气止痛;青皮、大黄化滞攻积。胆道蛔虫症,见阵发性绞痛,甚则打滚,冷汗出,如诊断确实,从虫论治,能收桴鼓之效。

温化痰饮治脘腹疼痛

陈某,男。

1周前右上腹剧痛,伴冷痛,呕吐,但无发热,痛后出现黄疸,平素有胃病,患过肝炎,病史反复7年,超声检查谓胆石症,西医术中未见胆石及其他异物,术后

未见胆石而脘痛仍作,牵引及右肩部,痛处觉冷,脉弦小。处方:

薤白头 6 克,全瓜蒌 12 克,上肉桂 3 克,云茯神 12 克,陈胆南星 5 克,白蒺藜 10 克,沉香末 2 克(冲),炒枳壳 10 克,川朴 5 克,高良姜 2 克。

2 剂。药后,疼痛消失,痊愈出院。2 个月后随访,亦无再发。

【赏析】患者胆中无物,实为寒痰结聚脘腹,牵掣肩部。痰饮病,始于仲景,详于《金匮要略》。痰饮有四:痰饮、悬饮、支饮、溢饮。明代李时珍将《金匮要略》四饮加伏饮为五饮。论治法,《金匮要略》曰以"温药和之"。故此痰饮为患,治以温化。方用薤白头、沉香末通阳散结,行气止痛;全瓜蒌、云茯神、陈胆南星化痰逐饮;肉桂、高良姜温中散寒,以助温用;炒枳壳、川朴、白蒺藜降气平肝,推动寒饮下行,以助饮化。诸药合用,痰饮得以温化,故瘥。

除湿泄热退黄治黄疸

任某,男。

初诊 黄疸肝炎住院 120 日,黄疸丝毫不退,黄疸指数持续在 80 毫摩尔/升左右,谷丙转氨酶 500 单位/升,苔糙,腹无胀痛。处方:

茵陈 18 克,大黄 10 克,黄柏 10 克,泽泻 10 克,青蒿 12 克,碧玉散 18 克,茅术 10 克,厚朴 6 克,广陈皮 5 克。

5 剂。

二诊 黄疸退半,苔薄,脉小。湿热成疸,再以前方扬鞭而进。处方:

茵陈 18 克,大黄 10 克,黑栀子 10 克,泽泻 10 克,黄柏 10 克,青蒿 10 克,炒苍术 10 克,厚朴 6 克,广陈皮 5 克,飞滑石 18 克。

5 剂。

三诊 黄疸未退尽,纳食呆钝,苔转白腻,湿重于热,用药宜辛多于苦。处方:

苍术 10 克,炒白芷 10 克,川桂枝 5 克,泽泻 10 克,厚朴 6 克,茵陈 18 克,通草 5 克,炒黄芩 6 克,新会皮 6 克。

5 剂。

四诊 谷丙转氨酶已正常,黄疸指数 30 毫摩尔/升,纳欠正常,此余邪未尽,再为泄化。处方:

苍术 10 克,厚朴 6 克,广陈皮 5 克,通草 5 克,黄柏 6 克,制大黄 10 克,甘露消毒丹 12 克(吞),茵陈 12 克,车前子 12 克。

7 剂。

五诊 黄疸已微，尚未尽撤，头疼脚酸，以原方增损。处方：

苍术 10 克，广陈皮 6 克，甘露消毒丹 12 克（吞），茵陈 18 克，车前子 12 克，厚朴 6 克，制大黄 10 克，川柏 6 克，通草 5 克，羌活 6 克，钩藤 12 克。

7 剂。

六诊 诸恙均退，黄疸指数尚有 18 毫摩尔/升，大便欠爽，湿热未尽，再为清化。处方：

苍术 10 克，甘露消毒丹 12 克（吞），车前子 10 克，制大黄 10 克，广陈皮 6 克，茵陈 12 克，厚朴 6 克，黄柏 6 克，防风 6 克，钩藤 12 克，决明子 15 克。

7 剂。

七诊 黄疸退尽出院。

【赏析】张氏曰："身黄、目黄、溺黄，是谓黄疸。分阳黄、阴黄、伤寒发黄、胆黄、瘀血发黄五种。"阳黄者，是湿从热化，与胃之浊气相并，上不得越，下不得泻，熏蒸遏郁，蕴酿成疸，治疗以茵陈蒿汤为主方。茵陈、大黄、黄柏、青蒿、碧玉散清热化湿退黄，使瘀热从大便而解；泽泻、苍术利水渗湿；厚朴、广陈皮理气行湿；甘露消毒丹方利湿化浊，清热解毒；车前子、通草清热利湿通淋，导湿热从小便而去，以益其清热利湿之力。五诊后出现头疼，肝风内动上扰，先后投以羌活、钩藤、防风、决明子等以平肝息风。方中投大黄一味，最为重要，张氏体会是其"数十年的临证所得"，他说："如果以黄芩换去大黄，效果明显下降，甚至无效。怀孕黄疸，用药与其他黄疸相同，唯碍胎药如大黄一类，不可用。"

清利湿热治无黄疸型肝炎

杨某，女。

初诊 无黄疸肝炎，住院 70 日，谷丙转氨酶仍 200 单位/升以上，纳可，苔糙。治以清利湿热。处方：

苍术 9 克，厚朴 6 克，泽泻 9 克，茵陈 18 克，通草 5 克，碧玉散 18 克，青蒿 9 克，广陈皮 6 克，藿香 9 克，甘露消毒丹 12 克（吞）。

10 剂。

二诊 无黄疸型肝炎已将 3 个月，药服 10 剂后肝区胀痛大见好转。

宗原方去青蒿，改青皮 6 克。10 剂。

三诊 谷丙转氨酶高至 150 单位/升，尿黄，拟再清理湿热。

去青皮改黄芩 6 克。10 剂。

四诊 血检肝功能正常，谷丙转氨酶正常。

【赏析】中医无黄疸型肝炎,乃西医之名。患者肝功能检查,谷丙转氨酶偏高,而无黄疸显露。但细细辨认症状,每见到身有低热,脉多弦滑,苔多黄腻,但尤以乏力体倦,为最重要之见证。张氏认为"湿热为主要因素"。他擅辨舌苔,辨别湿热轻重,他认为"苔黄者热多,苔腻者湿多,用药或多于辛,或辛多于苦,对症施治,百无一失矣"。方中茵陈、青蒿、黄芩、甘露消毒丹、碧玉散化湿清热,茅术、厚朴、泽泻、通草渗湿利水,导湿热下行;陈皮、青皮、藿香行气而助湿运。

肥儿丸治疳积

胡某,女,11岁。

初诊 纳少形渐瘦,便次多,苔薄,此"积"也。处方:

胡黄连6克,白芜荑6克,川楝子6克,使君子12克,苍术、白术各5克,青皮、陈皮各6克,焦六曲9克,泽泻6克,黄芩6克,焦山楂12克,鸡内金9克。

7剂。

二诊 处方:

胡黄连5克,白芜荑9克,鸡内金6克,黄芩5克,白术6克,川楝子6克,广木香6克,槟榔12克,青皮5克,焦山楂12克。

7剂。

三诊 疳积消渐,纳增颜开,嬉戏如前,再以效方加减,以收全功。处方:

胡黄连5克,白芜荑5克,党参12克,川楝子9克,焦山楂12克,槟榔12克,炒白术9克,青皮5克,木香6克。

7剂。

【赏析】疳积每患于小儿。铜壁山人曰:"凡治疳不必细分五疳,热则清之,冷则温之,吐则治吐,利则治利,积则治积,虫则治虫。"疳积每起于断乳太早,或嗜贪甘肥,因而成积,伤及脾胃,以致形瘦干瘪,大便不实,甚则腹急潮热,贪食等,不一而足。治之之法,以肥儿丸随症取去,最为见效。肥儿丸,虽多本医书记载,但药味不尽相同。本案方与《幼幼新书》的肥儿丸最为相近。原方组成:黄连,神曲,使君子仁,肉豆蔻,炒麦芽,木香,槟榔。功效进饮食,健脾胃,杀虫消积,用治小儿乳食不节,病久脏腑胃虚虫动所致诸疳。张氏以此方为意,投以黄连、黄芩清热燥湿;川楝子、白芜荑、使君子、槟榔消积杀虫;苍术、白术、泽泻健脾燥湿;青皮、陈皮、木香理气畅胃;焦六曲、焦山楂、鸡内金消食开胃。

补中益气治纳减便溏腹胀

蒋某，男。

初诊 小便欲解而不爽，因下身用力引起，纳减便溏，小腹胀满感，苔薄，脉弦细。拟从补中益气汤方立意。处方：

柴胡梢5克，生黄芪12克，炒潞党参12克，新会皮6克，小茴香2克，上肉桂2克，通天草5克，白茯苓12克，琥珀末2克（冲），川柏6克。

4剂。

二诊 前方服后，见效不著，药力未充。中气疲滞，原方加强。处方：

上方加升麻5克，车前子10克，当归9克，沉香末2克（冲）。

连服4剂，小便如常，随访1个月，未见复发。

【赏析】 吴云峰云："虚者，气血之空虚也。"中医之谓"气"，不单能运血、御邪、温身，而且能化生万物，补养人体一切脏器，故常气血并重之。张氏评"因躬耕辛劳过度，元气大伤，俗称'脱力症'，大气下陷，小便失常。即所谓'中气不足，溲便为之变'，用补中益气汤法都能收效"。方中柴胡、生黄芪、炒潞党参补气升阳；茴香、肉桂温阳通气；通天草、白茯苓、琥珀、川柏利尿通淋，以治小便不利。二诊加用升麻配合柴胡、黄芪，加强升提中气功效，车前子加强通利小便，沉香温中行气以解腹胀。

大黄牡丹汤治肠痈

陈某，女。

初诊 右小腹疼2日，拒按，且有身热（38.5摄氏度），苔糙，脉小数。患者拒手术，要求服中药以消之，治以大黄牡丹皮汤意。处方：

生大黄6克，炒延胡索9克，牡丹皮9克，赤芍9克，当归尾9克，桃仁9克，红藤18克，川楝子9克，瓜蒌仁18克，生薏苡仁18克。

3剂。

二诊 腹痛即止，苔转薄，热退。病将痊愈，再为调理。

上方去归尾，生大黄改制大黄，服5剂出院。

【赏析】 肠痈，本案指急性阑尾炎。张氏曰："古时无手术发明，只有服药治疗，如大黄牡丹皮方，即所谓内开刀之一法。现在患此者，大都求之于外科手术方面，但亦有不愿开刀而求之于中医者。我遇此症，每用大黄牡丹汤方加减，见效显著，已有脓肿者，则进以清消解毒之剂。"方中大黄苦寒攻下，泻肠中湿热郁结,祛肠中稽留之瘀血,为君药。牡丹皮、桃仁、赤芍、当归尾、红藤凉血破瘀;炒延胡索、川楝子合金铃子散理气止痛;瓜蒌仁、生薏苡仁清肠利湿,排脓散结。

清理大肠治肠风

徐某,男。

初诊 肠风症便血如溅,色鲜红,苔糙黄。此肠中有火,迫血外射,拟清理大肠。处方:

白头翁6克,鸡冠花12克,槐花炭10克,黄芩炭6克,侧柏炭10克,地榆炭10克,桔梗5克,牡丹皮炭6克,秦皮炭5克,瓜蒌皮炭10克。

5剂。

二诊 便血如注,顷犹未定,脉弦,腹无痛楚,拟白头翁汤加减。处方:

炒黄芩6克,槐花炭10克,侧柏炭10克,炮姜炭2克,升麻5克,地榆炭10克,潞党参12克,白头翁5克,黄连炭2克,炒白芍10克,脏连丸10克(吞)。

5剂。

三诊 便血止。

【赏析】肠风因风邪而便纯血鲜红的病症。《证治汇补》:"或外风从肠胃经络而入害,或内风因肝木过旺而下乘,故曰肠风。"其症便前出血如注,颜色鲜红,肛门不肿痛。因风热客于肠胃或湿热蕴积肠胃,久而损伤阴络,致大便时出血。张氏治以凉血泻热,息风止血,清理大肠。白头翁入血分,清热解毒凉血;地榆炭、黄芩炭、侧柏炭、秦皮炭、槐花炭、蒌皮炭、牡丹皮炭泄热止血;鸡冠花为"止肠风下血"的要药;桔梗则提升清气。二诊血未止,加用黄连炭、炮姜炭清肠止血;升麻益气升提,以助固血。

清肠通滞治痢疾

沈某,男。

初诊 里急腹痛,痢下赤白,粪检:白细胞(＋＋＋)、红细胞(＋＋),近兼龈肿,苔黄腻,脉数。拟清通治之。处方:

枳实导滞丸10克(吞),炒赤芍10克,炒牡丹皮6克,碧玉散18克,炒贯众12克,焦山楂12克,焦六曲12克,广木香6克,砂仁3克(后入),黄连

2 克。

3 剂。

二诊 痢下渐缓，腹痛亦和，苔薄。肠中积滞渐化，仍用通滞之法。处方：

薤白头 5 克，瓜蒌仁 12 克，广木香 6 克，砂仁 3 克（后入），焦山楂 12 克，碧玉散 18 克，炒贯众 10 克，炒牡丹皮 6 克，枳实导滞丸 10 克（吞），黄连上清丸 10 克（吞）。

4 剂。

【赏析】 本案暑热积滞伤中，中者胃与肠也。湿热之毒熏灼，伤害肠壁，腐血成脓，痢下赤白。张氏治以清通之法。枳实导滞丸、木香、黄连清肠通滞，炒赤芍、炒牡丹皮清热活血，碧玉散、炒贯众清胃肠湿热，砂仁、焦山楂、焦六曲醒脾开胃。二诊投以薤白头、瓜蒌仁行气散结，润肠通便，黄连上清丸清热通便。

补中益气治脱肛

陆某，女。

初诊 面浮不华，大便不畅，便后脱肛出血，纳尚可，苔薄，脉小。此中气不足，溲便为之变。拟补中益气法。处方：

党参 18 克，黄芪 15 克，当归 12 克，陈皮 6 克，升麻 6 克，炙甘草 5 克，炒白芍 9 克，炒白术 6 克，鸡冠花炭 12 克，侧柏炭 9 克，茯苓 12 克。

7 剂。

二诊 面浮减，血止，便畅，脱肛递升，的属中气不足，前方再投。

上方去侧柏炭、鸡冠花炭，再服 7 剂。

三诊 脱肛已升，唯腹中有气，得矢气乃松，苔薄腻，脉小。拟从前方参入疏利之品。处方：

党参 12 克，白芍 10 克，砂仁 3 克，陈皮 6 克，制香附 9 克，广木香 6 克，炒当归 9 克，佛手片 9 克，桔梗 6 克。

7 剂。

【赏析】 老人气血已衰，小儿气血未旺，而患便艰、久泻之人，尤易得此。《内经》"虚者补之""下者举之"，为治此病之大法。本案便艰脱肛出血，乃中气不足使然，治疗以东垣补中益气汤而得效。方中党参、黄芪补中益气升阳为君药；当归、炒白芍养血和血，助参、芪补气养血；陈皮理气和胃，使诸药补而不滞，为佐药；《本草纲目》谓"升麻引阳明清气上行"；鸡冠花炭、侧柏炭止血；茯苓、炒白术健脾补气，炙甘草为使，调和诸药。元气内充，清阳得升，气陷得托。张氏建议

"以热巾缓缓推之而进",体现日常局部护理的重要性。

················· 【验方拾萃】 ·················

噎膈方

处方:薤白头6克,瓜蒌皮12克,炒僵蚕12克,黄药子10克,制乳香6克,制没药6克,广郁金10克,海藻12克,海浮石12克,昆布12克,桃仁10克,炒三棱10克,炒莪术10克,海蛤粉18克。功效:破结行瘀,化痰软坚。主治:噎膈痰瘀内结。

方中桃仁、乳香、没药、三棱、莪术活血祛瘀,破结行血;黄药子凉血降火,消瘿解毒,为治疗食管肿瘤的要药;炒僵蚕既炙僵蚕,此处功为化痰散结;海藻、海浮石、昆布、海蛤粉、玄参化痰软坚;薤白、瓜蒌皮宽胸化痰;桔梗、胆南星、石菖蒲、郁金化痰降气。诸药合用,共奏破结行瘀、化痰软坚之功。

胁痛简方

处方:川楝子9克,炒延胡索9克,京三棱9克,煨莪术6克,桃仁9克,五灵脂9克,大号苏合香丸1粒(研冲)。功效:行血通瘀止痛。主治:急性胆囊炎。

此方以行气、活血、止痛为功,用于急性胆囊炎气滞血瘀所致的胁痛。三棱、莪术、桃仁活血通瘀止痛,气行则血行;苏合香丸芳香开窍,加强行气止痛之功;川楝子、炒延胡索、五灵脂行气活血止痛,慎防痛厥。

小儿肝疳方

处方:石决明9克(煅),炉甘石8克(煅),飞滑石3克,雄黄1克,朱砂8克,冰片0.8克,海螵蛸8克。上述药共研细末,用鸡肝一具,竹制刀剖开,将上述1.5克药末嵌入,扎紧煎汤连肉食之。功效:清肝明目杀虫。主治:肝疳。

肝疳,以面目、爪甲发青,眼涩而睁眼困难,目视昏暗,或夜盲,甚见单腹胀大,青筋暴露,大便色青等为主要表现的疳证。本方在张氏病案中治一二岁患儿,表现为断乳后,饮食不调,形容日瘦,两目紧闭,无片刻张开,西医诊断为营养不良,服鱼肝油无效,本方"续服到第六日,两目张开如常"。张氏曰:"肝疳一例,收效迅速,最为满意。"本方投以石决明、炉甘石、飞滑石清肝明目;雄黄、朱砂、冰片杀虫；海螵蛸收涩诸药。此方用法独特，药粉纳入鸡肝炖食。含有丰富的钙质和维生素 A，补充患儿营养。但雄黄、朱砂略有小毒，不宜久服。

肝炎方

处方：茅术 9 克，厚朴 6 克，泽泻 9 克，茵陈 18 克，通草 5 克，碧玉散 18 克，青蒿 9 克，广陈皮 6 克，藿香 9 克，甘露消毒丹 12 克（吞）。功效：化湿清热。主治：无黄疸型肝炎湿热郁结者。

茵陈、青蒿、黄芩、甘露消毒丹、碧玉散化湿清热，苍术、厚朴、泽泻、通草渗湿利水，导湿热下行；陈皮、青皮、藿香行气而助湿运。

杀虫方

川楝子 9 克，莪术 6 克，三棱 6 克（炒），使君子 9 克，贯众 6 克，芜荑 6 克，牵牛子 5 克，槟榔 9 克，青皮 5 克，生大黄 5 克。功效：杀虫通逐。主治：胆道蛔虫症。

方中合用使君子、贯众、芜荑、牵牛子、槟榔驱虫杀虫；川楝子、莪术、三棱活血行气止痛；青皮、大黄化滞攻积。张氏言治胆道蛔虫症"如诊断确实，能收桴鼓之效"。

肠粘连方

处方：火麻仁 12 克，生地 12 克，麦冬 12 克，石斛 10 克，枳壳 6 克，香附 10 克，砂仁 3 克（后下），大腹皮 10 克，青皮 5 克，郁金 10 克。功效：理气润肠。主治：术后肠粘连。

用生地、麦冬、石斛、火麻仁等滋润为主，参入枳壳、香附、砂仁、大腹皮、小青皮、郁金等理气之药，即见效机。

结肠炎方

处方：薤白 6 克，瓜蒌皮 12 克，川楝子 9 克，延胡索 9 克，木香 6 克，槟榔 12 克，炒莪术 9 克，炒三棱 9 克，桃仁 6 克，肉桂 5 克，贯众 9 克，青皮 6 克。功效：理气导滞，破血止痛。主治：结肠炎。

薤白、瓜蒌润肠引导，木香、槟榔、川楝子、延胡索、青皮理气止痛；莪术、炒三棱、桃仁破血消癥；肉桂温中止痛；贯众性凉，以清热解毒理肠。

便秘方

处方：皂角刺 6 克，生大黄 9 克，厚朴 9 克，枳壳 9 克，火麻仁 12 克，当归 9 克，桃仁 9 克，红花 6 克，羌活 3 克，防风 5 克，秦艽 10 克，更衣丸 5 克（吞）。功效：润燥活血疏风。主治：血燥失润，郁火内生之便秘。

生大黄、厚朴、枳壳、麻仁峻下和润下，当归、桃仁、红花活血，更衣丸（朱砂、芦荟）泻火通便，防风、羌活、秦艽升阳散火，火散风息，风息结自解，大便乃通。

痢疾方

处方：黄连 2 克，焦六曲 12 克，焦山楂 12 克，厚朴 5 克，砂仁 8 克，广陈皮 5 克，广木香 5 克，瓜蒌仁 12 克，赤芍 10 克，天花粉 12 克，枳实导滞丸 10 克。功效：消积导滞，清利湿热。主治：食积湿热所致的痢疾。

枳实导滞丸（枳实、大黄、黄连、黄芩、六神曲、白术、茯苓、泽泻）消积导滞，清利湿热。厚朴、砂仁、陈皮、木香行气宽中除秽，天花粉、瓜蒌仁、赤芍养血升津润燥，防下利太过津亏。

痔血方

处方：白头翁 5 克，黄芩 6 克，黄柏 6 克，秦皮炭 10 克，槐花 10 克，鸡冠花 12 克，赤芍 10 克，牡丹皮 10 克，脏连丸 10 克（吞）。功效：清泄肠热，凉血止血。主治：痔疮出血。

白头翁、黄芩、黄柏清热解毒，秦皮炭、槐花、鸡冠花凉血止血，赤芍、牡丹皮清热解毒，凉血散瘀。

【主要参考文献】

[1] 连建伟.张宗良先生医案选按[J].浙江中医学院学报,1990,14(1)：53-54.

[2] 陈永灿.简易名方临证备要[M].北京：人民卫生出版社,2016.

[3] 浙江省嘉善县第一人民医院.张宗良医案[G].嘉兴：浙江省嘉善县科学技术委员会,浙江省嘉善县卫生局,1979.

潘澄濂：
究理法克肝病难症,组方药解胃炎所苦

∙∙∙∙∙∙∙∙∙∙∙∙∙∙∙∙∙∙∙∙∙∙∙∙∙∙【名家简介】∙∙∙∙∙∙∙∙∙∙∙∙∙∙∙∙∙∙∙∙∙∙∙∙∙∙

　　潘澄濂(1910—1993),浙江温州人。潘氏为首批全国老中医药专家学术经验继承工作指导老师,在中医临床及科研领域均有较深造诣。潘氏曾任浙江省中医药研究所研究员、所长,浙江中医学院(现浙江中医药大学)副院长等,著有《伤寒论新解》《潘澄濂医论集》,还审订有《瘟疫论评注》《医方类聚》(点校本)《重订严氏济生方》《重订瑞竹堂经验方》《温病研究》《丹溪医集》等医著。

　　潘氏故乡温州地处东南沿海,常有急性热病发生,当地名医于此多有经验,深受敬慕,潘氏幼年在故乡读书期间,受此影响,中学毕业后,便进入上海中医专门学校学习中医。在丁甘仁、谢利恒、曹颖甫等名师指导下,潘氏对中医经典著作进行了系统学习,并广泛涉猎各类医籍,对中医知识有了全面积累。由于当时西医在我国有较快发展,潘氏在校期间也挤出时间去西医学院学习。这些知识的积累为后来的成就打下了坚实的基础。1929年毕业后,潘氏回温州开办诊所,除用西医药抢救外,其余病患大多采用中医治疗,使其对多系统疾病的应诊能力很快提高。1937年春,潘氏在上海中医学院、上海中国医学院任教,同时为人诊病,诊治中不断总结,屡有真知,往往能准确辨证,获得佳效。1956年6月,浙江省筹建中医研究所,潘氏被邀请到杭州负责组建工作,并先后担任副所长、所长、顾问等职。在研究所工作期间,潘氏带领工作人员在科研实验和临床实践中投入大量精力,取得了丰硕成果,影响深远。

　　在学术理论方面,潘氏中医功底深厚,西医理论精通,并能融会贯通,十分推崇中西医结合。潘氏著《伤寒论新解》,对《伤寒论》中病症与西医学疾病比较剖析,突破了"注不破经,疏不破注"的窠臼;在《温病卫气营血辨证施治纲领的研究》一文中,详细论述卫气营血辨证与急性传染病的关系,别出心裁。潘氏认为中西两套理论同用,有利于明理识证,对临床实践能发挥更好的指导作用。对于疾病的诊断,潘氏认为,临床许多疾病的发展过程中,中医的证是会变化的,而且会有同病不同证,或同证不同病的情况,这就需要中医辨证与西医的辨病相结合,才能找到主要矛盾加以治疗。尤其是对一些较危重或复杂的疾病,需要中医、西医共同分析研究病情,判断疗效,孰优则以孰为主,取长补短,密切协作,反复实践,摸索规律,从而提高疗效。在治法方面,潘氏认为对于不同疾病在各个阶段表现出的不同证候,需要各种辨证方法结合,如各种传染病在各个阶段所表现出的不同证候,除归纳在六经范畴外,还可结合卫气营血辨治,并指出温病卫气营血辨证是在仲景六经辨证的基础上演变出来的同一体系的辨证治疗法则,两者须相互并重,不可偏废。因此潘氏选方用药,主张时方与经方同用,随证变通,才能获得满意疗效。

·························· 【学术经验】 ··························

潘氏从医 60 余年,学验俱丰,在温病方面的研究,以及在流行性乙型脑炎、病毒性肝炎、矽肺、白血病、晚期血吸虫病等疾病的科研和临床研究方面,均有较深造诣。在脾胃病诊治方面,潘氏对肝病的辨治尤有见地,辨治方药完备,对后世影响较大,此外,对胆囊炎、消化性溃疡和慢性胃炎的辨证论治也有其自身特色,现分别介绍如下。

一、肝病证治经验

在长期的临床实践中,潘氏治疗病毒性肝炎和肝硬化的患者较多,积累了丰富的临证经验。潘氏指出,病毒性肝炎不仅是传染性疾病,而且也是自身免疫性肝病,以及性传播的病变,它可广泛累及心、脑、肾、关节、神经等脏器细胞,单一的中药或单一中成药效果都不尽人意,而中医的辨证施治具有较好的疗效。对于肝硬化,根据本省的发病情况,潘氏认为血吸虫病性肝硬化和肝炎后肝硬化较多,结合个人临床实践,提出中医分期论治方案,列出具体治法方药,值得效法。

1. 病毒性肝炎分有无黄疸 病毒性肝炎可归属于中医学"黄疸""胁痛""鼓胀"范畴。潘氏将病毒性肝炎分为有黄疸型和无黄疸型进行辨治。这里的黄疸,既包括皮肤、黏膜、巩膜的肉眼可见直观黄疸，也包括黄疸指数（或总胆红素）的升高。其中重症病毒性肝炎，包括爆发性病毒性肝炎和亚急性病毒性肝炎，类似中医学"急黄""疸胀"，亦属于黄疸型范畴。

（1）黄疸型注重邪正关系：对于黄疸型病毒性肝炎，急性期一般表现为正盛邪实，潘氏主张大体从湿热的偏重着手。对于重症病毒性肝炎，症状较重，预后较差，治疗时要充分考虑邪盛与正虚的关系。潘氏还强调对部分慢性黄疸型肝炎患者，要综合辨证考虑，不可偏执清利驱邪之品，适当扶正、活血会提高疗效。

1）湿热有所偏重，清热化湿权衡：①热重于湿证：症见胁痛，口苦，发热，口燥，巩膜和皮肤黄染，大便燥秘，小溲如红茶色。脉弦数，苔黄腻或白厚腻。治宜疏肝利胆，清泻里热。基本方：黑栀子 12 克，茵陈 15～30 克，黄柏 12 克，大黄 6 克，白茅根 15 克，半枝莲 20 克，郁金 10 克，枳壳 6 克，板蓝根 15 克。②湿重于热证：症见胁胀痛，口腻，呕吐或泛恶，巩膜和皮肤熏黄，腹胀痞，大便偏溏，苔黄腻或白浊腻，舌质淡，脉濡。治宜疏肝利胆，运脾化湿。基本方：黑栀子、郁金、黄柏各 12 克，茵陈 20 克，厚朴 4.5 克，茯苓 15 克，焦苍术、泽泻各 10 克，陈皮 6 克。

2）重症病毒肝炎，判断邪盛正虚：①爆发性病毒性肝炎：热毒蕴盛阶段，症见急性病容，黄疸进行性加深，胁痛，心神躁动，脉弦。此时应以茵陈蒿汤、黄连解毒汤、大黄等，乘势涤荡，以防邪热之鸱张。湿热伤营阶段，见有精神恍惚，烦躁不寐，或幻觉等昏迷前期症状，舌质红绛而干，脉弦细。此时须佐鲜生地、麦冬、石斛、石菖蒲、牡丹皮或神犀丹之类，清营逐秽，以防内陷，实为要紧。如能遏止昏迷，最为上策。对于爆发性病毒性肝炎重度黄疸者，潘氏常用吞服牛黄及煎服大剂量虎杖配赤芍而获效；白、球蛋白比例失调，潘氏主张用促使肝细胞改善的药物，如鳖甲配失笑散、䗪虫、穿山甲，大剂量白术等，疗效可观。②亚急性肝坏死：胃热炽盛证，在黄疸逐渐加深之同时，脘腹之胀满或疼痛，随之加剧。胃纳差，精神委顿，舌苔由黄腻或白干，渐转为厚浊，舌质红绛，脉弦滑带数，按之虚。此时往往寒热混淆，虚实互见，既要区别其湿热偏重，又要辨其气虚和血虚之轻重。治疗以清化湿热，调气分消为主，药用：茵陈，焦栀子，郁金，黄连，黄柏，厚朴，枳壳，麦冬，丹参，白茅根，大腹皮等。兼有呕血或便血者，加三七、血余炭；神智昏乱者，加神犀丹、牛黄清心丸或安宫牛黄丸；精神疲乏者，加太子参。脾湿壅滞证，黄疸色晦不鲜，胸痞纳减，或大便溏薄，形寒不欲饮，苔黄白腻，脉象濡缓。治以运脾疏肝，调气渗湿，药用茵陈、栀子、郁金合秦艽汤，或导水茯苓饮加减。潘氏观察，亚急性肝坏死亦演变为正虚邪实，胃热炽盛证演变为气阴两虚者多见；脾虚壅盛证发展为阳虚或气虚者多，亦有转变为气阴两虚者，预后较差。另外，潘氏指出，由于亚急性肝坏死常伴有出血，营血亏耗，也是促使病变增剧的因素之一，因此治疗过程中应不限于上述辨证分型，时刻重视邪盛与正虚的关系。

此外，潘氏体会，对于某些慢性黄疸型肝炎者，症状不明显，或无直观黄疸，但总胆红素升高，表明抵抗力减弱，存在气血亏虚的情况，用药时不能为了降黄疸、降酶而一味投以清利驱邪之品，当兼顾扶正，可选用白术、黄芪、白芍、当归之类，也许更能促进黄疸的消退。若遇到个别患者黄疸退至一定程度而长时间不能退净，应根据"久病入络"的理论，在处方中加入旋覆花、茜草、红花、桃仁、丹参或虫类等活血通络药物，有时可收到较好的效果。

（2）无黄疸型关注肝郁与脾困：《内经》有云"肝病者，两胁下痛""肝病，头目眩，胁支满，三日体重身痛，五日则胀，三日腰脊少腹痛，胫酸"。潘氏据此认为，黄疸型肝炎颇似中医学中的"肝郁""胁痛"。病毒性肝炎患者会出现食欲不振、恶心、呕吐、大便不成形等消化系统症状，潘氏认为肝脾的生理功能密切相关，病理变化也往往相互影响，正如《金匮要略》所说"见肝之病，知肝传脾"。因此潘氏指出，无黄疸型肝炎的治疗要着眼于肝郁与脾困进行辨证论治，对肝功能异常问题的解决也要建立在辨证基础上，不能急于求成。

1）肝气郁结证：症见胁痛，或脘胀疼，神疲乏力，口燥且苦，大便燥秘，脉弦，舌质红，苔白腻。治宜疏肝解郁。基本方：柴胡 8 克，枳壳 8 克，黄芩 12 克，黑栀子 12 克，郁金 12 克，茜草 15 克，制香附 10 克，半枝莲 30 克，炙甘草 4.5 克。

2）脾胃湿阻证：症见胃脘痞满，胃纳显减，胁胀便溏，时有呕恶。脉濡细，苔白厚腻，舌质淡。治宜运脾化湿，疏肝理气。基本方：柴胡 8 克，黄芩 12 克，黑栀子 12 克，郁金 12 克，茵陈 15 克，茜草 15 克，制苍术 10 克，茯苓 10 克，陈皮 10 克，厚朴 4.5 克，半枝莲 30 克。

3）肝阴亏损证：症见头目眩晕，肝区及腰背酸痛，夜寐多梦，肝掌。男子阳痿，遗精；妇女带多，或月经量少，经期腰酸。脉细数，苔薄白，舌质鲜红。治宜滋养肾阴，柔肝安神。基本方：太子参 15 克，丹参 15 克，墨旱莲 15 克，生地 12 克，黑栀子 12 克，夜交藤 12 克，牡丹皮 12 克，黄芩 10 克，白芍 10 克，枸杞子 12～20克，当归 6 克，柴胡 6 克，枳壳 6 克，陈皮 6 克，炙甘草 4 克。

4）湿热成痹证：症见关节疼痛，腰酸，颈项拘急，腿酸肢怠，有时足跗水肿，脉濡，苔白腻，舌质绛或紫斑。治宜疏肝活血，宣痹通络。基本方：秦艽 10 克，当归 10 克，川芎 4.5 克，郁金 12 克，黑栀子 12 克，防己 12 克，白芍 12 克，清炙黄芪 15 克，炒薏苡仁 15 克，生地 15 克，丹参 15 克，炙甘草 4 克。

由于无黄疸型肝炎相当部分的患者肝功能较长时间异常，这是临床上所常见而亟待解决的问题。潘氏认为，对于改善肝功能的方法，必须从整体出发，与证同参。比如谷丙转氨酶的增高，要根据病情辨别虚实和寒热的属性，急性肝炎以实热者居多，治疗常用半枝莲、大青叶、板蓝根、绞股蓝、六月雪或荷包草、岩柏之类清热解毒。而对于某些具有降酶功效的药物如垂盆草、五味子等，潘氏临证体会虽效果明显，但有停药后反跳的弊端，甚至久服五味子患者出现面黯和乏力的现象，故后来较少应用。迁延性或慢性活动性肝炎的谷丙转氨酶及 γ-谷酰胺转肽酶的异常，往往反复波动，对此，如见以脾困为主的肝脾失调证，方中可加苍术、山药、山茱萸以调整肝脾功能，则酶可逐渐下降；如见以肝郁瘀凝为主的阴虚证，可加麦冬、枸杞子、牡丹皮、茜草以养阴活血而降酶。

2. 肝硬化分两型列八法 肝硬化的主要临床表现为肝质变硬，脾脏肿大，黄疸，腹水，腹壁静脉曲张，食管静脉破裂出血，或因肝功能衰竭而导致肝性昏迷。这些表现，可归属于中医学"积聚""鼓胀"等范畴。潘氏分析古代医家对本病的论述，鼓胀由于肝、脾、肾受损，导致气结、血凝、水裹，历代的认识是一致的，但是对于本病的发展过程认识不够全面，治疗方法也各有优缺点。因此，潘氏兼取各家之长，融合本病病变发展阶段和自身临床经验，将肝硬化分为积聚型和鼓胀型两型辨治，并总结病毒性肝炎后肝硬化常用治法八种，以资备用。

（1）病分两型，辨以六证：根据肝硬化病变的临床表现和病变过程，潘氏将肝硬化具体分为积聚型，即接近早期肝硬化；鼓胀型，即腹水型。积聚型以肝质变硬，脾脏肿大，或伴有轻度黄疸、蜘蛛痣、掌心红缕赤痕。肝功能化验：硫酸锌浊度增高，白、球比例可有不正常。鼓胀型以出现不同程度的腹水、水肿为特点，肝功能化验：白、球比例倒置，蛋白电泳 γ 球蛋白偏高。上述两种类型又分别辨两证、四证进行论治。

1）积聚型：① 肝郁血瘀证：肝区可有压痛，脘腹痞胀，食后加重，口苦，纳减，大便秘结或不畅，小便常黄赤，或有衄血，舌边带紫，苔黄糙，脉象弦细或弦滑。治以活血调气，柔肝消痞。方用生鳖甲（或炮穿山甲）、当归、生白芍、柴胡、郁金、茜草（或丹参）、桃仁、香附。有黄疸者，去白芍，加茵陈、黄柏或岩柏草、马蹄金；血吸虫病患者、乙状结肠镜和活组织检查阳性者，加枣儿槟榔、广木香；有巨脾或伴有"脾亢"者，去鳖甲，加《金匮》鳖甲煎丸；阴虚者，加生地、麦冬或石斛、枸杞子；气虚者，加党参、白术；呕血者，加三七；便血者，加地榆炭、血余炭。② 脾虚气阻证：面色苍黄，肝、脾区可有隐痛，乏力，纳差，厌油，脘腹胀满，食后更甚,肠鸣矢气,大便常溏,或伴有下腿轻度水肿,舌边现齿痕,质淡或带灰,苔白腻,脉象濡细。治以健脾疏肝,理气化湿。药用:党参,白术(或苍术),柴胡,郁金,茜草,枳壳,黄芩,茯苓,厚朴,鸡内金。大便溏泄者,减去枳壳,加炮姜炭、乌梅;消化功能改善后,可加当归、白芍。

　　2)鼓胀型:①血瘀壅滞证:面色萎黄,皮下现红缕赤痕,常有齿衄鼻衄,腹胀绷急,青筋暴露,肝脾区疼痛,小便赤,大便燥,舌质多带紫,苔黄白相兼而不润,脉象弦数。治以疏肝活血,决壅利尿。药用:当归,川芎,丹参,失笑散,莪术,水蛭,虻虫,茯苓,泽泻,枳壳,香附。高度腹水,尿量日仅400～600毫升者,加地骷髅、葫芦瓢、鲜荔枝草或将军干(或土狗);伴黄疸者,加过路黄、茵陈、岩柏草、白茅根;大便不通者加大黄;血瘀而枯者加生地。②脾虚水聚证:面色苍黄,神疲乏力,腹胀如鼓,动摇有水声,纳差,朝食不能暮食,大便多溏,小便短少,肢冷,或下腿水肿,舌质淡或边带灰,苔白腻,脉细弱或濡细。血象可有白细胞减少,肝功能化验,白、球蛋白比例明显倒置。治以健脾运中,分消利尿。药用:党参,焦白术,砂仁(或厚朴),广木香,茯苓,泽泻,紫苏叶,丹参(或茜草),郁金。腹胀甚者去砂仁,加益欢散(活蟾蜍、砂仁);便溏泻者加炮姜、乌梅;血虚者加当归。③湿热蕴结证:巩膜皮肤黄染,发热,口干且苦,胃纳减退,腹胀如鼓,小便黄赤,大便秘结,或先硬后溏,可有衄血,舌质红,苔黄糙,脉象滑数。肝功能化验,可有谷丙转氨酶、胆红素明显增高。治以清热渗湿,疏肝舒胆。药用:柴胡,黄芩,黄柏,黑栀子,郁金,茵陈,枳壳,白茅根,泽泻,白毛藤。便秘者,加大黄;下痢者,加凤尾草;小便量少者,加泽泻、冬瓜皮、车前草或鲜荔枝草;气虚者,加太子参;阴虚者,加石斛、麦冬;有出血倾向者,加三七。④肝肾衰竭证:面色晦暗,神倦懒言,气急,腹大膨满,青筋显露,或下腿水肿,腰围酸痛,小便少。阴虚者多伴有低热,心烦,夜寐不安,舌质紫黯,脉象弦细;气阴两虚者,舌苔白而不润,脉象微细。除肝功能损害外,还可伴有尿蛋白、管型、非蛋白氮增高、二氧化碳结合力降低的肝肾综合征。治以补肝滋肾,分消利尿。药用:生地,枸杞子,麦冬,当归,山药,山茱萸,茯苓,泽泻,郁金,枳壳,丹参,车前草,怀牛膝。气阴两虚者,加党参、白术;肾阳虚者,加肉桂、附片;阴虚伴低热者,加鳖甲、柴胡;腹胀难受,小便点滴者,加益欢散、白茅根;呕血或便血者,加三七。

　　此外,潘氏根据中西医对本病认识的差异结合自身临证体会,在肝硬化辨病、辨证和治疗等方面也提出不少经验之谈。辨病方面,血吸虫性肝硬化和肝炎后性肝硬化有共性,又有差异,两者在病因、病变特点和肝功能化验结果等方面都有鉴别要点,潘氏认为明确诊断是做好中西医结合的基本条件,使治疗能有的放矢，是很有意义的。分型辨证的目的是为了治疗能抓住疾病各个阶段的特点，为遣方用药，权衡攻补，提供指征。潘氏指出，上述辨证并不是孤立的，而是相互关联、相互转化的。如肝郁血瘀证易发展成血瘀壅滞证；脾虚气阻证易变为脾虚水聚证；湿热蕴结证和消化道出血一样，是病变恶化的征兆，并可能与腹腔感染有关；证型转变的终末期极有可能是肝肾衰竭证，气阴两虚、阴损及阳的复杂局面也归于此证。因此，灵活、动态看待，是辨证分型的真正意义。治疗方面，潘氏认为，肝硬化病机以肝郁、脾虚、肾损为突出，因此应以柔肝、健脾、益肾作为各个阶段的基本治法。柔肝药宜选鳖甲、柴胡、桃仁、红花、水蛭、失笑散、莪术、丹参、当归、白芍等具有活血和消积作用的药；健脾药宜选党参、苍术、白术、黄芪、厚朴、木香、砂仁、枳壳、紫苏叶、香附等具有补气和理气作用之品；益肾药宜选地黄、石斛、枸杞子、麦冬、菟丝子、山茱萸、肉桂、制附子等具有育阴或通阳作用的药物。还要注意到肝硬化本虚标实的特点，用药时注意标本兼顾。治疗腹水，潘氏体会泽泻、鲜荔枝草、地骷髅、陈葫芦的利尿导泻作用好，还要配合扶正固本治法和西药利尿药，中西医结合治疗提高疗效。

（2）病毒之后，八法列阵：病毒性肝炎后之肝硬化，较其他因素引起的肝硬化进展速度更为迅速，如出现黄疸、腹水，特别是白、球蛋白比例倒置，胆固醇减少，均为病情恶化的预兆，值得注意。中医学认为，本病多由湿热之邪久稽于肝胆，损及脾肾，使肝失调达，气阻血瘀，痰浊凝结，致成积聚；精微不化，水津不布，隧道壅塞，关门不利，酿成鼓胀；若瘀阻脉络，则血外溢，易发呕血便血；湿热熏蒸，上扰神明，则成昏迷，遂陷危笃。潘氏常用八法，临证常获良效。

1）清热化湿（解毒）法：常选用栀子柏皮汤、茵陈蒿汤为基础方。随症加板蓝根、黄连、黄芩、白茅根、过路黄、半边莲或牛黄等。具有清解邪热、利湿退黄之功。用于肝炎肝硬化出现不同程度的黄疸、微热、烦躁，或腹腔感染。舌苔黄燥，脉象弦数或滑数。此亦为病情恶化的预兆。

2）疏肝通络法：常选用柴胡疏肝散、丹参饮或抵当汤。随症选加郁金、桃仁、赤芍、三棱。具有调气活血、疏肝解郁之功。用于慢性肝炎后肝硬化，脾肿胁痛，或肝掌。舌质紫，苔薄腻，脉象弦缓或弦细。病情较为稳定，常与养阴柔肝法联合运用。

3）养阴柔肝法：常选用鳖甲饮、一贯煎。随症选加郁金、三棱、丹参等。具有滋养肝肾、软坚消积之功。用于肝硬化肝质稍硬，脾脏肿大，胁下间有掣痛，手心烦热，梦寐不安，腰酸，大便先硬后溏。舌光红，质带紫，脉象弦细或带数之症。

4）益气健脾法：常选用补中益气汤、香砂六君汤加减。具有补益中气、促进代谢之功。用以治疗肝硬化病情较稳定,而消化不良,大便多溏,足跗轻度水肿。舌苔薄腻,脉象濡细之症。

5)运中分消法:常选用导水茯苓饮、防己黄芪汤、中满分消丸。随症选加车前子,或将军干、滋肾通关丸。具通调水道、分利溲便之功。用于肝硬化腹水,小便短少,腹胀满。若体力尚可,腹胀如鼓,大小便不利者,加少量舟车丸,通导大便以利尿。

6)止血救脱法:选用三七粉或云南白药,以独参汤送服。具有凝血固脱之功。适用于肝硬化伴胃底静脉破裂的出血。在止血之后应用补益剂的同时,可暂加祛瘀药,如水蛭或虻虫、失笑散以祛瘀生新。

7)降逆平呃法:常选用旋覆代赭汤合丁香柿蒂饮,或橘皮竹茹汤加减。具有调和胃气、镇静平呃之功。适用于肝硬化高度腹水,又受寒邪所致呃逆频频。舌苔黄腻,或白腻,脉象细数之症。如高度腹水,一般可与运中分消法联合运用。

8)清心开窍法:常选用神犀丹、紫雪丹、牛黄清心丸,或安宫牛黄丸加减。具有芳香醒脑、清热解毒之功。用于肝性昏迷前期,神识朦胧,或烦躁不安。舌干少津,脉象弦数,或细数之危症。

潘氏指出,上述八法的运用,临床上一方之中,可包含二法或三法,运用方剂之药物,大都是随症增减,不是执泥不化,且诸法同时运用之中,有其主次之分,轻重之别,不是大杂烩,需要有的放矢,始能达其预期疗效。

二、胆囊炎证治经验

胆囊炎有急性和慢性之分,慢性胆囊炎亦有反复的急性发作。本病临床表现,一般有不同程度的发热、倦怠、胃纳减退、大便不调,或现黄疸,并有较明显的右胁下胀痛。从这些表现看,类似于中医学"胁痛""胆胀""癖黄"等证候。潘氏融会中西医对本病的认识,认为在西医确诊的前提下,用中医辨证论治,疗效值得肯定。

1. 确立大法,自订验方 胆囊炎的发病部位为右胁下,从经络理论看,是足少阳胆经的循行部位,《素问·缪刺论》有云:"邪客于足少阳之络,令人胁痛不得息。"《素问·胀论》中有"胆胀者,胁下痛胀,口中苦,善太息",指出了少阳经病的主症,与胆囊炎的主症有相似之处。巢元方《诸病源候论·癖黄候》有载:"气水饮停滞,结聚成癖,因热气相搏,则郁蒸不散,故胁下满痛,而身发黄,名为癖黄。"癖黄的证候与胆囊炎更为接近,且指出气水饮停和热气相搏,郁蒸不散是癖黄的成因。对胁下满痛或胀痛的辨证,潘氏倾向于《景岳全书·胁痛》的说法,认为胁

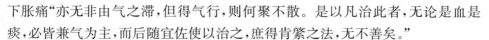

下胀痛"亦无非由气之滞，但得气行，则何聚不散。是以凡治此者，无论是血是痰，必皆兼气为主，而后随宜佐使以治之，庶得肯綮之法，无不善矣。"

根据上述分析，结合临证体会，潘氏总结胆囊炎的主要病机是气郁、毒邪蕴于少阳，故提出舒胆疏肝、理气解毒的大法，并根据此治疗大法，拟定基本经验方：柴胡，黄芩，郁金，枳壳，升麻，玄明粉，败酱草，炙甘草。方中柴胡、黄芩为《伤寒论》中疏解少阳、清泄郁热的经典组合，对应胆囊炎少阳胆经郁热的病机；郁金、枳壳增加行气、解郁、消胀之力；升麻、玄明粉一升一降，升清与降浊配合，既能解毒，又能利胆，潘氏用两药剂量较重，升麻一般 6～9 克，玄明粉用 6～12 克。败酱草清热解毒，与郁金配合善能驱邪，潘氏指出，败酱草同类的苦参、金银花、连翘等清热解毒之品和舒胆解郁药物同用，对于细菌感染所致的胆囊炎，邪盛而正不虚者，疗效满意。炙甘草调和诸药。该方疏清同用，升降相因，行气解郁，解毒驱邪，临证可根据病情寒热虚实灵活应用。

2. 抓住主症，三型分治 胆囊炎病变过程中比较明显的证候主要有黄疸、胁下胀痛和发作性的腹部绞痛，故潘氏以上述特征性的临床表现，作为分型的标志，将本病分为癖黄型、胆胀型、疝痛型三型论治。

（1）癖黄型：本型以有明显的黄疸（黄疸指数在 20 毫摩尔/升以上）为主症，或有恶寒发热，或但热不恶寒，右季肋下及胃脘满痛，口苦纳减，甚则恶心呕吐，小溲赤，粪色淡。其属热性者，舌苔黄而偏干，边尖质红，脉象浮滑或滑数；若热盛伤阴，则皮肤枯燥，舌绛红，脉象弦细带数；若舌苔白腻，脉象濡数，胸痞，口不渴，则属湿痰内滞之证。本型较多见于急性期，但亦可见于慢性期的急性发作。治法以上述基本方加茵陈、黑栀子、茯苓、桃仁。热胜者，加苦参、龙胆草，或金银花、连翘；湿痰内滞者，加厚朴、苍术、半夏、陈皮；热邪伤阴者，去柴胡、升麻，加鲜生地、麦冬、玄参，或鳖甲。

如潘氏治王某，男，39 岁。阵发性寒热，出现黄疸，伴右上腹部疼痛，每隔 12～15 日发作一次，已达半年余。化验检查：白细胞计数 2.83×10^9/升，中性粒细胞 93%，淋巴细胞 7%。小便尿胆素阳性；总蛋白及白/球比例正常，黄疸指数 35 单位/升，凡登白反应直接、间接均阳性，脑絮（＋），硫酸锌浊度 9 单位，胆固醇 200 毫克%；胆汁培养为大肠埃希菌。先后在某医院等住院 4 次，诊断为慢性胆囊炎急性发作。现症：近数月来，先时觉腹中隐痛，旋即寒热往来，继而出现黄疸，口苦，恶心，胃纳减退，大便在发病时出现白色，多便秘，小溲黄赤，舌苔中后微黄带浊、前半白腻，脉象弦滑。辨证：湿遏热伏，胆腑不净，邪气久稽，胃失和降。证属少阳阳明同病。立法：化湿清热，舒胆和胃。处方：柴胡，黄芩，茵陈,黑栀子,升麻,玄明粉,郁金,枳壳,败酱草,厚朴,半夏,甘草。服上方 30 余剂后,基本控制了反复发作,继以原方去厚朴、茵陈,加党参、当归等,连服 100 余剂,体重增加 5 千克,恢复工作。追踪观察 3 年,身体健康。

(2)胆胀型:以右胁下隐痛及胃脘胀满为主症。与癖黄型不同的是,此型无黄疸出现,其他症状也较轻。但是,其症状表现具有忽轻忽重,反复发作的特点。本型若兼脾虚湿滞者,舌苔白腻或中后微黄,脉象濡细,腹泻和便秘常交替出现;若兼肝气郁滞而化火者,舌苔黄糙、边尖质红,脉象弦数,口苦咽干,善怒易烦;其因肝郁气阻而血结者,则胁下肿痛较为明显,舌苔或白或黄腻,舌边可带有青紫色,脉象弦数。本型较多见于慢性患者。治法一般以基本方加香附、川芎、木香。兼脾虚者,去玄明粉,加党参、白术、陈皮;气郁血结者,加当归、赤芍、桃仁、红花。

如潘氏治陈某,男,34 岁。曾患黄疸型传染性肝炎,疗养 6 个月后恢复工作。后有感乏力,食欲不振,恶心呕吐,伴有上腹部胀痛。肝上界在第七肋间,下界在锁骨中线下 1.5 厘米、胸骨旁线 3 厘米、剑突下 3 厘米,质软有压痛。化验:血红蛋白 11.5 克/升,红细胞计数 $3.45×10^{12}$/升,白细胞计数 $6×10^9$/升;分类:中性粒细胞 78%,淋巴细胞 22%,血小板计数 $150×10^9$/升;硫酸锌浊度 9 单位;血清谷丙转氨酶 13 单位/升。十二指肠引流液:淀粉酶 25 单位,培养有柠檬色葡萄球菌。西医诊断为慢性胆囊炎、传染性肝炎(恢复期)。由于患者对抗生素过敏,转中医治疗。现症:午后微热,体温在 37.4 摄氏度左右,头常眩重而痛,口苦,右胁下及胃脘胀痛,且放射于背脊,大便秘结,舌苔薄腻、边尖质红,脉象弦滑。辨证:木郁化火,内舍其合,胆腑不净,以致气阻血结,升降不利。立法:疏肝舒胆,调气和血。处方:柴胡,黄芩,黑栀子,紫花地丁,桃仁,红花,郁金,升麻,玄参,枳壳,炙乳香,炙没药,败酱草,玄明粉,炙甘草。服上方 12 剂后,右胁下及背脊疼痛减轻。但十二指肠引流液培养仍为阳性,乃于原方中减去桃仁、红花、炙乳香、炙没药,加金银花、连翘、龙胆草、苦参等,继服 14 剂,复检转为阴性,微热亦除。再以原方加减,连服 20 余剂,一般症状消失,肝肿缩小为 1.5 厘米(胸骨旁线及剑突下)。

(3)疝痛型:以右胸胁及胃脘剧烈疼痛为主要症状。同时,可伴有寒热,轻度黄疸,四肢厥冷,恶心,吐涎沫,饥而不欲食,大便秘结或下痢,小溲黄赤。其因胆道蛔虫病所引起的,有吐蛔,舌苔黄腻不匀,舌面上(偏于两侧)现有边缘带圆圈的小白点,脉象沉紧;若因胆石所诱发者,舌苔白腻,脉象弦紧,多发于夜间。治法一般以基本方去升麻,加延胡索、川楝子、炙乳香、炙没药。因胆道蛔虫病者,加仲景乌梅丸;因胆道结石者,加鸡内金、金钱草。

如潘氏治李某，男，35 岁。曾突发胃脘及右季肋疼痛，伴有轻度发热，每隔 40～50 日反复发作 1 次，肝大在肋下 2 厘米，神疲乏力。现又因上腹部剧痛，而入某院，诊断为胆道结石、并发慢性胆囊炎。由于患者不愿手术而转中医治疗。现症：面唇苍白无华，心悸善惊，右胁下胀满，按之微痛，胃纳不香，舌苔薄腻，脉象细缓。辨证：胆石久结，木郁侮土，以致脾不散精，气营两损。立法：益气补血，散结消坚。处方：当归，黄芪，白术，陈皮，柴胡，升麻，鸡内金，郁金，枳壳，茯神，金钱草，败酱草，炙甘草。服上方出入加减达 60 余剂，面唇转红润，胁下胀痛减轻，停药后继续观察 3 个多月，胁下疼痛未复发。

三、消化性溃疡证治经验

消化性溃疡（又称胃、十二指肠溃疡）是临床多发病。以上腹部疼痛、嗳气、恶心为常见临床表现，中医学认为似属于"胃脘痛"范畴。潘氏指出，本病还有疼痛有周期性，得食多可缓解的特点，这与《诸病源候论》中的"饥疝候"的描述颇近似："阴气在内，寒气客于足阳明手少阴之络，令食竟必饥，心为之痛，故谓之饥疝。"疝，一般是指阵发性疼痛的意思。消化性溃疡可合并出血，甚至溃疡穿孔，潘氏认为，可从中医学"血症"进行辨治。

1. **病因病机分析**　从中医学"邪之所凑，其气必虚""百病皆生于气""饮食自倍，肠胃乃伤""木郁之发……胃脘当心而痛"等文献论述，结合临床实践，潘氏认为消化性溃疡虽是一个局部病变，但从整体观念出发，精神紧张，情志抑郁，肝气失调，饥饱不节，以致血泣脉急，胃络损伤，是形成溃疡病的主要因素。又根据《灵枢·本脏》说"五脏者，固有小大、高下、坚脆、端正、偏倾者；六腑亦有小大、长短、厚薄、结直、缓急……各不同"的论述，潘氏推断，溃疡病的发生，与各人禀赋体质不无关系。

中医学认为，胃主受纳，脾司运化，肝主疏泄，三者之间有着相互协调、相互制约的关系。特别是肝气条达舒畅与否，对脾胃功能活动，影响更大。也就是说，肝气失调，能使脾胃的功能活动、血液循环及输津布液等作用都受到影响。而且肝气的失调（即肝气过度兴奋和抑制）与精神紧张有着密切的关系，因此胃脘痛的病机多与"肝气犯胃"或"肝气横逆"有关。潘氏引用方仁渊的观点加以说明："肝胆属木而喜升达，寄根于土。今脾胃为生冷忧思伤其阳和之气，布化转运失职，肝胆无温润升达之机，郁久而肆其横逆，侮其所胜，脾胃受克，气机与痰饮凝滞于中脘，故作痛耳。"方氏虽以五行学说立论，但他指出"肝胆属木，寄根于土"，有一定启发意义。潘氏结合西医学观点，认为中医学所谓之"肝气"与分布于胃肠部分的自主神经的功能相近似,所谓"肝气犯胃"或"肝气横逆",可能为自主神经紊乱所致,而引起胃肠器质或功能的病变之概称。所以引起"肝气犯胃"的病变,问题在于肝气的失调。

中医学认为"肾为先天之本,脾为后天之源"。意思是说脾胃的消磨水谷,依赖肾阳的温煦才能健运;而肾阳的能量,又需脾胃输布的水谷精微来营养。两者之间的新陈代谢相互为用,以维持生命的活动。如果肾阴不足,或肾阳虚衰,均可影响脾胃的运化;反之,脾胃运化不良,亦可导致肾精的不足。消化性溃疡过程中出现脾阳虚衰,或脾肾两虚证可能就是由于这种关系引起的。

关于消化性溃疡出血,早在《灵枢·百病始生》就有记载"肠胃之络伤,则血溢于肠外"。病久入络,由于卒然多饮食,起居不节,或用力过度,以致胃络破损,引起消化道出血,或溃疡穿孔,这是病变趋向严重的表现,需高度重视。

2. 辨证分型举要　西医学对于消化性溃疡的诊断并非难题,而且通过胃镜检查,对溃疡的部位、性质以及是否合并胃炎等也有较准确的判断。潘氏认为,在明确诊断的基础上,了解病史及症状,如疼痛的时间、规律性、性质、喜按不喜按以及嗳气吞酸的程度、大便的颜色等,对中医辨证和对证治疗都是很有意义的。

由于消化性溃疡是慢性过程,既可缓解,又可复发,而且能恶化,潘氏根据临证实践,将本病分为三型。

(1)肝胃不和型:是以上腹部有不同程度的节律性疼痛,嗳气,舌苔薄净,脉象濡缓为要征。如兼现口苦,吞酸,舌苔黄燥,脉滑者,为偏热证;如痛不喜按,舌质带紫,脉象弦缓者,为兼瘀滞证。

(2)中虚型:是以胃痛喜按,饮食生冷胃中即觉不适,或即作痛,大便常不成形,舌苔白滑、质淡,脉象细弱为要征。

(3)溢血型:是以面唇苍白,胃脘疼痛较剧,有呕血或便血为要征。若肢冷,舌苔白腻、质淡,脉象细弱者,属脾不统血证;其舌苔黄浊而干,脉象滑数者,属血热妄行证。

3. 治法效方并述

(1)和肝调气取芍药甘草汤合旋覆代赭汤:对于肝胃不和型,治以健脾和肝、调气止痛法,潘氏选用芍药甘草汤合旋覆代赭汤加减(芍药、炙甘草、旋覆花、代赭石、党参、白术、香附、枳壳)为基本方。用芍药、甘草敛阴缓急以和肝,党参、白术益气以健脾,旋覆花、代赭石降逆以收敛,香附、枳壳宽中理气。如属胃热吞酸口苦者,加黑栀子、左金丸或乌贝散;瘀滞而痛者,加丹参、川芎;挟痰加半夏;

挟食滞加谷芽、鸡内金等。潘氏根据多年运用此方的经验，认为旋覆花消痰降逆，代赭石之收敛镇痉，配合参、术、芍、草及香附等，调节胃肠功能，可能还有促进溃疡愈合的作用，远期疗效也较理想。

如潘氏治吴某，男，37岁。胃脘疼痛，多于食后2～3小时许而发作，吞酸嗳气，痛时肢冷形寒，得食缓解，纳尚可，舌苔薄腻，脉象濡缓，经某医院确诊为十二指肠球部溃疡。中医辨证为气阻湿滞，肝胃失调，属肝胃不和型。投旋覆代赭汤合芍药甘草汤加减。处方：旋覆花9克，代赭石12克，制苍术9克，姜半夏9克，党参9克，生白芍15克，香附9克，枳壳6克，海螵蛸18克，浙贝母6克，炙甘草4.5克。服药7剂，吞酸减少，胃痛减轻，但嗳气仍频，且觉胃中有灼烧感，乃于原方减去苍术、半夏，加黑栀子，再服14剂，症状缓解，随访2年未复发。

（2）温中健脾取当归建中汤：对于中虚型消化性溃疡的治疗，潘氏以温中健脾、调气抑肝法，选用当归建中汤加减（当归、生白芍、桂枝、党参或黄芪、焦白术、炙甘草、香附等）为基本方。用党参、白术益气以健脾，当归、香附和血以调气，桂枝暖胃，芍药缓中。其加减法，如气虚且寒者加高良姜，或吴茱萸；但有大便隐血者，宜减桂枝之动血；对偏阴虚证，则于基本方去桂枝，加怀山药、麦冬、石斛或山茱萸，取酸甘以养阴。

对于补法，潘氏有感于朱丹溪"诸痛不可用参、芪、白术。盖补其气，气旺不通，而痛愈甚"，以及张景岳"丹溪曰诸痛不可用补气，此唯邪实气滞者当避之。而曰诸痛皆然则谬矣"之论，认为要重视治标与治本的关系，若有停痰蓄瘀，气阻湿滞之实，宜先去其实邪即急则治其标；气血虚衰而无邪实气滞之症者，宜以补益，即为治本之法。至于先标后本，先本后标，宜消宜补，要视病情而决定，不可偏执。如临床常见之中虚者而见舌苔多见厚腻，脉象滑数，口苦纳差，脘腹胀痞明显，即挟有邪实气阻湿滞之证，潘氏体会，应仿法丹溪，先以调气化湿，清其湿热，迨其舌苔转净，胀痞减轻，继治其本。

如潘氏治黄某，男，58岁。近1年来，每于食后上腹胀痛，遇生冷饮食，疼痛加剧，以致胃纳减退，泛呕白涎，大便溏泻，每日1～2次，且有肠鸣，形寒肢冷，舌苔白腻、质淡，脉象细弱。患者体态素丰，且嗜烟酒。西医诊断十二指肠球部溃疡。中医分型辨证，属中虚型。由于胃气虚馁，降和失司，脾运不良，停痰成饮。治以健脾温中，和肝调气。方用当归建中汤加减。处方：桂枝4.5克，生白芍9克，党参12克，吴茱萸3克，当归9克，焦白术9克，姜半夏9克，香附9克，陈皮6克，炙甘草4.5克。进药3剂，胃中即觉温舒，疼痛减轻，能进稀粥，呕吐亦止，但大便仍溏。二诊时减去吴茱萸，加炮姜4.5克、清炙黄芪9克、焙鸡内金9克，继服 5 剂,症状明显好转。嗣后以本方自行加减,服药达 3 个多月,胃痛消失,随访 2 年未复发。

(3)益气摄血取黄土汤:对于溢血型消化道溃疡,治疗以益气摄血、温脾和肝法。方用黄土汤加减(别直参,白术,干地黄,炮姜炭,赤石脂,阿胶,侧柏炭,生白芍,黄芩,炙甘草)为基本方。用地黄、阿胶、侧柏以止血,别直参、白术益气以统血,赤石脂代黄土以固涩,炮姜代附子以暖胃,当归、甘草以和肝,黄芩以清热。但本型也有由于血热妄行,失血过多,遂成阴虚内热之证者,可于基本方减去炮姜之辛温,加用牡丹皮、赤芍以凉血,麦冬、石斛清热以养阴。

消化道少量出血,于肝胃不和型或中虚型病程中,常有见到,可加入地榆、侧柏,或白芍粉 0.6～0.9 克(吞服),二三日内均可见效。但出血量多,腹痛剧烈者,必须提高警惕,以防变危。

如潘氏治郑某,男,38 岁。有胃痛史 4 年余。突于晚饭后,觉胃中嘈杂不舒,当晚腹痛恶心,大便 3 次,下酱色血便,量约 400 毫升,即自进服三七粉,注射仙鹤草素等。翌晨诊时,症现面唇苍白,神疲懒言,肢冷,胃中疼痛不适,尚有欲便意,舌苔中微黄,边白腻,质淡,脉象细数而弱。证属胃络破损,血脱气虚,急投黄土汤加减。处方:别直参 4.5 克,干地黄 15 克,炮姜炭 3 克,阿胶 9 克(烊冲),焦白术 9 克,侧柏炭 12 克,陈皮 6 克,赤石脂 15 克,三七 4.5 克。经服 2 剂,脘腹疼痛减轻,元气稍复,而大便仍为酱色,舌苔转糙而干。于原方以党参代别直参,去阿胶、三七,加怀山药、鸡内金等,调理月余而恢复。

四、慢性胃炎证治经验

慢性胃炎是临床常见病、多发病,临床表现主要有胃脘部胀满感或不规则疼痛、嗳气、泛呕、腹鸣、大便不调、贫血或出血等。根据症状,可与中医学"痞证""腹满"等相近似。潘氏运用辨病和辨证相结合的方法,临证多有效验。

1. **病因病机述略** 中医学认为"胃为水谷之海""五脏六腑之大源",并认为"人身元气之充足,皆由脾胃之气无所伤,而后能滋养元气。若胃气本弱,饮食自倍,则脾胃之气既伤,而元气亦不能充,而诸病之所由生也"(《脾胃论》)。说明胃是消化系统的重要器官之一。根据李东垣"脾胃内伤"学说,慢性胃炎亦属劳倦内伤疾病范畴。情绪激动,喜怒失常,劳倦过度,饮食失节,为发病的重要因素。西医学亦认为本病可能是由中枢神经功能失调,影响胃的功能而引起,这种见解,与中医学的认识基本相近。

慢性胃炎的基本病机,潘氏认为系胃气虚弱,湿热久稽,气机失调,化源不充。它的病变有两种：一种是由于胃酸缺乏，影响消化，使水谷不化精微，导致气血两虚；另一种是因湿热久遏，热化伤津，导致胃阴耗伤。同时指出《内经》"阴精所奉其人寿，阳精所降其人夭"对本病的治疗颇有指导意义。

2. 辨证治疗举要

（1）胃热湿滞证宜和胃清热湿：症见脘腹痞满，或伴有嗳气恶心，口觉黏苦，渴不欲饮，大便不畅，舌苔黄腻或浊，边尖质红，脉滑带数或弦迟。本证多见于浅表性胃炎。治宜和胃调气，清热化湿。可以小陷胸汤为主方，湿偏重者，合平胃散；气郁明显者，合越鞠丸。处方：川黄连，姜半夏，全瓜蒌，厚朴，制香附，黑栀子，炒枳壳，白茯苓，白术等。潘氏认为，黄连清热以消炎，半夏燥湿以化痰，瓜蒌润滑以解凝。药虽不峻，能入胃络，清热化湿，湿化热清，痞满自除，确为治疗胃黏膜炎症的良好方剂。

如潘氏治王某，男，48岁。常与食后上腹痞满不舒，间有嗳气疼痛，起病已2年余，多于情绪激动后或受寒后加剧。体检营养中等，腹软有肠鸣音，舌苔微黄而腻，脉象弦迟。纤维胃镜检查提示为浅表性胃炎，活体组织检查报告为黏膜炎症。证属胃中湿热阻滞，气机失调，投以清化湿热、和中调气之剂。方用小陷胸汤加味。处方：黄连，姜半夏，全瓜蒌，制香附，制苍术，黑栀子，枳壳，茯苓，延胡索，川芎，炙甘草。服上方加减15剂后，上腹疼痛已止，痞满减轻，舌苔转为薄腻，脉象濡缓，再于原方减去延胡索、川芎，加党参、丹参、白术等，随证出入，续服50余剂，自觉症状全部缓解而停药。

（2）胃气虚弱证宜温中健脾胃：症见面唇苍白不泽，口淡纳差，时欲泛呕，或干噫食臭，脘腹痞满，间或出现疼痛，肠鸣，大便不调，舌苔白腻或黄白相兼带浊，脉象濡细或滑。本证纤维胃镜检查多提示胃体或胃窦部萎缩性胃炎。治宜温中健胃，益气补血。可选黄连汤、干姜黄芩黄连人参汤、异功散等。临床每以党参、黄芪、桂枝（干姜）、黄连、姜半夏、茯苓、陈皮、白术、炙甘草等为基本方，胃酸减少者，加山茱萸、怀山药，或生山楂；大便溏泻者，以干姜易炮姜；有上消化道出血者，一般去桂枝，加侧柏炭，或改投黄土汤加减；黏膜糜烂者，加蒲公英、紫花地丁，或连翘、金银花；气滞腹胀者，加厚朴、枳壳，或大腹皮；胃痛者，加香附、延胡索，或生白芍；胃黏膜充血者，加丹参、川芎；血虚者，加当归；朝食暮吐、暮食朝吐的胃潴留症，加旋覆花、代赭石。

如潘氏治赵某，男，50岁。胃脘胀满，间或疼痛，嗳气呕吐，肠鸣幽幽，时轻时重，已有年余。舌苔白腻，中有细裂纹，脉象濡细。经纤维胃镜检查，提示为胃体萎缩性胃炎，伴幽门部溃疡。证属胃气虚弱，湿热久恋，气阻血滞，导致胃壁黏膜萎缩,幽门溃疡,投黄连汤合黄芪建中汤加减。处方:黄芪,桂枝,生白芍,党参,黄连,姜半夏,茯苓,陈皮,香附,丹参,枳壳,炙甘草等。服 70 余剂,于 3 个月后再做纤维胃镜复查,提示幽门溃疡愈合良好,炎症未见改变。但自觉症状明显改善。继以黄连汤合异功散加减,隔日 1 剂,又续服 2 个月,症状消失而停药。

(3)胃阴耗伤证宜养阴和气血:症见两颊轻度潮红,唇红,口干少津,干呕纳差,脘腹痞满,或胃中有灼热感,大便不畅,舌苔光薄或中剥,两侧薄腻,边尖质红,脉象弦细或细数。本证纤维胃镜检查提示较多为胃窦部萎缩性胃炎,病理报告可伴有不同程度的肠腺化生。治宜益胃养阴,理气和血。可选用麦门冬汤、益胃汤化裁。临床每以太子参、麦冬、石斛(或生地)、怀山药、玉竹、丹参、香附、黄连、炙甘草等为基本方,胃纳不良者,加生谷芽、鸡内金,或生山楂;大便溏薄者,去麦冬,加茯苓、白术,或炮姜;伴有胃溃疡者,加生白芍、延胡索,或高良姜;上消化道反复出血者,加侧柏炭、地榆炭,或白及粉、三七;肠腺化生者,加半枝莲、白花蛇舌草或藤梨根。此外,潘氏认为,胃阴耗伤证与胃黏膜萎缩与胃壁局部血液循环不良、营养降低不无关系,此即叶天士所谓"久病入络"的病变,因此在滋阴的同时,需要加入丹参、川芎等活血之品。

如潘氏治李某,男,58 岁。素嗜酒,常有脘腹痞满,间有轻度疼痛,晨起干呕,口干少津,病史已达 5 年余。舌苔中现剥痕、两侧微黄带腻、边尖质红,脉象弦滑。经纤维胃镜检查,提示为胃窦萎缩性胃炎。证系酒湿久遏,热化伤津耗液,以致胃壁黏膜濡养不足,导致萎缩。治宜益胃滋阴,清热和营。处方:太子参,麦冬,葛花,川石斛,怀山药,黄连,黑栀子,玉竹,延胡索,制香附,丹参,半夏,枳壳,炙甘草等。加减连服 60 余剂,并戒酒,自觉症状缓解,舌剥消失而停药。经 2 年多随访,病情稳定。

· 【医案选析】 ·

化湿运脾治黄疸

王某,女,32 岁。

初诊 患急性黄疸型肝炎,症见呕吐、泛恶,胃纳显减,口腻不欲饮,脘胁胀痞,虹膜和皮肤熏黄,大便溏薄,小溲如茶色,神疲乏力,苔黄腻,质淡,脉濡。证属脾胃湿滞,肝郁化热。治宜运脾化湿,疏肝利胆。处方:

黑栀子 12 克,黄柏 12 克,茵陈 20 克,焦苍术 10 克,泽泻 10 克,猪苓 10 克,

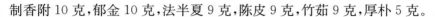

制香附 10 克，郁金 10 克，法半夏 9 克，陈皮 9 克，竹茹 9 克，厚朴 5 克。

上方服 5 剂。

二诊 呕吐、恶心消失，脘胁胀痞显减，进食有味，面肤黄疸不显，唯巩膜有淡黄色。处方：

按原方减去半夏、竹茹、厚朴，加茜草 15 克、白豆蔻 5 克、藿香 9 克。续服 7 剂。

三诊 诸恙均好转。处方：

于原方减豆蔻仁、藿香、黄柏，加杭白芍 9 克、清炙黄芪 15 克、防风 6 克，连服 10 剂。随访病体恢复，能从事家务。

【赏析】黄疸的发病与湿热关系密切，如《金匮要略》所说："黄家所得，从湿得之。"湿易困脾胃，肝胆郁而生热，患者除皮肤巩膜及小便发黄外，呕吐、纳差、乏力、便溏等脾困湿滞症状明显，从湿热关系分析，为湿重于热证。故治疗以化湿健脾为主，辅以清热利湿、疏肝利胆。方以茵陈五苓散为底，配以栀子、黄柏、竹茹清郁热，香附、郁金利肝胆，陈皮、厚朴、半夏畅脾胃。药后脾胃湿滞之证改善，皮肤虹膜仍有淡黄色，故用豆蔻仁、藿香芳香化湿，茜草清肝通络，诸症好转，三诊以白芍柔肝养阴，黄芪、防风健脾胜湿善后。

养阴柔肝治慢性肝炎

陈某，女，34 岁。

患者 3 年前发现纳减乏力，肝区痛且肿大，肋下 1.5 厘米，脾大 2.0 厘米。肝功能化验：谷丙转氨酶长期波动在 175～275 单位/升，硫酸锌浊度为 10～14 单位，总蛋白 64 克/升，白蛋白 36 克/升，球蛋白 28 克/升。有支气管扩张病史。西医诊断为慢性肝炎活动期。经西医治疗无好转，后转中医治疗。患者头晕目眩，神疲乏力，两胁时觉胀痛，午后常有低热，口燥咽干，舌苔根黄腻，前半薄，舌质红带紫，脉细数。此属肝郁日久，瘀凝气滞，营阴耗伤。治宜养阴柔肝，调气活血。处方：

太子参 18 克，生鳖甲 18 克，生地 12 克，白芍 12 克，枸杞子 12 克，丹参 12 克，黑栀子 12 克，麦冬 9 克，当归 9 克，郁金 9 克，制香附 9 克，山茱萸 6 克，柴胡 6 克，炙甘草 4.5 克。

以上方持续服用 80 余剂后，复查肝功能：谷丙转氨酶 24 单位/升，硫酸锌浊度<7 单位，症状消失。观察 2 年，肝功能均正常范围。

【赏析】慢性肝炎，郁热耗伤肝阴，故见神疲、虚热、口干等症，阴伤血凝，故舌质带紫。故治疗当以养阴柔肝,调理活血为主。方中生地、白芍、枸杞子、麦冬、黑栀子、生鳖甲、山茱萸柔肝体、清虚热,丹参、当归、太子参益气活血,郁金、香附、柴胡疏肝理气,炙甘草调和诸药。病程较长,治疗也贵在坚持,患者连续服药近 3 个月,最终获得症状消失、肝功能逐渐恢复正常的满意疗效。

宣痹通络治慢性乙型病毒性肝炎

王某,女,32 岁。

患者经血检:乙型病毒性肝炎血清抗原阳性,肝功能谷丙转氨酶 102 单位/升,硫酸锌浊度 12 单位,经西医治疗年余罔效,转来中医诊治。症见:肝区隐痛,关节痹痛,腰酸胀,神疲乏力,足跗水肿,脉濡细,苔白腻,舌质红边带紫斑。此属湿热成痹。治宜益气活血,宣痹通络。处方:

川芎 9 克,防己 9 克,炒薏苡仁 15 克,清炙黄芪 15 克,生地 15 克,丹参 15 克,秦艽 12 克,白芍 12 克,黑栀子 12 克,制香附 10 克,当归 10 克,炙升麻 10 克,炙甘草 3 克。

服上方每 7 日复诊达 1 个月后,关节痹痛消失,改用柴胡疏肝散,或一贯煎合柴胡疏肝散加减,连服半年,并重用炙升麻、清炙黄芪、绞股蓝、猫人参等。乙型病毒性肝炎血清抗原转阴,随访 2 年,无复发。

【赏析】患者不仅有乙型病毒性肝炎抗原阳性,还有关节痹痛、足跗水肿等症状,潘氏认为此为湿热日久成痹。提出益气活血、宣痹通络的治法,在防己、川芎、薏苡仁、秦艽祛风除湿的基础上,用生地、丹参、当归、香附活血通络,白芍、黑栀子清热养阴,黄芪、升麻益气扶正。重用黄芪和升麻是潘氏用于血清抗原转阴的经验用药,对于乙型病毒性肝炎转阴,潘氏曾用马兰头、艾叶、大黄、栀子柏皮汤、黄连解毒汤、绞股蓝、叶下珠等进行临床观察,结果发现,用单一的方法与一方一药,疗效都不尽如人意,一定要在辨证施治下综合应用,才能显示效果。

先解毒通腑后疏肝滋阴治爆发性病毒性肝炎

胡某,男,31 岁。

初诊 患者遍身黄染,神志狂乱。入院体检:营养中等,呈急性病面容,狂躁不安,齿衄,心肺正常,肝肿肋下 2 厘米,剑突下 1 厘米,脾触及。肝功能:黄疸指数 119 单位/升,总胆红素 75 单位/升,凡登白试验间接阳性,直接弱阳性,谷丙转氨酶 400 单位/升,硫酸锌浊度 13 单位,蛋白总量 61 克/升,白蛋白 36

克/升,球蛋白 25 克/升。血常规：血红蛋白 11.5 克/升,白细胞计数 8×10^9/升。尿检：三胆阳性,蛋白微量。西医诊断为急性黄疸型病毒性肝炎(爆发性)。除以西药葡萄糖、γ-氨络酸、维生素 K、抗生素等治疗外,并邀中医会诊。

症见面目遍身黄染,如橘子色,狂躁不宁,喜怒躁骂无常,齿衄,口渴引饮,且欲呕恶,纳呆,大便已 3 日未解,小溲黄赤,舌苔黄燥,质红绛,脉象弦滑而数。此属湿热炽盛,肝胆郁结,腑气不通,营液耗灼,心神被扰,病起 1 星期,证属急黄。治宜清热通腑,凉血解毒。处方：

生大黄 12 克,黑栀子 12 克,黄柏 9 克,枳壳 9 克,郁金 9 克,石菖蒲 6 克,鲜生地 18 克,茵陈 30 克。

鲜白茅根 30 克先煎汤,去滓,取汁代水,放入各药再煎。2 剂。

二诊　服前方后,大便解过 3 次,色焦黄,隐血试验(＋),神志略定,黄疸未见加深,呕恶已止,腹尚平软,小便黄赤,舌苔略润,质仍红绛,脉象弦滑。

再守方加减,于前方减去石菖蒲,加血余炭、地榆炭。2 剂。

三诊　神志转清,黄疸渐减,但仍懊憹,苔黄腻,舌质尚红,脉象弦滑。病情虽越险岭,未登坦途,再拟清热养阴,疏肝利胆。处方：

生大黄 6 克,枳壳 6 克,黑栀子 12 克,川石斛 12 克,郁金 9 克,黄柏 9 克,麦冬 9 克,鸡内金 9 克,茵陈 30 克。

另半枝莲 30 克先煎沸,去滓,取汁代水,放入其他药再煎。服 4 剂。

四诊　黄疸减轻,寐仍未安,肝区隐痛,大便正常,小溲仍黄,舌苔薄黄而腻,舌质红,脉象弦滑。处方：

再于原方减去大黄,加酸枣仁、茯苓各 9 克。再服 4 剂。

五诊　两目发黄明显减轻,寐劣转安,知饥欲食,但仍乏力,苔薄白腻,舌质红,脉象弦缓。湿热虽轻,气营未复,肝郁未疏,再拟疏肝利胆,清化湿热。处方：

黄柏 9 克,茯苓 9 克,制香附 9 克,郁金 6 克,黑栀子 12 克,夜交藤 12 克,茜草 15 克,茵陈 18 克,糯稻根 30 克。

5 剂。

六诊　黄疸减轻,寐亦转安,但仍多梦。神疲乏力,胁下隐痛,舌苔薄腻,脉象弦缓,再守原方出入。

前方去夜交藤,加太子参,续服 7 剂。

七诊　后患者复查肝功能：黄疸指数 14 单位/升,谷丙转氨酶 80 单位/升。自觉症状消失,继以疏肝利胆、益气生津之剂。处方：

当归 9 克,郁金 9 克,麦冬 9 克,鸡内金 9 克,生白芍 12 克,黑栀子 12 克,生地 12 克,枸杞子 12 克,茜草 15 克,茵陈 15 克,太子参 18 克。

此方加减,续服 20 余剂,肝功能复查正常而出院。

【赏析】爆发性肝炎发病较急,若不及时治疗,预后较差。潘氏指出,此类肝炎应在未昏迷时,用大黄之类通涤胃肠热毒,不可犹豫。本案初诊时,潘氏即重用生大黄通腑解毒,患者泻下黑便后,神志即定,及时逆转昏迷倾向;待神志转清后,即用疏肝利胆,清热养阴之法渐渐恢复肝胆生理功能,改善实验室指标,最终获得痊愈。

疏肝理脾调气分消治疗亚急性肝坏死

丁某,男,33 岁。

初诊 患者曾患急性黄疸型传染性肝病,经治好转,近来,又觉乏力,纳差,出现黄疸而入院。虽经治疗,10 余日来,黄疸加深,伴有腹水。肝功能:黄疸指数 85 单位/升,总胆红素 171 单位/升,谷丙转氨酶 640 单位/升,碱性磷酸酶 12 单位/升,总白蛋白 64 克/升,白蛋白 34 克/升,球蛋白 30 克/升,硫酸锌浊度 16 单位。西医诊断为慢性肝炎、亚急性肝坏死。面目变身发黄,色暗不鲜,脘腹胀满,动摇有水声,纳减,口干不欲饮,小溲短赤,大便干,每日一行。神疲懒言,舌苔白腻,边尖质微红,脉象滑数。辨证为湿热壅滞,肝气郁结,脾失健运,酿成疸胀。治宜疏肝理脾,清化湿热。拟秦艽汤和茵陈蒿汤加减。处方:

茵陈 30 克,黑栀子 12 克,泽泻 12 克,黄柏 9 克,秦艽 9 克,茯苓 9 克,旋覆花 9 克,枳壳 9 克,制厚朴 4.5 克,制大黄 6 克,郁金 6 克,金钱草 30 克,牛乳 60 克入煎。

2 剂。

二诊 面目及身仍黄,腹胀如鼓,上气微咳,小便短赤,大便略软,日仍 1 次,足跗微肿,舌苔薄黄而腻,脉象弦细带数。湿滞气阻,脾运困顿,症势尚在进展。

上方去郁金、金钱草,加紫苏叶 9 克、广木香 4.5 克、大腹皮 12 克。再服 3 剂。

三诊 面目黄染稍淡,腹胀未减,小便黄赤,已稍增多,大便日行 2 次,微溏,微咳,足跗水肿,神疲乏力,舌苔薄腻,脉转濡缓。昨日检验:黄疸指数为 35 单位/升,谷丙转氨酶 160 单位/升。再以理脾疏肝,调气分消。处方:

紫苏叶 9 克,焦白术 9 克,茯苓 9 克,秦艽 9 克,旋覆花 9 克,郁金 9 克,黄柏 9 克,黑栀子 12 克,泽泻 12 克,腹皮 12 克,砂仁 4.5 克,广木香 4.5 克,茵陈 18 克,牛乳 60 克入煎。

2 剂。

四诊 黄疸已轻，腹胀亦减，尿量增多（每日 1 400～1 700 毫升），精神好转，胃纳略香，唯足跗尚有轻微水肿，舌苔薄腻，质微红，脉象濡缓，症势已见转机。

再以原方加减，用前方减去腹皮，加冬瓜皮 60 克煎汤代水。

3 剂。

五诊、六诊 基本守前方加减。

七诊 黄疸虽未净（黄疸指数 25 单位/升），腹水已消（腹围 62 厘米，比最大腹围缩小 16 厘米），精神好转，胃纳亦增，舌苔薄白，脉象濡缓。

再于原方减去紫苏叶、腹皮，加当归、丹参等活血之品，续服 7 剂。

自八诊后，转入调理阶段，改投秦艽汤合逍遥散加减，以巩固治疗。后复查肝功能：总白蛋白 67 克/升，白蛋白 42 克/升，球蛋白 25 克/升，黄疸指数 6 单位/升，麝香草酚浊度试验 8 单位，硫酸锌浊度试验 14 单位，谷丙转氨酶 20 单位/升。症状消失，腹平软，无移动性浊音，肝肋下 1 厘米，质软，明显进步而转院疗养，后随访未复发。

【赏析】亚急性肝坏死发病虽较爆发性肝炎缓，但病情容易恶化，若用药不当，很容易耗伤肝阴，造成正虚邪陷的窘境。潘氏认为，治疗上要十分关注正虚与邪盛的关系，不能忽视调气健脾法运用。本案患者初诊时用秦艽汤合茵陈蒿汤清热化湿，湿热渐消后，即用白术、木香、茯苓等健脾调气，同时兼顾利水消肿，药证合拍，故疗效良好。

消痞活血治血吸虫性肝硬化

蒋某，女，30 岁。

患者童年有血吸虫疫水接触史，脘腹胀满，食欲尚可，大便常溏，时有黏液，无里急后重，齿衄，肝质硬，肋下 1 厘米，剑突下 1.5 厘米，脾肋下 3 厘米，且有疼痛。血象：血红蛋白 95 克/升，白细胞计数 5.6×10^9/升，血小板计数 65×10^9/升；肝功能：白蛋白 65 克/升，白蛋白 35 克/升，球蛋白 30 克/升，硫酸锌浊度试验 10 单位，谷丙转氨酶在正常范围。西医诊为血吸虫病性肝硬化。舌边有紫斑，苔白腻，脉象弦滑。此虫毒为患，瘀凝气滞，肝脾失调，致成痞气。治宜消痞柔肝，活血调气。处方：

生白芍 12 克，枣儿槟榔 12 克，广木香 4.5 克，厚朴 3 克，当归 9 克，莪术 9 克，炮穿山甲 9 克，青皮 6 克，丹参 15 克，《金匮》鳖甲煎丸 15 克（分吞）。

服上方加减 30 余剂后，腹胀减轻，衄血减少，舌苔转薄，乃去槟榔、厚朴、木香,加党参、白术以益气,柴胡以疏肝。50余剂后,脾缩小1厘米,质稍软。血红蛋白105克/升,血小板110×10⁹/升,肝功能正常。后接受锑剂20日治疗,病情稳定。

【赏析】该案患者肝硬化明确为血吸虫病所致,中药治疗以槟榔、木香、厚朴、青皮理气消积,当归、莪术、炮穿山甲与鳖甲煎丸活血消痞,丹参、生白芍养阴柔肝。药后腹胀减轻明显,后加用健脾疏肝之品,在改善症状和肝功能后,接受锑剂治疗,效果良好,此即为潘氏辨病与辨证并重,中西医结合治疗的范例。

活血调气治血臌重症

任某,女,35岁。

初诊 患者素有肝肿,1个半月前突觉腹胀,随即出现腹水,进行性增大,入某医院住院治疗。目微黄,腹胀绷急,腹壁青筋显露,纳减,便溏,溲短赤。月经延期半月,妇科检查无异常。舌边质紫、苔淡黄而薄腻,脉象弦细。腹水液化验(一);甲胎蛋白试验阴性;肝功能化验:谷丙转氨酶287单位/升,白蛋白24克/升,球蛋白35克/升。曾用多种西药利尿剂及先后放腹水达3 000毫升,腹水退而发作,已反复多次,故加用中药治疗。肝为藏血之脏,肝气久郁,瘀阻络脉,隧道壅塞,致成血臌重症。治宜活血化瘀,调气利尿。处方:

当归9克,茺蔚子9克,桃仁9克,焦白术9克,枳壳9克,丹参12克,失笑散12克(包),泽泻12克,大腹皮12克,郁金12克,水蛭4.5克,虻虫3克,地骷髅30克。

3剂。

二诊 尿量明显增多,日达1 900毫升,继服4剂,腹水消失,胀减,且欲食。原方去地骷髅、大腹皮,加香附,再服7剂。

三诊 月经来潮,色紫带块,5日后经净。但便仍溏,食后腹中不舒。原方去水蛭、虻虫,加党参、茯苓、鳖甲、黄芩健脾柔肝之药,调理2月余。

复查肝功能,谷丙转氨酶75单位/升,白蛋白29克/升,球蛋白31克/升,移动性浊音(一)。后能自理生活,参加轻度家务劳动。

【赏析】本案患者反复出现腹水,且西药利尿剂效果不佳,治疗较为棘手。潘氏根据辨证加用中药治疗,以活血化瘀、调气利尿为治法,患者服药3剂,尿量就明显增加,后加用健脾柔肝之品,患者肝功能好转,腹水消退,疗效颇佳。可见中医辨证论治能提高肝硬化腹水的临床疗效,且具有标本兼顾的优势。

清热宁心开窍治乙型病毒性肝炎伴脑水管阻塞

邓某，男，34 岁。

初诊　患者有乙型病毒性肝炎病史，于 2 年前曾在某医院做肝肾静脉吻合术，确诊为肝炎肝硬化。面色萎黄，夜寐不宁，心中懊侬，烦躁不安，入夜更甚，腹胀，大便不畅。舌苔黄燥，边尖质红，脉象弦细带数。如此症状，先后反复 4 次，多因精神刺激，或过劳而诱发。近日在某医院做 CT 检查提示有脑水管阻塞。肝功能化验：谷丙转氨酶 16 单位/升，黄疸指数为 12～21 单位/升，白蛋白 35克/升，球蛋白 33 克/升。证属湿热蕴结，肝郁气阻，胆火冲动，扰乱神明。治宜清热化湿，疏肝泻火，防其昏迷。处方：

牛黄清心丸，茵陈，大黄，黄柏，黑栀子，柴胡，黄芩，当归，石菖蒲，郁金，枳壳，茯苓等。

进 10 余剂，夜寐得安，烦躁亦除，特别是大便通畅，自觉腹中舒畅，胃纳转香，病情减轻，乃于前方减去牛黄清心丸、石菖蒲，加入鳖甲、黄芪、丹参，继续服用，病情稳定，生活均能自理。

【赏析】本例患者经 CT 检查，发现脑水管阻塞，西医认为是罕见的病理表现，无特效药物。然潘氏以辨证论治为指导思想，从心中懊侬、烦躁不安着手，结合其他症状，辨为肝胆湿热、胆火上冲、扰乱心神所致，乃以清热、宁心、开窍为治疗大法，采用牛黄清心丸合茵陈蒿汤治之，迨神经症状消失后，继以柔肝滋阴、调和气血之剂，借治其本，使病情稳定。

攻补兼施治急性胆囊炎

何某，女，60 岁。

初诊　患者突然感觉上腹部胀痛，恶心呕吐，继即发热达 40 摄氏度，间日发作，曾服西药奎宁、苯巴比妥钠等无效，症状加剧，现巩膜黄染，乃入某医院。西医诊断为急性胆囊炎。经治后症状仍未改善，自动出院，至潘氏处治疗。现症：形瘦神疲，鼻下如烟煤，面目遍身悉黄，色晦暗，体温 39.5 摄氏度，右胁下有痞块，拒按而作痛，腹壁紧张，饮食入口则吐，大便秘结，小溲短赤，腰背疼痛不能转侧，舌苔前半光绛而干，中厚黄糙，脉象弦细而数。辨证：湿热之邪和气血互结于肝胆之络，热化伤阴，液涸血滞。治宜育阴清热，疏肝舒胆。处方：

生鳖甲，鲜生地，银柴胡，归尾，生白芍，桃仁，炙乳香，炙没药，延胡索，枳壳，全瓜蒌，茵陈，黑栀子，生甘草。

服上方 3 剂后,身热即退,大便得通,痞块疼痛亦轻。

二诊 时以原方加党参,去乳香、没药,连服 13 剂,黄疸退净,精神好转,唯腰痛未除。

乃于原方去茵陈、栀子、瓜蒌,加杜仲、牛膝、桑寄生,继服 15 剂,痞块消失,腰痛亦止。追踪观察 2 年余,均属正常。

【赏析】患者之病邪从热化,伤阴劫液,故宗温病热邪入营血之治法,主以育阴清热。由于患者右胁下尚有压痛之痞块存在,正如张景岳所说:"盖血积有形而不移,或坚硬而拒按。"这是血积气滞之明征,故又不得不以调气活血之药,直捣巢穴,以消其痞,这是一种攻补兼施法。所谓攻者,攻其痞;所谓补者,救其阴。换句话说,亦是整体与局部相结合的辨证施治法。

补中益气汤加味治胆胀

徐某,女,36 岁。

恶寒发热,每月发 1~2 次,经常右胁下及胃脘胀痛,食后更甚,肝肿肋下 2 厘米,胃纳不香,大便多稀溏已达年余。经某医院检查和治疗,诊断为慢性胆囊炎,迁延性传染性肝炎。现症:面色㿠白无华,形寒肢冷,并有轻度咳逆,右胁下胀满而痛,胃纳不香,大便溏薄,日一二次。近半年来,每隔半月,有一次寒热往来,经一二日后即自解。平素有少量白带,月经量多色淡。舌苔左侧质薄、中及右侧白腻,脉象细弱而缓。辨证:气血素虚,湿热之邪,乘虚而袭,客于肝胆,以致木邪侮土,脾运不良。治宜补中益气,扶脾疏肝。处方:

别直参,炙黄芪,当归,柴胡,升麻,白术,郁金,败酱草,山茱萸,仙鹤草,茯苓,陈皮,炙甘草。

服上方 40 余剂后,寒热控制,大便正常,胃纳亦增,右胁下胀痛减轻。2 个月后,再至某医院复查,认为胆道活动已趋正常,肝肿亦缩小 1 厘米,质软。

【赏析】本案患者虽为肝胆郁结,但脾运不良,气血俱虚。故宗"见肝之病,知肝传脾,当先实脾"的方法,采用补中益气汤,加入败酱草、郁金等,扶正以驱邪。

疏调肝胆和胃安蛔治胆道蛔虫病

陆某,女,54 岁。

患者曾每隔 3~4 个月,发胸胁及胃脘疼痛一次,且伴有寒热,吐蛔,间现轻度黄疸，因此，引起情绪不安，善怒易躁。在最近半月前，又因胸脘剧痛吐蛔，入某医院，经培养，十二指肠引流液有大肠埃希菌。诊断为胆道蛔虫病、慢性胆囊炎。在症状基本控制后，转中医治疗。现症：面目微黄，胸痹且痛，喉中窒，欲泛呕，心中撞热，善太息，神情悲伤欲哭，口苦纳减，大便秘结，午后尚有微热，舌苔微黄、边白腻（舌面上尚见虫点），脉象弦细带数。辨证：蛔入于膈，胆道不净，湿热互结，气机窒塞，以致胃失降和，脏躁内动。治宜疏调肝胆，和胃安蛔，继佐甘缓，以平脏躁。处方：

薤白，瓜蒌，柴胡，黄芩，半夏，紫苏叶，香附，枳壳，茵陈，栀子，茯神，仲景乌梅丸。

服上方 7 剂后，黄疸消失，微热亦净，胸痹略舒，胃纳转佳。继以原方减去茵陈、栀子、瓜蒌、薤白，加入甘草、淮小麦、红枣、败酱草、郁金等。服药 40 余剂，观察至今已 5 个多月，未再发。

【赏析】本案胆道蛔虫病兼有湿热互结未净，气机窒塞，以致胃失降和，脏躁内动。故在安胃驱蛔的基础上，配合疏调肝胆，宣化湿热之药，为其治疗立法之要旨。迨黄疸消退，胃纳转佳，继佐甘缓之剂（甘麦大枣汤），兼治其脏躁，始使病情逐步缓解。

调肝脾化瘀滞治胃溃疡

郑某，男，47 岁。

患者胃脘疼痛，每于食后 1 小时许发作，其疼痛放散于两胁间，按之亦觉不舒，嗳气频作，鼓气肠鸣，少进糕饼或矢气而稍宽，夜寐多梦，舌苔薄腻、边质带紫，脉象弦缓。起病已有 3 年余，性易怒，且自疑为癌变，情绪紧张。经某医院确诊为胃小弯溃疡。中医分型辨证，属肝气犯胃，瘀阻气滞。拟和肝健脾，活血调气法。处方：

旋覆花 9 克，川芎 4.5 克，生白术 9 克，香附 9 克，丁香 1.2 克，绿萼梅 4.5克，枳壳 6 克，炙甘草 4.5 克。

服药 5 剂，嗳气减轻，胃痛未除，乃于前方减去丁香、绿萼梅，加延胡索、川楝子等，继服 30 余剂，症状缓解。

【赏析】患者胃脘疼痛，伴有两胁疼痛，嗳气肠鸣，情绪紧张为肝郁乘土、气机阻滞的表现，舌边质紫，表明体内有瘀，故治疗应以调肝和胃，健脾理气，活血化瘀为主。方中旋覆花、枳壳、丁香、白术调和肝胃气机，川芎、香附、绿萼梅化瘀活血，甘草调和，患者服药后嗳气明显减轻，继加延胡索、川楝子理气活血止痛，症状得以缓解。

凉血息风治溃疡合并上消化道出血

陈某,男,39岁。

初诊 因溃疡病合并上消化道出血而入某医院。于住院第二日晚,大量便血,导致休克,及转外科手术,并输全血。但术后3日来,仍不断下血,血压达180/120毫米汞柱,呈半昏迷状态,四肢颤动,曾用西药凝血质、对羟基苄胺、肾上腺色腙片、抗高血压药、输血、补液等,病情未见好转,乃邀中医会诊。见症如上,舌苔中黑边黄而燥、质红,脉象弦数。证属血热妄行,营液枯竭,肝阳上亢,内风煽动。急投养阴凉血,平肝息风之剂。处方:

西洋参9克,羚羊角3克,生地30克,玄参9克,麦冬9克,生白芍15克,地榆炭15克,珍珠母30克,三七4.5克,仙鹤草30克。

2剂。

二诊 血压降至160/95毫米汞柱,肢颤减少,下血略稀,舌苔转润而质仍红,脉象弦滑。

再于原方加牡丹皮9克,再服2剂。

三诊 神志转清,四肢颤动已除,大便色赤转黄,苔黑退净,转为光红,脉象弦而不数。

于原方减去羚羊角,加怀山药12克,鸡内金9克,继服5剂。

嗣后,营气渐复,能进流质,改投养胃汤加减,调理月余而出院。

【赏析】本例患者由于失血过多,营液枯涸,以致筋失濡养,肝阳亢盛,内风煽动,仿滋水之源以济阳光法,投以凉血息风之剂,得以转危为安。血止后以健脾养胃法调理善后。

活血解毒治胃癌

陈某,女,49岁。

患者胃癌手术后,经化疗3个疗程,白细胞计数3.4×10^9/升,血小板计数80×10^9/升,血红蛋白78克/升。服西药无效,后转中医治疗。现症:面无华色,头晕耳鸣,听力减退,胃脘胀痞,纳食不馨,肢怠腿酸,夜寐不宁,口渴欲饮,大便时溏时结,脉濡细,苔薄白,质淡红。此乃气血两亏,脾不统血,心血不足。方宜归脾汤加减。处方:

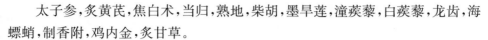

太子参，炙黄芪，焦白术，当归，熟地，柴胡，墨旱莲，潼蒺藜，白蒺藜，龙齿，海螵蛸，制香附，鸡内金，炙甘草。

服 7 剂后血检：血红蛋白 90 克/升。头晕耳鸣减轻，纳食渐增，按原方加自拟抑癌散吞服。睡眠正常，体力自复。因至元旦，患者要求服膏滋药。故拟滋补药配佐香茶菜、藤梨根、白花蛇舌草煎膏。1 次 2 茶匙冲开水饮服，每日 2 次，并吞抑癌散，3 个疗程。来年开春再诊，见患者面颧红润，食欲增进，尚能从事家务劳动。6 年均在入冬时煎服滋补品，同时吞服抑癌散 2 个疗程，无副反应，体力恢复如常。

【赏析】患者胃癌术后，气血亏虚明显，故用归脾汤加墨旱莲、熟地滋养阴血，潼蒺藜、白蒺藜、龙骨、海螵蛸温潜益阳，香附调气活血，鸡内金、甘草健胃和中。症状缓解后，服用滋膏药加解毒抗癌之品以及自拟抑癌散调治。患者生活质量逐步提高，未见复发，疗效满意。

旋覆代赭汤合大半夏汤治胃溃疡术后

夏某，男，42 岁。

因胃溃疡病行首次胃切除术后，经住院 30 余日后出院，回家休养 10 余日后，突发腹中绞痛，旋即呕吐。先吐所进之食，继呕苦味胆汁，几呈休克。又复住院达 1 个多月。在此期中，每 3～5 日，腹痛呕吐必发作一次，似有周期性。平时则冲气上逆，嗳气频作，大便时溏时秘，纳差，形瘦。西医主张再做手术治疗，但因体力较差，不敢接受。因此出院延中医治疗。症见：面黄肌瘦，仅进少量流汁，形寒肢冷，语声低微，舌苔白而少津，脉象细弱，呈现一派虚象。此由胃气损伤，和降失司，胆汁逆流，浊气相激，致成胃反。治宜平降逆气，健运中州。方以旋覆代赭汤合大半夏汤加减。处方：

旋覆花 9 克，郁金 9 克，代赭石 12 克，炒党参 12 克，姜半夏 12 克，茯苓 12 克，净蜂蜜 1 小杯分冲，炙甘草 4.5 克，陈皮 6 克。

另以肉桂 0.9 克为饭丸分 2 次吞。经上方调理达 3 个多月，周期发作控制，偶因饮食不慎或情绪激动尚有轻度反复，后常以旋覆代赭汤加香附、茵陈、茯苓、白术等随症化裁，并注意节饮食、戒恼怒。体力逐渐恢复，胃反发作消失。

【赏析】患者因胃溃疡行胃切除术后，呕吐发作频繁为主症，且冲气上逆，嗳气频作，大便不调，潘氏判断为胃肠气机逆乱所致。虽然形寒肢冷、面黄肌瘦，虚象明显，但应遵"急则治其标"之旨，以调气机、止呕吐为当务之急，因此取旋覆代赭汤降逆和胃，合大半夏汤化浊止呕，并配少量肉桂与方中党参一起扶助脾胃之阳气。脾胃升降气机调畅,阳气渐振,故患者胃反消失,体力恢复。

大建中汤治吐蛔症

朱某,男,32岁。

患者罹晚期血吸虫肝病脾肿大,拟做脾切除术而入院。突于次日午后腹中剧痛,并呕吐蛔虫2条,肢冷,但无发热。大便检查:蛔虫卵(＋＋)。舌淡,多见虫点。苔黄白相兼,脉象细数。证属寒湿蕴滞,蛔不安脏,上窜与膈。治宜暖中和胃,祛蛔止痛。投大建中汤加减。处方:

党参12克,生白芍12克,川椒2克,干姜1.8克,乌梅4枚,广木香3克,胡黄连3克,枣槟榔9克,生麦芽4克,炙甘草3.5克。

服1剂,腹痛即减轻,继服2剂痛止而愈。

【赏析】患者既有血吸虫肝病,又有蛔虫病,在脾切除术之前,突然吐蛔且腹中剧痛,潘氏随即用大建中汤加味,方中川椒、党参、干姜、槟榔使虫得辛则伏,乌梅、白芍使虫得酸则安,广木香、胡黄连化湿祛浊,麦芽、甘草和胃健脾,仅1剂后腹痛即明显减轻,2剂痛止,疗效颇佳。

·················【验方拾萃】·················

疏肝舒胆汤

处方:柴胡9克,黄芩9克,黑栀子10克,紫花地丁12克,桃仁6克,红花5克,郁金9克,炙乳香5克,炙没药5克,败酱草12克,玄明粉9克,枳壳10克。功效:疏肝舒胆,调和气血。主治:慢性胆囊炎、病毒性肝炎之肝胆气机不利,气血失调者,症见胃脘胀痛,引及背部,或伴恶心,舌苔薄,多见中及右侧白腻,脉象弦细。

潘氏认为多数慢性胆囊炎、病毒性肝炎的患者存在肝胆气机不利,气血失调的病机。方中柴胡、郁金、枳壳疏利肝胆气机,黄芩、黑栀子、玄明粉泻热通腑,紫花地丁、败酱草解毒驱邪,与红花、桃仁、乳香、没药配合共同活血祛瘀。全方针对肝胆之气郁血瘀,共奏疏肝舒胆,调气和血之功。

茵陈蒿汤加味方

处方:茵陈12克,栀子12克,郁金12克,黄柏12克,制大黄6克,茯苓10

克,鸡内金 10 克,半枝莲 30 克,红枣 4 枚。功效：清利湿热,疏肝利胆。主治：黄疸型肝炎、重症肝炎之湿热内蕴之证,症见面目遍身发黄,大便干结,小便黄赤,纳差,舌红苔黄。

对于黄疸型肝炎或重症肝炎,潘氏治疗多从清热化湿入手。以茵陈蒿汤为基础,加黄柏、半枝莲加强清热之力,加郁金、茯苓增利湿退黄之效,鸡内金、红枣顾护脾胃。全方增强了茵陈蒿汤清热利湿、疏肝利胆的功效。若湿重于热者,合胃苓汤,而去制大黄、黄柏。

抑癌散

处方：麝香 0.9 克,蟾酥 0.1 克,蜈蚣 18 克,露蜂房 36 克,蛇蜕 36 克,血余炭 10 克。共研细末,以蜜为丸,如绿豆大小,每次吞服 0.1 克,每日 3 次。2 周为 1 个疗程。功效：活血解毒。主治：胃癌之瘀毒内蕴之证。

方中蟾酥、蜈蚣、露蜂房、蛇蜕均为解毒之品,麝香馨香走窜,血余炭化瘀,专事活血解毒。该方药专力宏,临证时潘氏多予补血益气、养阴温阳等扶正之剂合用,以攻补兼施,达正胜邪去之效。

【主要参考文献】

[1] 盛增秀,潘毓仁,施仁潮,等.潘澄濂[M].北京：中国中医药出版社,2001.
[2] 浙江省中医药研究所文献组.潘澄濂医论集[M].北京：人民卫生出版社,2006.

朱古亭：
胃病用药平稳中正，胆病遣方清利为治

························ 【名家简介】 ························

朱古亭(1913—1995)，字翼然，浙江湖州戴山人。朱氏系浙江省著名老中医，主任中医师，行医五十余载，精于理论，擅于临床，造诣颇深，亦为中国书法家协会会员，堪称医翰并茂的学者。朱氏曾任浙江中医学院(今浙江中医药大学)教授、杭州市上城区中医院业务院长，在浙江中医学院执教期间先后担任《内经》《伤寒论》《中国医学史》《各家学说》等课的讲授，编有《崩漏漫录》一辑，并在晚年将其毕生临证之结晶编著成《朱古亭临证录》一书付梓。

朱氏出生于中医世家，幼承庭训，自幼熟读《幼学琼林》《孟子》《论语》《古文观止》等，后诵读《内经》《伤寒论》《金匮要略》《医宗金鉴》等医籍经典，17 岁始随父侍诊抄方，25 岁学成，即悬壶于长兴。朱氏谨遵父训，对病家一视同仁，出诊不分昼夜，医术高超，医德高尚，深得病家信赖，求诊者日众。1951 年朱氏响应党的号召，毅然组织起长兴洪桥中医联合诊所，并担任所长之职。朱氏非常重视自身学识的不断提升，1958 年至 1960 年在浙江中医学院深造，因成绩优秀被留校执教。朱氏以其深厚的中医理论基础和丰富的临床经验培养了一大批中医药人才，讲课深入浅出，触类旁通，深受学生欢迎。执教之余，朱氏仍深耕于临床，晚年亦手不释卷，勤做临床笔记，积累临证资料。1988 年"朱古亭教授诊疗胃脘痛电脑模拟系统"通过省级鉴定，并获得浙江省老中医学术经验继承优秀奖。

在学术上，朱氏重视脾胃的调理，善用脾胃的理论指导临床，取得满意疗效。脾胃为气血生化之源，脾胃消化功能不健全，造成身体抵抗力减低，外邪容易侵入。此即"邪之所凑，其气必虚"。朱氏认为，调理脾胃是治疗疾病中的重要一环。朱氏指出，胃气之盛衰有无，关系人体生命活动及其存亡，药之所以能胜邪者，必待胃气施布药力。凡补气补血之品，全赖胃气运行药力。朱氏临床用药时，不论温清补泄，均不脱离照顾胃气，因"人以胃气为本，五脏皆禀气于胃，胃者五脏之本也"。朱氏治病，虚弱之证，首重调中。人之气血津液，均由脾胃水谷之气化生而成。若脾胃不和，食少无以化生精微，即使峻补，不能成功。胃气一散，百药难施。朱氏治疗多种疾病，均考虑到需守护胃气，补养脾气。辨治一般慢性疾病时，亦尤以调补脾胃为主，脾胃气旺，饮食有加，气血生化有源，其虚自复。并针对慢性病治疗，提出需注意三方面问题：一是要鼓励患者发挥主观能动性，树立战胜疾病的信心；二是要患者与医生精诚合作；三是要患者坚持服药，不能一曝十寒。朱氏熟读古籍，学识渊博，融会贯通，具有深厚的理论知识和丰富的临床经验。朱氏治病强调辨证与辨病相结合，不但制方遣药稳重，温清补泄得宜，而且施治灵活，擅用经方治疗内科杂病，对于急危重症，临危不乱，辨证明晰，力挽险症。

················ 【学术经验】 ················

朱氏从医 60 余年，长于时病急症、内妇杂病的临证治疗，积累了丰厚的学术经验。尤其在脾胃病诊治方面，不断潜心研究，依据经典医籍，参阅各家学说，探索诊疗方案，自创效方验方，记录临床医案，临床疗效显著，形成自身特色。现分别从泄泻、胃脘痛、胆囊炎三个方面予以整理介绍。

一、泄泻辨治经验

泄泻是指因感受外邪，或被饮食所伤，或情志失调，或脾胃虚弱，或脾肾阳虚等诸多因素引起的排便次数增多，粪便稀溏，甚至泄如水样为主症的病症。朱氏指出，大便溏泄，不外脾虚湿胜。可按内伤与外感分类，内伤有脾胃虚寒、命火衰微、情志失调等；外感有寒湿、湿热之别。今据朱氏现存病案资料，整理出几种较常见的泄泻证型，虽不能全面涵盖所有证型，但足以显示出朱氏选方遣药之稳重，辨证施治之灵活。

1. 脾虚肝旺　此类泄泻多由肝脾不调，气机郁结，湿浊下注引起，表现为腹痛便溏，泻必腹痛，泻后痛减。治拟扶脾抑肝，方选痛泻要方。药用：白芍，白术，陈皮，防风。如治何某，女，39 岁。1979 年 12 月 3 日初诊。肝脾不调，气郁湿注,腹痛便溏,带有黏液,病经数月不能自愈。治拟调肝和脾,疏气化湿。处方:炒防风 4.5 克,炒白术 9 克,炒白芍 9 克,陈皮 5 克,益智仁 9 克,马齿苋 9 克,广木香 6 克,炒谷芽 9 克,焦神曲 9 克,炙甘草 4 克,制香附 9 克。10 剂。二诊(1979 年 12 月 13 日):药后腹痛已止,大便改善,黏液消失。上案方中所用白芍、白术、陈皮、防风具有柔肝健脾、理气化湿之效;加木香、香附加强疏调气机之功;马齿苋清肠垢;益智仁运脾阳而止泻;焦神曲、谷芽助脾运化;炙甘草调和药性。

2. 脾阳不足 脾阳不足为主,症见大便易溏,胃纳不展,下肢发凉。脾之健运功能,全赖阳气,脾阳不能温运,湿浊因而停留。脾虚与湿盛,互为因果,互相影响,湿滞于胃则不能纳,湿注于下大便易溏,湿阻则阳气不达,故下肢发凉。治拟温运脾阳,和中化湿。如治陈某,女,27 岁。除上述症状外还见经期腹痛,色淡不鲜,舌白苔厚,脉沉细。治拟和中化浊,温运脾阳。处方:制苍术 9 克,藿香 9 克,佩兰 9 克,制川朴 6 克,炒谷芽 10 克,益智仁 9 克,肉豆蔻 6 克,茯苓 10 克,炒薏苡仁 12 克,炒鸡内金 9 克。7 剂。本案乃脾阳不足,寒湿困阻,故见泄泻便溏;寒凝气滞,则经期腹痛,色淡不泽。脉细为虚,苔厚为湿。方中所用苍术、厚朴、半夏、茯苓、炒薏苡仁燥湿以健脾;藿香、佩兰芳香化湿醒脾;益智仁、肉豆蔻温脾而止泻;鸡内金、炒谷芽开胃助运化。诸药合用,脾阳通达,则泄泻可止。

3. 脾肾两虚 脾肾两虚为主,表现为便溏薄,腰酸重坠,面水肿。治拟补脾益肾止泻。尚未达命门火衰、畏寒肢冷之程度,仅为脾肾气虚时,朱氏以狗脊、续断、桑寄生、补骨脂等益肾,以茯苓、白术、党参补脾。如治汪某,女,24 岁。1979 年 2 月 21 日初诊。症见头晕少寐,腰酸重坠,面水肿,便溏薄。结合诸症,朱氏辨为脾肾两虚证,气湿下陷,生化不足,心肝失养。治拟补脾益肾,养心涵肝。处方:西党参 12 克,狗脊 9 克,川续断 9 克,桑寄生 9 克,补骨脂 9 克,茯苓 9 克,炒白术 9 克,炒枣仁 9 克,沙蒺藜 6 克,白蒺藜 6 克,枸杞子 9 克,白芍 9 克。10 剂。本案脾虚则水肿便溏,肾虚则腰酸重坠,而伴头晕失眠,是心肝两经症状。脾肾属气虚,心肝属血虚。故方中以桑寄生、川断、狗脊、补骨脂益肾;白芍养血柔肝;党参、茯苓、白术健脾益气止泻;蒺藜、枸杞子补肾益肝;枣仁养心安神。

4. 湿毒蕴肠 湿热毒邪蕴结肠胃之泄泻,传化失常,热迫下注,可见腹痛而泻深黄色水液粪便。若病久伤阴,可见身热,口渴,脉弦数,苔黄质绛。热邪波及营分,阴液损伤者,需在清热解毒同时,顾及滋阴。如治陈某,女,32 岁。腹痛便泻,所下深黄水分,带有黏液,日行 10 余次,病已近旬,身热口渴。脉弦数,苔黄腻质绛,且有剥痕。湿热毒邪,蕴结肠胃,刻下神志似清非清,手指有痉挛妄动之

势，邪热波及营分，已有液涸风动之象。证防痉厥之变，勉拟滋阴清热解毒，恐鞭
长莫及之虞。处方：黄连 3 克，黄芩 9 克，生白芍 15 克，鲜石斛 20 克，金银花 30
克，椿根皮 12 克，马齿苋 30 克，连翘 12 克，羚羊角 3 克，生甘草 4 克，神犀丹 2
粒（打碎，分 2 次用）。浓煎频灌 1 剂。本案证属湿毒蕴肠，热邪波及营分，肝肾
阴液受伤，神志似明似昧，手指痉挛妄动，乃阴伤筋脉失养，肝风内动，有痉厥之
危。方中黄芩、黄连、椿根皮苦寒清化湿热；金银花、连翘、马齿苋清热解毒；白芍
养阴柔肝；鲜石斛滋阴生津、止渴除烦；佐以羚羊角镇肝息风；神犀丹清泄营分
热毒。

二、从虚实论治胃脘痛

朱氏认为，胃脘痛可按虚实分类，虚者，主要是脾胃气血不足，分为脾胃虚
弱、胃阴不足、胃阳亏损、脾胃虚寒等；实者，主要是气滞、饮食所伤，可分为肝气
犯胃、肝胃郁热、饮食所伤、瘀血所伤等。辨证时应辨清虚实，对证用药。不论虚
证、实证，胃脘痛的病机关键在于气滞，治疗应以行气和胃为主要治法，再针对不
同病机参以消食、泄热、化湿、祛瘀、扶正等他法施治。朱氏认为，胃脘痛病位在
胃，与脾、肝二脏关系密切：脾胃同居中焦，以膜相连，两者生理功能密切，相反
相成，脾喜燥恶湿，胃喜润恶燥，故遣方用药，当时时顾及脾胃升降、燥湿、寒热的
平衡；肝主疏泄，调畅气机，肝气的疏泄条达，有利于脾胃的运化与气机的升降。
朱氏治疗胃脘痛用药非常注重平稳中正，此法正意同吴鞠通所提出的"治中焦如
衡，非平不安"。

朱氏辨治胃脘痛常从虚实论治，并以自制佛手散为主方，由佛手 12 克、木香
9 克、芍药 12 克、甘草 6 克、延胡索 9 克、党参 15 克、茯苓 15 克组成。方中佛手、
木香、延胡索行气和胃止痛；芍药、甘草酸甘化阴；党参、茯苓健脾益气。具体临
床加减运用当结合虚实而行辨证用药，结合朱氏医案进行总结叙述。

1. 从虚论治

（1）胃阴亏损，失于濡养：阴虚津液不足，胃络失于濡养，脉络拘急而致疼
痛。症见胃痛隐隐，空腹时较甚，得饮食稍舒。嘈杂易饥，心烦口干，便干，舌红
少苔或光剥，脉细。药用佛手散去党参、茯苓，加北沙参 15 克、麦冬 12 克、天花
粉 15 克。如治赵某，男，35 岁。1959 年 6 月 20 日初诊。胃病多年，曾患胃出
血，胃脘隐痛，脘腹痞胀，口干唇燥，神疲乏力，脉细弦，舌质红。治拟益气养阴，
和胃畅中。处方：佛手片 12 克，芍药 12 克，甘草 6 克，延胡索 10 克，麦冬 12 克，
北沙参 15 克，天花粉 15 克，绿萼梅 6 克，广木香 9 克，炒神曲 12 克。7 剂。

(2) 脾胃受损,中焦虚寒:劳倦过度或饥饱失常,以致脾胃受损,中焦虚寒而痛。症见胃痛隐隐,泛吐酸水,喜暖喜按,手足不温,大便溏薄,神疲乏力,苔白,脉沉细或迟缓。药用佛手散去木香,加黄芪12克、桂枝3克、吴茱萸3克。泛酸水加干姜3克,瓦楞子12克。如治黄某,女,40岁。1989年4月29日初诊。胃脘疼痛,得寒则甚,泛酸,食后腹胀,苔薄腻,脉细弦。治拟温中和胃,理气止痛。处方:吴茱萸1.5克,川连3克,高良姜3克,制香附10克,佛手片12克,白芍12克,甘草6克,延胡索10克,茯苓12克,瓦楞子15克,旋覆花9克(包)。7剂。二诊(7月1日):药后胃部较舒,仍有腹胀。原方加郁金10克,继服7剂。

(3) 脾胃虚弱,纳运失常:思虑劳倦过度,或饥饱无度,脾胃受损。症见脘腹温温而痛,四肢困倦,面色萎黄,纳食不振,便溏,舌胖或苔薄白,脉软弱。药用佛手散加清炙黄芪12克、炒白术10克。兼食滞者加鸡内金10克,神曲12克。如治何某,男,36岁。1989年6月17日初诊。胃病3年,常感胃脘胀痛不舒,纳食不振,便溏,神疲力乏,头晕,苔腻,脉细。治拟健脾和胃以助运化。处方:佛手片12克,党参15克,茯苓12克,炒白术12克,炒白芍12克,广木香9克,川朴6克,姜半夏6克,甘草6克,炒鸡内金10克,神曲10克,香砂六君丸15克(包煎)。7剂。

(4) 脾气虚弱,中气下陷:气虚不能升举内脏而致中脘下垂。症见消瘦,纳呆,脘腹胀痛有下坠感,得卧则舒,舌胖脉细。药用佛手散加黄芪30克、升麻6克、柴胡6克、当归9克。如治范某,女,39岁。1990年6月23日初诊。脘腹胀痛,有下坠感,形体消瘦,纳谷不馨,大便溏薄,苔薄白,脉细。治拟益气提中,和胃止痛。处方:党参15克,黄芪30克,升麻6克,柴胡6克,炒白芍12克,炒白术12克,延胡索10克,甘草6克,佛手片12克,广木香9克,炒当归9克。14剂。二诊(7月10日):药后诸症好转,唯疲劳后仍有下垂感。处补中益气丸500克,每日2次,每次10克,以巩固疗效。

2. 从实论治

(1) 肝气郁结,横逆反胃:肝主疏泄,情志不畅则肝气郁结,横逆犯脾。症见胃脘胀满,攻撑作痛,连及两胁,嗳气,大便不调,腹中时有气上攻,且胃痛常因情志因素而复作或加剧,脉弦。药用佛手散去党参、茯苓,加郁金12克、川楝子9克。兼吐酸水者加黄连3克、吴茱萸2克、姜半夏6克;咽喉部有梗阻感者加旋覆花10克(包)、代赭石15克、绿萼梅6克。如治杨某,女,35岁。1989年6月30日初诊。胃病已五六年,近来脘痛频繁,食则不舒。脘腹发胀,神疲力乏,脉

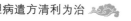

细弦，舌根腻。乃肝失条达，胃失和畅。治拟疏肝和胃以畅气机。处方：佛手片12克，广木香9克，白芍12克，甘草6克，炒延胡索9克，川楝子9克，砂仁3克（后下），白豆蔻3克（后下），蒲公英15克，绿萼梅6克，川朴花6克，越鞠丸15克（包煎），西党参15克，炒当归9克。7剂。

（2）湿热中阻，肝胃郁热：湿热中阻，气机被遏，不通则痛。症见胃脘灼热疼痛，痛势颇为急剧，口苦，咽干，心烦，纳呆泛恶，尿黄，便干或黏滞不爽，舌质红，苔黄腻，脉弦数。药用佛手散去党参、茯苓，加蒲公英15克，天花粉15克，牡丹皮6克，黄连3克。口苦、咽干、心烦者加竹茹12克，石斛15克。泛酸者加瓦楞子12克，吴茱萸1.5克。如治董某，女，38岁。1989年6月30日初诊。胃脘灼痛，嘈杂泛酸，时有热感，口苦，苔黄，脉弦数。治拟清肝和胃。处方：白芍12克，甘草6克，佛手片12克，吴茱萸1.5克，川连3克，蒲公英15克，天花粉15克，竹茹12克，延胡索10克，川楝子10克，郁金10克。7剂。

（3）食滞中焦，纳运受阻：叶天士云"脾宜升则健，胃宜降则和"。饮食过多，停积中焦，以致脾胃纳运受阻，腐食停积，中焦气机被遏，不通则痛。症见胃脘胀痛，嗳气，恶心，呕吐酸腐及不消化食物，吐后痛减，口臭，大便不爽或闭而不行，舌苔厚腻。正如《医学正传》云"因纵恣口腹，喜好辛酸，恣饮热酒煎熬，复餐寒凉生冷，朝伤暮损……故胃脘疼痛"。药用佛手散去党参、茯苓，加枳实6克、川朴6克、莱菔子10克、鸡内金10克。便秘加大黄9克。吐酸加黄连3克、姜竹茹12克。如治金某，女，51岁。1989年10月4日初诊。因饮食不慎而致脘痛，呕吐，便溏，纳食不振，苔腻，脉细。治拟消食导滞，健脾畅中。处方：佛手片12克，广木香9克，延胡索9克，砂仁3克（后下），白豆蔻3克（后下），炒白术12克，炒白芍12克，甘草6克，莱菔子10克，川朴6克，炒枳壳10克，姜竹茹12克，炒神曲12克，黄芩炭9克。7剂。

（4）寒邪犯胃，阳气被郁：过食生冷或寒邪直中，阳气被郁不得舒展。症见胃痛较剧，畏寒喜暖，痛处喜热，苔白，脉细。询问病史往往有受凉或食生冷史。药用佛手散去党参，加高良姜6克、香附10克、姜半夏6克。寒邪重者加干姜3克、吴茱萸3克。兼外感者加紫苏叶9克、桂枝3克。如治黄某，女，21岁。1990年12月30日初诊。患者因过食冰镇饮料而致胃脘绞痛，痛势较剧，二便正常，苔薄白，脉细弦。治拟温中和胃止痛。处方：佛手片12克，白芍12克，甘草6克，高良姜6克，香附10克，吴茱萸2克，川楝子9克，延胡索9克，木香9克，红枣10枚。5剂。

（5）瘀血入络，不通则痛：胃痛经久不愈者，往往久病入络，久积成瘀。症见胃脘久痛,痛如针刺,且拒按,或见吐血紫黑,便血如墨,舌质灰黯或有瘀斑,脉细。药用佛手散去党参、茯苓、木香,加五灵脂9克、延胡索9克、参三七粉3克(吞)、当归9克、制乳香9克。如治刘某,男,38岁。1990年10月30日初诊。胃痛反复发作已10年,近日胃痛又作,且大便隐血试验(++),神疲力乏,面色萎黄,舌为灰黯。治拟化瘀止血,通络止痛。处方:五灵脂9克,延胡索9克,参三七粉3克(吞服),紫丹参20克,甘草6克,制乳香9克,蒲黄炭15克,地榆炭9克,大蓟15克,小蓟15克。5剂。

五脏关系相互影响,临证常常并非只出现单一的实证或虚证,往往可见较多的是因虚致实或因实致虚的虚实错杂证型。因而,治疗时应当结合临床症状进行细致的辨证论治。

三、胆囊炎治法制方

1. 病因病机探讨　胆囊炎是较常见的疾病,发病率高。常与胆石症合并存在,两者互为因果。中医学虽无胆囊炎的名称,但在胁痛、肝胀、胆胀、结胸、黄疸等论述中类似本病的症状有着丰富的记载。胆附寄于肝下,通过经络的联系,与肝互为表里。肝与胆在生理上相互联系,在病理上相互影响。肝疏泄失常会影响胆汁的正常排泄,反之,胆汁的排泄失常也会影响到肝。临床上往往肝病与胆病有相似的症状出现。胆中所藏精液,参与胃肠的气化功能,共同完成"化水谷,行津液"的生理过程。因此,脾胃的升降功能也有赖胆的疏泄作用。古人认为肝胆在人体的生命活动中,犹如春阳之气,发陈助长,故把肝胆喻为"万物之路",以通达全身之阴阳。而后天的生化之源在脾胃,五脏六腑禀气于胃,取决于胆,故把脾胃喻为"万物之地",以滋养万物生长。

朱氏认为胆囊炎的发生,与气滞、湿热、饮食不节、虫积等因素有关,导致肝胆气滞,湿热郁阻,影响肝脏的疏泄和胆腑的通降功能,使胆汁排泄不畅,胆汁郁结,肝郁生火。若日积月累,久经煎熬,可结为砂石。临床上胆囊炎的证型以气滞、湿热、实火居多。

2. 治疗用方解析　胆属六腑,亦属奇恒之腑,生理功能为泻而不能久留。故胆囊炎治疗宜清宜利,朱氏常以自拟柴胡郁金汤为主,即四逆散加郁金、天花粉、延胡索、香附共八味药为基本方。四逆散由柴胡、芍药、枳实、甘草四味组成,治疗少阴病阳郁不达的四逆散证。柴胡疏肝解郁,芍药养阴柔肝,枳实理气消积,甘草调脾胃和诸药,再加郁金、天花粉、延胡索、香附,以清热消肿、活血利气。此方具有疏肝利胆、清热消肿、解痉止痛的作用,临床上可根据不同症状随症加减。如右胁疼痛较甚，加广木香 9 克、川楝子 9 克，以加强利气止痛作用；饮食不振，精神疲乏，大便不实，属脾弱气虚、健运失常者，加西党参 12 克、炒白术 10 克、茯苓 10 克、炒鸡内金 10 克、炒谷芽 12 克，以健脾助运；因湿热内阻，胸痞恶心，口苦尿赤，发热或出现黄疸者，加藿香 9 克、佩兰 9 克、厚朴 6 克、黄芩 9 克、黄连 3 克、茵陈 20 克，以清化湿热；实火内盛，肠胃积热，头痛发热，口苦咽干，腹胀便秘者，加龙胆草 3 克、芒硝 9 克、大黄 6 克，以咸寒苦降，清利通便；因阴虚血热，舌红绛，头晕口燥，有低热或有出血症状者，加枸杞子 10 克、甘菊花 6 克、玄参 10 克、麦冬 12 克、牡丹皮 6 克，墨旱莲 10 克，生地 15 克，以滋阴生津退热；大便秘结，合并胆石症者，加火麻仁 10 克、瓜蒌仁 10 克、海金沙 9 克、芒硝 9 克（分两次冲入药汁内溶化），以利胆排石；痛定或手术后，脘腹尚有滞胀不舒，食欲不振，神力疲乏，脉细弱，舌胖有齿痕者，属脾胃虚弱，气滞不运，用香砂六君健脾胃而调中气。剂量应用一般的常用剂量，并根据体质和病情的不同，灵活掌握。基本方的剂量：柴胡 4.5 克，炒枳实 6 克，芍药 10 克，甘草 5 克，郁金 10 克，天花粉 12 克，延胡索 9 克，如痛甚，白芍加至 15 克。

如治潘某，男，32 岁。1979 年 9 月 10 日初诊。右胁疼痛，反复发作，病经一载。发作时形寒身热，且恶心呕吐，乃肝胆气滞，胃失和降。治拟疏肝胆而和胃气。处方：柴胡 4.5 克，炒枳壳 4.5 克，白芍 9 克，炙甘草 5 克，郁金 9 克，天花粉 9 克，延胡索 6 克，制香附 9 克，佛手 9 克，广木香 6 克，越鞠丸 12 克，竹茹 9 克。10 剂。二诊（1979 年 12 月 9 日）：右胁隐痛，胃纳不佳，时有形寒，面色不泽。脉细，苔薄白。乃肝失疏泄，脾不健运，病延已久，正阳不足。治拟疏肝健脾，扶正益胃。处方：生黄芪 15 克，炒当归 9 克，白芍 9 克，西党参 15 克，炙桂枝 1.5 克，炒谷芽 9 克，炒鸡内金 9 克，郁金 8 克，炙甘草 5 克，制香附 9 克，佛手片 6 克。7 剂。朱氏认为本例为肝胃不和，影响胆道，疏泄失司。初诊时，朱氏以柴胡郁金汤加香附、佛手、木香、竹茹等疏其肝胆，和其胃气。二诊时考虑患者面色不泽，时有形寒，加上脉细，乃正阳不足之证，故兼顾护其正阳之气。

朱氏指出，肝胆脾胃相互影响，肝胆气郁，容易损害脾胃功能，故在用药时应考虑照顾脾胃之气。如用滋补药时，防止妨碍脾胃运化，在所用的补药中，加入一二味芳香醒脾健胃药，使脾胃之气灵通而免滞胀之弊；如用苦寒清热药时，防止损伤脾胃清阳之气，也应加入芳香健胃药，使脾胃运化不受影响。特别对于慢性胆囊炎，由于疾病久延反复发作，脾胃真气早受耗损，尤宜调补中气，以增加对疾病的抵抗力和再生能力。

【医案选析】

疏肝调胃法治疗肝郁日久梅核气

陈某,女,36 岁。

初诊(1979 年 11 月 8 日) 胃部不舒,胁间隐痛,喉中如有气上冲,频作嗳气,乃肝之升气不畅,胃之和降失调;寐欠宁,多梦扰,胸有重压感,乃心阴不足,心神失养也;脉细弦,舌偏红,且有低热,为阴虚之象。治拟调肝和胃,养阴宁心。处方:

郁金 6 克,佛手片 6 克,制香附 9 克,柏子仁 9 克,丹参 9 克,枣仁 9 克,旋覆花 4.5 克,代赭石 15 克,麦冬 10 克,炙甘草 5 克,生地 12 克。

7 剂。

二诊 药后喉中冲气渐消,寐况改善,仍有噫气,低热亦退,脉舌如前。肝胃尚欠和谐,阴虚未复。再以疏养。处方:

麦冬 10 克,旋覆花 6 克,制香附 6 克,代赭石 15 克,生地 12 克,北沙参 12克,首乌藤 12 克,白芍 9 克,丹参 9 克,绿萼梅 3 克,生谷芽 5 克,生麦芽 5 克。

7 剂。服后症状改善,仍守原法加减治之。

【赏析】本案方中郁金、佛手、香附等疏肝解郁,和胃理气;旋覆花、代赭石重以镇逆,以下逆气;生地、丹参、麦冬等养阴清心;柏子仁、枣仁等宁心安神。梅核气,以咽中如有物梗阻,咯之不出,咽之不下为特征。常因情志不遂,肝气郁滞,痰气互结停聚于咽引起。朱氏认为,此证属肝郁日久,阴分也亏,故施以疏肝调胃之时,当兼以调补心阴。

疏肝和胃生津润肠法治嗳气便秘

程某,女,60 岁。

初诊(1978 年 6 月 28 日) 腹胀胸闷,嗳气频繁,肝郁则胃失和畅也;头痛眩晕,血虚则风阳上浮也;苔黄质红,口苦而干,大便二三日一行,肠液不足,内有积热也。疏肝和胃,养阴生津,而润肠道。处方:

瓜蒌子 12 克,白芍 9 克,麦冬 9 克,竹茹 12 克,甘菊花 6 克,代赭石 12 克,夏枯草 12 克,旋覆花 6 克,沉香 3 克,制香附 9 克,制大黄 3 克。

7 剂。

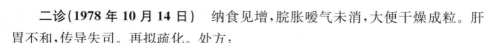

二诊(1978 年 10 月 14 日)　纳食见增，脘胀嗳气未消，大便干燥成粒。肝胃不和，传导失司。再拟疏化。处方：

佛手片 9 克，瓜蒌子 12 克，代赭石 12 克，旋覆花 6 克，制大黄 9 克，炒枳实 6 克，郁金 9 克，白芍 9 克，麦冬 9 克。

4 剂。

三诊(1978 年 11 月 18 日)　服药后，大便已行 2 次，腹胀觉松，口不干苦，纳食略增，唯时有嗳气。肝木尚未和畅，原法加减以治。处方：

瓜蒌子 10 克，炒枳壳 4.5 克，佛手花 3 克，川朴花 3 克，绿萼梅 3 克，生麦芽 9 克，麦冬 9 克，白芍 9 克，越鞠丸 12 克。

5 剂。

【赏析】肝喜条达，肝气疏畅方和，胃气下行则顺。今肝气郁结不畅，不能条达，胃气失于和降，故嗳气频繁。仲景曰"胃中虚，客气上逆，旋覆代赭汤主之"。肝藏血，厥阴肝经经脉上行至巅顶。肝血不足，风阳上扰，则会眩晕头痛。胃失和降，三焦气机失调，水液疏布失利，则肠道传化失常。苔黄质红，口苦而干，即为阳明有积热，肠道失于濡润，故大便困难而致二三日一行。本案先后三诊，所用方药以旋覆花、代赭石、香附、沉香、佛手等芳香理气之品，和胃降逆；并参脾约丸之意进行加减用药，取其滋阴润肠通便之效。使肝气条达，胃气和降，三焦气机顺畅，则嗳气除，大便通，而病自愈。

小陷胸汤加味治疗小结胸心下痞闷

某食品厂工人施某，深秋患感，自啖雅梨一只。大便溏泄数次，形寒发热症状即解，忽觉心下痞闷，如有物压于心下之感，按之痛。请朱氏诊治。诊得脉浮滑，苔薄腻。此属小陷胸也，嘱勿啖水果，须服药治之。处方：

予小陷胸汤加砂仁、白豆蔻、陈皮。服 2 剂，病若失。

【赏析】小陷胸汤出自《伤寒论》。其云："小陷胸病，正在心下，按之则痛，脉浮滑者，小陷胸汤主之。"小陷胸汤主治痰热互结之结胸证。具有清热化痰、宽胸散结之功效。结合施某的病因病机，朱氏以小陷胸汤清热化痰散结，加砂仁、豆蔻、陈皮理气助运化湿。朱氏善用经方，效如桴鼓。

温胃散寒治胃阳不足饮停呕吐清涎

周某，男，37 岁。

初诊（1979年10月4日） 中阳不足,饮停肝激,脘腹作痛,呕吐清水。脉沉细,苔白腻。治拟温化。处方：

淡干姜3克,姜半夏9克,淡吴茱萸3克,陈皮6克,制香附9克,益智仁9克,茯苓10克,西党参9克,佛手片9克,生姜2片,大枣5枚。

4剂。

【赏析】本案胃寒停饮,中阳不足,肝木乘之内激,致胃失和降,气机紊乱,而发脘腹作痛,呕吐清水。《内经》云"澄澈清冷,皆属于寒"。今"脉沉细,苔白腻"皆为胃寒饮停之象。所用方中干姜、吴茱萸温胃散寒;陈皮、姜半夏、茯苓、益智仁、生姜和胃止呕而涤饮;香附、佛手理气化饮;党参、大枣以和中健脾。

肝郁化火犯胃致呕吐黄涎

张某,女,23岁。

初诊（1979年3月4日） 胃部疼痛,呕吐酸苦黄涎,时发时止,发时寒热遂起。脉数苔黄,口苦咽干,皆属热象。拟清降和中。处方：

黄连3克,淡吴茱萸1.5克,竹茹10克,黄芩4.5克,白芍9克,姜半夏6克,佛手片9克,天花粉10克,川楝子9克,延胡索9克,制香附9克,炒柴胡4.5克,越鞠丸12克（包煎）。

5剂。

【赏析】《内经》云"诸呕吐酸,皆属于热""诸逆冲上,皆属于火"。本案由肝失条达,郁而化火,火性炎上。肝胆同宫,肝郁则清净之府受扰;夹胆火以上升,此乃胃痛、呕吐酸苦黄涎、口苦咽干之缘由;寒热遂起亦为少阳寒热往来之征也;脉数苔黄,为内热之象。此为肝胆火升,胃失和降之机。方以左金、半夏泻心和胃清热开痞;小柴胡之意和解少阳;金铃子散疏气止痛;越鞠丸解气火之郁;白芍柔肝养血;竹茹、天花粉清胃。肝胆火消,胃气和降,则疾病自安。

补气健脾温中调气治疗胃出血

刘某,女,27岁。

初诊（1978年10月7日） 胃病反复出血（化验大便隐血阳性）,气血两虚。神疲面白,月经色淡,纳食不振,舌淡脉细。治拟和中补脾,助运化功能。处方：

西党参12克,炒白术9克,炒当归9克,炒白芍9克,佛手片9克,炒谷芽10克,茯苓10克,炙甘草5克,广木香6克,炙黄芪12克,制香附9克,炮姜炭

3 克。

5 剂。

二诊（1978 年 10 月 14 日）　药后精神、胃纳有所进步，原法继服，不必更章。照原方去炮姜炭，嘱服 15 剂。

【赏析】朱氏认为，本例由胃病反复出血，气血两伤，面白舌淡，为气血不能上荣；心主身之血脉，血少则脉道不充，故脉象细弱。气虚不能摄血，故月经时间延长，血色淡而不鲜。用四君法健脾补气，加归、芍以益血；黄芪加强益气之功；炮姜炭取其温中摄血。全方有补气健脾、温中调气健胃之功，使脾胃健运功能恢复，则气血生化有源。

健脾化湿治运化不良

沈某，女，32 岁。

初诊（1978 年 9 月 10 日）　胃部不舒，食欲不良，神疲肢酸。舌苔白腻，质淡，脉细弱。属脾胃虚，湿内滞，健运失常也。处方：

西党参 15 克，苍术 9 克，炒白术 9 克，茯苓 10 克，陈皮 4.5 克，姜半夏 6 克，砂仁 3 克，制川朴 4.5 克，炒谷芽 10 克，炒鸡内金 9 克，香砂六君丸 12 克（包煎）。

7 剂。

二诊（1978 年 9 月 18 日）　药后胃部舒畅，纳食较展，腻苔亦见渐化，脾有运化之机，湿滞亦能见消也。健脾胃以资化源。

前方去苍术、川朴，再进 7 剂。再书参苓白术丸 500 克，每次 9 克，每日 2 次，作调理巩固之方。

【赏析】本例属脾胃虚弱，运化不健，则湿不化。舌淡、脉细弱为虚，苔白腻为湿，故用平胃散苦温燥湿，香砂六君丸健脾理气，以助运化功能。药后见效，继以参苓白术丸调补脾胃，巩固疗效。

温胃散饮理气止痛治疗胃溃疡

史某，男，27 岁。

初诊（1979 年 1 月 12 日）　胃痛发胀，时泛酸水，近来吐酸 2 次，吐血 2 次。脉沉细，苔薄腻。此乃肝失疏泄，胃失和降，水饮内停。治拟柔肝和胃，而涤饮邪。处方：

淡吴茱萸 3 克，姜半夏 6 克，陈佛手 9 克，海螵蛸 9 克，浙贝母 9 克，制香附 9

克,延胡索 6 克,白芍 9 克,炙甘草 4 克,广木香 6 克,炒谷芽 9 克,炒神曲 9 克,丹参 9 克,香砂六君丸 12 克(包煎)。

15 剂。

【赏析】本例属胃阳不足,饮停气滞,胃失和降。治拟温胃散饮,理气止痛。吐血 2 次,是久痛入络,络伤血溢,也就是现代医学的"溃疡病"。现吐血已止,止血药可以不用,只加丹参一味,取其祛瘀生新之功。若因肝火吐酸,当用左金之类。

健脾和胃治吐泻后脾胃虚弱

倪某,女,70 岁。

初诊(1979 年 11 月 2 日) 吐泻之后,脾胃虚弱,健运未复,神疲肢软,纳呆苔腻。治拟健胃和脾。处方:

炒白术 9 克,茯苓 9 克,广木香 6 克,西党参 12 克,藿香 9 克,佩兰 9 克,制厚朴 6 克,姜半夏 5 克,炒谷芽 9 克,炒神曲 10 克。

7 剂。

二诊(1979 年 11 月 10 日) 腻苔已化,胃纳渐开,脾胃有醒豁之象。再拟六君法调理。处方:

姜半夏 5 克,陈皮 5 克,西党参 12 克,云茯苓 9 克,炒白术 9 克,炙甘草 4 克,砂仁 3 克,制香附 9 克,薏苡仁 10 克,炒谷芽 10 克。

7 剂。

【赏析】吐泻,脾胃病也。脾宜升则健,胃宜降则和。升降失常,而吐泻作矣。吐泻之后,脾胃受其戕伤,健运功能未复。以六君法为主,加减出入,调脾胃,和中气,使脾胃健运则安。

茵陈蒿汤治肝胆湿热郁蒸之黄疸

孙某,女,52 岁。

初诊(1979 年 2 月 22 日) 湿热蕴结,肝胆疏泄失司,右胁作痛,全身发黄,大便秘结。脉弦数,苔黄腻。治拟清疏。处方:

茵陈 30 克,栀子 12 克,黄芩 9 克,炒柴胡 4.5 克,制香附 9 克,川楝子 9 克,蒲公英 12 克,郁金 9 克,生大黄 9 克,连翘 9 克,竹茹 12 克。

5 剂。

二诊(1979 年 2 月 28 日)　黄疸一病,有肝胆湿热,有脾胃湿热,均属湿热交蒸,胆汁外溢肌肤,引起黄疸。肝胆湿热,胁痛为其特征,肝失疏泄,胆道不利,故胁痛也。

【赏析】案中处方以仲景茵陈蒿汤为主,所用柴胡疏达肝气,黄芩、栀子苦寒清热泻火,茵陈清湿热以退黄。大便秘,遂加大黄以通腑;香附、川楝子理气止痛;湿热之邪郁久成毒,连翘、蒲公英用以清热解毒;竹茹清胃除烦开郁。朱氏指出,若脾胃湿热,必伴消化道症状显著,若便溏者,当胃苓汤加减。茵陈乃治黄之要药也。

培土疏木法调治肝郁脾虚腹胀便溏

陈某,男,25 岁。

初诊(1979 年 11 月 5 日)　腹中发胀,大便稀烂,登圊不爽,食欲不振,形瘦神疲,动则气短,脉来细弱。乃脾弱肝侮,运化不健,气血生化不足。此属虚中夹实,虚者脾胃也,实者肝郁也。治当培脾胃以顾本,疏肝郁以治标。处方:

炙黄芪 12 克,西党参 12 克,炒白术 9 克,茯苓 9 克,川楝子 9 克,制香附 9 克,广木香 6 克,制川朴 4 克,炒谷芽 9 克,炙桂枝 3 克,炒白芍 9 克,补中益气丸 10 克。

10 剂。

二诊(1979 年 11 月 25 日)　腹胀见松,大便略形干燥,纳食较展,唯寐不安神,手指常冷,疲困乏力,动则气短,脉仍细弱。脾气亏虚,生化少源。应调补心脾。善后。

【赏析】肝郁气机失调,故腹中发胀,登圊不爽;肝郁脾虚,运化无权,则大便稀溏;脾胃虚弱,纳食减少,化生精微物质减少,气血生化乏源,无以滋养四肢肌肉,故形体消瘦,肌肉乏力;动则气耗,故气短;气血虚弱,心主血脉,血脉不充,故脉细弱;心神不藏,则卧不安。方中黄芪、党参、白术、茯苓健脾益气,脾土健,则运化有权;川楝子、制香附、白芍疏肝柔肝养血;木香、厚朴、谷芽行气除胀满;桂枝少许以助温阳益气。全方合用,使脾土健,肝郁疏,腹胀除,大便实,血脉充,诸症方可向愈。

益气健脾平肝潜阳治脾虚阳亢之久泄

赵某,女,45 岁。

初诊(1979 年 11 月 27 日)　大便溏薄,为时已将 3 个月,食欲不振,神怠乏

力,形体虚胖,乃脾弱气虚也;头晕发胀,时或火升面红,乃阴虚阳亢也。宜用益气健脾,平肝潜阳之法。处方:

西党参 12 克,炒白术 9 克,茯苓 9 克,枸杞子 9 克,珍珠母 15 克,白芍 9 克,白蒺藜 6 克,首乌藤 12 克,益智仁 9 克,杞菊地黄丸(包煎)、香砂六君丸(包煎)各 12 克。

10 剂。

【赏析】本案由于大便溏薄 3 个月,泄久脾气虚弱,而见食欲不振、神倦乏力、形体虚胖等症;患者又见头晕发胀,并时有火升面红之象,实为肝阳上亢之征,故治法当以益气健脾为主,兼以平肝潜阳。所用方中四君子汤、香砂六君丸、益智仁等合用以资脾益气;枸杞子、珍珠母、白蒺藜、白芍、杞菊地黄丸等并施以助平肝潜阳之力;首乌藤一味可宁心安神,健脾止泻。全方标本兼顾而获效。

痢疾后期之大肠湿热传导失和调理

姜某,男,43 岁。

初诊(1978 年 9 月 27 日) 其痢疾经治疗后,大便次数减,仍有黏液,腹微痛。治宜清疏。处方:

马齿苋 9 克,川黄连 1.5 克,广木香 6 克,金银花炭 9 克,制川朴 4.5 克,白芍 9 克,炒谷芽 9 克,山楂炭 9 克,茯苓 10 克。

5 剂。

二诊(1978 年 10 月 8 日) 药后大便日行 1 次,黏液已消,腹亦不痛,唯有肠鸣。舌净脉平。再拟清化和中以善后。处方:

炒白芍 9 克,炒白术 9 克,金银花 6 克,制香附 6 克,炙甘草 4 克,陈皮 5 克,炒谷芽 9 克,马齿苋 8 克,香砂六君丸 10 克(包煎)。

7 剂。

【赏析】痢疾本是湿热壅滞肠腑,气机不能疏畅,传导失司,故腹痛,痢下脓血黏液。本例治疗之后,余邪未清,气机尚欠舒畅,故仍有黏液,腹微痛,用香连丸加清化药以除余邪。后再以香砂六君调理而善后。

......................【主要参考文献】......................

[1] 朱古亭.朱古亭临证录[M].杭州:浙江科学技术出版社,1992.

［2］ 陈永灿.简易名方临证备要［M］.北京：人民卫生出版社,2016.

［3］ 沈浪泳,王海舜.朱古亭教授诊治胃脘痛的经验［J］.浙江中医学院学报,1993,17(6)：29－30.

［4］ 章戈.朱古亭教授治疗肝病的经验［J］.浙江中医学院学报,1988,12(1)：30－33.

杨继荪：
消化急症转危为安，慢病调治功赖膏方

························ 【名家简介】 ························

杨继荪(1916—1999)，原名希闵，浙江杭州人。杨氏是一代中医内科大家。杨氏系主任中医师、浙江省名中医、首批全国老中医药专家学术经验继承工作指导老师、国务院政府特殊津贴获得者，曾任杭州市广兴联合中医院(今杭州市中医院)院长、浙江中医研究所临床研究组组长、浙江省中医院院长、浙江中医学院(今浙江中医药大学)副院长、中华全国中医学会浙江分会副会长等。

杨氏出身中医世家，自幼喜欢文史，爱好诗词，熟读四书五经以及《古文观止》《东莱博议》等，高中毕业后即随一代名医祖父杨耳山学医。侍诊之余，杨氏朝夕钻研《内经》《难经》《伤寒论》《金匮要略》等经典，孜孜不倦攻读金元明清诸家论著，打下深厚中医功底。又师从名医徐康寿学习。学成之后在杭城设诊开业，屡起沉疴，医名鹊起。后进入浙江省中医院担任管理工作，仍立足临床，坚守医疗一线，并带教年轻医生，解决大量疑难危急重症，为提高中医临床疗效，推动中医事业发展做出重大贡献。

杨氏重视经典，认为古代经典医著是中医学的理论根基，金元明清各家学说则是在经典医著基础上的继承和发展。随着时代的推移，中医学术仍将不断继承，不断发展，并形成师古不泥古，创新不离宗的学术风格。临证辨治，他十分重视审证求因，治病求本，在审因辨治方面思路开阔，善于采用寻根探源，证因合参的方法审明标本，尤其对疑难杂病的证治，更显示其独到之处。主张把中医辨证与现代科学技术方法两者有机联系起来，更准确、更深入地认识疾病的性质，尽早采取积极有效的治疗措施，如对心脑血管病、呼吸病、消化病及老年病的诊治，重视前人"久病必瘀"的论述，结合自己多年实践经验，擅长运用祛瘀疗法，从而提高临床疗效。

杨继荪治学严谨有序，推崇求实精神，强调理论联系实际，主张循序渐进，博览深求，持之以恒，学以致用。提倡要知己知彼，善集众长，独立思考，不断实践，才能融会新知，发展医理。因而，他既坚持学有渊源，继承前贤；又重视兼收并蓄，开拓创新。

【学术经验】

杨氏认为，脾胃肝胆病的主要病因一般有三个，即情志所伤、饮食不节和湿热外袭，其主要病理特点可概括为湿、热、滞、瘀四字。"湿"即湿浊，湿浊可蕴结脾胃、肝胆、三焦等，引发一系列病变；"热"即热毒，如胃热脘痛、胆热呕吐、肝毒腹胀等；"滞"即气滞，气机阻滞，肝胆疏和失司，脾胃升降失调；"瘀"即瘀血，瘀血阻络，出现脾胃肝胆病中的久病顽疾。同样，治疗大法围绕上述四字展开，或渗湿化浊，或清热解毒，或理气导滞，或化瘀通络，法随证转，灵活施治，取效良好。

一、痞满证治经验

痞满是指心下痞塞，满闷不舒，触之无形，疼痛不显为主症的胃病，临床上诸如慢性萎缩性胃炎、胃及十二指肠溃疡、胃下垂、上腹部手术后粘连、功能性消化不良等疾病可见痞满。治疗痞满，杨氏主张从虚实论治。

1. **从虚治痞** 如脾胃虚弱为主，症见脘腹痞满不舒，不知饥，喜温喜按，得温得食则舒，四肢不暖，气短乏力，大便溏薄，舌淡，苔白，脉沉细。治拟健脾益胃，理气和中，方选理中汤加减。药用：党参，白术，炮姜，茯苓，厚朴，陈皮，炒薏苡仁，炙甘草，炒扁豆衣，蒲公英，浙贝母，枳壳，生姜等。伴纳谷不馨者，加砂仁、沉香曲；夹湿、呕恶，苔薄腻者，加姜半夏、白豆蔻；口苦而下利，属上热下寒者，加黄连、吴茱萸、半夏、木香；泛酸者，加海螵蛸、白螺蛳壳、瓦楞子。曾治董某，男，50岁。反复中脘作胀10余年，先后胃出血3次，脘胀以后半夜为甚，无泛酸，纳便尚可，舌苔白腻，脉细。西医诊断为十二指肠球部溃疡。证属中气虚馁，脾失健运，胃有蕴热，气机失畅。治取益气扶中，清化和胃。处方：党参12克，炙甘草6克，炒白芍12克，炒娑罗子12克，川厚朴9克，蒲公英30克，玫瑰花9克

（后下），制延胡索 20 克，沉香曲 12 克，浙贝母 15 克，煅白螺蛳壳 30 克。7 剂后中脘胀满缓解。

如中气下陷为主，症见中下腹作胀，食后尤甚，直立时较平卧胀滞明显，形瘦，乏力，面色少华，舌苔薄，脉细。治拟补中健脾，升清降浊，方选补中益气汤加减。药用：黄芪，党参，柴胡，升麻，白术，陈皮，当归，厚朴，大腹皮，鸡内金，枳壳等。兼胃热者，加黄连、蒲公英；便溏者，加广木香、砂仁。曾治汤某，男，39 岁。脘腹部胀满 6 月余，食后尤甚，直立时胀滞明显，舌苔薄黄，脉细。西医诊断为胃下垂。证属气虚下陷。治取益气升提，运中清化。处方：潞党参 15 克，柴胡 5克，炙升麻 6 克，炒枳壳 12 克，大腹皮 12 克，川连 4 克，广木香 9 克，厚朴 12 克，香橼皮 12 克，红藤 15 克，鸡内金 9 克。5 剂后胀满稍宽，矢气多，再进 5 剂诸症转瘥。

2. 从实治痞 如肝郁气滞为主，症见胃脘痞塞满闷，甚则引及两胁，心烦易怒，或寡欲少语，或时作叹息，舌苔薄白，脉弦。治拟疏肝解郁，理气和中。方选小柴胡汤合左金丸加减。药用：柴胡，黄连，吴茱萸，姜半夏，枳壳，厚朴，蒲公英，娑罗子，大腹皮，炒白芍，郁金，玫瑰花，鸡内金，陈皮等。有嗳气、泛酸者，加瓦楞子、海螵蛸；便溏者，加茯苓、薏苡仁、砂仁、广木香；呕恶、苔腻者，加白豆蔻、姜竹茹。

如饮食积滞为主，症见胸脘痞塞不舒，嗳腐吞酸，或恶心呕吐，脘腹拒按，或大便不畅，甚至秘结，舌苔厚浊，脉弦滑。治拟消食和胃，理气通滞，方选保和丸合平胃散加减。药用：炒山楂，沉香曲，姜半夏，厚朴，枳壳，大腹皮，炒莱菔子，莪术，黄连，蒲公英，娑罗子，陈皮，鸡内金等。腹满，便结重者，加大黄、槟榔；食积夹湿者，加白豆蔻；泛酸甚者，加白螺蛳壳。

如湿滞气逆为主，症见胃脘痞塞不舒，伴胸闷不饥，漾漾欲呕，身重倦怠，大便溏薄，小便黄浊，舌苔黄或白腻，脉滑。治拟化浊和中，理气降逆，方选藿朴夏苓汤合平陈汤加减。药用：藿香，佩兰，厚朴，姜半夏，茯苓，苍术，陈皮，广木香，白豆蔻，炒扁豆衣，莱菔子，黄连，佛手柑等。呕恶、嗳气甚者，加旋覆花、代赭石；脘腹隐痛者，加白芍、延胡索；食少难消化者，加沉香曲、炒谷芽、炒麦芽；大便秘结者，加瓜蒌仁、大腹皮；胃中怯冷者，加炮姜。曾治余某，男，81 岁。脘腹胀满 20 余日，胃纳差，身倦乏力，嗜卧，口淡，时泛清水，舌苔灰腻润根厚，脉细。西医诊断为慢性胃炎。证属湿浊留滞，胃气失和。治取渗湿化浊，宽中和胃。处方：藿香 9 克，佩兰 9 克，茯苓 15 克，姜半夏 12 克，煨草果 9 克，制苍术 9 克，川厚朴 12 克，炒枳壳 12 克，淡吴茱萸 3 克，淡干姜 6 克，炒薏苡仁 30 克，炒橘红 6 克。6

剂后症状减轻，灰腻苔已退，上方去干姜、草果、吴茱萸、橘红，加姜竹茹9克，大豆卷12克，炒陈皮9克，淡竹叶9克。再进5剂。

二、从虚论治萎缩性胃炎

杨继荪临床擅长老年病诊治，他认为慢性萎缩性胃炎在老年人胃病中所占比例较多，也可以归属为老年病。其主要症状是食欲减退，饭后饱胀，上腹部时有钝痛，神疲力乏，全身虚弱，少数患者可发生恶性贫血，有的喜酸喜甜食，舌质多偏淡或胖，脉象多细或弱小。杨氏认为老年萎缩性胃炎应属于胃炎中偏虚的类型，临床则以从虚论治为主。

慢性萎缩性胃炎患者总以气虚为主，或气虚加阳虚，或气虚加阴虚，一般以上两型多见。气虚运送无力，阳虚无以温煦，使脾胃受纳、腐熟、消化、吸收、运输功能下降，出现腹胀、腹泻、倦怠、消瘦、营养不良等症。脾气虚不能为胃行其津液，胃阴虚则胃津分泌不足，出现口干、喜酸甘饮食等症状。杨氏认为中气虚弱是病之因，因虚致瘀是病之果，中虚和夹瘀往往是两型的共性。治疗皆以黄芪、党参、甘草、乌梅、无花果、丹参等益气扶中、酸甘化阴、活血养胃为基础。如脾阳不振明显，舌质淡胖，口淡，大便偏烂，甚或日行数次，显示出胃源性泄泻之证候，治兼温中健脾，加炮姜、川椒、白术等；若遇久泄者，则予脾肾共治，适佐收涩之品，加煨肉豆蔻、补骨脂、五味子、芡实等；久泄上见胃液亏少，下致肠液丢失，需选温益脾肾、柔而不燥之物，如怀山药、益智仁、炒薏苡仁、茯苓、扁豆、菟丝子之类。如胃阴不足明显，舌淡少津，脉细，口干喜饮，时或胃中热灼，大便偏干，治兼养阴和中，加麦冬、玉竹、川石斛、蒲公英、赤芍、白芍、川连等。胃酸缺乏者，可少佐川椒、石菖蒲，有刺激胃壁细胞分泌胃酸的功能。对于高年真火已衰，或伴贫血之患者，藉以血肉有情之品，用鹿角胶、黄明胶、紫河车等，温脾肾阳气，充精血，健脾胃。

如治邹某，男，78岁。患者有慢性萎缩性胃炎病史，病理显示，胃窦炎伴重度萎缩、重度肠化。反复胃脘胀痛不舒3年，加重半个月，嗳气，无泛酸，大便尚调，舌苔黄中腻，脉弦细。证属脾胃虚弱，湿阻气逆。治取健脾化湿，调气和胃。处方：党参15克，生薏苡仁30克，厚朴12克，炒枳壳12克，佛手柑9克，姜半夏9克，乌梅9克，无花果15克，石菖蒲6克，蒲公英30克，生山楂15克，炒陈皮9克。7剂后脘痛止，嗳气少。再宗原法，上方去生薏苡仁、无花果，加丹参30克、炒白芍9克。续服7剂。

三、上消化道出血证治经验

上消化道出血最常见的病因是溃疡病、肝硬化并发食管或胃底静脉曲张破裂、出血性糜烂性胃炎、胃癌、胆道病变和应激性溃疡等。主要临床表现是黑便，便血色紫黯或黯黑，可伴有吐血，色紫黯或鲜红，脉弦数或细数。杨氏辨治上消化道出血，遵循急则治标、缓则治本的治则，急予清热泻火。根据辨证，或化瘀止血，或凉血止血，或益气摄血，或固脱止血。一般分为火盛型或气虚型治疗。杨氏提醒，无论是火盛型或是气虚型，在少量出血或缓慢中等量出血时，可不发生明显症状，但在急性大失血，发生失血性休克时，则须予以紧急抢救，在选择内科、外科治疗方案的同时，立即进行中西医结合救治。

1. **火盛型** 火盛即火热内盛，可分为胃中积热和肝胃郁火两个亚型。

（1）胃中积热：症见胃脘胀闷，甚则作痛，并有热灼感，口气秽浊，大便不畅，舌质红，苔黄或黄腻，脉弦数或滑数。治拟清胃泻火，化瘀止血。方选泻心汤加味。药用：黄连，大黄，黄芩，蒲公英，檵木，紫珠草，茜草根，白及，参三七等。口气秽重，舌苔厚腻者，加川朴、枳壳、白豆蔻、佩兰、姜半夏；热盛火重伤阴，舌质红，苔光剥，口干引饮者，加石斛、天花粉、玄参、白茅根、生地、藕节、麦冬、白芍。

（2）肝胃郁火：症见脘胁胀痛，口苦，善怒，寐少梦扰，烦躁不宁，舌质红，脉弦数。治拟泻肝清胃，凉血止血，方选犀角地黄汤加减。药用：水牛角，牡丹皮，生地，黄芩，焦山楂，连翘，檵木，紫珠草，蒲公英，茜草根，藕节，花蕊石，白及，参三七等。舌苔黄腻者，加黄连、川厚朴、姜半夏、大黄；热盛伤阴，舌质红绛者，加麦冬、石斛、墨旱莲、地榆炭、侧柏叶、槐花炭。

2. **气虚型** 气虚型即气不摄血，可分为中气不足和脾胃虚寒两个亚型。

（1）中气不足：症见面色少华，神倦力乏，脘腹不舒，纳少馨味，舌质淡红，脉细小或细数而弱。治拟扶中健脾，益气摄血，兼清火化瘀，方选补中益气汤加减。药用：人参，白术，黄芪，茯苓，当归炭，仙鹤草，檵木，蒲公英，紫珠草，地榆炭，槐米，白及，云南白药，参三七等。腹胀不舒，加川厚朴、枳壳、陈皮、木香；夹瘀夹热者，加大黄。

（2）脾胃虚寒：症见面色㿠白，怯寒肢冷，腹部隐痛绵绵，喜热饮，喜按、喜暖，纳少，便溏，舌质淡胖，脉细弱或细数无力。治拟健脾益肾，温阳止血，兼清热行瘀。方选附子理中汤加减。药用：淡附片，炮姜炭，补骨脂，煨肉豆蔻，白术，黄芩，阿胶，仙鹤草，檵木，蒲公英，紫珠草，花蕊石，白及，参三七等。瘀热相兼者，加大黄。

如治周某，女，42岁。因黑便3日入院，入院前解柏油样大便3次，每次约750克，质稀，便后头晕力乏。入院检查：面色苍黄，胃脘部略有压痛，肝脾未及，肠鸣音略亢，舌质红，苔黄腻，脉细数。血红蛋白61克/升，红细胞沉降率3毫米/小时，血糖4.7毫摩尔/升，谷丙转氨酶正常，白蛋白2.7/球蛋白2.8，乙型病毒性肝炎三系阴性。心电图示轻度T波改变。入院诊断：上消化道出血，胃、十二指肠消化性溃疡？中医诊断：血证，远血（湿热蕴结肠胃）。给予氨甲苯酸、酚磺乙胺注射液静脉注射，雷尼替丁、氨苄西林、氯唑西林静脉滴注，706代血浆及输血400毫升，并用中药槠木合剂加味煎汤服用。入院3日中未解大便，但继之发热，体温39.6摄氏度，上腹部压痛，昨日一次解大便800克左右，质稀、色黑，解大便后昏厥约1分钟，经旁人抬至床上平卧后清醒。因黑便、晕厥伴发热请杨氏会诊。诊查：面色苍白如纸，神情淡漠，上腹部有压痛，舌质淡白，苔黄而腻，脉细数。心率128次/分，血压75/45毫米汞柱，体温38.6摄氏度（汗出），血红蛋白28克/升，白细胞计数3.3×10^9/升，血小板计数56×10^9/升。证属气不摄血，留瘀热蕴。治拟补气固脱，清热祛瘀。处方：别直参20克，急炖120毫升；大黄8克，泡汁60毫升。和匀分2次一日服完。同时做胃镜检查，输血800毫升，备血400毫升。胃镜示出血糜烂性胃炎（胃窦部为主），贫血性胃黏膜改变。经综合处理后便血渐止，血压稳定，次日体温下降至正常。继以别直参3克另炖，白及粉5克吞服，每日2次。续服5日。二诊：5日后，大便正常，色转黄，日行1次。舌质红，苔净，脉细。血红蛋白80克/升。继以益气养血调理。处方：太子参30克，炒白术9克，麦冬15克，炒当归9克，生黄芪15克，海螵蛸18克，浙贝母15克，陈皮9克，川石斛18克，阿胶珠12克，蒲公英30克，鸡内金9克。7剂。

又治袁某，男，15岁。胃脘部时痛1年余。5日前曾呕血、黑便3次。自述去春起胃脘时痛，伴泛酸。做钡餐造影示胃、十二指肠球部溃疡。上月底突然呕血、黑便。经治呕血已止，但胃脘部仍痛胀，黑便未止。请杨氏诊治。诊查：胃脘部疼痛，空腹痛甚，食后则易作胀，面色苍黄，便色黑，质软，苔微黄，脉细。证属中气虚馁，胃中热蕴，热伤血络。治拟扶中调胃，清热止血。处方：党参12克，炙甘草5克，炒白芍12克，炒娑罗子12克，煅海螵蛸20克，浙贝母15克，川厚朴12克，蒲公英30克，槠木15克，仙鹤草18克，紫珠草15克，炒枳壳9克，玫瑰花6克（后下）。7剂。二诊：中脘胀痛减，大便正常，近2日咳嗽有痰，苔黄中腻，脉细。再宗前意出入。处方：党参12克，炙甘草5克，炒白芍12克，煅海螵蛸15克，杏仁9克，炒枳壳9克，桔梗9克，川厚朴9克，浙贝母15克，仙鹤草

15 克,蒲公英 30 克,炒娑罗子 12 克,炒枇杷叶 12 克。7 剂。药后,中脘痛止,前方又服 7 剂。

四、分期论治肝硬化

肝硬化是一种由不同原因引起的慢性进行性肝病。早期可出现腹胀、纳呆等较轻的消化道症状,晚期则出现黄疸、腹水、腹壁静脉曲张、肝功能减退和门静脉高压征的各种表现,甚至可有多系统受累的状况,并危及生命。肝硬化晚期产生的腹水,可归之中医学鼓胀病范畴。对于肝硬化的治疗,杨氏根据长期临床经验,主张分期论治,即按肝硬化早期和肝硬化晚期进行辨治,如此既简单明了,又可灵活施治。

1. 肝硬化早期 肝硬化早期患者脘胁胀痛不舒,纳少,神倦乏力,舌淡,苔薄白或薄黄,脉弦滑。亦可见胸腹面有"红缕""赤痕",并伴有肝脾肿大。经生化检查及 B 超或 CT 确诊。归属中医"胁痛""癥聚"的范畴。治拟疏肝理气,活血行瘀。药用:柴胡,郁金,枳壳,当归,丹参,赤芍,延胡索,马鞭草,失笑散,龙骨,牡蛎,降香,绿萼梅,生山楂,鳖甲等。杨氏认为,肝硬化早期的病因病机,是肝脾失调,气血郁滞,故以疏肝理气、活血行瘀作为治疗常法。旨在达到散郁化滞、行气活血之效,使肝得疏泄,脾得健运。临床可按兼症之别,分类选用下列药物随症加减或配伍组方。① 疏肝理气药:柴胡,郁金,紫沉香,香附,绿萼梅,佛手柑,八月札,枳壳。② 活血行瘀药:当归,丹参,降香,苏木,红花,赤芍,马鞭草,延胡索,三七粉,失笑散。③ 散结消坚药:三棱,莪术,生山楂,穿山甲片,鳖甲,鸡内金,瓦楞子,䗪虫,《金匮》鳖甲煎丸。④ 补益气血药:党参,人参,黄芪,当归,甘草,何首乌等。⑤ 滋阴养肝药:选一贯煎加味,如当归、枸杞子、麦冬、生地、何首乌、山茱萸、川楝子等。阴虚血热加牡丹皮,茜草根。

2. 肝硬化晚期 肝硬化晚期患者腹部膨隆有腹水,腹壁青筋显露,形体消瘦或面色晦黯,乏力,纳少,食入胀甚,尿量减少,舌边紫黯,脉细弦。胸腹颈面出现"红缕""赤痕"。肝功能多数有严重损害,肝质地偏硬。治拟益气血,养肝肾,疏肝理气,行瘀消水。药用:黄芪,当归,郁金,枳壳,生山楂,川楝子,枸杞子,丹参,赤芍,马鞭草,车前草,猪苓,槟榔,鳖甲煎丸。杨氏指出,在选用利水之剂时,可考虑以下药物:京葫芦、地骷髅、半边莲、对坐草、冬葵子、车前草、猪苓、泽泻、马鞭草;泻水药选用较缓和而有消胀作用的药物:黑牵牛子、白牵牛子、花槟榔、枣儿槟榔、制商陆;逐水之剂较峻烈,可选用十枣丸或舟车丸,上述两方,前者是泻水之猛剂,后者是泻水结合行气,较为缓和。杨氏强调,在治疗肝硬化腹水用药时宜注意：① 虚中夹实证用泻水峻剂要考虑结合扶正，单纯泻水应慎防虚脱。有时可先服参汤，后服泻水剂，或补与泻同时并进。② 在利水、泻水时，应参用温运理气、活血行瘀之味，如上官桂、椒目、阳春砂仁、广木香、紫沉香、益欢散、镇坎散。益欢散行气消胀为主，镇坎散行气利水为主。亦可酌佐具有活血利水之马鞭草、泽兰、益母草等。③ 在使用活血行瘀药时，因肝硬化不拘早、晚期，均存在"血瘀"，仅程度上不同，且肝为多气多血之脏，理气活血药的使用，对改善肝脏血液循环颇有好处。④ 肝硬化腹水如夹有热蕴（腹腔感染），宜应用清热药，如黄连、黄芩、败酱草、蒲公英、大黄、红藤等，对消胀、行水有较好的协同作用。⑤ 肝硬水腹水、脾功能亢进患者常有鼻衄、齿衄等血证，应酌用行瘀药，增入养阴凉血、止血药，如阿胶、茜草根、墨旱莲、大蓟、大生地、鳖甲等。⑥ 若有肝昏迷前期症状出现，应先发制人，用西牛黄 0.3 克，一次吞服，每日 2 次。至宝丹或安宫牛黄丸均可选用。

如治王某，男，60 岁。因患乙型病毒性肝炎、肝硬化腹水、脾肿大、脾功能亢进行脾切除术后 50 日。伴腹胀、乏力、纳差，住院治疗。入院后检查：血小板计数 $23×10^9$/升，白细胞计数 $3.2×10^9$/升，中性粒细胞 70%，血红蛋白 84 克/升，黄疸指数 8 单位/升，硫酸锌浊度 10 单位，白蛋白 29 克/升，球蛋白 25 克/升，癌胚抗原 6.2 单位。B 超示：腹水少量。请杨氏会诊。诊查：少气乏力，腹大、胀满，纳呆，口苦而干，面色萎黄，舌质红，苔黄厚腻而糙，脉弦。病为鼓胀。证属气滞血瘀，湿热内蕴。治取清热化浊，理气活血。处方：黄连 4 克，蒲公英 30 克，厚朴 12 克，佩兰 12 克，丹参 30 克，丝通草 6 克，炒新会皮 9 克，炒山楂 12 克，神曲 12 克，鸡内金 12 克，鲜芦根 30 克，炒谷芽 30 克。6 剂。二诊：药后苔净，精神好转，脉细。上方去通草、蒲公英、鸡内金、山楂，加鲜石斛 30 克、生薏苡仁 30 克、首乌藤 30 克、淡竹叶 12 克。7 剂。三诊：药后腹胀减轻，口已不干，尚有嗳气泛酸，大便正常，苔黄腻而厚，脉细弦。处方：厚朴 12 克，黄连 4 克，鸡内金 9 克，炒枳壳 12 克，佩兰 9 克，炒陈皮 9 克，炒谷芽 30 克，蒲公英 30 克，茯苓 15 克，姜半夏 9 克，炒薏苡仁 30 克。7 剂。药后腹胀明显减轻，纳食见增，且有馨味，病情稳定。舌苔黄糙，脉细弦。实验室复查指标均有好转。上方去茯苓、鸡内金、薏苡仁，加煅白螺蛳壳 30 克、藿香 9 克、炒杜仲 15 克。善后。

又治卢某，男，62 岁。因肝硬化腹水、糖尿病肾病住院，口渴多饮 9 年，伴腹胀 9 个月，两下肢水肿 5 个月。CT 检查示肝硬化，大量腹水。杨氏诊查：腹胀脐凸，形体消瘦，下肢肿至膝，腹围 90 厘米，口苦而干，舌质红，苔微黄，脉弦细。病为鼓胀、水肿、消渴。证属气阴不足，气滞血瘀。治取益气活血，疏运利水。处方：生黄芪 30 克，太子参 30 克，川石斛 30 克，丹参 30 克，赤芍 12 克，马鞭草 15 克，厚朴 12 克，炒枳壳 9 克，广木香 9 克，猪苓 15 克，炒楂肉 15 克，鸡内金 9 克，车前草 30 克。5 剂。二诊：服药后，腹胀稍宽。前方去石斛、赤芍、枳壳、车前草，加炒当归 9 克、炙干蟾皮 9 克、砂仁 6 克(杵，后下)、泽泻 30 克、海金沙 30 克(包)、麦冬 10 克、猪苓改 30 克。15 剂续进。三诊：腹胀渐宽，尿量趋多，腹围 78 厘米，久坐下肢则肿，胃纳尚可，但食多腹胀；尿量每日 2 200 毫升，大便日行 3～4 次，舌质红，口干，脉弦细。治拟益气养阴，活血渗利。处方：鲜芦根 30 克(另包)，鲜石斛 30 克(另包)，太子参 30 克，生黄芪 30 克，炒当归 12 克，鳖甲 18 克(先煎)，马鞭草 30 克，冬葵子 30 克，泽泻 30 克，丹参 30 克，鸡内金 12 克，杏仁 12 克，地骷髅 15 克，黄连 5 克，炒山楂 18 克，炒枳壳 12 克，海金沙 30 克。5 剂。四诊：近日又腹胀，纳尚可，大便亦畅，巩膜似有黄染。处方：厚朴 12 克，枳壳 12 克，枣儿槟榔 30 克，地骷髅 15 克，丹参 30 克，炒当归 12 克，白豆蔻粉 6 克(冲)，生山楂 15 克，茵陈 30 克，海金沙 30 克(包)，香橼皮 12 克，鸡内金 12 克，马鞭草 18 克。5 剂。五诊：药后病情稳定，腹围 78 厘米，胃纳可，大便日行 2 次，尿量每日 2 300 毫升，舌质红，苔薄黄腻，脉弦细。再拟益气扶正，活血渗利巩固之。

五、胆病证治经验

胆病包括急性胆囊炎、胆石症、胆囊胆道术后综合征等，杨氏辨治胆病积有丰富经验，认为胆病的基本病机是肝胆湿热蕴结，气滞血瘀，治疗以清化疏通为主。现从急性胆囊炎和胆道术后粘连两方面介绍其证治经验。

1. 急性胆囊炎 对于急性胆囊炎，杨氏多从湿热辨治。

(1) 热重于湿：症见发热恶寒，胁痛口苦，恶心，纳呆，便秘，溲黄短赤，或目黄，舌苔黄腻，脉弦数。治拟清热除湿，疏肝利胆，兼通腑气。基本方：柴胡 10 克，黄芩 30 克，姜半夏 10 克，川厚朴 12 克，茵陈 30 克，黑栀子 9 克，生白芍 15 克，枳壳 12 克，生大黄 9 克(后下)，玄明粉 9 克，生姜 4 片。苔厚腻胀甚者，加炒莱菔子 15 克；恶心呕吐者，加川连 5 克、吴茱萸 1 克；口苦而干者，加鲜芦根 40 克；痛甚者，加延胡索 30 克；无黄疸可去茵陈。服药后，如腑气得通、痛胀缓解，去玄明粉，生大黄改同煎。因此证型常较重，不及时控制易于变化，甚或可出现感染性休克，如化脓坏疽型重症。对见有血压下降、体温低、全身情况差、脉细弱者，慎用峻泻剂，而予安宫牛黄丸、至宝丹等。而清热利胆解毒之剂仍宜重用。

(2) 湿重于热：症见发热恶寒轻，胁痛隐隐、以胀为主，口淡，晨起口苦，纳呆滞，恶心，小便黄，大便不燥结，苔白厚腻或微黄，脉弦细或濡数。治拟温运化湿，疏利肝胆，佐以清热。常用方：制苍术 12 克，厚朴 12 克，姜半夏 12 克，陈皮 9 克，柴胡 9 克，郁金 12 克，过路黄 30 克，炒黄芩 15 克，白豆蔻粉 6 克（冲），川连 4 克，吴茱萸 2 克，炒枳壳 12 克，广木香 6 克，生姜 4 片。

曾治李某，女，38 岁。右上腹部痛 20 余日，伴发热，巩膜及全身皮肤黄染。在当地医院检查：黄疸指数 150 单位/升，谷丙转氨酶 80 单位/升。血白细胞计数 15.7×10^9/升，中性粒细胞 84%。尿三胆：胆红质强阳性。拟诊急性胆囊炎，胆石症。诊查：全身黄疸明显，呈灰黯色，体温 38.2 摄氏度，皮肤瘙痒，口苦干喜饮，稍多饮即恶心，甚则呕吐，尿色深黄，大便秘结 7 日未下（1 周以前大便呈灰白色），舌质红，苔黄糙厚腻，脉弦数。病为黄疸，证属肝胆气滞，湿热内蕴热重型。处方：柴胡 12 克，生大黄 12 克（后下），黄芩 15 克，枳壳 12 克，姜半夏 12 克，吴茱萸 1 克，川连 5 克，生楂肉 15 克，佩兰 12 克，茵陈 30 克，郁金 12 克，炒莱菔子 15 克，川厚朴 12 克，生白芍 15 克，生姜 4 片，鲜芦根 50 克（生煎代水），玄明粉 9 克（分冲）。二诊：3 剂后大便已下，大便色仍灰白，由于腑气得以通降，胀满恶心俱减，仍给原方。生大黄减至 9 克，玄明粉减至 6 克，连续 3 剂。三诊：大便每日得下，便色略转黄，原方 3 剂。四诊：便色转黄，腻苔渐退，恶心止，并能进食。去玄明粉，生大黄易制大黄 6 克。2 周后复查血白细胞计数为正常，黄疸指数降至 24 单位/升，谷丙转氨酶正常；尿三胆：胆红质弱阳性。续以调理，前后 40 日，黄疸指数正常而获愈。

2. 胆道术后粘连 杨氏将常见的胆道术后粘连分为早期、中期和后期，一般以术后 1 个月发病为早期，术后 1～3 个月发病为中期，术后 3 个月后反复发作为后期。本病的病机特点是气滞血瘀，临床以阵发性胁腹疼痛为主要表现，发作时腹内有气块攻窜，矢气或排便后症状缓解，治疗以祛邪为主，予理气疏肝，祛瘀通络。杨氏临床以辨证为主，分期可作参考。

（1）早期：湿热偏重，气滞夹瘀。症见低热，口苦而干，恶心，大便燥结，舌苔腻而黄或白腻微黄，脉弦细带数。治拟清热利胆，行气活血，缓和拘急。常用方：过路黄 30 克，败酱草 30 克，蒲公英 30 克，柴胡 9 克，炒黄芩 12 克，郁金 12 克，姜半夏 9 克，川厚朴 12 克，炒枳壳 12 克，炒莱菔子 9 克，王不留行 9 克，制延胡索 30 克，赤芍 12 克，白芍 12 克，制大黄 9 克。

（2）中期：气滞血瘀，兼夹湿热。症见脘腹胁肋处胀滞不舒，时口苦，大便欠畅，舌苔腻微黄，舌下可有瘀筋显露，脉弦细。治拟疏理肝胆，活血行瘀，佐以清化。常用方：柴胡 9 克，枳壳 12 克，郁金 15 克，炒三棱 12 克，炒蓬术 12 克，丹参

30克,赤芍12克,制延胡索30克,桃仁9克,川厚朴12克,蒲公英30克,广木香9克,失笑散12克(包),参三七粉3克(吞)。

(3)后期:气血瘀滞,虚实夹杂。症见痛势隐隐,反复发作,面色少华,时有头晕,舌边或夹瘀点,舌下瘀筋多明显,脉细弦或细涩。治拟活血行气,补益气血,并理肝胆。常用方:丹参30克,郁金12克,川芎12克,枳壳12克,广木香9克,炒三棱12克,蓬术12克,白檀香6克,黄芪30克,党参15克,炒当归12克,制延胡索30克,柴胡9克,失笑散12克(包),参三七粉3克(吞)。

曾治蔡某,男,37岁。反复黄疸13年,又发1周。曾因胃溃疡、黄疸做胃切除术、胆道引流术。2年前因阻塞性黄疸、胆囊炎、胆石症、胆总管结石而做胆囊切除加胆总管切开引流术,引流2周后发现右上腹部广泛粘连。现诊为胆道术后综合征,请杨氏会诊。患者自觉发冷发热,胃纳欠佳,尿黄,大便干,巩膜黄染,舌质红,苔薄黄腻,脉弦细。证属肝胆湿热郁结,气滞血瘀。治取清热利胆,理气活血。处方:茵陈30克,黑栀子9克,制大黄9克,过路黄30克,海金沙30克,郁金12克,厚朴12克,炒枳壳12克,丹参30克,赤芍12克,广木香9克,生薏苡仁30克。14剂。二诊:服药后尿黄转清,寒热消失,胃口好,大便常,舌质红,苔薄白,脉弦细。仍宗原意续进10剂。复查肝功能正常。

六、膏方调治举隅

对于慢性脾胃病的治疗,杨氏还擅长膏方调治。服用膏方,不仅仅是进补强身,而且更好宣通气血,顾护脾胃,既进补又治病。现举杨氏运用膏方调治脾胃病案例数则如下。

1. **健脾养阴调治慢性浅表性胃炎** 蒋某,男,58岁。原有慢性浅表性胃炎病史。诊查:饱食后脘腹胀滞,进甜食易泛酸,晨起口干,纳便尚可,平时畏寒喜暖,手足欠温,舌质淡,苔薄白,脉细。西医诊断为慢性浅表性胃炎。病为痞满,证属脾胃气阴不足,拟冬令调治,益气健脾,养胃制酸。膏方:党参300克,黄芪250克,制黄精150克,川石斛90克,制玉竹150克,厚朴120克,熟地180克,防风90克,枸杞子150克,天冬150克,麦冬150克,蒲公英150克,炒枳壳150克,煅白螺蛳壳120克,广木香90克,煅海螵蛸120克,炒新会皮100克,浙贝母120克,炒杜仲150克,红枣100克,炒当归150克,丹参200克。阿胶200克,冰糖400克。收膏入。

2. **益气血养肝肾调治慢性萎缩性胃炎、慢性咽炎** 张某,男,62岁。原有慢性萎缩性胃炎及慢性咽炎病史。诊查:胃脘时有不适,形体偏瘦,口干,大便干结，偶有干咳，声嘶，工作劳累易显腰酸力乏，舌质红，苔薄少，脉细。西医诊断为慢性萎缩性胃炎，慢性咽炎。病为虚劳，证属气阴不足。拟冬令调治，益气血，养肝肾，补肺胃。膏方：党参 250 克，黄芪 200 克，炒当归 150 克，制何首乌 150 克，大熟地 180 克，枸杞子 160 克，麦冬 150 克，炒桑椹 150 克，山茱萸 100 克，制黄精 150 克，制玉竹 100 克，炒白芍 100 克，炒扶筋 150 克，潼蒺藜 120 克，清炙甘草 60 克，炒白术 150 克，炒山楂 120 克，炒陈皮 100 克，红枣 150 克。驴皮胶 200 克，龟甲胶 200 克，冰糖 500 克。收膏入。

3. 补肺滋肾化痰调治慢性萎缩性胃炎、慢性支气管炎　汤某，男，51 岁。原有慢性萎缩性胃炎、慢性支气管炎及前列腺炎病史。诊查：餐后上腹部隐隐作痛，少腹经常胀痛，受凉后易咳嗽，大便正常，舌质红，苔薄黄，脉弦细。西医诊断为慢性萎缩性胃炎，慢性支气管炎，前列腺炎。病为胃脘痛，证属气阴不足。拟冬令调治，补肺胃，滋肾阴，兼以化痰通利。膏方：党参 300 克，黄芪 300 克，炒白术 150 克，制玉竹 150 克，天冬 150 克，麦冬 150 克，炒当归 150 克，枸杞子 150 克，生地 120 克，熟地 120 克，制黄精 150 克，丹参 200 克，炙甘草 60 克，青皮 100 克，陈皮 100 克，桔梗 120 克，炒白芍 150 克，制百部 120 克，姜半夏 120 克，枇杷叶 120 克，广木香 90 克，制香附 120 克，制延胡索 150 克，生山楂肉 150 克，车前子 100 克（包），泽泻 180 克，红枣 150 克。阿胶 200 克，冰糖 400 克。收膏入。

4. 益气血和胃气调治贲门胃大部切除术后　朱某，男，70 岁。因食管溃疡行贲门、胃大部切除术后近 2 年。诊查：形体消瘦，平卧时易泛酸，呃逆，纳便尚调，舌质红，苔薄白，脉细。西医诊断为贲门胃大部切除术后。病为泛酸、呃逆。证属气血亏虚，胃气失和。拟冬令调治，补益气血，和中降逆。膏方：党参 200 克，黄芪 200 克，炒白术 120 克，熟地 120 克，炒丹参 150 克，制黄精 150 克，怀山药 100 克，枸杞子 100 克，麦冬 120 克，制玉竹 150 克，姜半夏 100 克，川连 30 克，吴茱萸 20 克，海螵蛸 120 克，广木香 90 克，煨肉豆蔻 100 克，葛根 100 克，炒陈皮 90 克，红枣 150 克，生姜片 40 克。阿胶 200 克，黄明胶 200 克，冰糖 500 克。收膏入。

5. 健脾化湿行瘀调治慢性溃疡性结肠炎　王某，男，65 岁。原有慢性结肠炎、脑梗死及顽固性失眠病史。诊查：大便时有脓血、黏液，面色黯滞，左侧颜面肌肉松弛，左侧鼻唇沟略变浅，口角略向右侧歪斜，痹劣，舌质红，苔薄黄腻，脉弦。肠镜示慢性溃疡性结肠炎，B 超示肝硬化。西医诊断为慢性溃疡性结肠炎，肝硬化，脑梗死，顽固性失眠。病为久痢，中风，不寐。证属脾气虚弱，湿热留滞，气滞血瘀。拟冬令调治，益气健脾，清热化湿，活血行瘀，宁神敛津。膏方：党参 250 克，黄芪 250 克，炒白术 120 克，红藤 100 克，老鹳草 100 克，川厚朴 100 克，丹参 200 克,炒枣仁 120 克,煨益智仁 100 克,炒石莲肉 100 克,煨诃子 120 克,怀山药 150 克,枸杞子 120 克,制玉竹 120 克,熟地 150 克,炒山楂 100 克,炒六曲 100 克,煨肉豆蔻 120 克,广木香 90 克,红枣 150 克。黄明胶 120 克,阿胶 120 克,冰糖 400 克,黄酒 250 克。收膏入。

6. 健脾气养肝血疏郁滞调治慢性胆囊炎、胆石症　袁某,男,49 岁。原有胆囊炎病史。诊查:反复右胁下胀滞不舒,口干,大便偏烂,舌尖边红,苔薄白,脉弦细。B 超示:慢性胆囊炎,胆结石。西医诊断为慢性胆囊炎,胆石症。病为胁痛。证属脾虚肝胆郁滞。拟冬令调治,益气健脾,滋养肝血,疏导郁滞。膏方:党参 250 克,怀山药 150 克,炒扁豆 100 克,茯苓 100 克,炒白术 200 克,生地 150 克,熟地 150 克,制黄精 150 克,制玉竹 150 克,麦冬 150 克,山茱萸 100 克,丹参 200 克,炒白芍 100 克,王不留行 90 克,生芡实 150 克,生山楂肉 120 克,广木香 60 克,炒陈皮 90 克,红枣 120 克。阿胶 200 克,冰糖 250 克。收膏入。

【医案选析】

调气降逆和中治疗脘痛恶心

金某,女,30 岁。

初诊(1991 年 12 月 19 日)　反复上腹部隐痛 10 年,伴恶心 2 个月。原有慢性萎缩性胃炎病史。纳少,大便干结,寐况欠佳,舌苔黄中剥根腻,脉弦细。证属气滞郁热。治先调畅气机,降逆和中。处方:

厚朴 12 克,姜半夏 9 克,炒枳壳 12 克,吴茱萸 1 克,制延胡索 30 克,川连 3 克,炒娑罗子 12 克,姜竹茹 9 克,炒白芍 12 克,佛手柑 9 克,制香附 9 克,炒陈皮 9 克,甘草 4 克。

7 剂。

二诊　药后寐食好转,苔薄白,脉细,原法出入。

上方去枳壳、佛手柑、陈皮、甘草,加潞党参 12 克、炮姜 3 克、乌梅 6 克、沉香曲 9 克。7 剂。

三诊　中脘痛减,尚有泛恶。处方:

姜半夏 12 克,蒲公英 30 克,乌梅 10 克,甘草 4 克,吴茱萸 2 克,川连 4 克,制延胡索 30 克,炒白芍 12 克,党参 15 克,炒刀豆子 12 克,川厚朴 12 克,炒枳壳 12 克,炒谷芽 30 克,炒丹参 24 克,炒枣仁 15 克,佛手柑 9 克。

7 剂后脘痛、恶心皆除。

【赏析】本案脘痛恶心，虚中夹实，杨氏先以理气降逆和中，继以益气温中，佐以酸甘化阴，再予益气活血，和胃宁神，治标顾本，更重治本，果而取效。

消食理气兼以清利治疗胃脘痛、淋证

傅某，女，58 岁。

初诊(1991 年 9 月 16 日) 胃脘部反复疼痛 5 年，复作 5 日。曾行胃镜检查提示为萎缩性胃炎，1 周前因尿路感染而服用抗菌消炎药。常因饮食不慎而胃痛，纳食减退，小便欠利，小腹作胀，舌质偏红，苔薄黄，脉弦细。证属饮食不节及药物所伤，停积化热，气滞不畅。治取消食理气，兼以清利。处方：

炒谷芽 30 克，鸡内金 9 克，炒枳壳 9 克，川厚朴 12 克，炒陈皮 9 克，川连 3 克，佩兰 9 克，淡竹叶 12 克，车前子 30 克，炒牛膝 15 克，炒白芍 12 克。

6 剂。

二诊 胃痛轻，纳食增，下腹仍有胀感，尿后则减。拟予清利湿热，佐调脾胃。处方：

白花蛇舌草 30 克，瞿麦 15 克，鸭跖草 15 克，猪苓 15 克，淡竹叶 12 克，车前子 15 克，泽泻 15 克，川厚朴 9 克，炒白芍 12 克，炒谷芽 30 克，鸡内金 9 克，炒陈皮 9 克。

7 剂。药后诸症若失。

【赏析】此案患者胃脘疼痛常因饮食不慎而作，加上伴有尿路感染，服用抗生素损伤脾胃功能，故治疗时先消食理气，调理脾胃，脾胃复，再专注清热通淋，针对病因，旧疾新邪，先后侧重，得法有序。

清化和中治疗慢性胃炎、胆囊炎

黄某，男，41 岁。

初诊(1991 年 9 月 9 日) 反复脘胁胀满半年，又作半年。原有慢性胃炎病史。进食后腹胀加重，中脘偏右及两胁作胀，右胁下轻压痛，嗳气，泛酸，嘈杂，纳呆，晨起口苦而黏，舌质淡红，苔黄中厚腻，脉弦细。证属肝胆湿热壅阻，胃失和降。治取清化和中。处方：

川连 3 克，吴茱萸 1 克，蒲公英 30 克，厚朴 12 克，炒枳壳 12 克，姜半夏 9 克，佩兰 12 克，生薏苡仁 30 克，浙贝母 15 克，白豆蔻粉 6 克(冲)，鸡内金 9 克，炒陈皮 9 克。

7剂。

二诊 药后腹胀减轻,苔白燥。B超示:右肝内小胆管结石,胆囊炎,脾肿大。

上方去佩兰、白豆蔻粉、薏苡仁,加潞党参 12 克、郁金 12 克、海螵蛸 18 克、甘草 5 克。

7剂。

三诊 嗳气、嘈杂、泛酸均减,两胁仍胀,口苦,舌苔微黄根腻,脉弦细。疏理清化、抑酸扶中继进。处方:

柴胡 6 克,郁金 12 克,炒黄芩 12 克,炒枳壳 12 克,厚朴 12 克,蒲公英 30 克,丹参 30 克,太子参 30 克,浙贝母 15 克,海螵蛸 30 克,制延胡索 20 克,鸡内金 9 克,青皮 6 克,陈皮 6 克。

7剂后胁胀显减。

【赏析】本例因饮食因素导致中焦湿热壅阻肝胆,影响肝之疏泄和胆之通降功能,而胆汁郁结,排泄不畅,反入于胃。肝胃不和,气郁化火,湿热交阻煎熬成石。治拟清热疏肝,利胆排石,兼顾扶中和胃。

健脾清化和中治疗慢性浅表性胃炎、十二指肠球部炎

沈某,男,30 岁。

初诊(1992 年 3 月 21 日) 反复中脘嘈杂、夜间疼痛 5 年。纳食减退,大便烂,日行二三次,口淡,舌苔黄根腻,脉弦细。胃镜示:慢性浅表性胃炎活动性,十二指肠球部炎。已服用西药半年,未效。证属脾虚,湿蕴化热。治取益气健脾,清化和中。处方:

太子参 30 克,炒薏苡仁 30 克,黄连 2 克,厚朴 12 克,蒲公英 30 克,姜半夏 9 克,制延胡索 30 克,炒白芍 12 克,浙贝母 15 克,煅海螵蛸 20 克,炒娑罗子 12 克,吴茱萸 1 克,炒谷芽 30 克,甘草 6 克。

7剂。嘱两药汁均于晚上服完。药后后半夜胃疼止,大便日行一次。

【赏析】该病患者病起五载,辨证为脾胃虚弱,湿遏气滞,湿蕴化热,治疗除益气健脾、清热化湿、理气和胃外,杨氏据疼痛夜间发作的特点,对服药时间作了调整,夜间服药,发挥药效作用,提高临床疗效。

益气养阴清火治疗胃脘嘈杂不舒 10 余年

陈某,男,53 岁。

初诊(1992年1月14日)　患者10余年来经常胃脘部嘈杂不适，凌晨尤甚，影响睡眠，大便偏烂，矢气频频，口苦而干，舌质红，苔薄，脉弦细。胃镜示慢性浅表性胃炎伴灶性萎缩。证属气阴不足，气郁化火。治取益气健脾，养阴清火。处方：

太子参20克，炙甘草5克，炒薏苡仁30克，川石斛30克，黄连3克，吴茱萸1克，炒陈皮9克，广木香9克，厚朴12克，生山楂肉12克，炒丹参20克。

7剂。

二诊　药后症状稍改善，前意续进。处方：

党参9克，炒扁豆衣12克，炒薏苡仁30克，黄连3克，吴茱萸1克，蒲公英30克，制延胡索30克，炒白芍12克，川石斛30克，佛手柑6克，厚朴12克，炒枳壳12克，炒山楂肉12克。

10剂。

三诊　晨起时有嘈杂，大便尚软，苔黄，脉细。

上方去扁豆衣、制延胡索、枳壳，加炙甘草6克、广木香9克、炒陈皮9克、丹参20克，改党参为太子参20克。7剂。

【赏析】本案劳倦伤脾，脾气不足，胃阴亦亏，脾胃失于濡养，久病夹有蕴热。杨氏予益气健脾养胃，兼以清火，复诊数次，诸症皆瘥。

清化运中升清降浊治疗消化性溃疡伴糜烂

诸某，男，37岁。

初诊(1991年7月4日)　脘腹胀满不舒1月余，时有泛恶，口苦，大便偏烂。舌质红，苔黄腻，脉弦细。胃镜检查示十二指肠球部溃疡，胃窦炎伴浅溃疡，胃底部糜烂。证属胃肠积热，脾运失健，清不升，浊不降。治先拟清化运中，升清降浊。处方：

川连3克，吴茱萸1克，蒲公英30克，大腹皮12克，枳壳12克，厚朴12克，制延胡索30克，炒白芍12克，川石斛30克，玫瑰花9克(后下)，炒陈皮9克。

14剂。

二诊　服药后腹胀宽，口苦、恶心改善，大便尚烂，苔薄腻中微黄。益气健脾，清化和中继之。处方：

党参15克，甘草5克，炒白芍12克，姜半夏12克，厚朴12克，浙贝母15克，炒枳壳12克，制延胡索30克，蒲公英30克，炒娑罗子12克，吴茱萸1克，川连3克。

5 剂。

【赏析】消化性溃疡属慢性病,需较长时间调养。本例胃实脾弱,由清化运中逐渐向益气健脾法转化,待以根治,治疗中应配合调摄饮食,三分治七分养,饮食有节至关重要。

理气健脾和胃运中治疗胆囊术后反流性胃炎

陆某,男,47 岁。

初诊(1992 年 3 月 31 日) 食后脘胀伴反复腹泻 5 年。病史:患者 1987 年曾做胆囊手术,术后曾两次胃出血,纳食减退,食后腹胀,且经常腹泻。胃镜检查诊断为反流性胃炎。请杨氏诊治。纳减,头昏,自汗,舌苔薄黄,脉细。证属术后脾胃虚弱,脾失健运,清阳之气不展。先调脾胃,理气健脾,和胃运中。处方:

厚朴 12 克,炒枳壳 12 克,太子参 20 克,炒扁豆衣 12 克,炒薏苡仁 30 克,姜半夏 9 克,广木香 9 克,川连 4 克,吴茱萸 1 克,郁金 12 克,鸡内金 9 克,炒丹参 18 克。

14 剂。药后纳增,腹胀改善。胃镜检查示:萎缩性胃炎。继以益气活血、宽中健脾之剂续进。

二诊 上法服药近 50 剂,腹胀已宽,胃纳已增,偶寐况欠佳。胃镜复查示:浅表性胃炎,胃窦部轻度糜烂(未见萎缩),苔薄黄,脉弦细。再宗原意。处方:

太子参 30 克,黄芪 12 克,川连 2 克,蒲公英 30 克,制厚朴 12 克,炒枣仁 12 克,甘草 5 克,炒丹参 30 克,广木香 6 克,石菖蒲 6 克,炒枳壳 12 克,炒陈皮 9 克。

7 剂。

【赏析】本例胆囊术后,胆汁仍郁滞不畅,反流入胃。两次胃出血,平时食入易胀,易腹泻。杨氏认为此证虚中夹实,先予疏运和中,调其脾胃,待纳增、腹胀缓解,再逐增补气健脾之味。

理气活血通络治疗胃切除术后反复腹痛

孔某,男,41 岁。

初诊(1991 年 10 月 29 日) 患者于 2 年前做胃大部切除术,术后经常腹痛,近来日趋频繁,西药解痉止痛剂无效。时有腹胀,口淡,舌质红,苔腻,脉弦细。证属术后脉络损伤,气机不利,血行不畅。治取理气活血通络法。处方:

炒枳壳 12 克，厚朴 12 克，赤芍 12 克，炒丹参 30 克，制延胡索 30 克，广木香 9 克，炒陈皮 9 克，大腹皮 9 克，炒当归 9 克，砂仁 6 克（杵，后下），炒山楂 15 克，路路通 10 个。

7 剂。

二诊　脘腹作胀趋宽，尚有隐隐阵痛，腰脊酸楚，苔腻，脉弦细。

上方去大腹皮、陈皮、砂仁、路路通，加神曲 15 克、沉香曲 10 克、佛手柑 9 克、太子参 20 克、炒杜仲 15 克。7 剂。

三诊　服药期间腹痛趋平，但昨饮食不慎，腹部隐痛又作，口淡，形寒，乏力，脉细。原意续进。处方：

厚朴 12 克，炒枳壳 9 克，广木香 9 克，丹参 30 克，炒白芍 12 克，紫苏梗 9 克，姜半夏 9 克，炒陈皮 9 克，制延胡索 20 克，炒山楂 12 克，炒六曲 12 克，砂仁 6 克（杵，后下）。

7 剂。

四诊　药后腹痛已止，继以健脾益肾缓调。

【赏析】此例系术后粘连之腹痛。先清热，继理气，后活血是杨氏治疗术后粘连之三部曲。今着重理气活血，使气行血畅而达止痛之目的。

清热抑酸和中治疗嘈杂吐酸症

吴某，男，37 岁。

初诊（1992 年 3 月 16 日）　胃中嘈杂、泛酸时作 1 年余，又作 1 周。胃中嘈杂，泛酸时作，饮酒后尤甚，咯出褐红色液体，大便偏烂，舌苔黄根腻，脉滑。证属胃积热，湿浊滞。治拟清热抑酸和中。处方：

黄连 5 克，吴茱萸 1 克，蒲公英 30 克，海螵蛸 30 克，煅白螺蛳壳 30 克，浙贝母 15 克，姜半夏 9 克，姜竹茹 9 克，厚朴 12 克，炒枳壳 12 克。

7 剂。嘱少饮酒或戒酒。

二诊　药后食管热灼已除，心窝部尚有热感，纳食佳，苔微黄，脉弦细。再宗原意。

上方去姜竹茹，加炒黄芩 9 克。7 剂。

三诊　食管及心窝部热灼感均趋消失，苔薄黄。原意出入。

上方去浙贝母、白螺蛳壳、姜半夏，加淡竹叶 9 克、炒陈皮 9 克。7 剂。病愈。

【赏析】酒食所伤，灼伤胃、食管之黏膜，表现为酒湿热证，嘈杂、泛酸。杨氏以清热化湿制酸法和中降逆。其湿热清、泛酸止,对食管、胃之黏膜刺激减少,有利于消化道黏膜细胞组织的修复。

清热解毒化湿调气治疗慢性结肠炎

张某,女,55 岁。

初诊(1991 年 10 月 17 日) 反复腹痛、腹泻 6 年,加重 7 个月。肠镜提示为慢性结肠炎。刻下食后饱胀,进甜食尤感不适,纳少泛酸,口燥但不喜饮水,时见左下腹部隐痛,大便烂,日行三四次,里急后重感,形较消瘦,舌质红,苔根黄腻,脉细。证属湿热蕴滞肠胃,脾气不升,胃失和降。治取清热解毒,化湿调气。处方:

红藤 12 克,白头翁 12 克,秦皮 9 克,炒黄柏 9 克,厚朴 9 克,黄连 4 克,炒枳壳 9 克,葛根 18 克,广木香 9 克,鸡内金 9 克,炒陈皮 9 克,太子参 30 克。

7 剂。

二诊 腹痛改善,便次减少,口仍干苦,舌红,苔薄白,脉细。

上方去秦皮、黄柏、鸡内金、陈皮,加川石斛 30 克、制延胡索 30 克、炒白芍 12 克、丹参 20 克。7 剂。

三诊 腹痛止。再予健脾和中,辛开苦降善后。处方:

太子参 30 克,炒扁豆衣 12 克,黄连 3 克,吴茱萸 1 克,厚朴 12 克,广木香 9 克,炒枳壳 12 克,蒲公英 30 克,紫苏梗 12 克,煨肉豆蔻 9 克,鸡内金 9 克,山楂炭 15 克,延胡索 24 克。

7 剂。

【赏析】该患者虽病起多年,但这次腹泻、腹痛发作,仍以湿热留滞为主,故立法清热解毒化湿,选药红藤、白头翁、秦皮、黄柏、黄连等,考虑形瘦,故用量宜轻。待痛泻止,再行健脾和中。

清心平肝解郁佐以健脾治疗泄泻后重

卢某,男,27 岁。

初诊(1991 年 10 月 31 日) 大便次数增多伴里急后重感 3 年。肠镜示慢性结肠炎。大便每日三四次,多则 10 余次,有黏液便,里急后重,追问病史有多虑不安史 5 年,忧郁、寐差、自卑,甚至有过自杀念头。矢气较多,口干,纳可,舌质红,苔薄黄,脉细。证属肝气郁结,心阳偏亢,碍及脾土。治取平肝清心,健脾解郁。处方:

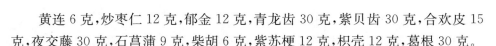

黄连 6 克,炒枣仁 12 克,郁金 12 克,青龙齿 30 克,紫贝齿 30 克,合欢皮 15 克,夜交藤 30 克,石菖蒲 9 克,柴胡 6 克,紫苏梗 12 克,枳壳 12 克,葛根 30 克。

5 剂。

二诊 仍有心烦少寐梦多,唇舌干燥喜饮,大便日有 3 次,质尚烂,且有里急后重感,大便仍带有黏液,舌质红,苔黄而燥。继以清心宁神,调理肠胃继之。处方：

黄连 6 克,炒枣仁 12 克,辰茯苓 12 克,五味子 6 克,麦冬 30 克,龙齿 30 克(先煎),生石决明 30 克,炒山楂 30 克,乌梅 12 克,甘草 6 克,石菖蒲 6 克,葛根 30 克,合欢皮 15 克,鲜石斛 30 克。

5 剂。

三诊 心烦、头胀、寐况有好转,唇燥亦有改善,大便尚烂,日行 2 次,苔薄黄,脉细。原法出入续进。处方：

黄连 6 克,炒枣仁 15 克,青龙齿 30 克,合欢皮 15 克,红藤 30 克,炒枳壳 12 克,五味子 6 克,郁金 15 克,鲜石斛 30 克,栀子 9 克,淡豆豉 9 克,炒陈皮 9 克,石菖蒲 6 克,炒山楂 12 克。

7 剂。

药后大便成形,日行一次。以补中益气方巩固之。

【赏析】杨氏说过,因极度疲劳或精神刺激引起脾胃功能失调,前者易治,后者难调。先用镇静药不能获效,要注重心理因素。本案从清心宁神、平肝解郁出发,心肝平,泄泻自然亦止。

健脾清热佐以行气治疗慢性结肠炎、直肠炎、肛窦炎、直肠松弛症

朱某,男,40 岁。

初诊(1992 年 6 月 3 日) 患者大便解而不畅 5 年。病起于 5 年前尿路感染、血尿以后,大便后仍有便意,似解不尽,无脓血,脐下小腹部隐痛,舌质淡红,苔薄白,脉细。西医诊断为慢性结肠炎、直肠炎、肛窦炎、直肠松弛症等。曾用多种治疗方法无效。证属脾虚热蕴,气机不和。治拟健脾清热,佐以行气升提法。处方：

太子参 30 克,炒白术 9 克,葛根 30 克,炒黄芩 12 克,黄连 5 克,红藤 15 克,炒枳壳 12 克,广木香 9 克,煨肉豆蔻 9 克,炒山楂 15 克,炙升麻 6 克,厚朴 9 克,砂仁 6 克(杵,后下)。

7 剂。

二诊 药后小腹隐痛明显减轻,大便日行一次,质偏软,便后便意感不甚明

显,前方再进 7 剂。

【赏析】本案主症是大便解而不畅,便意频频,小腹隐痛。杨氏辨证明确,认为是虚中夹实,脾虚弱而蕴湿热,气机滞而不畅达,故予健脾升清、清化行气之法,取效满意。

健脾化湿治疗肠功能紊乱症

郑某,男,35 岁。

初诊(1992 年 3 月 25 日) 大便烂时夹黏液 10 余年。10 多年来,大便不成形,时夹黏液、无脓血。诊查:面色㿠白,神倦乏力,眠食尚可,舌质淡,苔白,脉细。西医诊断为肠功能紊乱症。证属脾胃虚弱,治取健脾化湿。处方:

炒党参 12 克,炒扁豆衣 12 克,炒薏苡仁 30 克,茯苓 15 克,苍术 9 克,厚朴 12 克,姜半夏 9 克,炒枳壳 12 克,炒丹参 30 克,炒陈皮 9 克,广木香 9 克。

7 剂。

二诊 服药后大便渐趋正常,乏力改善,尚感右胁不舒,苔微黄而腻,脉弦细。咽干不喜饮。前意出入续进。处方:

炒党参 12 克,茯苓 12 克,生薏苡仁 30 克,炒苍术 9 克,炒白术 9 克,厚朴 12 克,枳壳 9 克,炒陈皮 9 克,决明子 30 克,枸杞子 9 克,石斛 30 克,炒丹参 20 克。

7 剂。病愈。

【赏析】脾胃虚弱,胃肠功能紊乱,兼有蕴湿之象,以参苓白术散为主方加减。其脾气虚而夹肝阴不足,肝脾失调,阴阳失却平衡,故继之以养肝阴、健脾胃,肝脾并调。

苦辛酸收治疗顽固性呃逆

朱某,男,70 岁。

患者于 3 年前行近端胃大部切除术,术后每日有呃逆发作,时轻时重,诸药无效,泛吐酸水,饮食减少,大便数日一行,体重逐渐下降,形体消瘦,面色苍白,舌红,苔白,脉细。证属术后胃气上逆。治取苦辛酸收,调畅气机。处方:

川连 3 克,吴茱萸 2 克,乌梅 12 克,生白芍 30 克,制延胡索 20 克,川厚朴 12 克,炒枳壳 12 克,姜半夏 12 克,丹参 30 克,太子参 30 克,制大黄 6 克(后下),炒刀豆子 12 克,生姜 4 片,红枣 10 枚。

服药 20 余剂,呃逆止,恶心除,无嗳气,纳食增加,调摄数月未作。

【赏析】张景岳云："致呃之由，总由气逆。"杨氏认为，本案患者术后脾胃受损，胃失和降，不降则上泛，除健脾护胃外，采用逆流回舟法，辛开苦降酸收，和降胃气，立意别具心裁。

活血利胆清热治疗胆囊切除术后综合征

沈某，男，62岁。

初诊（1992年10月6日） 胆囊切除术后经常目黄、尿黄7年。上腹部胀滞不适，浑身乏力，舌红，苔黄，脉弦。西医诊断为胆囊切除术后综合征。证属气滞血瘀。治取活血利胆，清热疏理。处方：

丹参30克，赤芍12克，炒蓬莪术9克，郁金12克，生山楂15克，柴胡9克，炒黄芩15克，炒枳壳12克，茵陈18克，过路黄30克，海金沙15克（包），玉米须15克，广木香6克。

5剂。

二诊 舌净，脉弦细，诸症如前。原法续进。

上方去蓬莪术、黄芩、枳壳、海金沙，加太子参18克、炒当归9克、鸡内金9克，改赤芍为白芍12克。6剂。

三诊 尿色由黄转淡，大便日行2次，腹胀减轻。前意续进。处方：

紫丹参30克，太子参20克，郁金12克，淡竹叶12克，柴胡9克，鸡内金9克，炒薏苡仁30克，过路黄30克，玉米须15克，茵陈15克，茯苓15克。

7剂。

四诊 近日感口干，舌黄滑根腻，余如常。疏理活血、清热养阴继之。处方：

柴胡9克，郁金12克，丹参30克，炒黄芩12克，蒲公英30克，过路黄30克，海金沙30克（包），玉米须15克，炒枳壳12克，厚朴9克，鸡内金9克，鲜石斛30克，麦冬15克。

14剂善后。

【赏析】杨氏认为，此类胆囊胆道术后出现黄疸、胁痛等症，其基本病机是热、滞、瘀为主，治疗当清热利胆、疏理活血为主，同时兼顾气阴、调理脾胃。本案即以上述治法施之，获效较好。

化瘀通阳治疗迁延性肝炎

陈某，男，56岁。

初诊(1974年11月) 主诉：黄疸指数持续不降5个月。患者5年前患甲型病毒性肝炎(简称甲肝)，经治2个月而愈。1974年6月复感甲型病毒性肝炎，黄疸指数88单位/升，谷丙转氨酶600单位/升。当时体温37.7摄氏度，自感乏力，纳食减退，苔黄滑根腻。按湿重于热予宽中化湿、清利退黄治疗达1月余，症状消失，黄疸指数降至13～15单位/升。余症如常，继用益气活血利湿之味服药1月余，虽无自觉症状，但黄疸指数仍有14单位/升。谷丙转氨酶正常。诊查：面色晦黯，舌质淡，苔白，脉细。证属湿瘀交阻。西医诊断为迁延性肝炎。治取活血化瘀，益气通阳。处方：

䗪虫9克，失笑散15克，丹参24克，王不留行12克，制大黄4.5克，黄芪24克，炒当归12克，马鞭草15克，甘草4.5克，苍术12克，茵陈30克，淡干姜4.5克。

二诊 服药20剂，黄疸指数降至10单位/升，但阳虚症状明显，怕冷、肢冷，舌质淡、苔白，脉沉细。

上方去制大黄加淡附片6克。续服20剂后，黄疸指数3次复查降至7单位以下。

【赏析】本病患者反复黄疸不退，曾感染疫毒。中医认为，久病入络，易气滞血瘀；又久病成虚，致气虚阳损。故治疗一面用䗪虫、失笑散活血化瘀通络，一面选黄芪、干姜益气温阳扶正，通补兼施，退黄效果良好。

益气养阴清热润肠治疗肛裂术后便秘

范某，男，41岁。

初诊(1991年10月30日) 病史：患者1个月前曾因肛裂而手术，术后大便不畅，且出现口腔溃疡、疼痛不已，肛门口热灼疼痛，舌质红，苔薄白，脉弦细。证属阴虚内热。治取益气养阴，清热润肠。处方：

太子参30克，麦冬15克，炒当归12克，玄参12克，蒲公英30克，生白芍12克，决明子30克，炒柏子仁12克，全瓜蒌18克(打)，火麻仁9克(打)，炒枳壳12克。

7剂。

二诊(1991年11月5日) 药后肛门口疼痛热灼感消除，大便畅通，口腔溃疡亦愈。继以前意续进。处方：

黄芪18克，升麻6克，炒潞党参15克，柴胡5克，槐米30克，全瓜蒌15克，蒲公英30克，川连5克，炒陈皮9克，甘草5克，炒枳壳12克，决明子30克。

7剂。

【赏析】本例素体气阴不足，复加肛裂手术后，腑气失于通畅，便秘而结。阴液暗耗，虚火上炎，又致口腔溃疡。杨氏精准辨证，认为益气养阴治本，清热润肠治标，标本兼顾，疗效果卓。

滋阴润肠泄热通腑治疗便秘

冯某，女，65岁。

初诊（1991年10月15日） 主诉：便秘5日，伴腹痛1日。患者近5日大便秘结未下，口干，舌红。昨起腹部阵阵作痛，自服大黄苏打片3片，大便仍未得下而来诊治。舌质红，苔黄，脉弦。证属阴液不足，肠道燥热。治取滋阴润肠，泄热通腑。处方：

全瓜蒌18克，郁李仁18克，天花粉15克，生大黄9克（后下），枳壳12克，麦冬15克，杏仁12克，川石斛30克，花槟榔9克。

3剂。

二诊（1991年10月18日） 大便已下，腹痛亦止，口干瘥，舌偏红。再宗原法。

上方去天花粉、花槟榔，加生白芍12克、川厚朴9克。3剂。后以杞菊地黄口服液续以润养。

【赏析】老人便秘，阴亏津少不能滋润肠道，大肠传导失司，停留积热，腑气不通，不通则痛。滋润之中泄腑热，腑气通则腹痛自止，此乃通则不痛。

辛开苦降活血解痉治疗噎膈

俞某，女，41岁。

初诊（1992年5月23日） 主诉：进食吞咽时有梗塞感6年。病史：自诉近6年来进食流汁或干食在吞咽时有梗塞感，时重时轻，起病时无精神刺激，亦未饮酒与进食辛辣之品。经多种检查已排除食管肿瘤。历用阿托品、硝苯地平、山莨菪等乏效，请杨氏诊治。诊查：进食物吞咽皆有梗塞感，食物吞下缓慢，常有食物反流与呕吐，胸骨下部及剑突下有隐痛，症状时轻时重，舌质红，苔薄黄，脉弦细。全身情况尚可。西医诊断为贲门失弛缓症。病为噎膈。证属气阻血瘀。治取辛开苦降，活血解痉。处方：

吴茱萸2克，川连5克，炙地龙10克，甘草6克，姜半夏9克，葛根30克，制延胡索 30 克,炒枳壳 12 克,白芍 30 克,丹参 24 克,川芎 15 克。

7 剂。

二诊(1992 年 5 月 29 日) 服前药后进食时吞咽梗阻感减轻,胸骨下部及剑突下隐痛亦有好转,舌质红,苔薄黄,脉弦细。

上方加旋覆花 9 克(包),代赭石 15 克,紫苏梗 12 克(后下)。10 剂。

【赏析】患者贲门痉挛时作已六载。杨氏重调气血,缓解痉挛。以延胡索、芍药、甘草,缓拘急,解痉挛;葛根、地龙,解肌止痉通血脉;川连、吴茱萸辛开苦降;旋覆、代赭石、紫苏梗、姜半夏和胃下气降逆;丹参、枳壳、川芎调畅气机、活血行瘀。其中葛根、芍药、延胡索均用 30 克,以大剂索效。其别具一格之思路,值得后学借鉴。

···················· **【验方拾萃】** ························

杨氏治梅核气方

处方:姜半夏 6 克,厚朴 6 克,紫苏叶 3 克,紫苏梗 6 克,黄连 3 克,吴茱萸 1 克,枳壳 6 克,郁金 9 克,炒枣仁 12 克,川芎 6 克,紫贝齿 15 克,柴胡 6 克,佛手柑 6 克,生石决明 15 克,生姜 3 片。

功效:疏肝解郁,和胃降逆,理气散结。主治:梅核气之肝胃失和者,自觉咽中有异物感,如有物梗塞,咯之不出,吞之不下,局部不疼不痛,不碍饮食及吞咽。症状可随情绪波动而时重时轻,常伴精神抑郁、多虑多疑、胸肋胀满,或纳呆、困倦、便溏、消瘦,妇女可见月经不调。

本方实为仲景半夏厚朴汤的加减方。杨氏本方用药应抓住以下三个环节,一是宽胸解郁,药用郁金、枳壳、八月札、川芎、紫苏梗、柴胡、佛手等;二是清心宁神,药用黄连、枣仁、合欢花、辰茯苓、紫贝齿、龙齿、石菖蒲等;三是调和脾胃,药用姜半夏、厚朴、陈皮、山楂、神曲、甘草、浮小麦、红枣等。

杨氏治肥厚性胃炎方

处方:黄连 5 克,黄芩 12 克,蒲公英 30 克,厚朴 12 克,枳壳 12 克,姜半夏 9 克,佩兰 12 克,吴茱萸 1 克,延胡索 30 克,娑罗子 12 克,炒白芍 12 克。

功效:清热化湿,健脾和胃。主治:肥厚性胃炎之湿热蕴积者,症见上腹部胀痛,有热灼感,嗳气,泛酸,纳食减退,口苦而干,苔黄根腻,脉象弦滑。

本方针对中焦湿热蕴结之肥厚性胃炎患者，多因饮食不节或情志郁结所致。方中黄芩、蒲公英清胃热，黄连合吴茱萸为左金丸泄肝火，厚朴、半夏、佩兰化湿浊，枳壳、延胡索、白芍、娑罗子理气和胃止痛。杨氏体会，腹胀患者，加白豆蔻粉6克（冲服），炒莱菔子12克；泛酸重者，加白螺蛳壳30克，或海贝散；大便秘结者，加决明子30克，全瓜蒌30克。

杨氏治溃疡病方

处方：柴胡4克，郁金12克，紫苏梗9克，黄连5克，吴茱萸1克，八月札10克，姜半夏9克，枳壳9克，炒白芍12克，延胡索30克，制香附9克，玫瑰花9克，沉香曲9克。

功效：疏肝清热，和胃降逆，理气和中。主治：胃及十二指肠溃疡之气滞郁热者。症见胃脘疼痛、胀满、热灼，胸闷，嗳气，恶心，嘈杂，泛酸，口干而苦，舌苔黄，脉弦滑。

本病多为情志所伤，肝气犯胃，或辛辣酗酒，损伤脾胃，导致气机失畅，久郁化热，灼伤胃络，气血壅滞，不通则痛。故全方以疏肝理气和胃为主，不宜用温运止痛之荜茇、荜澄茄、山奈、丁香、桂心等药。

杨氏治慢性萎缩性胃炎方

处方：黄芪15克，党参12克，北沙参15克，麦冬12克，制玉竹12克，石斛30克，蒲公英30克，佛手柑12克，炙甘草5克，乌梅9克，无花果15克，炒枳壳12克，赤芍12克，白芍12克，丹参30克，延胡索15克。

功效：益气养阴，和中活血。主治：慢性萎缩性胃炎之脾胃气阴不足者，症见上腹部隐痛，伴餐后脘胀、嗳气、纳差，或胃中热灼、嘈杂，大便干燥，口干或苦，喜饮水，舌质淡，苔微黄偏干。

杨氏认为，慢性萎缩性胃炎多属久病虚证，为中虚脾弱，胃阴不足，脉络失养。治疗当以益气健脾、养阴和胃为主。方中黄芪、党参、北沙参、麦冬、玉竹、石斛、乌梅、无花果等均有益气养阴之功。杨氏体会，在食疗中食用羊肉以温养，少佐大蒜、胡椒可刺激胃壁分泌胃酸，有助于本病症状的改善。

杨氏治脂肪肝方

处方：炒莱菔子12克，姜半夏9克，王不留行12克，莪术15克，虎杖根30

克,决明子 30 克,生山楂 15 克,川厚朴 12 克,炒枳壳 12 克,泽泻 30 克,丹参 30 克,生麦芽 15 克。

功效:化浊行瘀,消积疏理。主治:脂肪肝之痰瘀交阻者,症见胁腹胀而满,肝质尚软,面色偏黯,舌质淡,苔白腻浊,舌下可见瘀筋,脉弦而滑。

杨氏对脂肪肝的基本病机判断是痰瘀交阻,故治疗大法以祛痰浊、化瘀血、消积滞为主,全方用药也体现这个治法思路。具体治疗时,可根据患者痰浊和瘀滞的偏颇轻重,适当加减用药,如脾胃积热,夹有瘀滞者,本方去虎杖根、决明子、丹参,加黄连、黄芩、蒲公英、连翘、藿香、佩兰、苍术、白豆蔻、葛花、全瓜蒌等;脾虚湿盛,虚瘀兼夹者,本方去虎杖根、决明子、丹参,加炒薏苡仁、茯苓、炒扁豆衣、怀山药、砂仁、苍术、佩兰等;肝郁气滞,血脉瘀阻者,本方去姜半夏、莱菔子、泽泻,加川芎、木香、青皮、大腹皮、三棱、桃仁、制延胡索、失笑散等;肝阴不足,虚瘀并现者,本方去莱菔子、半夏、川厚朴、泽泻,加赤芍、郁金、牡蛎、当归、牡丹皮、制何首乌、延胡索、白芍等。

杨氏治胆道蛔虫症方

处方:乌梅 15 克,山楂 15 克,川楝子 12 克,花槟榔 15 克,雷丸 9 克。

功效:安蛔缓急止痛。主治:胆道蛔虫症之虫扰气乱者,脘腹绞痛,甚则昏厥。

胆道蛔虫症类似中医蛔厥病,张仲景主用乌梅丸,杨氏遵照前贤驱蛔安蛔有"得酸则静""得辛则伏""得苦则下"之说,药用辛开苦降酸收之品,煎汤空腹服用,具有较好的安蛔止痛作用。

························【主要参考文献】························

潘智敏.杨继荪临证精华[M].杭州:浙江科学技术出版社,1999.